# 脳卒中のリハビリテーション

## 新訂第2版

中村　隆一　監修

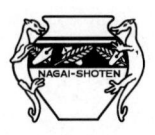

永井書店

**監　修**

中 村　隆 一　　国立身体障害者リハビリテーションセンター

**編　集**

佐 直　信 彦　　東北文化学園大学医療福祉学部
千 田　富 義　　秋田県立リハビリテーション・精神医療センター
長 岡　正 範　　国立身体障害者リハビリテーションセンター
森 山　早 苗　　東北文化学園大学医療福祉学部

**執筆者（執筆順）**

千 田　富 義　　秋田県立リハビリテーション・精神医療センター
佐 直　信 彦　　東北文化学園大学医療福祉学部
中 村　隆 一　　国立身体障害者リハビリテーションセンター
長 岡　正 範　　国立身体障害者リハビリテーションセンター
小 坂　健 二　　埼玉医科大学短期大学
細 川　　徹　　東北大学教育学部人間発達臨床科学
細 川　惠 子　　東北厚生年金病院言語心理部
平 野　幹 雄　　東北大学教育学部人間発達臨床科学
横 山　絵里子　　秋田県立リハビリテーション・精神医療センター
草 野　修 輔　　国立身体障害者リハビリテーションセンター
半 田　健 壽　　東北大学医学部附属病院リハビリテーション部
森 山　早 苗　　東北文化学園大学医療福祉学部
西 田　充 潔　　北星学園大学社会福祉学部
森 田　稲 子　　国立身体障害者リハビリテーションセンター
飛 松　好 子　　東北大学医学部障害学肢体不自由学講座
砂子田　　篤　　北星学園大学社会福祉学部
長 崎　　浩　　東北文化学園大学医療福祉学部

# 新訂第 2 版序文

　本書の初版が昭和61年に出版されてから14年の歳月が経過した．振り返ってみると，昭和60年の脳血管疾患による死亡数は約135千人で死因の第3位，平成10年は138千人で死因別では第3位とあまり変化をみせていない．一方，平成8年の厚生省調査によれば，身体障害者数は約2,933千人であり，過去の調査推移からみると，ますます増加の傾向にある．年齢別では60歳以上が67％，原因疾病別では脳血管障害が12.2％で第1位になっている．このような状況下で脳卒中のリハビリテーション医療はヘルスケアの主要テーマのひとつとなっている．

　昭和28年制定の老人福祉法，昭和58年制定の老人保健法，平成元年以降のゴールドプランおよび新ゴールドプランの推進，そして平成9年の介護保険法制定など，ここ10数年の間に脳卒中患者のリハビリテーションをめぐる制度やサービス提供の場に大きな変化が生まれている．歴史的には，青壮年を対象としたリハビリテーションは，医療では障害者の日常生活活動における自立，それに続く職業リハビリテーションでは就業という帰結を目標にして進められてきた．しかし，脳血管疾患をはじめとして，慢性進行性疾患に罹患した人々，とくに高齢者を対象としたヘルスケアでは，障害の進行予防あるいは機能維持を目的として，既存のリハビリテーション医療技術を用いて，障害者の余暇活動と在宅生活を支援することに重点が移っている．そのことが，サービス提供施設の多様化，また複雑化した制度と関連している．脳卒中患者に対しては，状態像や発症からの期間，サービス提供施設と利用制度についての理解を欠いては，良質かつ適切な医療の提供は不可能であろう．

　本書は，脳卒中患者急性期のICUから療養型病床群までの入院リハビリテーション，さらに老人保健施設あるいは在宅・居宅サービスを念頭において，必要とされるリハビリテーション医療技術を記述している．われわれの脳卒中患者に対するリハビリテーション医療技術は発達的アプローチに依拠し，リハビリテーションの帰結を評価するのに発達的原理を応用した尺度が用いられている．そのため，本書で取り上げている諸技法によって，どのような帰結が得られるかに関する推論の過程も容易に理解されるはずである．

　初版の上梓時には研究途上であった脳卒中患者の機能予後予測も複数の医療提供施設で実用に供されている．それに基づく入院リハビリテーション過程の管理，すなわち帰結お

よびプラン，プログラムの変更と修正，患者や家族への説明も取り上げ，具体例で示した．理論的根拠についての解説も加えた．本書は，脳卒中の急性期治療とそれに続く入院リハビリテーションに重点をおいているが，理学療法や作業療法の技法は訪問リハビリテーションや通所リハビリテーション，また機能訓練にも利用できる．サービス提供施設の種別，対象となる患者あるいは障害者の人口学的特徴，さらにコミュニティの文化的特性などを考慮して適切な技法の組合せでプランとプログラムを作成するのに活用されることを希望する．

　本書の編集に当たって，長岡，佐直，千田，森山の4君には，年余にわたってご尽力を頂いた．心から謝意を表する次第である．

平成12年6月　　　　　　　　　　　　　　　　　　　　　　　　　　中　村　隆　一

# 初版序文

　脳卒中急性期の治療，処置の急速な進歩は脳卒中の死亡率を減少させてきた．一方，脳卒中後遺症としての身体障害は増加の傾向にあり，リハビリテーション医療が注目を集めている．

　従来，リハビリテーション医療は疾病の病理過程が治まり，患者が固定的障害者となってから実施されていた．現在では，脳卒中になったことで生ずる身体障害を最小限にするためには，発症と同時にリハビリテーション医療を開始すべきものとなった．

　早期リハビリテーション医療では，脳血管障害の治療，神経学的回復の促進，そして続発性合併症の予防が平行して行われる．そのために，リハビリテーション医療は医師，看護婦，理学療法士，作業療法士，言語療法士などの医療関連職種との共同作業となる．

　現在の学問の進歩は各分野での専門化と細分化をもたらしているが，リハビリテーション医療の現場ではその統合と組織化が重要課題となっている．単に複数の医療関連職種の集合では円滑なリハビリテーション医療は行われない．全スタッフに共通するパラダイムが必要とされている．

　本書では発達的アプローチの立場が中心になっているが，それは脳卒中の早期リハビリテーション医療にはこのアプローチが最適であると確信するからである．ここに掲げたシステムとデータは過去6年にわたって東北大学医学部附属リハビリテーション医学研究施設で開発され，東北大学医学部附属病院鳴子分院で実施された結果にもとづいている．

　このリハビリテーション・システムは脳卒中の診療に携わる医師や看護婦だけでなく，医療関連職種にも参考になるであろう．本書を医師は他職種の理解を深めるために，医療関連職種は医学の理解のために利用されることを希望する．読者諸氏の御批判と御教示を頂ければ幸いである．

1986年3月　　　　　　　　　　　　　　　　　　　　　　　　　　編　者

# 目　次

## 第I章　リハビリテーション医療とは……………………………………………1
### 1．歴史的展開……………………………………………………………………3
　　1）リハビリテーションの概念…3
　　2）障害者の完全参加と平等…4
　　3）医 療 倫 理…5
　　　（1）医療倫理とは…5
　　　（2）リハビリテーション医療における医療倫理…7
### 2．疾病と障害……………………………………………………………………8
　　1）疾 病 論…8
　　　（1）疾病の成り立ち…8
　　2）障 害 と は…11
　　　（1）障害と障害者…11
　　　（2）WHOの国際障害分類…12
　　　（3）その他の障害モデル…12
　　3）病理指向的アプローチと機能指向的アプローチ…15
　　　（1）病理指向的アプローチ…16
　　　（2）機能指向的アプローチ…16
### 3．慢性疾患モデルとヘルスケア……………………………………………18
　　1）慢性疾患の特徴と対策…18
　　2）慢性疾患の自然経過と予防医学…19
　　　（1）感受性の高い段階…19
　　　（2）無症状ではあるが，疾病になった段階…19
　　　（3）臨床的に疾病と認められる段階…19
　　　（4）能力低下のある段階…20
　　3）障害モデルの視点から予防の考え方も3つのレベルに分けられる…20
　　4）SPREAD…20
### 4．ヘルスケア提供の場および制度…………………………………………21
　　1）施設サービス…23
　　　（1）病院，診療所…23
　　　（2）老人保健施設…23
　　　（3）老人福祉施設…23
　　　（4）介護保険施設…23
　　　（5）身体障害者更生援護施設…23
　　2）在宅・居宅サービス…23
　　　（1）医療サービス…23
　　　（2）保健サービス…24

i

# 目　次

　　　　（3）福祉サービス…24
　　　　（4）介護サービス…24

**第Ⅱ章　脳卒中の臨床医学**……………………………………………………27
　1．分　　類………………………………………………………………29
　　1）脳　梗　塞…32
　　　　（1）脳 血 栓 症…33
　　　　（2）心原性脳塞栓症…45
　　　　（3）脳梗塞を生ずるその他の原因…46
　　2）頭蓋内出血…47
　　　　（1）脳 内 出 血…47
　　　　（2）くも膜下出血…48
　　　　（3）脳動静脈奇形による脳出血…50
　　　　（4）そのほかの頭蓋内出血の原因…50
　　3）病変による機能障害と回復にかかわる機序…51
　　4）補 助 診 断…53
　　　　（1）CTスキャン…53
　　　　（2）MRI…54
　　　　（3）脳血管造影…56
　　　　（4）脳循環代謝測定法…56
　　　　（5）超音波ドップラー血流計…56
　　　　（6）脳 波 検 査…57
　　　　（7）腰 椎 穿 刺…58
　　　　（8）血液・尿検査…59
　2．脳卒中の症候学………………………………………………………60
　　1）全身状態(所見)…60
　　　　（1）急　性　期…61
　　　　（2）回　復　期(急性期直後から急性期以降)…66
　　2）神経学的所見…69
　　　　（1）意 識 障 害…69
　　　　（2）運 動 麻 痺…72
　　　　（3）筋緊張と反射…74
　　　　（4）協調運動障害…83
　　　　（5）平 衡 障 害…86
　　　　（6）不随意運動…88
　　　　（7）感 覚 障 害…90
　　　　（8）自律神経障害…97
　　　　（9）膀胱直腸障害…97

　　　　(10) 高次脳機能障害…101
　　　　(11) 構音障害と嚥下障害…119
　　　　(12) 摂食・嚥下障害…121
　3．脳卒中の医学的管理 …………………………………………………………………123
　　1）脳卒中急性期の全身管理と一般的治療…123
　　　　(1) 意識障害，精神症候…123
　　　　(2) 呼 吸 管 理…125
　　　　(3) 循環動態の管理と急性期の血圧管理…126
　　　　(4) 栄養・水分・電解質管理…129
　　2）急性期の病型別治療の概要…129
　　　　(1) 虚血性脳血管障害…129
　　　　(2) くも膜下出血…133
　　　　(3) 脳 出 血…135
　　3）慢性期の脳卒中に対する治療概要…137
　　　　(1) 慢性期の血圧管理…137
　　　　(2) 脳梗塞の再発予防…137
　　4）脳卒中で注意すべき二次的合併症とその治療…140
　　　　(1) 心 血 管 系…140
　　　　(2) 消 化 器 系…141
　　　　(3) 呼 吸 器 系…142
　　　　(4) 腎・尿路系…143
　　　　(5) 体液バランス…143
　　　　(6) 血 液 系…144
　　　　(7) 四肢末梢血管系…144
　　　　(8) そのほかの二次的障害の予防と治療…145
　　5）脳卒中に合併する疾病の評価と治療…145
　　　　(1) 心不全，虚血性心疾患，不整脈の評価と治療…145
　　　　(2) 肺疾患の評価と治療…152
　　　　(3) 糖尿病の評価と治療…152
　　　　(4) 高脂血症の評価と治療…154

## 第Ⅲ章　リハビリテーションの進め方 …………………………………………………157
1．リハビリテーション・サービスと施設 ………………………………………………159
2．発達的アプローチとリハビリテーション的アプローチ ……………………………161
　1）生体力学的アプローチ…162
　2）発達的アプローチ…162
　3）リハビリテーション的アプローチ…163
3．チーム・アプローチと医療関連職種 …………………………………………………165

# 目次

  1）チーム・アプローチ…165
  2）医療関連職種…166
 4．リハビリテーション過程の管理 …………………………………………169
  1）評価と再評価…169
  2）目 標 設 定…170
   （1）目標設定の方法…170
   （2）目標の種類…171
   （3）目標の階層構造…172
  3）計 画 立 案…173
  4）制　　　御…175
  5）ケース・カンファレンスとチーム・ミーティング…176
   （1）ケース・カンファレンス…177
   （2）チーム・ミーティング…178
   （3）実際上の運用…178
  6）処方と指示…178
   （1）リハビリテーション医療における指示…178
   （2）脳卒中における指示…179
 5．機 能 評 価 ……………………………………………………………………181
  1）評 価 と は…181
   （1）測定と評価…181
   （2）評価とアセスメント…182
   （3）測定，評価の諸側面…182
  2）呼吸・循環器系機能の検査とフィットネス…186
   （1）起立負荷試験…186
   （2）呼吸機能検査…186
   （3）運動負荷試験…188
   （4）フィットネスの指標…190
   （5）実際のリハビリテーション場面における運動負荷時の注意…193
  3）運動と動作の評価…195
   （1）関節可動域の検査…195
   （2）徒手筋力検査…200
   （3）ブルンストロームの運動テスト…202
   （4）バランス反応の検査…202
   （5）運動年齢検査(体幹・下肢)…204
   （6）起居・移動動作…206
   （7）上肢機能検査…209
  4）日常生活活動…212
   （1）標準(基本的)日常生活活動…213

## 目　　次

　　　　（2）手段的(道具的)日常生活活動(IADL)…214
　　　　（3）拡大日常生活活動(EADL)…214
　　5）活 動 調 査…219
　　　　（1）生活時間調査…219
　　　　（2）活動状況調査…223
　　　　（3）役割遂行調査…226
　　6）心 理 検 査…228
　　　　（1）心理検査法一般…228
　　　　（2）主要な検査の内容…231
　　7）言語機能の評価…238
　　　　（1）運動性構音障害の評価…238
　　　　（2）失語症の評価…238
　　　　（3）標準失語症検査(SLTA)とWAB失語症検査…241
　　　　（4）実用コミュニケーション能力検査(CADL検査)…244

**第Ⅳ章　リハビリテーション手技の実際** …………………………………………245
1．運動・動作障害の治療 ……………………………………………………………247
　1）ポジショニング…248
　2）関節可動域訓練…251
　　　　（1）原　　　則…251
　　　　（2）手　　　技…253
　3）運動パターンの治療…263
　　　　（1）原　　　則…263
　　　　（2）手　　　技…265
　4）起居・移動動作…275
　5）CAGTプログラム…281
　　　　（1）歩行訓練の実際…282
　　　　（2）双曲線関数による最大歩行速度の回復予測…284
　6）上肢・手動作…287
　　　　（1）課題選択の原則…287
　　　　（2）治療的作業課題…289
　　　　（3）MFS回復プロフィールを利用した治療プログラム…313
　[付]支持的作業療法…320
　　　　（1）心理的支持…320
　　　　（2）対人関係技能…323
2．日常生活活動 ………………………………………………………………………325
　1）身辺処理(セルフケア)…325
　　　　（1）食　　　事…325

# 目　次

　　　　　（2）整　　　容…326
　　　　　（3）更　　　衣…328
　　　　　（4）排　　　泄…329
　　　　　（5）入　　　浴…330
　　2）起居，移動…331
　　3）家　　　事…332
　　　　　（1）調　　　理…332
　　　　　（2）掃除，洗濯，衣類の繕い…336
　　　　　（3）日用品の買い物…337
　　4）交通機関を利用しての外出…337
　　5）職業前評価・訓練…338
3．コミュニケーション障害の治療　………………………………………………………340
　　1）言語治療の流れ…340
　　2）言語治療の効果…341
　　　　　（1）運動性構音障害…341
　　　　　（2）失　　　語…341
　　3）言語治療の進め方…342
　　　　　（1）運動性構音障害…342
　　　　　（2）失　　　語…348
4．嚥下障害の治療　………………………………………………………………………360
　　1）経口摂取の進め方…361
　　2）摂食・嚥下訓練の実際…361
　　　　　（1）口腔内清掃…361
　　　　　（2）具体的な訓練法…361
　　　　　（3）食品・栄養管理…365
　　　　　（4）食事環境…365
　　3）補助栄養法…365
　　　　　（1）経鼻経管栄養…365
　　　　　（2）間欠経管法…366
　　　　　（3）胃瘻造設…366
　　　　　（4）中心静脈栄養…366
　　4）嚥下障害の外科的対応…366
　　　　　（1）嚥下機能改善術…366
　　　　　（2）誤嚥防止術…367
5．リハビリテーション看護　……………………………………………………………368
　　1）リハビリテーション看護の専門的機能…368
　　2）リハビリテーション看護の実際…369
　　　　　（1）全身状態のチェックと管理…369

　　　　（2）廃用症候群の予防…369
　　　　（3）起居・移乗・移動動作の自立…369
　　　　（4）日常生活活動の自立…369
　　　　（5）自立生活の確立…369
　　　　（6）排尿・排便の管理と指導…370
　　3）家庭・社会復帰への援助…370
6．心理カウンセリング …………………………………………………………………371
　　1）心理カウンセリングの役割…371
　　2）認知行動療法的カウンセリング…371
　　3）うつ的思考に対するCBTカウンセリング…372
　　　　（1）うつ的思考…372
　　　　（2）カウンセリングの進め方…372
　　4）不安に対するCBTカウンセリング…373
　　　　（1）不安が行動に及ぼす影響…373
　　　　（2）カウンセリングの進め方…373
　　5）ピア・カウンセリングと集団療法…374
7．リハビリテーション治療の具体的な展開 ……………………………………………375
　　1）具体的な展開…375
　　　　（1）情報収集と評価…376
　　　　（2）ゴール設定と治療計画…376
　　2）脳卒中機能回復予測システム-4（RES-4）の利用…378

## 第Ⅴ章　機能維持への対応 ……………………………………………………………397
　　1）機能的状態に影響する要因…399
　　　　（1）身体機能に関与する医学的要因…399
　　　　（2）日常生活活動に関与する要因…401
　　2）廃用性の機能低下と予防…403
　　　　（1）筋力低下と筋萎縮…403
　　　　（2）骨　萎　縮…404
　　　　（3）心肺フィットネス低下…405
　　　　（4）心理社会的退行…405
　　3）ライフスタイルと健康管理…406
　　　　（1）機能的状態の長期予後…406
　　　　（2）在宅患者のライフスタイル…407
　　4）在宅患者の機能維持と居宅サービス…408
　　　　（1）在宅ケアと機能維持…408
　　　　（2）居宅生活支援サービス…410
　　　　（3）介護保険によるサービス…411

# 目　　次

　　　５）心身活動維持への具体的展開…413

**第Ⅵ章　社会・経済的問題への援助** ……………………………………………417
　１．社会・経済的情報 …………………………………………………………419
　　１）情報収集の方法…419
　　２）情報収集の項目…419
　　　（１）家 族 状 況…419
　　　（２）住　環　境…420
　　　（３）職　　　業…420
　２．入院による経済的問題への援助 …………………………………………422
　　１）医療費への援助…422
　　　（１）高額療養費…422
　　　（２）高額療養費貸付…422
　　　（３）老人医療(老人保健法)…422
　　　（４）生活福祉資金(療養資金)の貸付…422
　　　（５）生活保護(医療扶助)…423
　　２）生活費への援助…423
　　　（１）傷病手当金…423
　　　（２）生活福祉資金(生活資金)の貸付…424
　　　（３）生 活 保 護…424
　３．社会復帰計画への援助 ……………………………………………………425
　　１）身体障害者福祉法…425
　　　（１）身体障害者手帳の交付…425
　　　（２）更 生 医 療…425
　　　（３）補助具の交付…426
　　　（４）居宅生活支援事業…426
　　　（５）日常生活用具の給付…427
　　　（６）身体障害者更生援護施設…427
　　　（７）本法以外によるもの(関連制度)…428
　　２）老人福祉法…429
　　　（１）居宅生活支援事業…429
　　　（２）老人福祉施設…431
　　　（３）本法以外によるもの(関連制度)…431
　　３）老人保健法…432
　　　（１）老人訪問看護事業…432
　　　（２）老人保健施設…432
　　　（３）医療以外の保健事業…433
　　４）障 害 年 金…434

## 4．介護保険法の概要 …437
  1）保　険　者…437
  2）被保険者…437
  3）要介護認定…437
  4）給付対象となるサービス…438
    （1）在宅サービス…438
    （2）施設サービス（要介護者に対する給付）…440
  5）利用者負担…440

## 第VII章　脳卒中の障害構造 …441

### 1．障害の階層モデル …443
  1）医学モデルと障害モデル…443
  2）障害モデルとは何か…444
  3）機能障害－中枢神経系の機能異常…446
  4）機能的制約－基礎的な心身能力の障害…447
  5）能　力　低　下…449
  6）機能障害の帰結としての能力低下…450

### 2．障害モデルの構成 …452
  1）脳卒中データベース RES…452
  2）機能障害－神経症候の構造…453
  3）機能的制約－能力モデル…460
  4）機能障害と機能的制約の関係…463
  5）機能的制約の帰結としての能力低下（ADL）…464

### 3．脳卒中の障害構造と機能回復過程 …467
  1）構造モデルの構築…467
  2）脳卒中患者の入院時の障害構造…468
  3）脳卒中の障害モデルの妥当性…469
  4）機能回復に伴う障害構造の変化…469

文　　献 …473
索　　引 …483

# I

# リハビリテーション医療とは

# 1 歴史的展開

## 1）リハビリテーションの概念

　リハビリテーションとは，一度失ったものを取り戻すこと，回復することを意味する．回復するのは特権，位階，財産，名誉などであった．宗教上の異端者の復権，犯罪者の復権などにもリハビリテーションという語が用いられた．現在では，リハビリテーションという言葉は主として身体障害や精神障害，知的障害によって日常生活や社会生活に相当な制限を受ける者の生活機能の回復，自立と社会経済活動への参加を促進することを意味するようになった．リハビリテーションの概念は社会状況や疾病構造の変化，技術の進歩によって影響され，目的，対象，手段などの変遷がみられる．

　米国の職業リハビリテーション法(1920)には，「リハビリテーションとは障害者が報酬のある職業に従事することを可能にすること」と定義されている．それ以来，リハビリテーションの主要目標は雇用であり，納税者(tax payer)を作ることであった(Athelstan 1990)．全米リハビリテーション評議会(1942)は「リハビリテーションとは，障害者(handicapped)をして身体的，精神的，社会的，職業的，経済的にできる限り有用性を回復させることである」と定義した．社会的活動，職業活動を通じて社会に貢献し，経済的寄与を可能とすることを重視している(砂原　1980)．この時代には障害者がリハビリテーションサービスを受けるには，職業的活動のための残存能力のあることが条件であった．

　このような傾向は第二次世界大戦後も続いたが，1960〜70年代に起こった自立生活(independent living：IL)運動によってリハビリテーションの理念にも変化が生じた．自立生活運動では，重度障害者の自己決定能力を増し，他者への依存を最小限度にすることを援助する．またノーマライゼーション原理の普及もリハビリテーションの概念に影響を与えた．ノーマライゼーションとは，障害者の日常生活のパターンや条件をできるだけ社会の主流の規範やパターンに近づけることを目的とする考え方である．このような流れのなかで，雇用はリハビリテーションの重要な目標ではあるが，それだけが対象でないことが指摘されるようになった．雇用が困難な場合，家庭や社会で自立して活動することを促進することも重要な目標となるという立場である．現在は，障害者が地域社会に積極的に参加することを目指し，身体能力

## I. リハビリテーション医療とは

の訓練と同時に社会環境を整えることが重視されている．より広汎な障害者を対象として，生活の自立者となることを目指すリハビリテーションの理念が浸透してきた．

1980年代に入って，高齢化，慢性疾患の増加，身体障害・知的障害のある者の増加が問題となってきた．それに伴って疾病の治療だけでなく，疾病の予防やリハビリテーションを含んだ医療が重視されるようになった．最近では，リハビリテーションはヘルスケアシステムに取り込まれる概念であるとの考え方が強くなってきている．ヘルスケアシステムで展開される健康管理は，健康増進，疾病予防，疾病治療，リハビリテーションを目的として，医療機関，在宅，施設などで行われ，患者，家族，住民も参加するような形態をとる．このようなプライマリ・ヘルスケアにおけるリハビリテーションの課題には障害の早期発見，障害の予防，健康増進なども含まれる（WHO 1981）．

リハビリテーションの目的は職業への復帰，自立生活の確立，健康管理の一部へと変化してきた．この過程は目標が入れ替わるというよりも，概念がより広汎に，より豊かに拡張するという形で起こったといえる．

結果として，社会的自立，職業的サービス，障害者の社会統合を促進するための条件作り，ヘルスケアと結合した医学的サービスなどがリハビリテーションの目標に含まれるようになった．現在，リハビリテーションは概念の拡大とともに，医学的サービス，職業的サービス，教育的サービス，社会的サービスの分野に細分化されている．医学的サービスは疾病治療と平行して，患者の心身機能の向上，二次的合併症の予防，代償手段の利用などによって能力低下の改善と維持を図る．職業的サービスは障害のために職を失った人がふたたび職を得ることを援助する．教育的サービスは心身に障害のある児童に対して知的教育にとどまらず，全人的な総合教育を行う．社会的サービスは医学的，職業的，教育的サービスが円滑に進むように経済的，社会的条件を調整するためのサービスである．

これらの分野は相互協力を通じて，障害の種類や重症度，リハビリテーションの進行状況に合わせた適切なサービスを提供しなければならない．たとえば，職業的サービスでの効果が期待されない場合，緊密な連携を通じて社会的サービスをすぐに受けられるよう配慮しなければならない．これらの分野の協力が十分機能したとき，重度の障害者から職業的自立を求める障害者まで，その目標にあったリハビリテーションが成し遂げられる．これが包括的リハビリテーションの考え方である．

## 2）障害者の完全参加と平等

自立生活運動，ノーマライゼーションなどの考え方が広まり，リハビリテーションの理念も次第に確立してきた．1981年から始まった国際障害者年で

は，「完全参加と平等」という目標の下に，障害者に対する国際的な取り組みがなされた．それまで障害者は社会的弱者であり，社会が保護すべきものとする考えが強かった．「完全参加と平等」の目標は，障害者が主体的に社会に参加することは一人の人間の持つ権利であるという立場を基本としている．

完全参加とは，すべての障害者がその能力に応じて社会の中で十分に役割を果たすことを意味する．平等とは財産，性別，年齢，その他に違いはあっても，人間としては差はないとすることである．障害のために能力に差があっても，基本的権利は同等だとする立場である．このような平等の立場に立ってこそ，完全参加の意味がでてくる．これを裏づけるように，1981年に世界保健機関(WHO)は「リハビリテーションは能力低下やその状態を改善し，障害者の社会的統合を達成するためのあらゆる手段を含んでいる．さらにリハビリテーションは障害者が環境に適応するための訓練を行うばかりではなく，障害者の社会的統合を促すために全体としての環境や社会に手を加えることも目的とする．そして，障害者自身，家族，彼らが住んでいる地域社会が，リハビリテーションに関係するサービスの計画や実行にかかわり合わなければならない」と定義した．

種々の程度の障害者が完全参加するには，能力低下を改善するために個人へ働きかけると同時に，環境や社会に手を加えることが重要であることを指摘している．このような視点に立てば，リハビリテーションは障害者をとりまく環境に対処して，障害者が自己決定し，かつそのことを自己実現するための過程を作る体系ということができる．

## 3) 医療倫理
### (1) 医療倫理とは

倫理とは，人のあるべき態度，人間関係のあり方に関する理論，ことわりである．それに対して物理は物，自然に関する理論である(小倉　1972)．倫理学では，ある行為の是非を道徳的に論じ，あるべき行為指針を追求する．ある状況下で医師が患者に嘘の診断名を伝える行為は，結果・目的を重視する功利主義的倫理理論に基づくと，むしろ真実を知らせないことが道徳的行為と判断される場合もある．また，よい結果を産むものが必ずしも道徳的行為ではないとする義務論的倫理理論では，嘘そのものを非道徳的とするかも知れない．人間関係や行為を判断する基準はさまざまであり，いずれを選択することが妥当かを推論したり，正当化してゆく．人のあるべき態度や行為に関する指針を特定の専門職，専門技術に応用し，その領域のより具体的な道徳的問題を吟味することも必要となる．これを専門職倫理といい，生命医学倫理，医療倫理などはこれに相当する．

倫理に関する規則，原理，理論は社会思想，社会習慣，権利意識などの影響を強く受ける．政治・社会体制の違いでも倫理理論は異なってくる．医療

倫理については，医療技術の発展も倫理の原理に影響する．

　医療倫理の歴史をみると，紀元前5世紀のヒポクラテス宣誓，中世ヨーロッパのキリスト教的規範は宗教的色彩が強く，ヒポクラテスの「せめて損なうな」に示されるように害毒を与えることを否定し，患者に恩恵を与えることを心がけることが行為指針の中心であった．このように患者にとっての有益性が弊害性を上回るようなバランスを探し求める立場を仁恵モデルという（表1）．また，ナチスの人体実験への反省に基づく世界医師会の「ヘルシンキ宣言」（1964），患者の意思決定を尊重する全米病院協会の「患者の権利章典」（1973）などに示される倫理観は，患者の価値観や信念を尊重することの重要性を指摘している．これは近代個人主義を反映し，患者の自律を尊重する立場の倫理観であり，自律モデルといわれている．仁恵モデルは現在まで利用され続けているが，最近は自律モデルの立場がより強調されてきている．医療におけるパターナリズム（温情主義）が問題とされてきている．パターナリズムとは，わが子の利益を守る父親の優しさと子どもの利益を守るために子どもの希望を無視する父親の権威が医師―患者関係に表現されることである．その本質は仁恵原理が自律原理を無効にすることである（ビーチャム・他 1992）．パターナリズムへの対応はどちらの倫理モデルをとるかによって異なってくる．パターナリズムはある個人の自律を他者が制限することを含む．基本的には自律モデルの目指す倫理理論とは異なる．臓器移植，遺伝子工学，人工受精など，一層自然に対する介入の度合いが強まっていること，医療資源が高価になっていること，患者の権利意識が高まっていることなど，現代医療は以前の時代にない特徴を持っている．これらの状況に医療がどのように対応するか，専門職倫理の新しい原理が求められている．

　ビーチャム・他は生命医学倫理の基盤として，自律尊重，無危害，仁恵，正義の4つの原理を示している．自律尊重原理は医療行為について，①意思的に，②理解をもって，③他からの支配的影響なくして，④選択することを指し，インフォームドコンセントはこの原理に基づく．自律尊重原理からいえば，インフォームドコンセントは説明を受けたうえでの自律的選択，自律的権限委任であって，治療者との相互的意思決定ではないことは明らかである．無危害原理，仁恵原理は害悪を加えない，害悪を除去・予防する，善を

**表1　仁恵モデルにおける有益性と弊害性**(宗像・他　1992)

| 有益性 | 弊害性 |
|---|---|
| 健康 | 病気 |
| 疾患（病的状態）やけがの予防，軽減，コントロール | 疾患（病的状態）やけが |
| 無用の痛みや苦しみからの開放 | 無用の痛みや苦しみ |
| 障害のある状態の改善 | 障害のある状態 |
| 延命 | 死を早めること |

実行・促進する原理である．正義原理は公正に関する原理である．医療資源の配分を公正にすべきである，などの判断はこの原理によって正当化される（ビーチャム・他　1997）．

### (2) リハビリテーション医療における医療倫理

　リハビリテーション医療において自律尊重の原理が問題となるのは，患者の達成目標，適応技術，治療期間の設定などの際である．医師が疾病治療はもう効果がないと判断して理学療法・作業療法などによる機能改善を選択するとき，訓練効果がないと判断して代償手段を指導するとき，在宅での機能維持を勧告するとき，患者の同意が得られないことがしばしばある．患者の意見を重視する自律尊重の原理に立つか，治療・介入方法の変更，早急な患者の社会復帰が患者の利益であるとして仁恵原理の立場で進めるかの判断が求められる．説明が十分でないという指摘があれば，インフォームドコンセントという視点から医療職の行為が検討される．

　無危害原理の例は，運動療法の際の骨折や虚血性心疾患の発作をできるだけ生じさせない配慮である．リハビリテーション医療では，患者がその能力に応じて病棟生活を送ることも重要な訓練である．この際に危害のリスクを負わせないことも無危害原理に従う行為である．歩行不安定な患者で，監視なしでは転倒の危険があると判断されているとする．監視を怠って転倒した場合，正当なケアの基準から逸脱，つまり過失となる．専門職として当然のケアを行い，リスクを予防する行為は無危害原理に基づく行為であり，このような場合は倫理的には無危害原理の視点から行為が検討される．

　仁恵原理は患者の最大利益を求める原理であり，医療の本質である．リハビリテーション医療では，職業復帰，在宅生活，生活の自立などを実現し，患者の利益を獲得しようとする行為が仁恵原理に基づくものである．しかし，職業の選択，在宅生活と施設に関する希望，生活スタイルの選択は患者の自律的選択の範囲に属することである．自律尊重・仁恵の2つの原理から行為の正当性を推論していく立場が重要である．

　あるいは障害克服の長期過程のどこまでを医療がかかわるかは医療資源の配分の問題，すなわち倫理的には正義原理の問題と捉えることも可能である．患者が不安のため退院しない，家族の負担が大きくなるため在宅生活を家族が拒否する，などは自律尊重原理と正義原理の間に生じた葛藤である．患者の最大の利益が生活施設への入所であると考えるのであれば，自律尊重原理と仁恵原理の間の道徳的ジレンマである．リハビリテーション医療の対象者の選択基準，種々の診断書類の判定基準，施設の利用基準などの公平性が求められる．

# I. リハビリテーション医療とは

## ② 疾病と障害

### 1) 疾病論
#### （1）疾病の成り立ち
##### i）古代医学における疾病観

病気は心身の安寧を奪う状態であり，痛みや苦しみによって患者に悩みを生じさせるものである．また病気は死につながることを通じて恐怖の感情も引き起こす．古代人にとって，理由もなく生じる痛み，苦しみ，恐怖は自分の行為あるいは個人そのものに対する罰であったり，敵意や怨恨に基づく呪術の結果であった．それゆえ，病気を予防するために御守り，魔除けなどを身につけたり，病気の際は加持祈禱により神の助けを求めたりした（中村1983）．

このように，古代人の疾病観は，呪術的・宗教的意味を持つ個人にふりかかる苦しみや悩みであり，治療は呪術的・宗教的儀式を通じて行われた．病気の原因や性質についての正確な知識がない時代でもあり，治療は病因の除去よりも個人の苦痛の軽減が目標となった．患者個人全体を治療対象にする視点は近代医学ではむしろ薄れてくるのだが，広い意味での医療の始まりであるこの時代には，はっきりとみることができる．

古代ギリシア時代では，アスクレピオス神殿を中心とした医療とヒポクラテスに象徴される小アジアのコス島を拠点としたコス派の医療が代表的である．この時代の医療は呪術に基づく疾病観とは決別し，合理的・経験的な思考が導入されてきた．コス派は「ヒポクラテスの誓い」などの職業規約，一定の教育過程を持つ専門職の形を整えた医療集団であった．

ヒポクラテスの疾病観をみると，人体は血液，粘液，黄胆汁，黒胆汁の4体液で構成される．この4体液が調和しているのが健康であり，非調和が病気であった（体液説）．病気を引き起こす病因としては，体質，遺伝などの個体条件だけでなく，土地の季節，気候の変化，水，食事，その他の不摂生，不健康な職業なども強調されている．病気が治るのは治癒する力（フィジス：自然）が身体には備わっているからであり，治療はフィジスの働きをよくするように操作することであった．生活を規則正しくすること，4体液は食物から作られるから食事に注意すること，身体状況をよくするように運動やマッサージを利用すること，が重視された．病気の原因を個体要因と同時に環境

要因にも求める立場がうかがえる．人間を環境とのオープンシステムととらえ，自然の中でのバランスの改善とか調和を重視していることが，自然治癒力という概念で示されている．

　ギリシア・ローマ時代の医学はガレノスによって集大成される．ガレノスはアリストテレス，ヒポクラテスの信奉者であり，病気の理解はヒポクラテスの4体液論を基にし，体液のバランスの崩れが病気だとする．ガレノスは4体液にプネウス(精気)を加えて解釈している．さらに解剖学，すなわち人体の構造の理解を重視し，それぞれの器官について「能力」という独特の概念を検討している．体液論に従いながら，人体の機能と構造を考慮して疾病の発現を考えている．局在論的視点を持っていることが大きな特徴である．ガレノス主義派は西欧中世医学，また同時代のアラビア医学に大きな影響を与えた．しかしルネッサンスに入り，ベサリウスの解剖学，ハーベーによる血液循環の発見によって，ガレノスの重要な柱である解剖学に決定的な批判が加えられた．また梅毒，ペストなどの流行という新しい事態はガレノスの体系では対応できなくなっていた．このような経過をたどり，ガレノス主義派は崩壊していった(川喜田　1979)．

　古代，西欧中世の医学，医療は病気，人体に関する知識や治療技術が現代に比べて非常に未熟ではあった．しかし，呪術・宗教的立場，体液論など種々の医療観から，疾病を病因・病理よりも個人を襲った苦痛と捉える．疾病よりも患者そのものに関心を持つ視点とか，病気を人間と環境とのオープンシステムの中で検討する視点は，現代にも通じる重要な立場であった．

## ii) 機械論的立場からの疾病論

　現代に至る近代医学の特徴は，機械論的立場からの疾病観が主流をなしたことである．物理学，化学，生物学の発展により，人体の構造と機能，病因・病理の解明が進み，次第に疾病の状態は臓器の異常とみる立場が確立し，臓器の異常を引き起こす病因の探索が続けられてきた．機械論的立場とは，生体を種々の部品で構成される機械とみなし，各要素の区別と分析を進めることによって全体を解明できるとする立場である．この考え方は分析的であり，個の分析で全体が理解できるとする加算的立場である．これは古代，中世における医療のパラダイムとは異なった理論的枠組みであり，今日の医学・医療の発展の基盤となった(長野　1979)．

　近代医学の黎明期には，医化学派，医物理学派，自然主義派などの学派が次々と出現した．医化学派ではパラケルススが代表的であるが，錬金術の流れを汲み，化学的知識を医学に応用しようとした．医物理学派は，ハーベーの「血液循環論」からデカルトの「生体機械論」の系譜の中で，生命現象を物理学的原理を用いて理解しようとした．

　一方，シデナムを中心とした自然主義派は，医化学派，医物理学派などの形而上学的立場とは異なり，徹底した臨床観察に依拠し，観察で得た事実だ

けを重視した．疾病の観察を基にした疾病分類，とくに流行性の熱病についての分類や病因論の仕事が残っている．

18世紀にはモルガニが死体解剖を行い，生存中の臨床所見と多臓器の解剖学的所見を照合し，その関係を明らかにした．その結果，各疾病によっておかされる臓器が決まっていることを明らかにした．さらに19世紀には，ウィルヒョウが病理所見を臓器レベルから顕微鏡による細胞レベルへと発展させた．ウィルヒョウは生物の基本単位は細胞であり，細胞を重視して病理学を体系づけた．現在の病理学はウィルヒョウの細胞病理学を基礎として進められている．その後の医学は臨床と病理の比較検討を重視するようになった（中村　1983；居石　1995）．

19世紀末にはパスツールが長い間論争のあった微生物の自然発生説を実験により否定した．これが感染症の原因を微生物に求め，疾病の発生における微生物の役割を検討する出発点となった．パスツール，コッホによって種々の病原微生物が明らかとされ，病因論が重視されるようになった．これらの研究により，治療の効果は著しく向上し，疾病と病理学的異常，病理学的異常と病因の関係を検討する医学的立場が確立していった．

医学研究では，20世紀に入り，ハクスレーによる筋収縮機構における滑り説，ワトソン，クリックのDNAの二重らせん構造の発見，静止膜電位に関するドナンの膜平衡説などの発見が続く．これらの研究は機械論的生命観を裏づける代表的な研究である．また，ペニシリンをはじめとする抗生物質の進歩，種々のワクチンの発展，外科的手術方法の開拓も医学の発展へ貢献するものである（長野　1979）．

このような機械論的生命観に基づく医学・医療の発展は19～20世紀の医学・医療のレベルを引き上げ，現在では人工臓器，生体移植，遺伝子工学などの領域に踏み込んでいる．しかし，遺伝子治療や人工授精などの技術の適応，脳死判定の問題などについて，倫理面から多くの議論を呼んでいる．

### iii）医学モデル

19世紀に確立した疾病観を基に，病因―病理―発現の医学モデルが提唱された．生体は内部環境の恒常的維持（ホメオスターシス機構）と自己と非自己との認識（免疫機構）という基本的機能を持つ．これらの機能が破綻すると疾病になる．破綻の原因となるものが病因である．病因は細胞，組織の形態学的変化を起こす．この変化を病理学的変化，あるいは病変と呼ぶ．さらに病理学的変化を基に発現が起こり，臨床徴候，異常検査所見として観察することができる．

病因には生体外部と生体内部に原因のある場合があり，それぞれ外因性，内因性と呼ぶ．また出生前，出生後のいずれに病因・病変が出現したかによって先天性，後天性に分けることもある．病理学的異常には，組織障害，代謝障害などの退行性病変，病因に対する生体防御反応である反応性病変，障

害組織への修復機転で生じる修復性病変が混在する．また病変の拡がりが身体の一部に局在するものを局在性病変，全身に広がるものを汎在性病変，系統的に障害されるものを系統性病変という．症状と徴候は発現の主要な部分であるが，症状は眩暈，腹痛など患者の自覚的訴えであり，徴候は腫脹，腱反射亢進などの他覚的な所見である．症状と徴候は普段は恒常的パターンで起こる．その組合せは一定であり，これを症候群と呼ぶ．症候群としてまとめられる症状・徴候は解剖学的，生理学的，生化学的特殊性によって互いに関連しあうと仮定している．たとえば，ブラウン・セカール症候群は病変同側の運動麻痺と深部感覚障害と対側の表在感覚障害を生ずるもので，いずれの症状・徴候も解剖学的に同一の脊髄半側病変で生じるという共通性を持つ．

　医学モデルでは，疾病を病因，病理，発現の各側面から分析し，その相互関係を明らかにして特徴づける．医学モデルに従って，発現から病因・病理を推定するのが診断であり，診断に基づいて病因の除去・減少，病理学的異常の修復・固定を図るのが治療である．

## 2）障 害 と は
### (1) 障害と障害者

　障害とは疾病・外傷などによって広く個人の日常生活や社会生活が損なわれた状態を指す．身体障害者福祉法では，身体障害として視覚障害，聴覚または平衡感覚の障害，音声言語機能または咀嚼機能の障害，肢体不自由，内臓機能の障害をあげている．平成5年に改正された障害者基本法(1993)では，身体障害とともに知的障害，精神障害を加えて障害と総称している．

　障害者の定義として障害者基本法は「身体障害，知的障害又は精神障害があるため，長期にわたり日常生活又は社会生活に相当な制限を受けるもの」と規定している．WHOも「先天的か否かにかかわらず，身体的または精神的能力の障害のために，通常の個人的生活ならびに社会生活に必要なことを自分では，完全にまたは部分的にできない人」としている．いずれの場合も日常生活や社会生活に制約を受けることを障害者の特徴としている．制度上，障害者と身体障害者とは異なる．身体障害者とは，身体障害者福祉法の規定によって，都道府県知事または政令指定都市の市長から身体障害者としての認定を受けて，身体障害者手帳の交付を受けている者をいう．

## （2）WHOの国際障害分類

世界保健機関（WHO）から国際障害分類（ICIDH）の試案（1980）が発表されている．これでは障害の概念を

[疾病・変調（disease・disorder）：機能障害（impairment）—
能力低下（disability）—社会的不利（handicap）]

の図式で表している．[病因（etiology）—病理（pathology）—発現（manifestation）]の図式を疾病の診断と治療のための医学モデル（medical model）というのに対して，このような障害の図式を障害モデル（disablement model）という．

### i）機能障害

障害の一次レベルであり，疾病から直接生じてくる心理的，生理的，または解剖学的な構造や機能の欠損あるいは異常である．機能障害には一時的なものと永続的なものがある．また機能障害は能力低下や社会的不利の原因となる可能性がある．このレベルの障害は臓器レベルの障害と呼ばれ，具体的には四肢麻痺，失明，難聴，失語などのように臓器の形態や機能の異常として表現される．

### ii）能力低下（能力障害）

障害の二次レベルである．人間にとって正常とみなしうる様式や範囲内で活動する能力の制限，あるいは能力の欠損している状態をいう．これは機能障害のために生じる．具体的には食事ができない，歩けないなどと表現され，日常生活活動の障害はその主要なものである．能力低下には一時的・永続的，可逆的・不可逆的，進行性，退行性などの区分がある．能力低下は社会的不利の原因になる場合とならない場合とがある．このレベルの障害は個々の臓器の障害を問題にするのではなく，個人全体としての障害を問題にするところから個人レベルの障害と呼ばれる．

### iii）社会的不利

障害の三次レベルである．機能障害あるいは能力低下によって個人にもたらされた不利益であり，年齢，性，社会文化的要因によって決まる，その個人の正常な役割を果たすことへの制限，妨げである．社会的不利は機能障害や能力低下の社会化したものである．言い換えれば，機能障害や能力低下によって起こる文化，社会，経済，環境面での個人への影響である．このレベルの障害を社会レベルの障害という．具体的には職業，家事，地域活動などの社会的役割が果たせない場合に社会的不利が存在することになる．

## （3）その他の障害モデル

### i）Nagiの障害モデル

WHOの国際障害分類は機能障害，能力低下，社会的不利の区分と，さらにその下位分類からなっていて，分類体系の形をとっている．その体系に概念的に不明確な部分があることが指摘されている．たとえば，能力低下の下位

項目である行動能力低下(behavior disabilities)のなかに，職業的役割における能力低下(occupational role disabilities)という項目が入っている．この項目は社会的不利に含まれるのが適切ではないかという考えもあり，能力低下と社会的不利の概念上の相違が不明確となっている．また社会的不利(handicap)はあまり適切な表現ではなく，最近はあまり使われなくなってきていることも問題となっている．Nagi はこのようなことを考慮して分類をより明確にした．Nagi の分類は[病理(pathology)：機能障害(impairment)－機能的制約(functional limitation)－能力低下(disability)]からなる(Nagi 1965)．病理は正常状態を再獲得しようとする有機体の正常な過程と努力への妨害や干渉である．機能障害は解剖学的あるいは生理的，知的，情緒的な異常または欠損であり，機能的制約は有機体全体あるいは個人レベルにおけるパフォーマンスの制約である．能力低下は社会的に定まった役割遂行および社会文化的・物理環境下での課題遂行の制約を意味する．

ii) **Pope et al. の概念**

　Pope et al.(1991)は慢性疾患などの障害予防を考慮して，Nagi の分類を中心に危険因子を加えた概念を提唱した．それによれば病理，機能障害，機能的制約，能力低下の各段階でそれを進行させる危険因子があると仮定される(図1)．危険因子を減少させることが障害過程の進行を予防することにつながる．障害発生の危険因子には生物学的要因，環境要因，ライフスタイル・

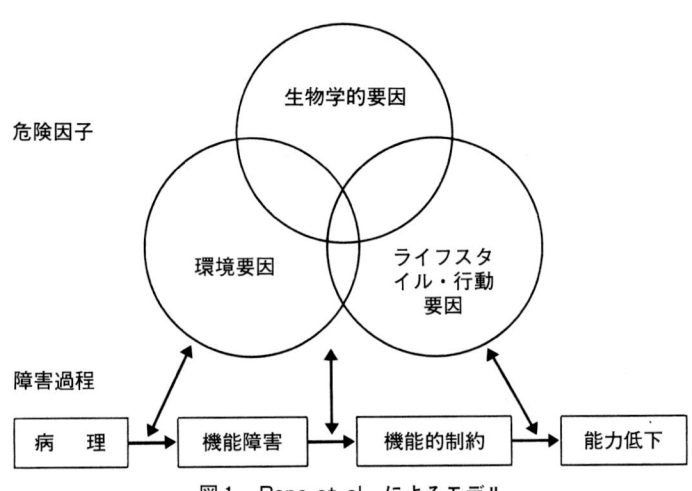

**図1　Pope et al. によるモデル**
　障害過程は生活の質との間にも相互作用を示す．3種類の危険因子がある．両方向の矢印はフィードバックのあることを示す．障害のステージ(機能障害，機能的制約など)ごとにこれらの要因が関与する．たとえば，生物学的要因は Rh 血液型，環境要因は鉛塗料(物理的環境)，車へのアクセス(社会的環境)，ライフスタイル・行動要因は喫煙などである．また診断，処置，治療，リハビリテーション，発症年齢，経済状態，期待値，環境バリアーなども危険因子となりうる．(Pope et al. 1991, 一部改変)

表2　障害発生の危険因子

| | |
|---|---|
| 生物的側面 | 遺伝性素因，加齢，性差，肥満<br>骨関節症，糖尿病，動脈硬化症，痴呆，パーキンソン症状<br>不動，精神身体活動の不適切な使用 |
| 生活様式と行動 | 喫煙，過剰な飲酒，偏った食生活，運動の習慣がない，危険な運転，医師の指示に従わない． |
| 環境的側面 | 社会的；社会経済問題(貧困，多忙)，疾病や健康についての教育，その集団の態度，好み，偏見<br>物理的；危険な作業環境，道路事情，有毒物質の存在，すべる床，平らでない床，入るのに不便な建物，家屋構造 |

行動要因などが想定されている．

　生物学的要因とは生体臓器の機能や形態などの生物学的側面に関わる危険因子である．性，遺伝，成長，成熟，加齢および障害を伴う可能性が高い合併症(骨関節症，糖尿病，動脈硬化など)などがある．生物学的要因の軽減は医学的介入と治療，栄養，運動訓練などによってなされる．

　環境要因とは，生体の外部で健康に関連するもので，個人が制御できない危険因子である．環境要因には社会的環境要因と物理的環境要因がある．社会的環境要因には態度，憶説，価値，偏見などが含まれ，生活する集団のなかに存在するものである．物理的環境要因は建造物，市街にみられる危険な状況や公害などである．

　ライフスタイル・行動要因とは，健康に影響する個人の習慣や行動様式に関する危険因子である．喫煙，深酒，薬物の常習，食生活，運動不足，無謀な運転，ストレスなどが含まれる(表2)．

### iii) WHOの新国際障害分類

　WHOは2000年以降に国際障害分類の改訂版(ICIDH-2)を提案しようとしている．従来の機能障害―能力低下―社会的不利で示される3つの側面は変らないが，それぞれの概念を肯定的な表現にしようとするのが大きな変更である．それでは機能障害―活動―参加と図式化され，能力低下は活動の制約，社会的不利は参加の制約となる．また社会的レベルの障害の分類が詳しくなり，環境要因に関わる分類が導入されている．この分類は現在，一部の国で検討中である(図2)．ただし，社会モデル(social model)や権利モデル(right-based model)に立つ障害研究(disability studies)の一部には，この提案にも反対がある(中村　1999)．

|  | 国際障害分類(1980) | 改定試案(1997) |
|---|---|---|
| タイトル<br>サブタイトル | 機能障害，能力障害，社会的不利の国際分類<br>疾病の諸帰結の分類マニュアル | 機能障害，活動，参加の国際分類<br>障害と機能(働き)の諸次元のマニュアル |
| 概念モデル図 | 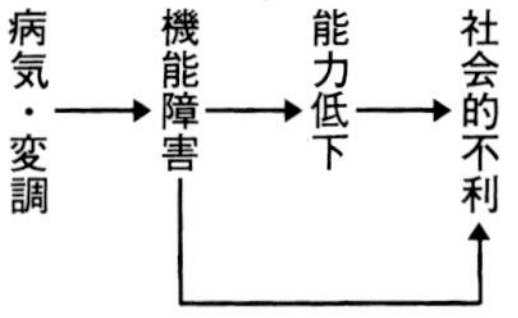 病気・変調 → 機能障害 → 能力低下 → 社会的不利 | 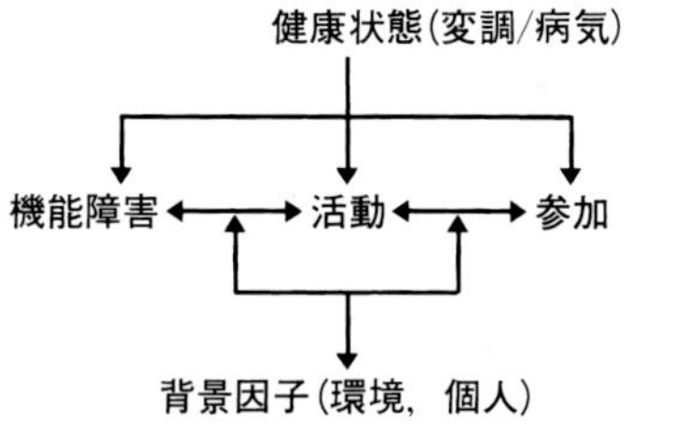 健康状態(変調/病気)<br>機能障害 ↔ 活動 ↔ 参加<br>背景因子(環境，個人) |
| 主な構成<br>(分類項目数) | 序章<br>疾病の諸帰結<br>機能障害分類(1009項目)<br>能力低下分類(338項目)<br>社会的不利分類(7項目) | 序章<br>機能障害分類　機能面(648項目)<br>　　　　　　　　構造面(264項目)<br>活動分類　　　　　　(669項目)<br>参加分類　　　　　　(113項目)<br>環境因子のリスト　　(184項目) |

図2　国際障害分類とその改定試案の比較(佐藤　1998，一部改変)

## 3) 病理指向的アプローチと機能指向的アプローチ

　臨床医学において，治療や介入を行う立場には病理指向的アプローチ(pathology-oriented approach)と機能指向的アプローチ(function-oriented approach)の2つがある．病理学的アプローチは医学モデルの図式に従って進められ，疾患の特徴と臓器の異常に関心を持つ．機能指向的アプローチは障害モデルに基づき，一人の人間としての機能や活動，働きかけられる周囲の環境に注目する(Granger et al. 1987)．病理指向的アプローチは急性疾患の治療や病理学的異常の解明に有用な立場である．従来は疾病を臓器の異常とだけとらえる要素還元的思考が強く，病理指向的アプローチが主流であった．近年，患者の心身機能の改善が重視されるようになり，機能指向的アプローチも利用されるようになってきた．リハビリテーション医学や慢性疾患の治療では機能指向的アプローチの比重が大きい．

　人間を環境に開かれたひとつの機能体あるいは上位構造とみるとき，器官・臓器はその要素あるいは下位構造となる．要素である器官・臓器は人間活動や機能的状態のための手段であり，逆に人間活動や機能的状態は器官・臓器の目的となる．手段である臓器の障害は目的である人間活動に制約を引き起こす．臓器の障害，すなわち疾病は医学モデル，人間活動の制約，すなわち機能的状態の低下は障害モデルに従う．病理指向的アプローチと機能指向的アプローチをこのようなシステム構造を意識して使い分ける．下位構造

が上位構造の制約となると仮定して，まず器官・臓器の異常に対して病理指向アプローチを行う．このレベルでの改善は上位構造への制約条件が減少するため，機能的状態の改善につながる．階層構造では各レベルに独自の法則が働くと仮定する．器官・臓器の異常の改善が見込めなくとも，機能的状態の改善のために独自に機能指向的アプローチを進める．

### （1）病理指向的アプローチ

病理指向的アプローチは医学モデルに基づき，臓器系の機能障害の評価により，病理学的所見に還元される疾病の過程を診断・治療する．

#### i）診　　断

診断は病理学的異常の把握を行う過程であり，発現の分析から始まる．症候や臨床検査の結果を基にして疾病の病理学的異常，病因を明らかにする．その目的は臓器の機能が正常か異常かを弁別し，疾病の病名の決定や他疾患との鑑別を行うことである．診断における関心事は発現している異常が何で，それが腫瘍，感染，血管障害，代謝異常，外傷，変性などのいずれの病理学的過程によるものかにある．そのために身体臓器の機能や構造についての種々の情報を身体所見，生化学的検査，生理学的検査，病理学的検査などによって収集する．たとえば，脳卒中患者が片麻痺をみせていれば，神経学的検査を含めた診察やCTスキャンの結果から病理学的異常は脳出血で，主要な病因は脳血管病変，高血圧であると決定する．

#### ii）治　　療

治療は病因や病理の除去や軽減を図る過程である．脳出血があれば血腫除去術や止血薬の投与を行い，高血圧に対しても降圧薬を投与する．治療は病因に対処することによって病理学的異常の出現を防いだり，病理学的異常に対処することによって病変の広がりや程度をできるだけ少なくすることを目指す．そのために食事療法，薬物療法，手術療法が用いられる．

### （2）機能指向的アプローチ

リハビリテーション医療では病理指向的アプローチに加えて機能指向的アプローチが採用される．機能指向的アプローチは機能障害に基づいた機能的状態の制限や低下に対処し，患者あるいは障害者が日常生活の課題遂行能力や社会的役割を果たす能力を再獲得することを目指す．

#### i）機能的状態の分析

病理指向的アプローチはその対象が疾病であったのに対して，機能指向的アプローチでは機能的状態(functional status)が対象となる．リハビリテーション医療でいう機能的状態は臓器レベルではなく個人レベルの機能を指し，一人の人間としての外界への働きかけや活動である．

機能的状態を把握する作業の第1段階として，疾患を同定する過程で得た情報，日常生活での困難についての情報，パフォーマンスの観察・分析からの情報などから機能的状態を低下させる身体異常所見を明らかにする．第2

段階では，残存する身体的能力，知的能力を評価し，機能代償，リハビリテーションの可能性について分析する．たとえば，はじめに脳梗塞患者で左片麻痺，排尿障害などの身体異常所見があることを明らかにする．さらに，右上下肢の機能が正常で，移動，排尿管理に使いうると分析する．リハビリテーション医療の臨床診断過程においては，問診と診察で機能的状態の特徴を明らかにして，さらに必要となる機能評価尺度の選択を行う．その結果に基づいて，各リハビリテーション関連職種はそれぞれの領域の機能評価の目的，対象，方法を明確にする．

　機能的状態に関わる分析の主要な目的は障害名の決定，障害の原因の決定，障害の重症度の判定，機能予後の予測などである．この過程は機能障害—能力低下—社会的不利の障害モデルに基づいてなされる．障害名は機能障害，能力低下，社会的不利の3つのレベルで存在し(順に片麻痺，更衣障害，職業復帰困難が例である)，障害名の決定によって障害の種類，内容が明らかとなる．

　障害の原因の決定は，
　①原因疾患の病変・症候の特徴の分析，
　②機能障害，能力低下，社会的不利の相互関係についての分析，
によってなされる．たとえば，片麻痺，無視症候群の2つの機能障害が存在するとき，更衣能力の低下には無視症候群がより関係すると分析する．障害の重症度を判定することにより，リハビリテーション初期の介入方法が検討され，機能予後の推測から目標の決定がなされる．

## ii) 介入方法

　介入の対象は機能障害，能力低下，社会的不利のレベルであり，それぞれ介入方法が異なる．機能障害に対しては理学療法，作業療法，装具などがあり，能力低下については義肢，自助具や環境調整などで代償機能を獲得させたり，カウンセリングなどで種々の指導などを行う．社会的不利には支援サービスの利用，地域住民の協力，施設の利用などの方法がある．

# 3 慢性疾患モデルとヘルスケア

## 1）慢性疾患の特徴と対策

　人口の高齢化に伴い種々の慢性疾患の増加が問題となっている．慢性疾患とは，一般に状態が良くも悪くもならず，長引くことをさす．慢性疾患は不可逆的な病理学的過程によって生じる疾病を意味する．糖尿病，高血圧，脳卒中，骨関節疾患，神経性変性疾患などは慢性疾患の代表的な例である．

　病理学的過程が継続する慢性疾患では，病状が徐々に進行するのに加えて，疾病の悪化に対する不安，経済的な不安などの心理的問題，移動の制限などの日常生活上の困難，社会的孤立や家庭崩壊などの社会問題にしばしば苦しむことになる．慢性疾患において，これらの生活の変化は偶然というよりはかなり恒常的に出現する現象である．疾病の治療と同時に，生活の変化に対する種々の援助が必要となる．

　慢性疾患の特徴をどのような対応が必要になるかの立場で整理しておく（中村　1983）．

　①不可逆的病理過程によって生じる．
　②疾病は永続的に継続する．
　③経過が進むにつれて何かの能力低下が生じる．
　④リハビリテーションのために特殊な訓練が必要となる．
　⑤長期にわたり監視，観察，介護が必要となる．

　このような慢性疾患の特性を考えると，リハビリテーション医療の介入は非常に重要となる．慢性疾患では原因が未解明なために，医学モデルの図式に従って治療方針を決定することが難しいことも多い．慢性疾患の発症は急性疾患とは異なり，単独の病因ではなく，発症の確率を高める種々の個体要因との関連でとらえられる．統計学的にある疾病の発症の確立を高くする個体の特徴を危険因子と呼ぶ．たとえば，脳卒中発症の危険因子としては高血圧，血清脂質異常，心疾患，糖尿病，ヘマトクリット異常高値，蛋白尿，肥満，喫煙，多量飲酒などがあげられている．危険因子は必ずしも病因ではなく，年齢，性別なども発症の確率に関係するのであれば危険因子となりうる．これらの決定には疫学的調査を基にした統計学的分析が利用される．慢性疾患では，これらの危険因子全体と発症の関連を検討する．

　病理学的過程が不可逆的であるため，慢性疾患に対する対策は予防が最も

重要である．予防とは，疾病の発症以前に，発症の危険を除去し，発病を防ぐことである．慢性疾患の発症予防は病因を除去するのではなく，発症の確率を高める複数の危険因子を除去することによってなされる．目標は発症の確率の減少である．高血圧，糖尿病，高脂血症が合併しているときに，高血圧を治せば脳卒中の発症の確率は減るであろう．糖尿病も治療されれば脳卒中の発症確率はもっと減ることになる．しかし，いくつかの危険因子を減少しても発症がないとは言い切れない．感染症などの急性疾患では，病因の除去によって発症はなくなるが，慢性疾患での予防という概念は急性疾患の治療とは基本的に違いがある．

## 2）慢性疾患の自然経過と予防医学

慢性疾患の自然経過に共通する特徴が何であるかを検討することは慢性疾患の治療戦略を立てるうえで重要である．慢性疾患および障害に対する予防はこの自然経過を遅らすことが具体的な目標となる．種々の慢性疾患に共通する自然経過は4つの段階に分けられる．これを慢性疾患モデル(chronic disease model)という．

### (1) 感受性の高い段階

何らかの危険因子が存在するが，病理学的変化が出現していない状態である．まだ疾病にはかかっていない段階である．この段階では危険因子を除去することで発病の確率を減少させることが必要となる．この段階での予防を一次予防という．危険因子の除去と健康増進に努めることが大切とされる．感染症に対してワクチンを用いること，肥満に対する食事療法，運動療法を行うこと，心肺フィットネス(cardiorespiratory fitness：C-R fitness)の向上，筋力と筋持久性，柔軟性の増強などを促す．規則正しい生活，偏らない食生活，禁煙，安全な作業環境を作る．安全な食品を選択するなども一次予防に含まれる．

### (2) 無症状ではあるが，疾病になった段階

身体臓器に病理学的変化が生じているが，疾病に伴う症状や徴候はまだみられない状態である．たとえば，脳梗塞や虚血性心疾患の症候はないが，脳血管や冠動脈に動脈硬化がある場合はこの時期である．この段階の予防を二次予防という．早期発見と早期治療が原則であり，疾病の進行を遅延させる，あるいは治癒させることが中心課題である．早期発見のためには乳幼児や成人の健診が行われている．早期治療としては，薬剤・手術療法，食餌療法(本態性高血圧，腎疾患)，運動療法(糖尿病など)が含まれる．

### (3) 臨床的に疾病と認められる段階

症状や徴候が出現し，生理・生化学的検索や画像診断による異常が認められる時期である．脳病変が進行してアルツハイマー病の症状が出現するとか，動脈硬化をもとにして脳梗塞の症状が出現するなどの時期である．この段階

の予防を三次予防という．原疾患の治療と合併症の予防，心身機能の低下や能力低下の発症と進行を可能な限り遅らせることが目的となる．糖尿病，高血圧などがあれば治療を行い，規則正しい個人の生活や適度の運動を指導し，家族支援や家屋環境が適切であるように調整する．能力低下の発生予防を目指すこの過程はリハビリテーション医療とも重複する．

### （4）能力低下のある段階

疾病によって起こる機能障害が能力低下へと展開する．この能力低下には，基礎疾患によって生じる機能障害に直接起因するもので，一次的障害(primary disability)と，疾病の治療に際して不必要に長期の安静をとらせたり，不適切な身体活動を行わせることによる二次的障害(secondarty disability)がある．

## 3）障害モデルの視点から予防の考え方も3つのレベルに分けられる(WHO 1981)

①第1レベル：機能障害の発生を予防するためのあらゆる手段．
②第2レベル：機能障害がある場合，能力低下の発生を予防するためのあらゆる手段．
③第3レベル：すでに存在する能力低下を軽減すること，および能力低下が社会的不利を引き起こす効果を軽減するためのあらゆる手段．

## 4）SPREAD

慢性進行性疾患の患者に対するヘルスケアでは，4つの対応策が必要である．英語の頭文字をとってSPREADという(Hunt 1980)．
・S (specific)：疾病そのものに対する特定な治療，医学モデルに従った治療を行う．
・P (prevention)：疾病の治療中に起こる可能性のある合併症や二次的障害(能力低下を含む)を予防する．
・RE (re-education)：能力低下に対して，日常生活や社会生活の自立を目的とした訓練を行う．これは基本的には再学習の過程である．
・AD (adaptation)：能力低下があっても，日常生活や社会生活が自立して行えるように，物理的・社会的環境の整備と調整を行う．

脳卒中患者のリハビリテーション医療は，SPREADを意識して遂行される．

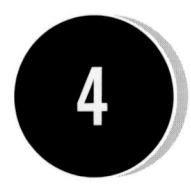

# 4 ヘルスケア提供の場および制度

　慢性疾患の増加に伴い，疾病の治療だけでなく，疾病の予防やリハビリテーションを含めた医療が重視されている．平成11年現在，わが国の医療法では「医療の内容は，単に治療のみならず，疾病の予防のための処置，リハビリテーションを含む良質かつ適切なものでなければならない」，また「医療は病院，診療所，老人保健施設その他の医療を提供する施設(医療提供施設)，医療を受ける者の居宅などにおいて，医療提供施設の機能に応じ効率的に提供されなければならない」と規定されている．1978年，プライマリ・ヘルスケア(primary health care)に関する世界保健機関(WHO)のアルマータ宣言でも健康増進，疾病予防と治療，リハビリテーションの必要性が説かれている．そのため，3つの必要条件として，多領域からのアプローチ，コミュニティが関与すること，適切な技術をあげている．わが国の制度からみれば，保健・医療・福祉の連携が重視されている．

　昭和57年8月，老人保健法が制定された．保健事業には，①健康手帳の交付，②健康教育，③健康相談，④健康診査，⑤医療，⑥機能訓練，⑦訪問指導があり，医療など以外の保健事業と医療とに大きく分けられている．昭和61年，老人保健施設の創設，平成3年，老人訪問看護制度の創設が行われた．また，平成2年の老人保健法改正と地域保健法の制定によって，市町村が保健・福祉サービスを一元的，計画的に提供することになった．平成元年のゴールドプラン，平成6年の新ゴールドプランによって，ホームヘルパー，ショートステイ，デイサービスセンター，老人介護支援センターなどの整備が進められた．

　平成12年4月からは介護保険制度が施行された．この制度には，①本人・家族がサービスを選択する，②介護サービスを総合的・一体的に提供する，③民間事業者参入による多数で効率的なサービスを提供する，④介護が主となっている老人患者の一般病棟への長期入院の是正などの条件整備を行う，などの特色がある．介護保険制度では社会保険方式が導入されている．被保険者(受給権者)は第1号(65歳以上の者)および第2号(40歳以上65歳未満の医療保険加入者)とに分けられている．介護サービスを受けようとする者は介護保険給付を市町村に申請し，要支援・要介護が認定されれば，介護サービス計画(ケアプラン)に基づいて利用することができる．

　脳血管障害は介護保険法で定める特定疾病のひとつであり，患者あるいは

## I. リハビリテーション医療とは

　身体障害者(在宅)は40歳から介護サービスを受けることができる．40歳未満の場合は身体障害者福祉法などで対処し，介護保険法の対象とならない医療・保健・福祉サービスは要介護度の認定にかかわらず，従来通り利用することができる(表3)．

　今後の障害者への対応は「障害者基本法」に基づき，①障害者の自立と社会経済活動への参画の支援，②主体性・選択性の尊重，③地域での支え合い，を基本理念とする方向にある．障害者福祉サービスの利用についても，介護保険法のシステムに倣い，支援費支給を希望する者は，指定業者・施設に直

表3　脳卒中患者のヘルスケアサービスと制度

| | 制度＼要介護度 | 介護保険法　該当 | 介護保険法　非該当 |
|---|---|---|---|
| 施設サービス | 医療 | 医療提供施設(病院，診療所，老人保健施設：入院・入所) | |
| | 介護 | 介護保険施設<br>　特定介護療養型医療施設<br>　介護老人保健施設<br>　特定介護老人福祉施設 | |
| | 福祉 | 介護保険施設以外の当該福祉施設 | |
| 在宅・居宅サービス | 医療 | 医療提供施設(病院，診療所：外来診療及び在宅医療－療養指導，往診，各種訪問指導等) | |
| | 保健 | 老人保健法の医療以外の保健事業(機能訓練事業，訪問指導等) | |
| | 介護／福祉 | 介護保険法の居宅サービス<br>　訪問リハビリテーション<br>　通所リハビリテーション<br>　訪問看護<br>　訪問介護<br>　通所介護<br>　短期入所生活介護<br>　短期入所療養介護<br>　福祉用具貸与　等 | 当該福祉法の居宅生活支援事業<br>　居宅介護事業<br>　家庭奉仕員派遣事業<br>　日常生活用具給付等事業<br>　デイサービス事業<br>　短期入所事業(ショートステイ)<br>　老人介護支援センター利用　等 |

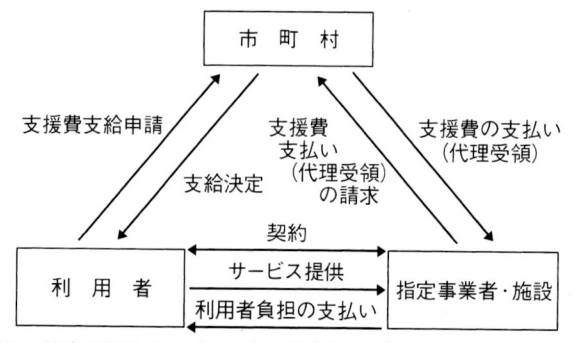

図3　障害者福祉サービスの利用制度(厚生省社会・援護局　2000)

接利用の申し込みを行うとともに，市町村に支給の申請を行うなど，サービス提供にかかわる措置と判定に代わって主体性・選択性が尊重される仕組みへの移行が予定されている(図3).

## 1) 施設サービス
### (1) 病院，診療所
　　病院，診療所は医療法で開設，施設基準などが規定されている．入院診療は病院，収容施設(病床)を有する診療所で行われる．ここで行われる理学療法，作業療法などは医科診療報酬ではリハビリテーションに分類される．医師，医学療法士，作業療法士などの人員や設備などの施設基準によって，理学療法(I)から(IV)，作業療法(I)(II)に分類され診療報酬に格差が設けられている．

### (2) 老人保健施設
　　老人保健法に基づく入所施設で，医療法で医療提供施設に位置づけられている．寝たきりの状態にある老人またはこれに準ずる状態にある老人に対して，介護および機能訓練その他必要な医療と日常生活上の世話を行い，老人の自立を支援し，家庭への復帰を目指して療養を行う施設である．理学療法士または作業療法士などによる機能訓練は施設療養費のなかに含まれる．

### (3) 老人福祉施設
　　老人福祉法の養護を目的とする施設サービスには養護老人ホーム，特別養護老人ホーム，軽費老人ホームがあり，日常生活上の世話を行う．特別養護老人ホームには機能回復訓練室が設けられ指導がなされる．

### (4) 介護保険施設
　　前項の各施設のうち介護保険施設として申請し認可された施設で，指定介護療養型医療施設，介護老人保健施設，指定介護老人福祉施設が該当する．老人福祉施設のうち介護保険施設の申請ができるのは特別養護老人ホームで，軽費老人ホームなどの入所者の居室は介護保健法の居宅とみなされ居宅サービスの対象となる．

　　脳血管障害は特定疾病に該当し，40歳以上であれば介護保険サービスの対象になるが，40歳未満の場合は身体障害者福祉法で対応することになる．

### (5) 身体障害者更生援護施設
　　都道府県知事から身体障害者手帳の交付を受けた場合，身体障害者福祉法の定める身体障害者更生援護施設を利用することができる．

## 2) 在宅・居宅サービス
### (1) 医療サービス
　　病院，診療所で外来診療が行われる．外来で医療が施行される通院のほかに，患者の居宅で医療を施行する在宅医療の促進が図られている．近年の医

療技術，医療器械の開発進歩によって在宅医療が可能となった．在宅医療には在宅自己注射，在宅自己腹膜灌流，在宅酸素療法のように患者への指導により患者自身がその技術を習得し，自己管理する在宅療養と施療者が患者宅を訪問して行う医療とがある．後者には，患者からの要請に応じて行う往診，計画的，定期的に行う訪問診療，訪問看護，訪問リハビリテーション，訪問薬剤管理，訪問栄養食事指導などがある．

リハビリテーション医療は当然外来診療としても行われる．病院などに付設された老人デイ・ケアは外来診療のなかで症状に応じた機能回復訓練などを行い，老人の社会復帰などの促進を図る．入院よりも通院でリハビリテーションなどの治療を行ったほうが適当と判断される老人患者を対象に，理学療法，作業療法，その他の治療および栄養指導などを実施する．また，老人保険法においても老人保健施設デイ・ケアを通所の方法で行うように努めなければならないとされている．この場合は，入所者，当該通所者を合わせた対象に応じて理学療法士または作業療法士の基準が定められ，通所者施設療養費で処理される．

**（2）保健サービス**

老人保険法に基づく医療以外の保健事業のうち在宅ケアに関連のあるものとして機能訓練事業，訪問指導がある．機能訓練事業は老人福祉法によるデイサービスとともに障害高齢者の地域リハビリテーションとして社会参加の機会を与える役割を果たしてきた．

**（3）福祉サービス**

老人福祉法の居宅サービスには居宅生活支援事業がある．身体障害者福祉法，知的障害者福祉法でも同様のサービスがある．老人介護支援センターでは介護に関する相談を受け，福祉事務所や市町村の窓口に行かなくとも，より身近なところで必要な保健福祉サービスが受けられるように連絡・調整を行っている．電話相談は24時間受け付け，保健福祉サービスの申請手続きの代行も行っている．平成5年，居宅生活支援事業が市町村に移管されると，デイサービスも随所で行われるようになり，その内容も年々拡大充実し，またホームヘルパーやショートステイの利用増など，在宅介護の負担の軽減に役立っている．

**（4）介護サービス**

介護保険法が関わる居宅サービスのうち医療サービスからの移行は訪問看護，訪問リハビリテーション，居宅療養管理指導である．老人デイ・ケアと老人保健施設デイ・ケアは通所リハビリテーションに呼称が統一された．福祉サービスの居宅生活支援事業はおおかたそのまま引き継がれ，訪問介護，訪問入浴介護，通所介護，短期入所生活介護，短期入所療養介護，痴呆対応型共同生活介護，特定施設入所者生活介護（有料老人ホームなどが該当）および福祉用具貸与である．短期入所生活介護は介護老人福祉施設や老人福祉法

に定める当該施設への短期入所をいい，短期入所療養介護は介護老人保健施設，介護療養型医療施設などへの短期入所をいう．介護保険法では福祉用具の名称を使い，従来の補装具や日常生活用具に分類されていた項目の一部と新たな項目からなる別枠の体系とし，特定福祉用具購入や住宅改修などの費用の支給も含められた．介護保険法では従来の補装具や日常生活用具の貸与は規格品で対処されるので，たとえば本人に適合した車椅子を希望するような場合は身体障害者福祉法を利用することになる．40歳未満の場合の居宅サービスは身体障害者福祉法の居宅生活支援事業で対応することになる．

[千田　富義・佐直　信彦・中村　隆一]

# II

# 脳卒中の臨床医学

# 1. 分 類

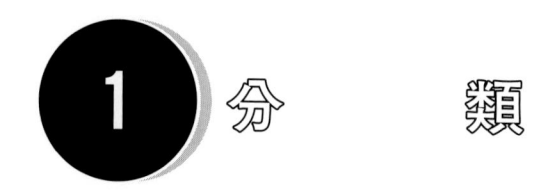

　脳卒中は急激に発症する脳血管障害と定義される．脳血管障害に含まれる疾病は，閉塞性・出血性の2つに大きく分けられる(表4, 5, 6)．

　脳卒中では，急激な神経症候の出現を特徴としている．症候の経過はさまざまであり，固定する場合，増強する場合，改善する場合などがある．この急激な症候の出現は，stroke(発作)，cerebrovascular accident(CVA：脳血管障害)あるいはapoplexy(卒中)と呼ばれる．神経学会用語集では，strokeは急激に意識障害，運動麻痺などをきたすことと定義されている．脳卒中は脳出血，脳梗塞など，すべてのものを含むが，臨床的には脳虚血，脳梗塞，脳出血などと病態を正確に記述することが重要である．

　脳虚血は数秒〜数分の間の血流低下ないし途絶で，脳細胞の機能が損なわれ，虚血性変化が生ずる．脳血管自体の病変あるいは塞栓で，その末梢への血流停止による限局的虚血と，心筋梗塞・不整脈・失血性ショックなどの全身的低血圧に伴う脳血流全般の減少によるものとがある．後者の場合，複数の脳血管の境界(境界領域梗塞)に，あるいはび漫性に虚血が生ずる．

　頭蓋内出血には，脳実質内に出血するもの，くも膜下腔あるいは硬膜下，硬膜外腔への出血などがある．硬膜下，硬膜外腔への出血は外傷によるものが多く，脳卒中でみられるのは脳実質内出血とくも膜下出血の2つである．通常，高血圧に伴うことが多いが，まれには脳動静脈奇形に伴うものもある．

表4　脳血管障害の分類

| 脳虚血性梗塞 | 頭蓋内出血 |
|---|---|
| 血栓性閉塞 | 脳内出血 |
| 塞栓性閉塞 | くも膜下出血 |
| 　動脈—動脈 | 硬膜下出血(通常外傷性) |
| 　心原性 | 硬膜外出血(外傷性) |

## II. 脳卒中の臨床医学

**表5 厚生省循環器病委託研究会(平井班, 1990)による分類・診断基準**

[分 類]
A. 明らかな血管性の器質的脳病変を有するもの
 1. 虚血群＝脳梗塞(症)*
  a. 脳血栓症
  b. 脳塞栓症
  c. 分類不能の脳梗塞
 2. 出血群＝頭蓋内出血
  a. 脳出血
  b. くも膜下出血
  c. その他の頭蓋内出血
 3. その他
  臨床的に脳出血, 脳梗塞(症)などの鑑別が困難なもの
B. その他
 a. 一過性脳虚血発作
 b. 慢性脳循環不全症
 d. 高血圧性脳症
 e. その他

*脳血管性発作を欠き, 神経症候も認められないが, 偶然 CT などで見いだされた脳梗塞は, 無症候性脳梗塞と呼ぶ. その他の症候を有する脳梗塞は脳梗塞症と呼ぶことが望ましい.

[診断基準]
A. 明らかな血管性の器質的脳病変を有するもの
 1. 虚血群＝脳梗塞症
 1) 脳血栓症
 (1) 臨床症候
  a. 安静時の発症が少なくない
  b. 局所神経症候は病巣部位によって左右され多彩であるが, 片麻痺, 対側感覚障害が多い.
  c. 意識障害はないか, あっても軽い. ただし椎骨脳底動脈系の脳血栓症では高度の意識障害がみられることがある.
  d. 症候の進行は比較的緩徐で, 段階的な進行を示すことが少なくない.
 (2) CT 所見
  1. 発症1～2日後に責任病巣に相当するX線低吸収域(LDA)が出現する.
  2. X線高吸収域(HDA)を欠く
 (3) その他
  動脈硬化を伴う基礎疾患(高血圧, 糖尿病, 高脂血症など)の存在することが多い

2) 脳塞栓症
 (1) 臨床症候
  a. 特定動脈領域の局所神経症候が突発し, 数分以内に完成する. 大脳皮質を含む病巣が多く, 失語, 失認などの大脳皮質症候を伴うことが少なくない.
  b. 軽度の意識障害を伴うことが多い.
  c. 頸部動脈に血管雑音(bruit)を聴取することがある.
 (2) CT 所見
  a. 発症1～2日後に責任病巣に相当するX線低吸収域(LDA)が出現する.
  b. 発症直後はX線高吸収域(HDA)を欠くが数日後に出血性梗塞によるHDAの混在を病巣部位にみることが多い.
 (3) その他
  a. 下記の塞栓源の可能性が存在する.
   心臓疾患(心房細動, 弁膜疾患, 心筋梗塞など)
   頸部動脈の動脈硬化所見
   空気塞栓
   脂肪塞栓
  b. 脳血管造影では閉塞動脈に血管内栓子の存在が証明されることがあり, また経時的には栓子の移動または再開通を認めることが多い.
  c. 頸部エコー検査などにより頸動脈に壁在血栓を確認しうることがある.

2. 出血群＝頭蓋内出血
1) 脳(実質内)出血
(1) 臨床症候
  a. 通常, 高血圧症の既往があり, 発症時には著しく血圧が上昇する.
  b. 日中活動時に発症することが多い.
  c. しばしば頭痛があり, ときに嘔吐を伴う.
  d. 意識障害を生ずることが多く, 急速に昏睡に陥ることもある.
  e. 局所神経症候は病巣部位によって左右され, 多彩であるが, 被殻, 視床の出血の頻度が高く, 片麻痺, 片側性感覚障害が多い.
(2) CT 所見
  発症直後から出血部位に一致してX線高吸収域(HDA)が出現する.
注: 確定診断は脳実質内巣の出血巣を証明することである. 高血圧による脳細動脈の血管壊死もしくは類線維素変性が原因となり出血する高血圧性脳出血が一般的である. 小出血では頭痛, 意識障害を欠き, 脳梗塞との鑑別が困難なものがある. 臨床症候による診断は蓋然的なものであり, 確定診断はCTによる血腫の証明が必須である.

2) くも膜下出血
(1) 臨床症候
  a. 突発する激しい頭痛(嘔気, 嘔吐を伴うことが多い)で発症する.
  b. 髄膜刺激症候(項部硬直, ケルニッヒ徴候など)がある.
  c. 発症直後は局所神経症候が出現することは少ない(ただし, ときに発症当初より片側性の動眼神経麻痺を示す).
  d. 発症時に意識障害を生ずることがあるが, しばしば一過性である.
  e. 網膜出血をみることがある.

f．血性髄液(注)
(2) CT所見
　　a．くも膜下腔(脳槽，脳溝など)に出血によるX線高吸収域(HDA)を認める．
　　b．ときに脳実質内の出血を合併することがある．
　脳血管造影では脳動脈瘤，脳動静脈奇形などの血管異常を認めることが多い．
注：確定診断はくも膜下腔への出血の確認であるが，CTで出血が証明される場合は髄液検査の必要はない．

B．そ の 他
1．一過性脳虚血発作
1) 臨床症候
(1) 脳虚血による局所神経症候が出現するが，24時間以内(多くは1時間以内)に完全に消失する．
(2) 症候は急速に完成し，かつ急速に寛解することが多い．
(3) 出現しうる症候は多彩であるが，内頸動脈系と椎骨動脈系に大別しうる．
　a．内頸動脈系
　　a) 片側性の運動麻痺，感覚障害が多い．
　　b) 失語，失認などの大脳皮質症候をみることがある．
　　c) 発作を反復する場合は同一症候のことが多い．
　　d) 脳梗塞へ移行しやすい．
　b．椎骨脳底動脈系
　　a) 症候が片側性，両側性のいずれの場合もありう

る．
　　b) 脳神経症候(複視，めまい，嚥下障害など)を伴うことがある．
　　c) 発作を反復する場合には症候の変動がみられる．
　　d) 脳梗塞に移行することは少ない．
2) CT所見
(1) 責任病巣に一致する器質的脳病変はみられない．
(2) 偶発的に器質的脳病変が認められても症候発現と無関係であると判断しうる場合には「一過性脳虚血発作」と診断しうる．
3) その他
(1) 脳血管造影では，頸部動脈の動脈硬化変化(狭窄，潰瘍形成など)がみられる．
(2) 頸部エコー検査などにより，頸部動脈に壁在血栓を確認しうることがある．

2．慢性脳循環不全症
　脳の循環障害によると考えられる，頭重感，めまいなどの自覚症状が動揺性に出没するが，血管性の器質的脳病変を示唆する所見が臨床症候上でも，画像診断でも認められず，かつ一過性脳虚血発作の範疇に属さないもの．
1) 臨床症候
　a．脳循環障害によると考えられる種々の自覚症状(頭重感，めまいなど)が出没する．
　b．脳の局所神経症候を示さない．
　c．高血圧を伴うことが多い．

　　d．眼底動脈に動脈硬化性変化を認める．
　　e．脳灌流動脈に血管雑音を聴取することがある．
2) CT所見
　血管性の器質的脳病変を認めない．
3) その他
　a．脳血管造影，頸部エコー検査などで脳灌流動脈の閉塞，狭窄病変を認めることがある．
　b．脳循環検査で脳血流低下を認める．
　c．年齢は原則として60歳以上
　d．上記の自覚症状が他の疾患によるものでないことを十分に確かめられていること．

＊ MRIにより血管性の器質的脳病変がないことを確かめておくことが望ましい．

3．高血圧性脳症
　急激な血圧，ことに拡張期血圧の上昇に際して，頭重，悪心，嘔吐，黒内障などとともに，ことに痙攣を伴う一過性の意識障害を生ずる発作をいう．
　発作を起こす時期には通常高血圧症は悪性の状態になっているが，その他急性糸球体腎炎(高血圧が，中等度でも発作の起こることがある)や子癇が原因となって起こる場合もある．

＊ 高血圧性脳症の診断基準は1985年のものと同じ．

(平井　1994，一部改変)

## II. 脳卒中の臨床医学

表6　NIHによる脳血管障害の分類 III

| | |
|---|---|
| A．無症候性 | b）臨床的カテゴリー |
| B．局所的脳機能障害 | 　(1) アテローム血栓 |
| 　1．一過性脳虚血発作(TIAs) | 　(2) 心原性脳塞栓 |
| 　　a．頸動脈系 | 　(3) 小窩性(ラクナ)梗塞 |
| 　　b．椎骨脳底動脈系 | 　(4) その他 |
| 　　c．部位不明 | c）病変部位による症候(分布) |
| 　　d．TIAの可能性 | 　(1) 内頸動脈 |
| 　2．脳卒中 | 　(2) 中大脳動脈 |
| 　　a．時間経過 | 　(3) 前大脳動脈 |
| 　　　1) 改善型 | 　(4) 椎骨脳底動脈系 |
| 　　　2) 悪化型 | 　　(a) 椎骨動脈 |
| 　　　3) 安定型 | 　　(b) 脳底動脈 |
| 　　b．脳卒中の型 | 　　(c) 後大脳動脈 |
| 　　　1) 脳出血 | c．血管障害性痴呆 |
| 　　　2) くも膜下出血 | d．高血圧性脳症 |
| 　　　3) 脳動静脈奇形からの脳内出血 | |
| 　　　4) 脳梗塞 | |
| 　　　　a) 機序 | |
| 　　　　　(1) 血栓 | |
| 　　　　　(2) 塞栓 | |
| 　　　　　(3) 血流動態 | |

## 1) 脳梗塞

　脳虚血による症候が固定するかどうかは血流の停止の時間，範囲，側副血行路の存在など，さまざまの要因が関与する．血流が停止して10秒も経過すると，脳組織の代謝障害が生じる．具体的には，脳波が徐波化し，臨床的に神経症候が出現する．血流が直ちに再開すれば，完全な機能回復が期待されるが，血流再開までの時間の長さによって，機能回復までの時間は数分〜数時間を要する．停止時間がさらに長くなれば，神経障害が残ってしまう．また，不整脈の消失，血圧の回復など，脳虚血の原因が取り除かれても，血液成分の停滞や血管内膜の浮腫によって，血流が再開しない場合もある．脳組織の壊死，浮腫がこれに引き続いて発生する．

　脳梗塞の原因として最も多いものは，アテローム性動脈硬化症(粥状硬化症)による血栓症と心原性塞栓症である．

　脳梗塞は，血栓症と塞栓症に大別される．実際には，血栓症と塞栓症の区別は簡単ではない．高齢者で動脈硬化所見(眼底血管，血管雑音，血管の蛇行，高血圧の存在)がみられる場合，アテローム血栓性梗塞と呼ぶ．わが国で用いられている平井班分類(表5)と最近の米国で用いられている分類(CVD-III，表6)との関係を図4に示す．

図4 脳梗塞分類の相互関係 (峰松 1998)

## (1) 脳血栓症
### i) 病態機序
#### (i) 病理

アテローム性動脈硬化症(粥状硬化)は血管分岐部に形成されることが多い．内頸動脈と外頸動脈の分岐部や頭蓋内主幹動脈の分岐部などがこれにあたる．粥状硬化の存在と臨床症候の出現は必ずしも一致せず，頭蓋内外の側副血行路の有無，心血管系の機能，血液学的要因などが関与する．

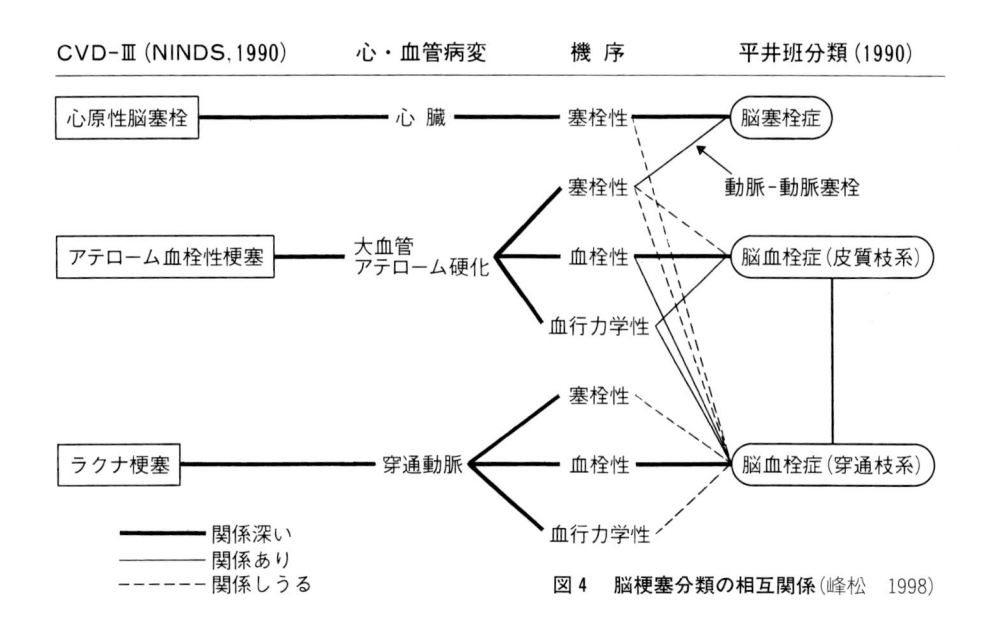

粥状硬化の存在は，血管の狭窄により血流を低下させるだけでなく，アテローム斑が潰瘍化し，そこに形成された壊死性物質(コレステロール結晶，石灰化した結合組織片など)がはがれて血流によって運ばれ栓子の原因になる．また，潰瘍化した部分は血小板凝集，フィブリン凝集の場ともなる(図5)．

小窩性(ラクナ)梗塞は大脳半球白質深部や脳幹部の小梗塞である．病理学的には小穿通枝の脂肪硝子変性あるいは動脈硬化による．

結局，粥状硬化に伴う脳虚血あるいは脳梗塞の原因を決定することは簡単ではなく，粥状硬化病変の狭窄あるいは潰瘍化とともに，血栓や塞栓を考える必要がある．高齢者の場合，とくにその原因部位が同定できないことが多い．一方，心電図，心エコー，超音波ドップラー検査などで栓子の起源が明らかでなくても，発症様式がとくに急激であった場合には塞栓症と診断することもある．

#### (ii) 脳浮腫

脳虚血の結果，神経膠細胞，神経細胞や血管内皮の腫脹が起こる．Naポンプの障害によってNaが細胞膜を通過し，これに伴って細胞内に水が蓄積す

## II. 脳卒中の臨床医学

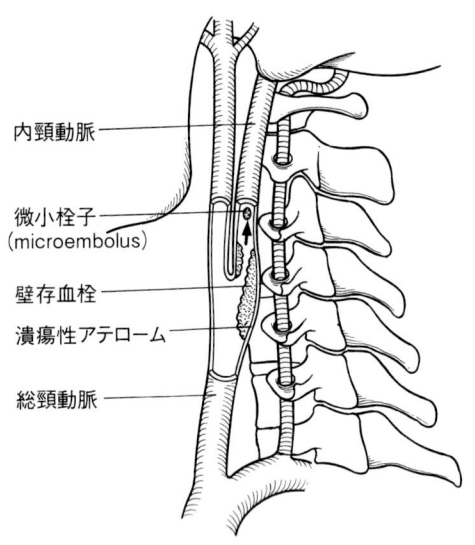

図5 粥状硬化と栓子の形成(大井 1989, 一部改変)

る．この状態は細胞毒性浮腫と呼ばれる．毛細血管の上皮細胞の透過性亢進によって白質を中心とした浮腫が生ずる．この状態は血管性浮腫と呼ばれる．血液脳関門の破綻により，血管腔から蛋白質が細胞外腔にもれ出てくる．CTやMRIで造影効果がみられるのは，この機序による．一方，水頭症では脳脊髄液の流出が妨げられ，脳室圧が亢進する．その結果，ナトリウムと水が脳室から脳室周囲腔へ移動し，この状態を間質性浮腫という．

虚血性梗塞では，はじめに細胞毒性浮腫が，続いて血管性浮腫が起こる．両方を合わせて虚血性浮腫という．虚血性浮腫は発作後，2〜4日に最大になり，第2週の終わりには軽減する．脳浮腫発生後，生命が保たれた場合には，壊死組織に対して炎症性反応や貪食作用が起こり，梗塞部位の郭清が行われる．

(iii) 虚血による細胞性機構

実験的虚血では，虚血の著しい中心部(ischemic core)とその周辺の還流量が相対的に低下した部分(虚血性ペナンブラ：ischemic penumbra)とが存在する(Astrup et al. 1981)(図6)．この周辺部位(虚血性ペナンブラ)では，数時間にわたって神経細胞が生存している．中心部では，虚血に伴う生化学変化が進行する．すなわち，ブドウ糖と酸素の供給停止により，細胞の蓄積エネルギーの枯渇と細胞死が起こる．周辺部では，無酸素状態でブドウ糖の乳酸への嫌気性代謝によってアシドーシスが起こる．興奮性伝達物質であるグルタメートの過剰放出ととり込み障害によって興奮毒性が生ずる．グルタメートはNMDA受容体を刺激して細胞内カルシウムのレベルを上昇させ，蛋白分解酵素などの種々の酵素活性を高め，細胞を傷害する．また，細胞の脱分極を起こし，興奮性を抑制する．フリーラディカルが生成されるが，フリーラディカルはDNA，蛋白，脂肪を変性させる．このようにして，最終的

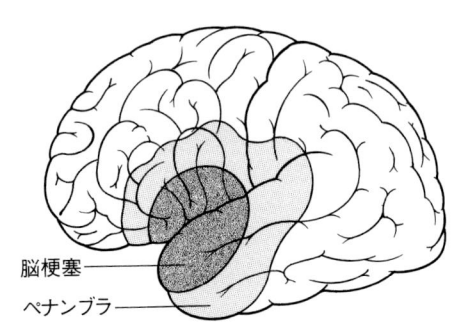

図6　虚血性ペナンブラ(岡田・他　1991)

には一連の細胞死(アポトーシス)が起こる．

ii) **臨 床 経 過**(図7)

　症候が一気に完成するとは限らず，一過性で完全に改善する場合もある．症候が24時間以内に消失する場合(通常5分から20分以内)，一過性脳虚血発作(TIA)と呼ばれる．TIAの機序には，動脈における重度の狭窄あるいは閉塞と心臓・近位動脈からの栓子が考えられる．症候は特定の動脈に関連したものである．24時間以上に及ぶときには脳梗塞が生じていると考えられる．また，数時間のものであっても，実際は梗塞が完成していることを否定することはできない．

　回復性虚血性神経脱落症候(RIND)は，神経症候が24時間あるいは72時間以上で回復する場合(ときに1週間にわたる場合もある)を示すが，この概念は最近はあまり用いない．

　完成脳卒中(complete stroke)は，神経症候が数時間で完成するものである．しばしばTIAが先行することがある．

　進行性脳卒中(脳卒中進行期：stroke-in-evolution, progressive stroke)は，限局性の神経症候が数分あるいは数時間で進行するものである．通常，数時間の経過で階段状に症候が悪化する．病態生理学的には，主幹動脈の起

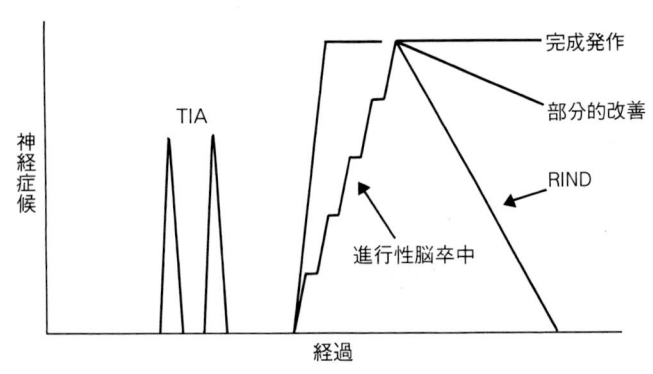

図7　脳卒中の経過の違いによる分類

始部に血栓が生じ，末梢にこの血栓が成長する場合，そして同時に側副血行路の閉塞が起こるような場合に，このような経過が観察される．

### iii）部位による症候の特徴
#### （i）内頸動脈とその分枝

　欧米ではとくに内頸動脈病変の重要性が指摘されていた．わが国でも脳梗塞の原因に頭蓋外・頸動脈病変が少なからず関与していると指摘されている（Nagao et al. 1995）．内頸動脈分岐部の近位部2cm，後壁が最もアテローム性変化が著明である．この部位の病変では，TIAを症候として示すことが多い．多くは，栓子による神経症候が多く，狭窄による血流低下に関連するものはむしろ少ない．TIAがあり，検査上，内頸動脈起始部の粥状効果所見があまり目立たない場合には，栓子は心臓由来であることが疑われる．狭窄による血流障害が神経症候の原因と考えられる場合，ウィリス動脈輪を介しての側副循環が不十分であることが推定される（図8）．通常，内頸動脈直径の75%以上の狭窄では，塞栓を形成する頻度が高いが，無症候性である場合がある．頸部の高調性血管雑音（ブルイ）は狭窄性病変の存在を示す重要な徴候である．狭窄がさらに進行するに従って，血管雑音は減弱し消失する．

　内頸動脈の最初の分岐である眼動脈の栓子は，一過性黒内障を生ずる．眼動脈は網膜を還流しているが，この領域の栓子では，患者は一側の眼がかすむ，視野の一部に陰がかかるといった訴えをする．通常は数分で解消する．

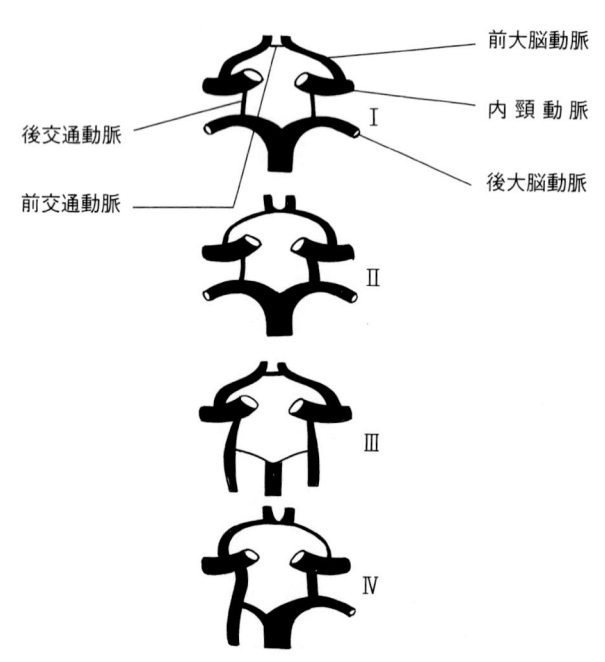

図8　ウィリス動脈輪の変異(Kistler et al. 1994)

### (ii) 中大脳動脈領域(図9)

ウィリス動脈輪より遠位部の中大脳動脈に生じた粥状血栓が原因となることが多い．一方，欧米ではこの領域の塞栓症が多い．症候発現にあたっては，ウィリス動脈輪の変異や末梢での側副血行路の働きが重要な要因となる(図8)．中大脳動脈の領域は，前大脳動脈によって還流される前頭極と前頭葉の上内側面，後大脳動脈によって還流される後頭極と側頭葉下面を除く大脳半球の外側面である．中大脳動脈の近位部からは，穿通枝がでて被殻，その外側の淡蒼球，内包の後脚(淡蒼球上面の高さで)，隣接する放線冠，尾状核体部と頭部の上部・外側部を還流している．シルビウス裂で，上方枝と下方枝に分かれる．下方枝は頭頂葉下部と側頭葉を，上方枝は前頭葉と頭頂葉上部を還流する．

中大脳動脈起始部での閉塞は，穿通枝と皮質枝の障害を生じ，反対側の片麻痺，感覚障害，同名性半盲が現れる．大脳半球が優位半球であれば，全失語が，劣位半球であれば半側身体失認や病態失認がみられる．

中大脳動脈の皮質枝の部分的な閉塞では，さまざまの症候がみられる．たとえば，手の麻痺，手と腕の麻痺，運動失語を伴う顔面麻痺などである．後者は，前頭弁蓋部の分枝の閉塞を示す．感覚障害，運動麻痺，運動失語の組合せは，前頭葉と頭頂葉を還流する中大脳動脈の上方枝の起始部での閉塞を示唆する．運動麻痺を伴わない感覚失語は，優位半球の側頭葉後方部を還流する中大脳動脈下方枝の閉塞を示唆する．ジャルゴン失語と失読，言語理解の障害，下1/4盲あるいは半盲が特徴である．劣位半球の下方枝の閉塞では，半側無視，空間失認がみられる．

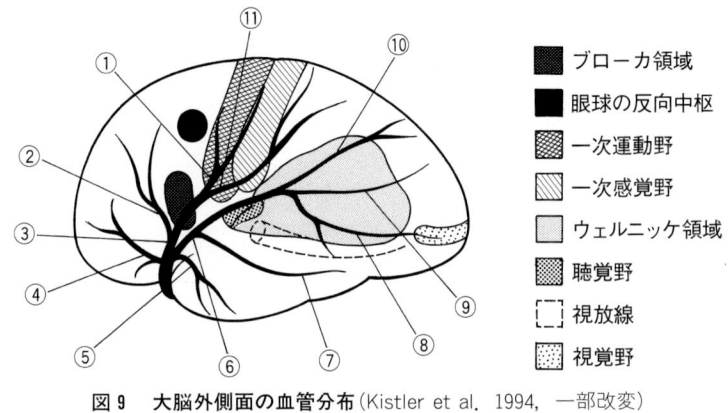

**図9　大脳外側面の血管分布**(Kistler et al. 1994, 一部改変)
① 中心動脈
② 前中心動脈
③ 中大脳動脈上方枝
④ 外側眼窩前頭枝
⑤ 側頭極動脈
⑥ 中大脳動脈下方枝
⑦ 前側頭動脈
⑧ 後側頭動脈
⑨ 角回動脈
⑩ 後頭頂動脈
⑪ 前頭頂動脈

凡例：ブローカ領域／眼球の反向中枢／一次運動野／一次感覚野／ウェルニッケ領域／聴覚野／視放線／視覚野

## II. 脳卒中の臨床医学

### (iii) 前大脳動脈領域(図10)

　前大脳動脈近位部の粥状血栓はまれである．通常はウィリス動脈輪を構成する前交通動脈による反対側からの血流があり，一側の閉塞では症候を生じないことが多い．前交通動脈より近位部はA1，遠位部はA2と呼ばれる．A1部からは穿通枝が出て，内包前脚，前有孔質，扁桃核，視床下部前部，尾状核頭部下部を還流している．片側のA1部の閉塞は，ウィルス動脈輪の働きによって，その末梢の循環障害を生じない．しかし，片側のA1が先天的に閉鎖し，両側の前大脳動脈が片側から出ている場合，このA1部の閉塞は両側の前大脳動脈閉塞を起こし，重度の無為，両側感覚障害を伴う両側錐体路症候，尿失禁などが生ずる．

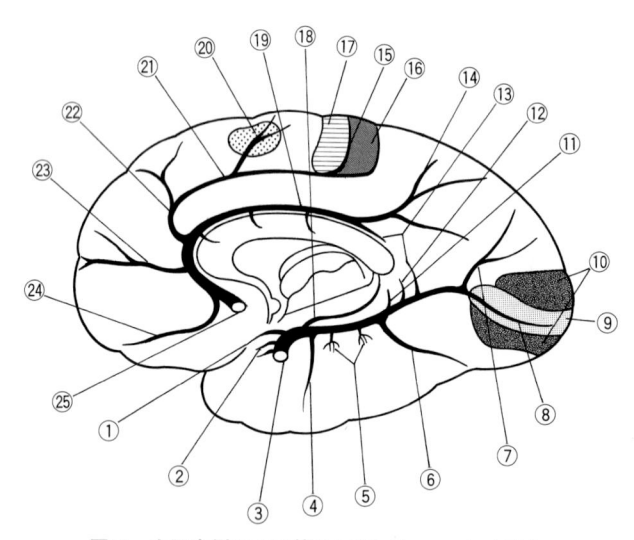

**図10　大脳内側面の血管分布**(Kistler et al. 1994)

① 後交通動脈
② 視床視床下核傍正中枝
③ 後大脳動脈幹
④ 前側頭枝
⑤ 海馬枝
⑥ 後側頭動脈
⑦ 頭頂後頭枝
⑧ 鳥距動脈
⑨ 鳥距溝に沿った線条皮質
⑩ 視覚野
⑪ 視床枝
⑫ 外側後脈絡叢枝
⑬ 背側脳梁枝
⑭ 後頭頂動脈(頭頂後頭動脈)
⑮ 中心傍動脈
⑯ 一次感覚野
⑰ 一次運動野
⑱ 内側後脈絡叢動脈
⑲ 脳梁周動脈
⑳ 二次運動野
㉑ 内側前頭枝
㉒ 脳梁縁動脈
㉓ 前頭極動脈
㉔ 内側眼窩前頭枝
㉕ 前大脳動脈

### （iv）前脈絡叢動脈領域

内頸動脈の別の分枝として前脈絡叢動脈が重要である．内頸動脈から後方へ走行し，内包の後脚，その後外側の白質を還流している．この血管の閉塞によって，反対側の片麻痺，半側感覚障害，同名性半盲を生ずる．

### （v）椎骨脳底動脈領域

椎骨動脈は鎖骨下動脈から出て，第5あるいは第6椎体の横突孔から第2椎体の横突孔へ，第2横突孔を出て大後頭孔で硬膜を通過する．その後，対側の椎骨動脈と合流して脳底動脈を形成する．鎖骨下動脈からの起始部から第5あるいは6横突起までを第1セグメント，第2横突起までを第2セグメント，硬膜を貫く部分までを第3セグメント，左右の椎骨動脈が合流して脳底動脈を形成するまでが第4セグメントと区分されている．第2セグメントは，頸部の種々の動脈と吻合している．第4セグメントで初めて脳幹部，小脳へ分枝する（後下小脳動脈）．

粥状血栓病変は，第1，第4セグメントに多くみられる．吻合が豊富であることから虚血症候は起こりにくいが，片側の椎骨動脈が先天的に閉鎖状態であったり，粥状硬化により狭窄している場合，血圧の低下がこの領域の虚血症候を起こすことがある．鎖骨下動脈からの分岐部より近位部での狭窄は，左上肢の運動によって血流は反対側（右）の椎骨動脈から左椎骨動脈，鎖骨下動脈遠位部へと逆流させることになり，鎖骨下動脈盗血症候群を起こす．

#### （a）後下小脳動脈（図11）

後下小脳動脈は延髄と小脳半球後下面を支配している．延髄外側障害はワレンベルク症候群と呼ばれ，小脳障害を伴う場合と伴わない場合がある．症候の組合せを表7に示す．大部分のワレンベルク症候群は，同側の椎骨動脈閉塞によるもので，後下小脳動脈自体の閉塞によるものは一部に過ぎない．

延髄内側症候群では，延髄錐体の梗塞により，顔面を含まない対側の上下肢の麻痺を生ずる．内側毛帯や舌下神経を障害し，対側の位置覚障害と同側の舌の運動麻痺が現れる．

小脳梗塞は脳浮腫を伴い，後頭蓋窩の脳圧を亢進させ，突然の呼吸停止を起こすことがある．軽度である場合，歩行の不安定，めまい，嘔気，嘔吐が主たる症状で，四肢の麻痺や顔面麻痺は目立たないことが多い．

## II. 脳卒中の臨床医学

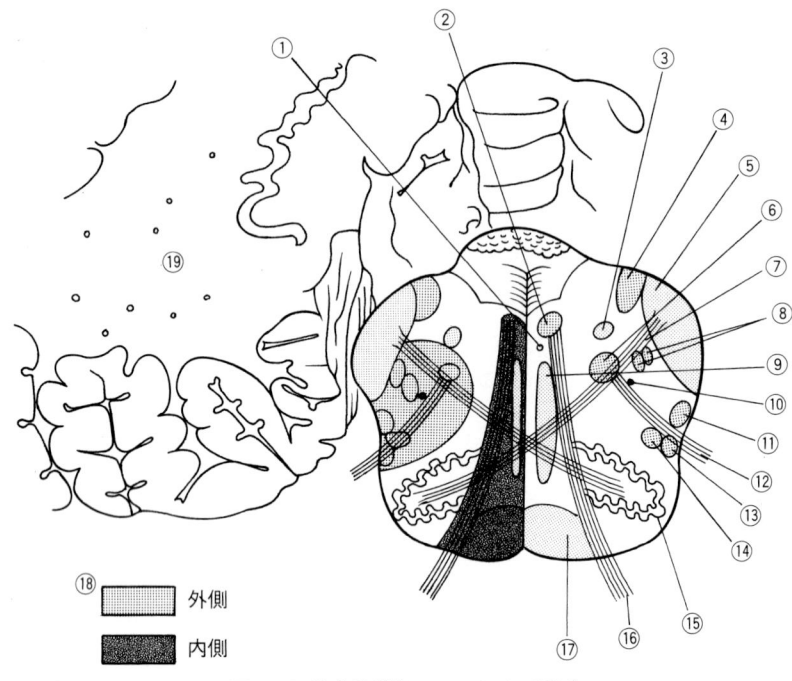

**図11 延髄症候群**(Kistler et al. 1994)

① 内側縦束
② 舌下神経核
③ 孤束核
④ 前庭神経核
⑤ 下小脳脚
⑥ 疑核
⑦ オリーブ小脳路
⑧ 三叉神経脊髄路ならびに核
⑨ 内側毛帯
⑩ 交感神経下行路
⑪ 背側脊髄小脳路
⑫ 迷走神経
⑬ 腹側脊髄小脳路
⑭ 脊髄視床路
⑮ 下オリーブ核
⑯ 舌下神経
⑰ 延髄錐体
⑱ 延髄外側・内側症候群
⑲ 小脳

### (b) 脳底動脈(図12, 13)

　この血管は, 多くの脳神経核, 伝導路の存在する脳幹部を還流しているため, その分枝の閉塞によって生ずる神経症候にはさまざまの組合せがある(表7). 脳幹部は生命に重要な部位であることから, この領域の循環障害を診断することは臨床的に重要なことである. 両側の麻痺, 感覚障害に脳神経症候あるいは小脳症候を伴う場合は, この領域の循環障害を考える. 両側の橋底部病変は, 四肢麻痺, 両側顔面麻痺, 嚥下障害, 側方注視麻痺を示しながら意識清明である封じ込め症候群を生じる. 意識障害の存在は, 脳幹網様体の障害を示唆する. この領域のTIAは, 短時間の持続で反復する傾向がある. 梗塞が完成する前に発見し, 治療することが必要である.

### (c) 上小脳動脈

　同側の小脳性運動失調, 悪心, 嘔吐, 構音障害, 反対側の顔面と四肢の温

表 7

| 症候群 | 障害される血管 | 病変に含まれる解剖学的構造 | 症候 |
|---|---|---|---|
| 内側症候群 | | | |
| 　延髄内側症候群 | 傍正中枝 | 舌下神経 | 病変と同側の舌麻痺 |
| | | 内側毛帯 | 対側の位置覚障害 |
| | | 延髄錐体 | 顔面を含まない対側の上下肢麻痺 |
| 　橋下部内側症候群 | 傍正中枝 | 橋注視中枢，外転神経核 | 病変側への側方注視麻痺 |
| | | 外転神経 | 病変側眼球の外転麻痺 |
| 　橋中部内側症候群 | 傍正中枝 | 橋核 | 病変側上下肢の運動失調 |
| | | 皮質脊髄路・皮質延髄路 | 反対側の上下肢麻痺 |
| 　橋上部内側症候群 | 傍正中枝 | 内側縦束 | 核間性眼筋麻痺 |
| | | 中小脳脚 | 病変側上下肢の運動失調 |
| | | 皮質脊髄路・皮質延髄路 | 反対側の上下肢麻痺 |
| 外側症候群 | | | |
| 　延髄外側症候群 | 後下小脳動脈 | 舌咽神経と迷走神経 | 嚥下障害，嗄声，病変側の声帯麻痺，同側の咽頭反射消失 |
| | | 前庭神経核 | めまい，眼振 |
| | | 三叉神経脊髄路と核 | 病変側の顔面の感覚障害 |
| | | 疑核 | 病変側の舌の味覚障害 |
| | | 交感神経下行路 | ホルネル症候群 |
| | | 脊髄視床路 | 病変と反対側上下肢の感覚障害 |
| 　橋下部外側症候群 | 前下小脳動脈 | 顔面神経 | 病変と同側の顔面麻痺 |
| | | 疑核 | 病変と同側の舌の味覚障害 |
| | | 蝸牛核 | 難聴，耳鳴り |
| 　橋中部外側症候群 | 回旋枝 | 三叉神経運動核 | 病変と同側の咬筋麻痺 |
| | | 三叉神経 | 病変と同側顔面の感覚障害 |
| 　橋上部外側症候群 | 上小脳動脈 | 上小脳脚 | 病変側の上下肢運動失調 |
| | | 脊髄視床路 | 反対側上下肢の温痛覚障害 |
| | | 前庭神経核 | めまい，眼振 |

痛覚障害を特徴とする．同側の難聴，上肢の振戦，軟口蓋ミオクローヌスなどを伴うこともある．

　**(d) 前下小脳動脈**

　同側の聴覚障害，顔面神経麻痺，めまい，悪心，嘔吐，眼振，耳鳴り，小脳性運動失調，ホルネル症候群，側方注視麻痺，反対側の体幹四肢の温痛覚障害を特徴とする．

　**(e) 後大脳動脈**(図10, 14)

　後大脳動脈領域の循環障害による神経症候は，

　　①中枢領域：中脳，視床下部，視床の障害［後大脳動脈の近位部病変，すなわち後交通動脈よりも近位部とその部分から生ずる穿通枝(後視床視床下部傍正中動脈：ペルシュロン動脈)の障害］，②末梢領域：側頭葉，後頭葉の皮質枝による障害(後交通動脈よりも遠位部の病変)が知られている．

## II. 脳卒中の臨床医学

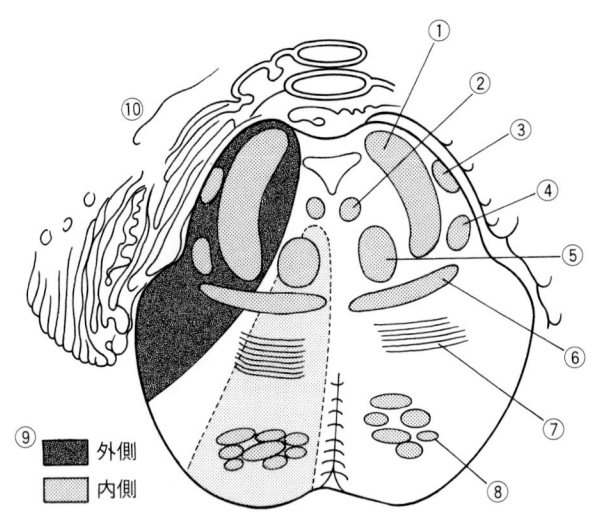

**図12 橋上部症候群**(Kistler et al. 1994)
① 上小脳脚
② 内側縦束
③ 脊髄視床路
④ 外側毛帯
⑤ 中心被蓋束
⑥ 内側毛帯
⑦ 橋核と橋小脳線維
⑧ 皮質脊髄路
⑨ 橋上部外側・内側症候群
⑩ 小脳

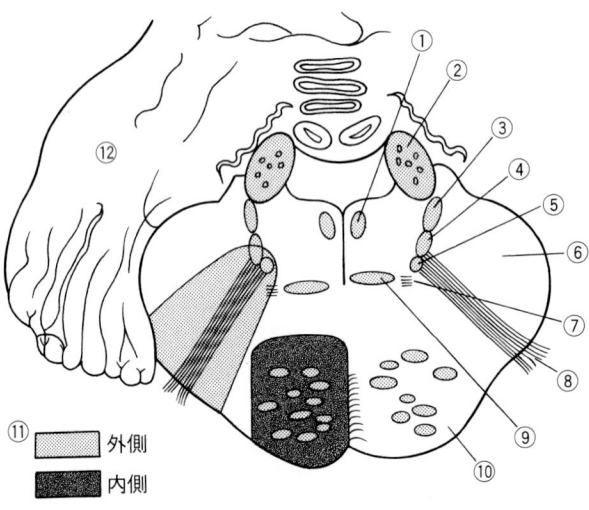

**図13 橋中部症候群**(Kistler et al. 1994)
① 内側縦束
② 上小脳脚
③ 脊髄視床路
④ 三叉神経知覚核
⑤ 三叉神経運動核
⑥ 中小脳脚
⑦ 外側毛帯
⑧ 三叉神経
⑨ 内側毛帯
⑩ 皮質脊髄路ならびに皮質橋路
⑪ 橋中部外側・内側症候群
⑫ 小脳

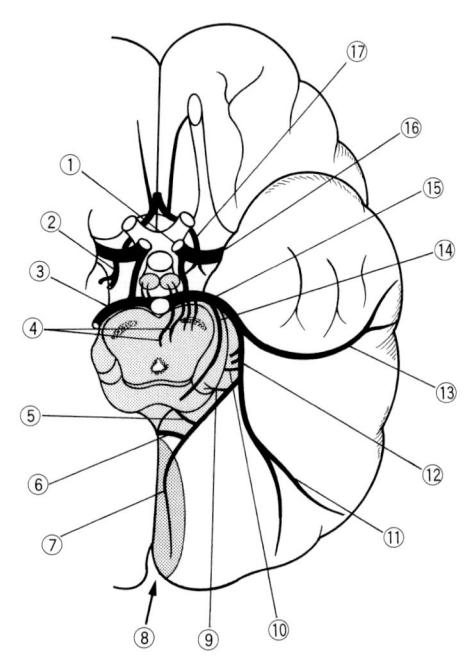

**図14 大脳底面の血管分布**(Kistler et al. 1994)
① 内頸動脈
② 前脈絡叢動脈
③ 脚間枝
④ 中脳傍正中枝
⑤ 脳梁枝
⑥ 頭頂登頂後頭枝
⑦ 鳥距動脈
⑧ 視覚野
⑨ 外側後脈絡叢動脈
⑩ 視床枝
⑪ 後側頭動脈
⑫ 海馬枝
⑬ 前側頭枝
⑭ 内側後脈絡叢動脈
⑮ 後大脳動脈
⑯ 後交通動脈
⑰ 前大脳動脈

### ① 中枢領域の閉塞

　片側の後大脳動脈が近位部で閉塞した場合，同側の視床下核，視床内側核，中脳に梗塞が起こる．大脳脚の障害により対側の運動麻痺が起こり，赤核と歯状核・赤核・視床路の障害により対側の運動失調がみられる．片側の動眼神経麻痺と対側上下肢の運動失調はクロード症候群，片側の動眼神経麻痺と対側の片麻痺はウェーバー症候群と呼ばれる．視床下核が障害されると対側上下肢に片側バリスムが起こる．ペルシュロン動脈の閉塞は，垂直注視麻痺，意識障害を伴い，しばしば無為を示す．

　視床動脈あるいは視床膝状体動脈の閉塞は，視床の限局的障害を生ずる．視床症候群は最も有名なものであり，病変と対側の表在，深部感覚障害と同部位の灼熱感を伴う．

### ② 末梢領域の閉塞

側頭葉と後頭葉の内側面の梗塞を起こす．対側の同名性半盲がみられ，鳥距野だけの障害で周辺の視覚連合野が保たれている場合，視野の障害に気づいていることが多い．側頭葉内側，海馬が障害された場合，それが優位半球である場合には，記憶障害がみられるが，多くは一過性である．脳梁の膨大部を含む場合，純粋失読を示す．

両側の後大脳動脈閉塞は皮質盲を生ずる．この場合，患者は自分の視力障害に気づかない．視覚連合野の障害でバーリント症候群が生ずる．精神性注視麻痺，神経性注意障害，視覚失調などを特徴とする．

### (vi) 穿通枝系

ウィリス動脈輪や中大脳動脈，椎骨動脈，脳底動脈の穿通枝の粥状硬化あるいは脂肪硝子変性による閉塞で起こった梗塞が小窩性（ラクナ）梗塞である．これらの穿通枝は100〜300 $\mu$m の直径である．病変はラクナ（小窩）と呼ばれ，その大きさは，3〜4 mm から1〜2 cm 大である．ラクナでみられる臨床症候として，

①純粋運動性片麻痺：内包後脚，大脳脚，橋底部など
②純粋感覚性脳卒中：視床腹外側部の梗塞
③失調性片麻痺：橋底部の梗塞
④構音障害・手不器用症候群：橋底部あるいは内包膝部の梗塞
⑤運動失語を伴う純粋運動性片麻痺：内包前脚・膝部と隣接する放線冠を支配するレンズ核線条体動脈の閉塞

などがある．このほかにも多くの症候が知られている．

### (vii) 脳血管性痴呆

痴呆の原因となる血管障害には，

①ビンスワンガー病（ビンスワンガー皮質下白質脳症）
②小窩性（ラクナ）梗塞
③多発性脳梗塞
④広範な主幹動脈血栓症
⑤その他

などがある．痴呆症候の出現が急速であること，階段状に悪化すること，症候が変動すること，まだら痴呆と呼ばれるように大脳機能の障害が一様でない，神経学的な巣症候を伴うなどの特徴が，いわゆるアルツハイマー病による痴呆との鑑別点である（p 113，表24）．

### iv) 診　　断

脳卒中患者は急性に種々の神経症候を示す．意識障害，運動麻痺，運動失調，感覚障害などである．これらの症候が脳卒中によるものであるかどうかを鑑別しなければならない．急性期の治療として重要なことは，

①脳病変を最小限にするよう努めること，

②種々の既往疾患に基づく障害,
③安静臥床による続発性合併症の予防,
である.

経過,臨床症候,既往歴などが脳卒中の診断に重要な手がかりとなる.さらに,血液検査,脳の画像診断(CT,MRI),とくに血管の検査(超音波ドップラー,MRA,血管造影)などが補助的手段として行われる(表8).

表8 重要な一般検査

| | |
|---|---|
| 胸部X線写真 | 梅毒反応 |
| 尿検査 | 血清脂質 |
| 血液算定 | 尿酸値 |
| 血沈 | 血液凝固検査 |
| 血清電解質 | 甲状腺ホルモン検査 |
| 尿素窒素 | 心電図 |
| 血糖値 | 腰椎穿刺 |

### (2) 心原性脳塞栓症

脳塞栓には,動脈から動脈,心臓由来と大きく2種類のものがあるが,ここでは心原性の塞栓についてふれておく.心原性脳塞栓は,脳卒中全体の約15％を占める.心房,心室あるいは弁膜に生じた血栓の一部が栓子として血流中に流れ出したものである.通常は,血液中で融解され,血管に詰まっても直ちに血流が再開されることが多い.塞栓による血流遮断が完成してしまうと,閉塞部より遠位部には血栓が形成され,側副血行を妨げてしまう.脳血管の中では,中大脳動脈領域の塞栓症が最も多い.栓子が3～4mmの大きさの場合,中大脳動脈の起始部を閉塞し,広範な梗塞巣を生ずる.栓子がこれ以下の大きさである場合,末梢枝に閉塞を起こす.

表9に原因を示す.最も頻度の多いのは,リウマチ性心疾患によらない心房細動である.心房細動を持つ患者が脳卒中を生ずる頻度は,年5％と考えられる.しかし,高齢であること,左室機能の低下,心原性塞栓の既往歴,糖尿病などが危険因子であり,危険因子を多く持つ60歳以上の患者では,脳卒中を起こす頻度が15％,いずれの危険因子も持たない場合は0.5％と大きな開きがある.

病理学的に,脳梗塞は白色梗塞と赤色梗塞に分けられる.血管外腔への血液の漏出は塞栓にみられる特徴である.栓子が血管に停止した後,遠位部に移動し融解するため,再還流が始まり,虚血により障害された血管壁から血液の漏出が起こる.肉眼的な出血あるいはCTで確認できる出血性梗塞が形成される.このような出血性変化は,脳塞栓発症後12～36時間でみられる.必ずしも臨床症候の変化を伴わない場合もあるが,中大脳動脈の起始部に塞栓が閉塞し,レンズ核線条体動脈領域の広い梗塞巣が生じた場合には,栓子

## II. 脳卒中の臨床医学

表9　心原性脳塞栓症の原因

| | |
|---|---|
| 不整脈 | 心房細動，洞不全症候群 |
| 冠動脈疾患 | 心筋梗塞，虚血性心筋症 |
| リウマチ性心疾患 | 僧帽弁輪石灰化（心房細動あり，なし） |
| その他 | 非虚血性心筋症 |
| | 人工弁 |
| | 先天性心疾患：卵円孔開存症，僧帽弁逸脱，その他 |
| | 細菌性心内膜炎 |
| | 僧帽弁石灰化 |
| | 心房粘液腫 |
| | 脂肪塞栓 |
| | 非細菌性血栓性心内膜炎 |
| | 凝固亢進状態：癌，全身疾患，経口避妊薬 |

の末梢への移動によって同部位への出血が生じ，神経症候の悪化を伴うことがある．

### i) 臨床症候

突然発症であり，発症の際に，神経症候が完成していることが脳塞栓の特徴である．臨床症候は，塞栓の生じた血管に依存する．中大脳動脈領域の神経症候が突然出現する場合に，脳塞栓を疑う．脳卒中の3～5％で発症時にてんかん発作を生ずるが，多くは脳塞栓が原因であることが多い．

### ii) 検　査

CTやMRIは，脳梗塞と同様に診断の補助検査として重要である．発症からの時間を考慮すること，出血性梗塞の所見を検出することが脳塞栓の診断に重要である．心電図や心臓超音波検査は，基礎疾患となる心疾患の診断に必要である．腰椎穿刺による髄液検査は，出血性梗塞の有無，細菌性心内膜炎の診断に大切である．

### （3）脳梗塞を生ずるその他の原因

- 頸部における脳血管の解離性病変：外傷による
- 線維筋形成不全
- 側頭動脈炎とその他の血管炎
- もやもや病
- 凝固亢進状態：真性多血症
  - 血栓性血小板減少性紫斑病
  - 原発性血小板増加症
  - 高蛋白血症
  - 鎌状血球症
  - 遺伝性凝固異常：例　プロテインC欠乏症
  - 抗リン脂質抗体：ループス抗凝固因子や抗カルジオリピン抗体
- 血管の局所性攣縮

・ビンスワンガー病：高齢であって，長期にわたる高血圧のある患者で，白質に亜急性に梗塞を生ずる状態．CT や MRI で側脳室周囲の白質のグリオーシス(白質希薄化)がみられることが特徴である．病理学的には深部白質の小動脈の脂肪硝子変性である．しばしば，小窩性(ラクナ)梗塞を合併する．基幹動脈の穿通枝と大脳皮質からの穿通枝との間の一種の境界領域梗塞と考えられている．

・経口避妊薬：若い女性に多くみられる

・静脈性血栓症：妊娠中，分娩後の合併症，敗血症，頭蓋内感染症，凝固亢進状態などの合併症として，大脳の静脈血栓症が起こる．これに伴って脳圧亢進，けいれん，頭痛，脳梗塞などが起こる．

## 2）頭蓋内出血

脳卒中でみられる頭蓋内出血は，脳実質内への出血である脳内出血と脳表面への出血であるくも膜下出血である．

### （1）脳内出血

大部分が高血圧性脳出血である．脳内小動脈の血管壊死によって生じた小動脈瘤の破綻が原因となる．好発部位は被殻，視床，橋，小脳である．高血圧に関連しない脳出血は，脳血管へのアミロイドの沈着によるもので，皮質下出血を起こすことが多い(表10)．

### i) 臨床症候

患者が覚醒しており，ストレスのかかっている状態で発症することが多い．30分から90分の経過で症候が完成する．出血が停止し，脳圧亢進などの急性期を乗り越えた後は，数か月の間に血腫は吸収され，グリアで囲まれた空洞が形成される．

被殻出血が最も頻度が多い．各部位ごとの症候を表11に示す．

表10 頭蓋内出血の原因

| |
|---|
| 突発性脳内出血 |
| 　　高血圧性 |
| 　　アミロイド血管症 |
| 脳動脈瘤 |
| 　　囊状脳動脈瘤 |
| 　　細菌性動脈瘤 |
| 　　脳動静脈奇形の破裂 |
| 　　コカイン，アンフェタミンの使用 |
| 　　外傷性 |
| 　　腫瘍内出血 |
| 　　全身性出血性疾患，抗凝固療法を含む |
| 　　出血性梗塞 |

表11　脳内出血による症状と徴候

| 部　位 | 神　経　症　候 |
|---|---|
| 大脳基底核 | 反対側の運動性片麻痺，感覚障害，同名性半盲<br>優位半球の場合には失語<br>血腫のある側に向かう，あるいは下方を注視する共同偏視<br>意識障害 |
| 視　床 | 反対側の運動性片麻痺，重度の感覚障害，一過性の同名性半盲<br>優位半球の場合には失語<br>眼球の斜偏視<br>同側のホルネル症候群 |
| 橋 | 突然の昏睡<br>ピンポイント瞳孔，しかし対光反射は保たれる<br>眼球の斜偏視と人形の眼反射の消失<br>除脳硬直あるいは筋緊張低下<br>失調性呼吸 |

## （2）くも膜下出血

大部分は囊状動脈瘤の破裂によるものである（図15）．動脈瘤は動脈分岐部に発生しやすく，内頸動脈―後交通動脈分岐部，中大脳動脈分岐部，前交通動脈などが全体の90％を占める（図16）．多くの患者は出血，引き続き生ずる血管攣縮による脳梗塞，水頭症などに起因する神経症候を示す．治療の主体は，破裂後の種々の合併症の予防と未破裂動脈瘤の発見，その治療に向けられている．

### i) 臨床症候

しばしば，動脈瘤の大きさの増大に伴い，隣接する脳神経症候が生ずる．後交通動脈と内頸動脈接合部の動脈瘤は，動眼神経麻痺（瞳孔散大，対光反射消失，眼痛などを伴う）を示す．外転神経麻痺は，動脈瘤が海綿静脈洞に存在することを示唆する．前床突起付近の内頸動脈の動脈瘤の増大は視神経の圧迫を起こす．後下小脳動脈や前下小脳動脈などの後頭蓋窩の動脈瘤では，後頭部痛や後頸部痛を生ずることがある．

動脈瘤は，大出血を起こす前に小出血することがある．したがって，突然の頭痛であって，ほかに説明できる理由のない場合には，動脈瘤の可能性を考慮する必要がある．

突然の激烈な頭痛があり，ほかに神経症候を伴わないことが，くも膜下出血の特徴である．上記の脳神経症候以外に，麻痺，失語，無為などの症候を，出血に伴う血腫の増大によって示す場合もある．

## 1. 分 類

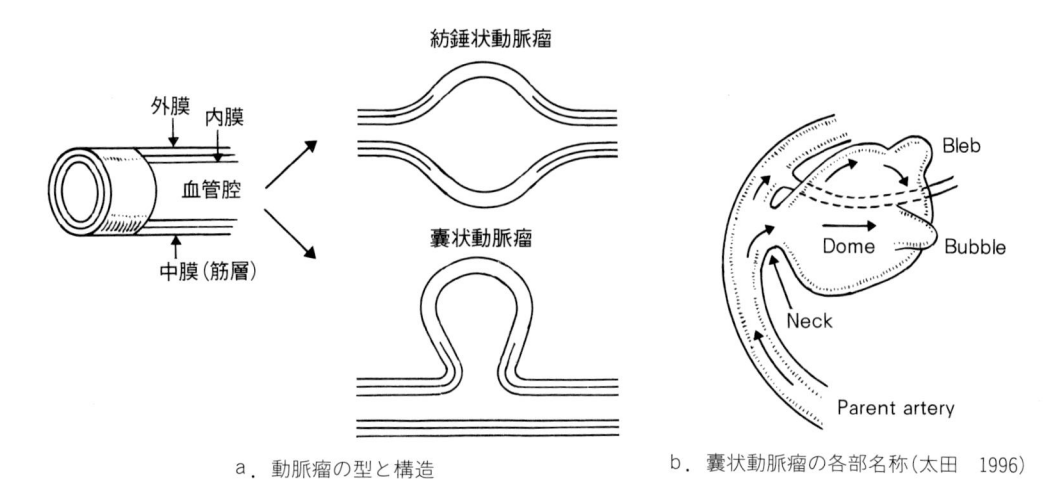

a. 動脈瘤の型と構造　　b. 囊状動脈瘤の各部名称(太田 1996)

図 15

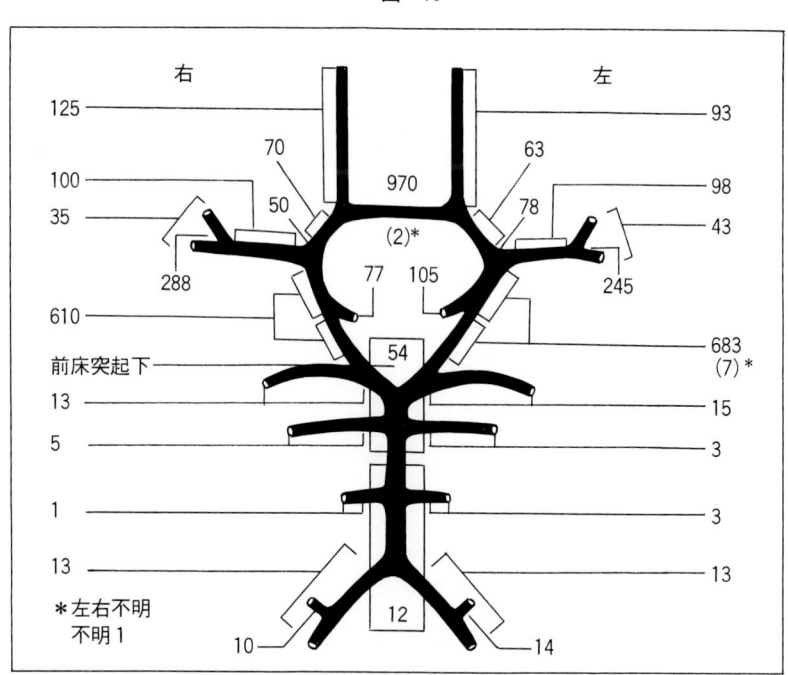

図16 発生部位別脳動脈瘤(計3,898)(鈴木・他 1972)

### ii) 脳動脈瘤破裂後にみられる続発症
#### (i) 再 破 裂
　1か月以内の再破裂は30％で，再出血の最も多いのは7日目である．再出血を防ぐためには早期手術が必要である．
#### (ii) 水 頭 症
　発生する時期によって，早期，亜急性期，慢性期の水頭症に分けられる．

それまでの意識状態が損なわれる，自発性が低下する，尿失禁がみられる，歩行障害が加わるなどが，診断の手がかりになる．頭部 CT が有用な補助診断となる．

### (iii) 血管攣縮

約30%の患者にみられ，出血後4～14日に(7日頃が最も起こりやすい)みられる．血管攣縮の結果，脳梗塞を生じ，機能障害の大きな原因となる．

## (3) 脳動静脈奇形による脳出血(図17)

脳動静脈奇形あるいは血管腫は，動脈と静脈を短絡をもたらす血管の奇形であり，頭痛や脳障害，てんかん，出血などを生じることがある．大きさは数mmから心拍出量を増大させるほどの短絡量をもつ巨大なものまである．男性に多く，10歳から30歳の間に出血することが多い．脳，脳幹部，脊髄のどこにでも存在しうる．

脳動静脈奇形の破裂による出血は，脳内出血とくも膜下出血とがある．盗血現象により，あるいは周囲の脳組織に対する刺激によって，既往歴としててんかん発作や局所性神経症候を有する場合がある．

小さいものは外科的あるいはガンマナイフによる手術が行われる．

## (4) そのほかの頭蓋内出血の原因

- 外傷
- 血液学的異常
- 脳腫瘍

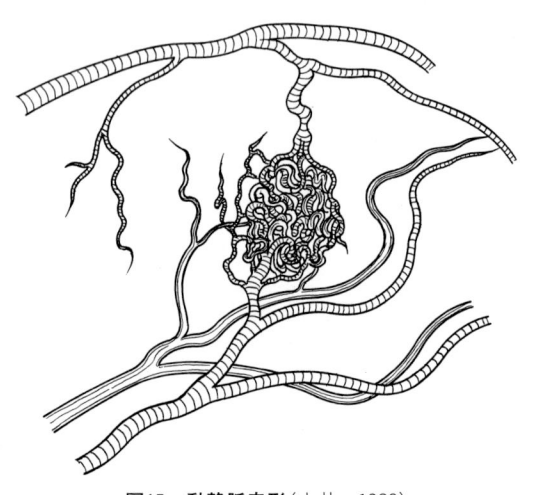

図17　動静脈奇形(大井　1989)

・高血圧性脳症

急激な血圧の上昇がある場合に，頭痛，けいれん，一過性の脳虚血症候，意識障害などを示す．血圧の治療により症候は速やかに改善する．高血圧に伴う網膜出血，乳頭浮腫や腎障害，心疾患の症候を伴う．しばしば脳圧亢進，髄液の蛋白増加がみられる．

## 3）病変による機能障害と回復にかかわる機序

脳血管障害の直接病変は，その部位が本来担っていた機能を損なわせることになる．病変周囲には，虚血，浮腫，細胞毒性などに関連して一時的機能低下が起こる．機能低下が永続的になるか否かには血流改善が関与する．さらに，損傷部位と線維連絡がある遠隔部位の機能が抑制されることが知られている(機能解離)．これらの機序の結果，シナプスは活動停止，廃用の状態になる．

血流の早期再開，細胞毒性のある物質の排出薬(スカベンジャー：scavenger)の使用などは急性期治療に大切な問題である．早期リハビリテーションは機能停止と廃用状態を脱し，機能回復を促進するうえで重要である．一方，別の機序も機能回復に関与すると考えられている．皮質脊髄路病変では筋収縮を細かく調節することは障害されるが，皮質から赤核脊髄路や前庭脊髄路，網様体脊髄路，視蓋脊髄路などを経由する筋活動の制御は可能である．この働きによって運動技能は劣るものの，ある程度の動作能力は確保することができる(Goldberger 1980)(図18)．

急性の血流障害に関連して，実験的に抑制と興奮の機序が働くことが明らかになった(Witte et al. 1997)．抑制機構として，障害の発生によって障害側大脳全体に約3 mm/分の速さで広がる抑制拡散がある．神経細胞や神経膠細胞が脱分極し，脳波は停止し，大脳皮質の直流電位が数ミリボルト陰性に偏る．この現象は，細胞遺伝子や成長因子の発現と神経組織の虚血に対する抵抗性を増す働きがある．別の機構として，抑制拡散と別に，病変から離れた健常組織の示す興奮性の機序がある．数mmの病巣でも，病巣と同側だけでなく反対側にも神経細胞の興奮性亢進が生ずる．神経細胞の膜電位が減少し，GABAによる抑制が起こりにくくなる．時間的には抑制拡散よりも遅れて生じ，一度出現するとこの興奮性は数か月継続する．遠隔部に及ぶ興奮性亢進は皮質表面だけでなく，皮質内の側枝を含むような病変であることが必要である．この遠隔部の興奮性亢進は，脳卒中急性期のてんかん発作の根拠になると予想される．この興奮性亢進の結果，感覚入力を受ける皮質野の面積が拡大することが解剖学的・生理学的に確認されており，脳卒中後の機能回復について理論的な根拠となる可能性が指摘されている．さらに，動物実験で病変作成後の訓練の有無が，大脳皮質の構造・機能的な変化に関与することが示されている(Nudo et al. 1996)．

## II. 脳卒中の臨床医学

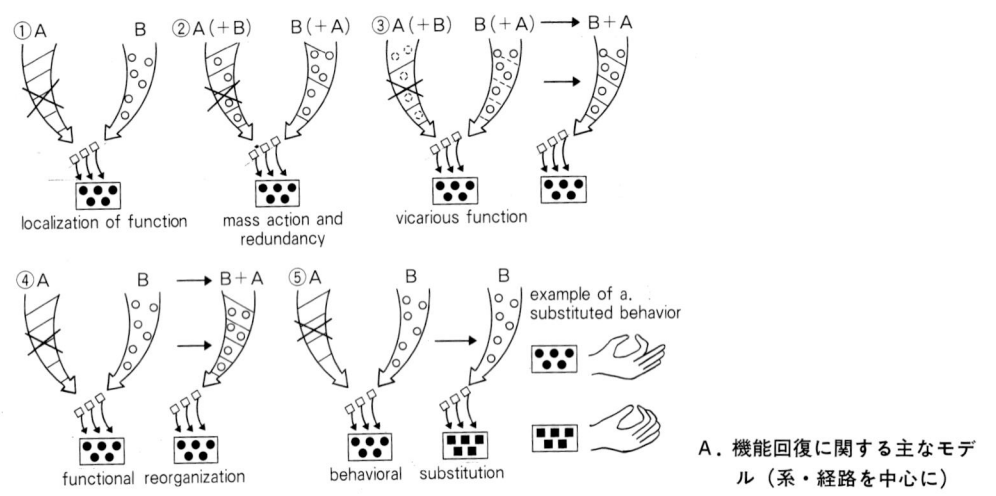

A．機能回復に関する主なモデル（系・経路を中心に）

AシステムI（斜線）とBシステム（白丸）とは異なる機能をもつ．
①機能局在のモデルでは，Aシステムが破壊されるとA機能は失われる．
②BシステムはAシステムと同じ機能をもっていた（重複）．
③BシステムにはA機能が潜在していた（スペア）．
④Bシステムの性質が変化する（機能的再組織化）．
⑤個体は以前とは別の運動によって目的を達成する（代理行動）．
　黒丸は運動を示す．⑤では黒丸が黒四角に変わっている（ここの例題では，母指と指指によるつまみ動作が母指と残り4指のつかみ動作になっている）．

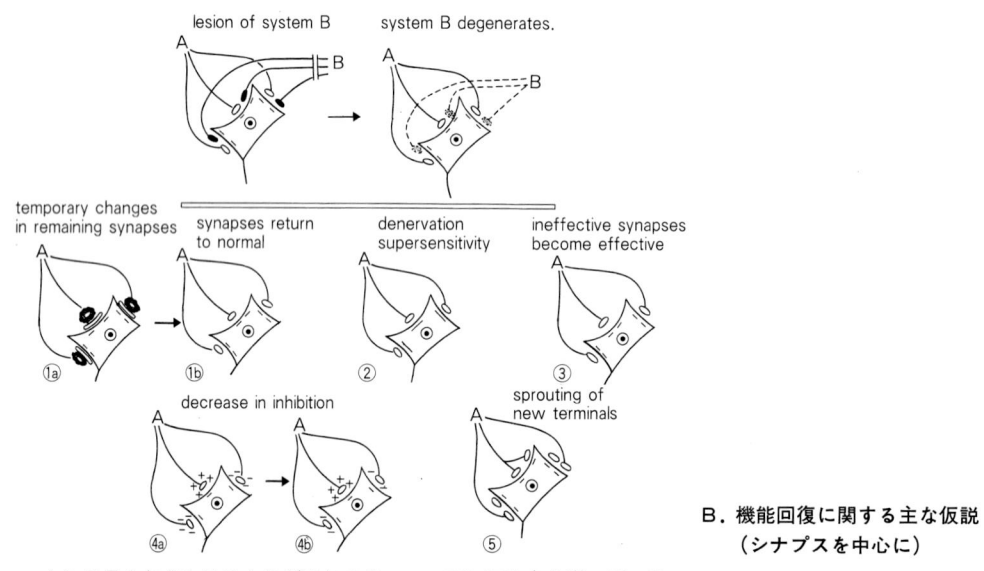

B．機能回復に関する主な仮説（シナプスを中心に）

　AシステムとBシステムとがひとつのニューロンに入力を送っている．
　Bシステムが破壊され，それに属するシナプスは変性する．同時に以下の変化が起こると仮定する．
①a：残存するシナプスにも一過性の変化が生じる．
①b：残存するシナプスの機能は正常に戻る．
②：残存するシナプスに脱神経過敏性が生じる．
③：以前には作用していなかったシナプスが活動するようになる．
④：Aシステムに属する抑制性シナプスの機能が低下する．
⑤：Aシステムに側枝発芽が起こる．

**図18　機能回復に関する主な理論の模式図**(Goldberger　1980, 一部改変)

### 4）補助診断

脳卒中の診断のために種々の検査が用いられる．検査で明らかにすべきことは，

　①形態学的異常の部位と拡がり，
　②出血性病変と虚血性病変の区別，
　③他疾患との鑑別，
　④病因

などである．補助診断を行う際には，まず現病歴と現症から診断上の問題点を分析し，補助検査を行う目的を明確にする必要がある．それによって適切な検査項目が選択される．近年，脳機能を反映する補助診断が臨床的に用いられるようになっている．

### （1）CTスキャン

コンピュータ断層撮影は細いX線束を頭部に照射し，反対側においた検出器で透過線量を測定する．X線量の減衰は途中の物質の密度に依存する．骨はX線を多く吸収し，灰白質は中程度，水は吸収が少ない．このように人体を透過したX線量を測定し，これをコンピュータで処理し，横断面の画像の構成を行うX線診断法である．患者の苦痛や合併症が少なく，次に述べるMRIより検査時間も短く有用な検査である．

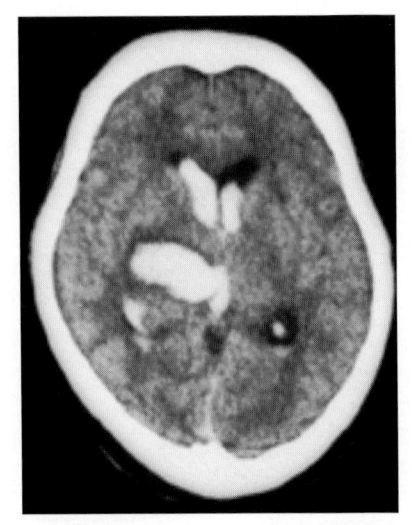

図19　脳出血(CT)
高吸収域の出血巣がみられる．左視床出血の脳室穿破例．

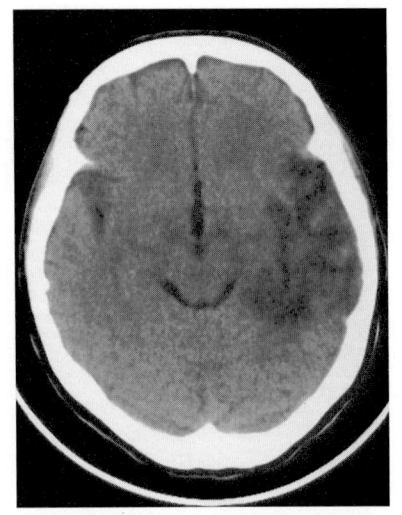

図20　脳梗塞(CT)
右中大脳動脈の低吸収域を認める．

## II. 脳卒中の臨床医学

頭部CTスキャンでは厚さ5〜10 mmで脳底部から頭頂部に向かって断層面を描写する．水，脂肪は黒く，骨，血液は白くみえる．

脳出血では病巣が高吸収域として描写される（図19）．

脳梗塞では病巣が低吸収域となる（図20）．その病巣の拡がりは血管支配領域に沿ったものになる．発症直後は低吸収域が明らかでない場合でも，2〜3日後には，はっきり描写されてくる．時間がたつにつれて境界は鮮明になる．血管造影剤を静脈注射してCTスキャンを撮ると，梗塞巣周辺に高吸収域が出現することもある（増強効果）．これは脳梗塞による血管自動調節能障害や新生血管における血液脳関門の破綻によると考えられている．

脳出血，脳梗塞いずれの場合も脳浮腫が存在する場合，病巣を中心に低吸収域が広がりとして描写される．脳室の変形や正中構造の偏奇が観察される．

### （2）MRI

MRI（magnetic resonance imaging：磁気共鳴画像）とは，磁場の中に置いた生体にラジオ波を加え，組織を構成する原子核からくる反響信号の強さを画像化したものである．信号の強さは共鳴する原子核（おもに水素原子）の密度によって決まる．原子核周辺の組織の種類がT1，T2の化学的なパラメータの差として現われる．CT画像と異なり，骨によるアーチファクトが入らない．病変部位の生化学的な分析も可能である．

ラジオ波により共鳴した原子核は，ラジオ波を切ったあと元の状態にもどる（緩和）が，T1とT2という時定数が得られる．脳組織によってT1とT2が異なることから，この差を利用して画像が作られる．

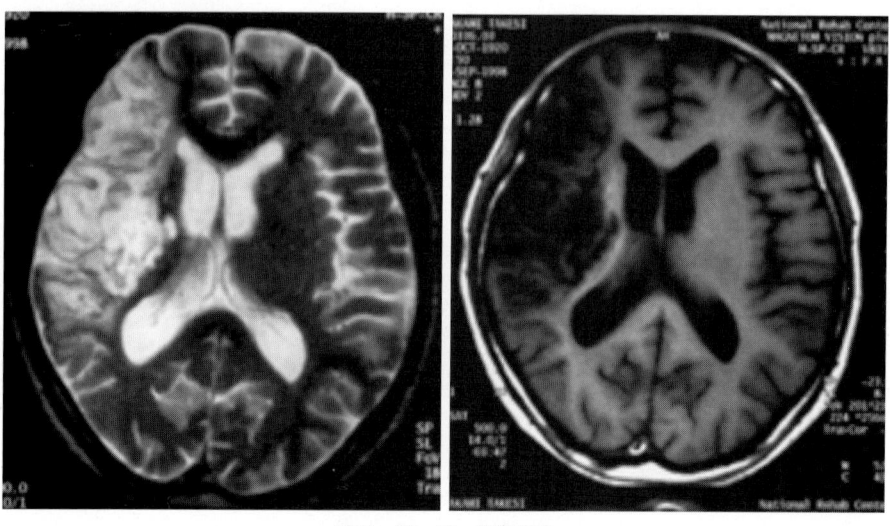

**図21 脳梗塞（MRI）**
左中大脳動脈領域の梗塞．左：$T_2$強調画像，右：$T_1$強調画像．

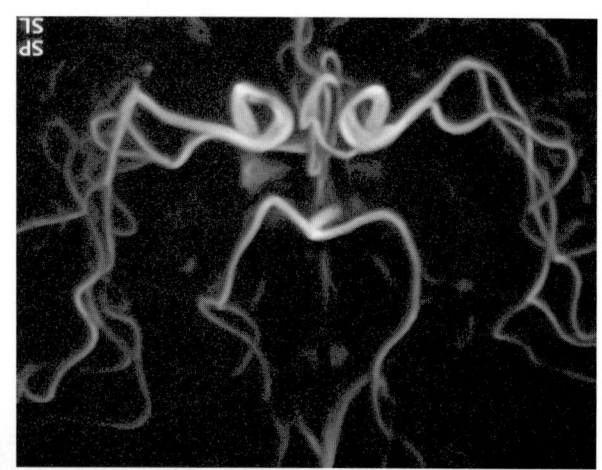

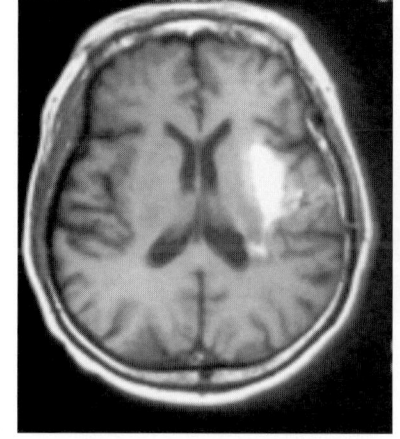

図22 脳出血(MRI)
右被殻出血

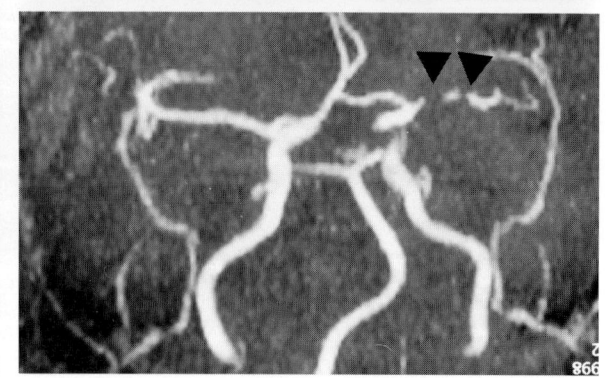

図23 MRA
上段：健常者，下段：右中大脳動脈の狭窄(矢頭の部分)

　脳梗塞は一般的にT1強調画像で低信号域，T2強調画像では高信号域を示す(図21)．出血性梗塞ではT1強調画像で高信号域を示す．CTと同様，MRIでも発症後早期には診断が困難なことも多い．

　脳出血に伴うMRI所見は，1週間以内の急性期にはT1強調画像で灰白質と等信号またはやや低信号，T2強調画像では著明な低信号域を示す．その後，血腫の化学的組成の変化によって所見が変化し，T1・T2強調画像とも高信号域を示す(図22)．

　MRIでは，流れのある部位は無信号になる(流体無信号徴候)．この現象を利用し，造影剤を用いず，非侵襲的に血管の撮影が可能である．これはMR血管造影(MRA)と呼ばれる(図23)．

## II. 脳卒中の臨床医学

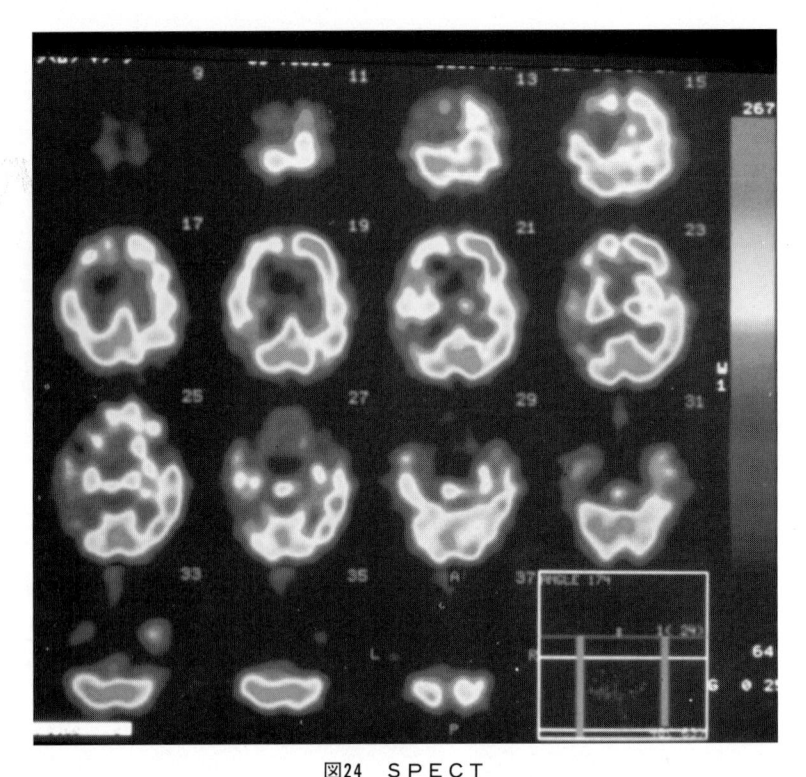

**図24　SPECT**
画面左の左大脳半球に血流低下がみられる．ゲルストマン症候群を示した患者．

### （3）脳血管造影

　　脳血管造影は経皮的に動脈を穿刺し，直接またはそこから挿入したカテーテルを介して脳血管に造影剤を充満させて，X線撮影を行う手技である．脳血管撮影には頸動脈撮影と椎骨動脈撮影の2つがある．それぞれの血管の分枝を観察する．循環時間，血管壁の状態（粥状動脈硬化に伴う壁の不整，狭窄），閉塞の有無，動脈瘤の有無，血管攣縮の有無などについて観察を行う．

　　CTやMRIの出現によって，以前よりも検査の頻度が減少しているが，脳血管について重要な検査であることには変わりがない．

### （4）脳循環代謝測定法

　　脳組織の血流量を測定する方法には，ラジオアイソトープを投与するものにSPECT（single photon emission CT）（図24）とPET（positron emission tomography）とがある．非放射性Xenonガスを用いるXe-CTがある．

### （5）超音波ドップラー血流計

　　経皮的に血管に超音波を送ると，超音波は血管内を流れる血球にあたり反射される．この際，反射波の周波数は送信波と見かけ上の変化をしている（ドップラー効果）．この変化の程度から血流速度を測定するのが超音波ドップラー血流計である．頸動脈病変を非侵襲的に調べることができる有用な方法で

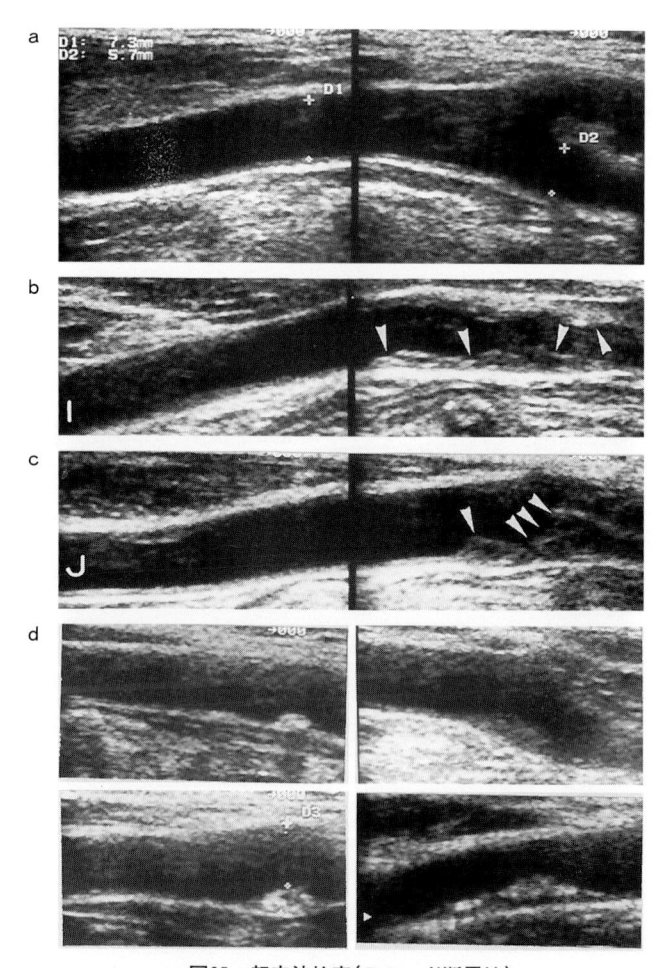

**図25 超音波検査（Bモード断層法）**
a：健常者，b，c：内頸動脈狭窄（矢頭の部分）
d：種々のプラーク（アテローム班）

ある．
　Bモード断層法，Duplex法，カラードップラー法などがある．Bモード断層法では，血管の動脈硬化性変化を詳細に検査することができる（卜部1996）（図25）．

## （6）脳波検査

　頭皮上から記録する脳波は，その電極下脳領域の大脳皮質，視床，網様体などの総合的な電気活動を反映する．脳波を記録することにより，てんかんなどの診断に有用な情報を得ることができる．脳卒中進行発作の急性期管理には必ずしも重要な検査ではない．しかし，脳卒中後のてんかんの可能性，脳活動の状態を知る一つの手段であることには疑いはない．
　脳波は出現波の周波数，振幅，位相などの事項について分析する．重要な

のは周波数である．周波数により，脳波は4つに分類される．4つの周波数帯域はδ波(0.5〜3 c/s)，θ波(4〜7 c/s)，α波(8〜13 c/s)，β波(14 c/s〜)からなる．δ，θ波は徐波，β波は速波とも呼ばれる．これらは正弦波に近い波形を示す．背景脳波から区別される持続時間1/12秒以下の尖鋭な波を棘波(スパイク)という．正常人の覚醒時脳波は徐波を余り含まず，α波と速波から成り立っている．

脳卒中では片側性の限局性異常を示すことが多い．病変側の徐波化，低振幅化が特徴である(図26)．病巣が対側に影響を及ぼすと両側性の異常となる．昏睡などの強い意識障害では，脳波は全体に平坦化する．脳卒中後のてんかんでは，脳波上スパイクが認められる．

α波は開眼，暗算，音・触覚・光刺激などの感覚刺激によって減衰する．脳卒中患者に低周波電気刺激を皮膚に与えて，徐波化している脳波が賦活されるかを検討するとリハビリテーションによる機能的改善の予測ができる(関・他　1990)．

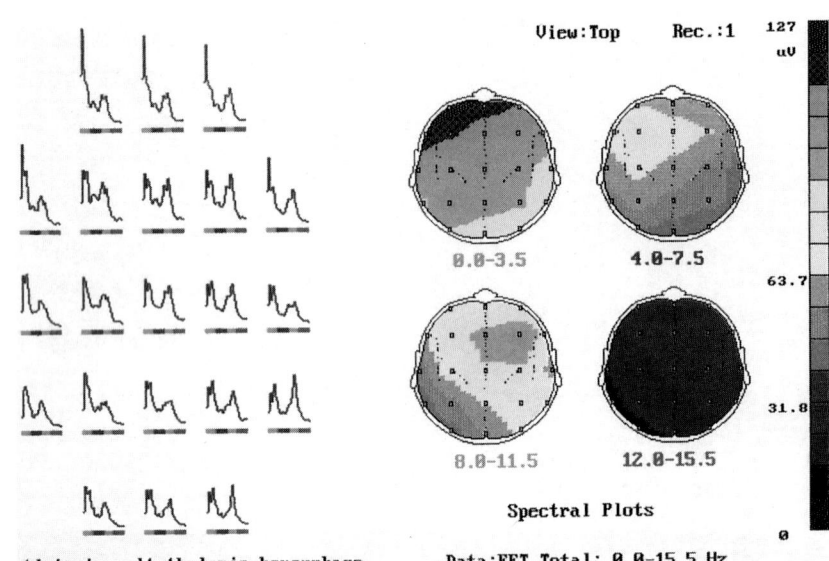

**図26　脳　　波**
左視床出血患者脳波の周波数分析．δ，θの徐波が全般的に目立ち，α帯域は左頭頂・後頭葉で減少している．

## (7) 腰椎穿刺

脳卒中に対する腰椎穿刺の適応は，CTスキャンの出現以来，少なくなった．とくに脳圧亢進症候が著明のときは禁忌である．髄膜炎などの中枢神経系の感染症や多発性硬化症のように髄液の化学的性質に診断価値のあるものと鑑別をする場合には適応となる．

穿刺は腸骨稜の高さで L3～L4 または L4～L5 の椎間で行う．穿刺針を脊椎の長軸に平行に刺入する．患者の姿勢は強く頸部屈曲，股・膝関節屈曲の状態にしておく．初圧，終圧，採取液量を記録する．髄液の色調(水様透明，血性，キサントクロミー)，混濁度をみる．細胞数とその種類，蛋白，糖，塩素を検査する．髄液圧が高いときは採取量を最少量にする．腰椎穿刺による人工的出血の可能性があるならば，少しずつ試験管3本に分けてとる．くも膜下出血，脳出血では一様に赤いが，操作時の損傷によるものは次第に薄くなり，最後には透明になる．または遠沈すると損傷では髄液は透明になる．
　脳出血では80％が血性の髄液になる．くも膜下出血では血性またはキサントクロミーとなる．キサントクロミーは出血後6時間からみられ，2～4週間続く．脳梗塞では水様透明であるが，赤血球の出現することもある．

### (8) 血液・尿検査

　血液・尿検査は血管病変の原因を検討したり，全身状態を評価するのに必要となる．赤血球数，白血球数，ヘモグロビン，ヘマトクリット，血小板数，血沈，空腹時血糖，血清クレアチニン，尿素窒素，プロトロンビン時間，血清コレステロール，中性脂肪，尿酸，梅毒反応，腎機能などが一般的に検査される(表8参照)．
　血球数，凝固機能検査からは赤血球増多症，血小板減少性紫斑病，再生不良性貧血症など，出血性病変あるいは虚血性病変を起こしうる血液疾患が明らかになる．血糖・脂質の異常，高尿酸血症は脳卒中の危険因子であり，早期に発見して管理する．血沈亢進，白血球増多は炎症の存在を示唆する．側頭動脈炎その他の膠原病の検索が進められる．抗リン脂質抗体(ループス抗凝固因子や抗カルジオリピン抗体)の存在はSLEや慢性関節リウマチなどの自己免疫疾患が疑われ血栓準備状態を作り出す．ときには耳・鼻の感染症に引き続く静脈洞血栓症の可能性も出てくる．梅毒性血管炎は脳卒中の原因となりうるので梅毒検査も必要である．

〔長 岡 正 範〕

II. 脳卒中の臨床医学

# 2 脳卒中の症候学

　脳卒中の診断を正確に行うこと，病状を把握して適切な対応を行うことが重要である．脳卒中は，高血圧，糖尿病など合併症を有する高齢者に多い疾病である．したがって，現在の状態がすべて脳の病変に依存すると判断することは危険がある．また，全身状態が機能障害に陥っている脳細胞に二次的な影響を及ぼす可能性がある．このような状況を防いで早期に機能訓練を開始する必要がある．

　神経症候は，診断の手がかりとして重要であるとともに，機能訓練を行ううえで大切な情報となる．

## 1）全身状態（所見）

　脳卒中患者の多くは中高年であり，種々の合併症をもつ．さらに脳血管発作は片麻痺などの神経症候を起こすだけでなく全身状態を変化させる．このため，脳卒中患者の全身状態には多くの問題が生ずる．全身状態の悪化はリハビリテーション医療を進めるうえで大きな障壁となり，的確に対処しなければならない．

　脳卒中患者の全身状態に影響を及ぼすものは，

　　①脳卒中に直接関連する障害，
　　②種々の既往疾患に基づく障害，
　　③安静臥床による続発性合併症，

に分けられる．脳卒中に直接関連のある障害は，脳卒中により脳幹部などの生命維持機構が影響された結果，生ずるものである．たとえば水分，栄養，電解質，糖，血圧，心肺機能の変化である（表12）．これらの変化を迅速に発見して治療を行う．リハビリテーション医療で問題となる既往疾患には心疾患，高血圧症，糖尿病，骨関節疾患などがある．訓練（運動療法）に際して，運動負荷量はこれらの疾病によって変わってくる．安静臥位による続発性合併症，二次的障害は意識障害が長かったり，安静を必要とするときに生ずる．続発性合併症，二次的障害はその

表12　脳卒中急性期の内科的対応

| | |
|---|---|
| 1. | 高　血　圧 |
| 2. | 消化管出血 |
| 3. | 電解質・水の代謝異常 |
| 4. | 感　染　症　呼吸器系 |
| | 　　　　　　尿路系 |
| | 　　　　　　褥　瘡 |
| | 　　　　　　その他 |
| 5. | 糖代謝異常 |
| 6. | けいれん発作 |
| 7. | 不穏，興奮 |
| 8. | 高　体　温 |
| 9. | 低　栄　養 |
| 10. | 心　不　全 |
| 11. | 呼吸不全 |
| 12. | そ　の　他 |

発現を予測し，最小限にするように心がける．
## (1) 急性期
### i) 一般内科的所見
呼吸，脈拍，血圧，体温，皮膚・粘膜所見などの一般内科的所見を調べる．状態の変化がみられる場合には，定期的にチェックが必要である．意識レベルについても観察を行う．

#### (i) 血圧
脳卒中急性期には，出血だけでなく，梗塞であっても血圧は上昇することが多い．循環障害に陥った脳組織が血圧を上昇させて血流を維持しようとする，あるいは脳浮腫により上昇した脳圧に対して血圧を上昇させる代償機能（クッシング現象）と考えられている．積極的な降圧治療は控えられる傾向にある．

低血圧は心筋梗塞あるいは心脳卒中の存在を疑わせる．

#### (ii) 脈拍
脳圧の亢進が著しくなった場合，徐脈を生ずることがある．したがって，瞳孔異常，呼吸パターンの異常など，脳圧亢進を示唆する他の神経症候がないかどうか注意する必要がある．また，脳圧亢進症候を伴わずに徐脈がある場合，洞不全症候群（アダムス・ストークス症候群）や心疾患の存在も疑っておく．

#### (iii) 呼吸
脳病変によってさまざまの異常呼吸パターンが生ずる（図27）．慢性肺気腫や肺線維症の基礎疾患があり，そこに酸素投与を行うと，さらに換気不全を増強する二酸化炭素ナルコーシス（$CO_2$ narcosis）．酸素投与に先だって，動脈血液ガスの測定が必要である．

#### (iv) 皮膚・粘膜
皮膚の緊張状態は，発病前の脱水状態の有無を表す．顔色の蒼白は血圧低下を，チアノーゼは心不全，呼吸不全を，ピンク色はCO中毒を示唆する所見である．

#### (v) 体温
脳出血や脳幹部出血で体温上昇が知られる．体温上昇を伴う意識障害の鑑別として，脳炎，髄膜炎，熱射病などがあげられる．一方，低体温にはアルコール中毒やバルビツレート中毒，脱水，末梢性循環不全がある．

以上のような一般所見に加えて，次のような所見に注意する必要がある．

### ii) 消化管出血
脳出血で，上部消化管に潰瘍，びらん，点状出血が多発することがある．食事を禁止し，$H_2$ブロッカーの使用で予防が可能になっている．脳卒中で入院後，とくに重症患者は禁食になる場合が多く，このため便秘となり，発見

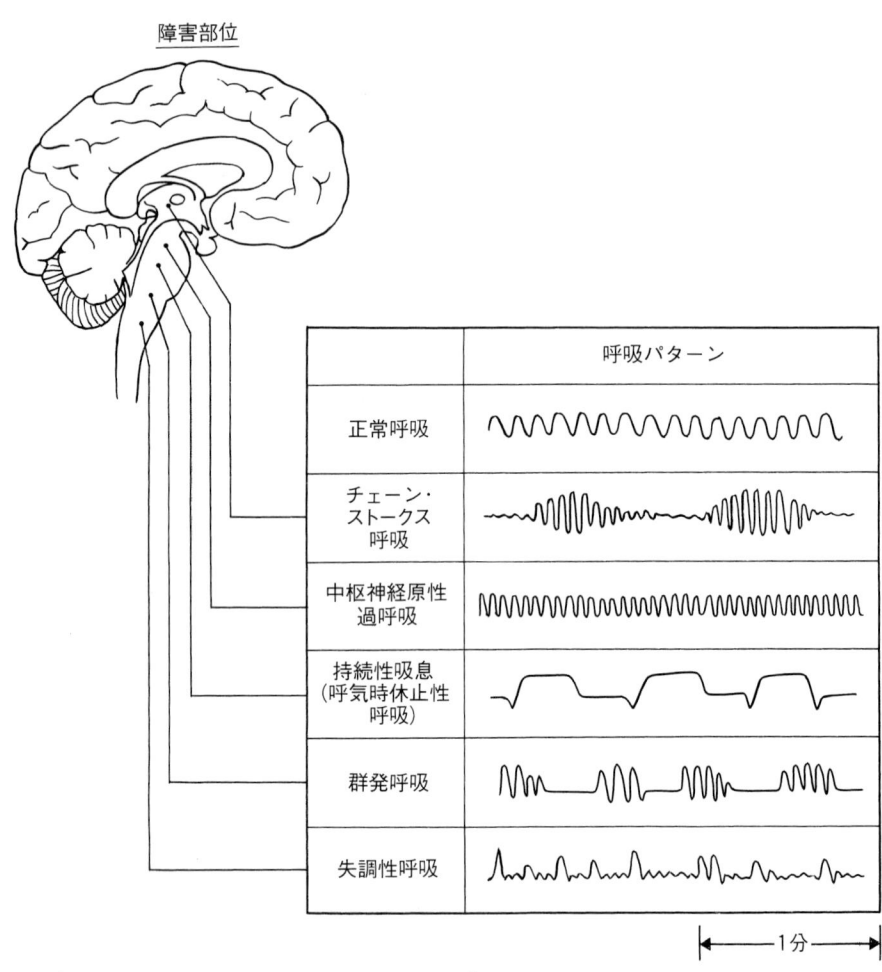

図27 呼吸パターン

が遅れる場合がある．貧血により脳血流の酸素供給が二次的に障害される恐れがあり，脳圧亢進を伴う大きな脳出血では，とくに予防が必要である．

### iii) 電解質・水・栄養状態の異常

脳卒中の初期には電解質，水分，栄養のバランスに留意する．意識障害が強く，水分や食事を自力で摂取できないときには，これらのバランスが崩れる．また発作時の発汗，発熱，嘔吐が異常を助長する．脳卒中の病変部位によっては電解質・水分の不均衡をもたらす尿崩症や抗利尿ホルモン分泌異常症候群(SIADH)などが出現する．

#### (i) 電解質異常(表13)

高ナトリウム血症(Na 145 mEq/l 以上)は，意識レベルの低下，筋力低下，神経学的局在徴候，ときにけいれんや昏睡を引き起こす．低ナトリウム血症(Na 135 mEq/l 以下)では，とくに徴候を示さない場合があるが，悪心，気分

表13　電解質異常の原因(Naの異常)

1) 高Na血症
　(1) 脱　水
　　a．不感蒸泄
　　b．消化管からの喪失(下痢)
　　c．浸透圧利尿薬(マニトールなど)
　　d．中枢性尿崩症(視床下部病変)
　(2) 過剰投与
　　a．Naを多く含有する薬剤の投与
2) 低Na血症
　(1) Naの喪失
　　a．発汗や熱傷
　　b．消化管からの喪失(嘔吐，下痢など)
　　c．サイアザイド系利尿薬
　(2) 水分の貯留あるいは過剰摂取
　　a．ブドウ糖等電解質を含まない点滴の過剰投与
　　b．SIADH

不良を訴えることがある．さらに進むと頭痛，無気力，混迷，昏睡などの意識障害を示す．Na120 mEq/l以下ではけいれん，昏睡を生ずることがある．

　高ナトリウム血症は，脱水とNaの過剰摂取によって生ずる．通常，高Na血症は口渇を引き起こし，水分摂取を促進させるため，重篤な状態に陥ることは少ない．しかし，脳卒中患者で意識障害がある場合には水分欠乏に陥りやすい．脱水は，発汗過剰，発熱，人工呼吸器使用による不感蒸泄や，下痢，高浸透圧利尿(高血糖，糖尿，マニトール投与など)，中枢性尿崩症などが原因としてあげられる．Na過剰摂取は頻度として少ないが，脳圧亢進の治療に用いる濃グリセリン(グリセオール®)で高Na血症を生ずる場合がある．

　低ナトリウム血症は，利尿薬の使用によるNaの尿中への喪失，水分の貯留によるものが多い．ADHの分泌不全によるSIADHは後者に相当する．

　電解質異常とともに水分投与にも注意が必要である．水分の過剰投与は，細胞外液の細胞内への移行を促進し，脳浮腫を増強させる．また，うっ血性心不全を助長し，脳循環に悪影響を与える可能性がある．逆に，脱水状態では，血液粘稠度を増加させ，脳卒中の障害を大きくする可能性がある．

　臨床症候として，高ナトリウム血症では意識状態の変化，運動麻痺，神経筋の興奮性の亢進(筋攣縮)，神経学的局在症候，昏睡，けいれんなどがある．Na濃度180 mEq/l以上では致命率が亢進する．低ナトリウム血症では，初期には悪心や全身倦怠感がみられ，Na濃度の低下に伴って(120 mEq/l以下で)頭痛，嗜眠，意識不鮮明，混迷などの意識状態の障害，けいれんがみられる．発症時には意識障害を合併することが多いため，区別は必ずしも容易ではないが，経過から予想される状態と異なる意識状態が現れ，血管病変の進行や脳浮腫から説明が困難な場合には注意が必要である．電解質異常ととも

に浸透圧変化にも注意が必要である．高ナトリウム血症に高血糖を合併する場合がある．臨床症候は進行する意識障害，けいれん発作の頻発などである．

### （ii）栄　養

昏睡患者でも，1日に1,000〜1,500 kcalを必要とする．発症直後は，ストレスによる消化性潰瘍の頻度も高く，通常積極的には食事を与えない．意識状態が改善し，嚥下障害がなければ経口的に，あるいはこれが困難な場合には鼻腔チューブにより経管栄養を開始する．はじめは粥食にするなど，食事形態に注意し，少量から開始する．

## iv）心肺機能

心肺機能の異常には，直接脳卒中に関連して出現するものや既往症として以前から存在するものがある．これらの心肺機能の異常は生命予後に影響を及ぼしたり，患者の運動量を制約する．

### （i）脳卒中時の循環器系異常

脳卒中発症の際に脈拍，心電図，血圧などに変化がみられる．脈拍の異常としては徐脈や不整脈が出現する．徐脈は脳幹部の圧迫に由来し，脳圧亢進のときに観察される．脳卒中の心電図変化は一過性のことが多いが，種々の異常が報告されている（表14）．STの上昇や低下，QT間隔の延長，巨大陰性T波，U波，上室性および心室性期外収縮などが出現する．冠性T波，STの上昇，Q波などの心筋梗塞に類似した所見を示すことがある．この場合，酵素学的異常もなく，剖検でも心筋の梗塞所見は認められない．心電図異常の出現は脳梗塞よりも，脳出血，くも膜下出血で高頻度である．

血圧は脳卒中発症時に高くなることが多い．血圧が低下したときは，むしろ心不全などの頭蓋外の疾患が疑われる場合もある．くも膜下出血，脳出血では血圧上昇が認められ，収縮期血圧200 mmHg以上となることもある．血圧上昇は一過性で，その後10〜20 mmHg程度の降圧がみられる．脳圧亢進，脳虚血に対する生理学的反応，一過性高カテコールアミン血症が関連しているとされる．脳卒中では脳循環の自動調節機構が破綻しているため，血圧変動が直接脳血流に影響を及ぼす．血圧が上昇していると脳血流が増加し，脳圧亢進を助長する．血圧を下げると脳血流量が減少し，虚血を促進する．このため脳梗塞で血圧を下降させることには議論がある．それに対し，脳出血，くも膜下出血で血圧を下降させることは有用とされている．

表14　主要な心電図変化

| |
|---|
| QT間隔延長を伴う冠性T波 |
| ST低下を伴うQ波 |
| 洞性徐脈，停止；結節性律動 |
| A-Vブロックあるいは解離 |
| 心室性期外収縮；心室性粗動-細動 |

### (ii) 呼吸器系

脳卒中患者にみられる呼吸パターンの障害は，病変部位によってさまざまの形がある．昏睡期にみられるこれらの呼吸パターンは，脳幹部病変の進行を反映する(図27).

### v) 感染症

脳卒中急性期の感染症としては，肺炎と尿路感染症がある．食物や唾液の誤嚥，逆流性食道炎などが肺炎の原因となる．食物残渣の混じった喀痰や黄色～白色粘稠な喀痰の増加，発熱，チアノーゼ，酸素飽和度の低下などが手がかりとなる．重症な脳卒中や高齢者では，このために意識レベルが低下したり，神経症候が悪化する．

尿路感染症は，膀胱留置カテーテルを使用した場合に頻度が増加する．尿の混濁，発熱で気づかれる．尿量を確保すること，膀胱洗浄，カテーテルの無菌的操作などにより予防する．

いずれも発生した場合には，早期に抗生物質による治療を行う．肺炎では，ネブライザー，水分補給，体位交換による喀痰のドレナージ，酸素投与，抗生物質投与などを行うが，気管切開や人工呼吸器の使用を余儀なくされる場合もある．

### vi) 耐糖能

糖尿病は脳梗塞の危険因子である．さらに，高血圧，高コレステロール血症が合併する場合は脳梗塞の発生頻度が高くなる．

脳卒中直後に耐糖能の異常が発見されることがある．とくに脳出血やくも膜下出血でしばしば認められる．発症後の経過で改善することが多く，脳卒中時のストレスが原因となっていると推定されている．

### vii) けいれん発作

脳卒中に伴って全身けいれん発作あるいは焦点発作が出現する．高齢者のけいれん発作のなかで脳腫瘍とともに最も多い原因のひとつである．脳卒中全体での頻度は10～15％で，脳梗塞のほうが脳出血よりも頻度は高い．病変部位との関係では大脳皮質病変，なかでも広範な病変を持つものに多い．脳梗塞後のけいれん発作の検討では，けいれん発作の約半分が発症後2週間以内にみられる(早期けいれん発作：early seizure)．2週間以内に出現するけいれん発作は，抗てんかん薬に反応しにくいが，その後のけいれん発作は反復しない傾向にある．2週間以後に出現する晩期けいれん発作(late seizure)は反復するが，抗てんかん薬は効果的である．脳卒中に対して予防的に抗てんかん薬を投与すべきかどうかは，議論がある．

## （2）回　復　期（急性期直後から急性期以降）
### i）耐糖能の異常

耐糖能異常の有無は脳卒中の発症に関してだけでなく，リハビリテーション医療のうえでも重要な問題である．糖尿病患者では中・小の梗塞巣が多発する傾向にあり，さまざまな神経症候を示す．また糖尿病性ニューロパチーを合併する場合の機能的予後は非糖尿病患者より不良であることが多い．そのうえ，持久性がなく運動療法が制約されることもしばしばである．

糖尿病患者に運動療法を行うことは，一般的に糖代謝異常を是正するのに効果がある．運動時には膵インスリン分泌亢進を伴わずに筋肉内への糖のとり込みが増加し，運動のエネルギー源として利用される．これらの効果はある程度のインスリンの存在が必要で，高血糖・ケトアシドーシスを伴う未治療の重症糖尿病では，むしろ糖代謝異常が悪化する（図28，29）．

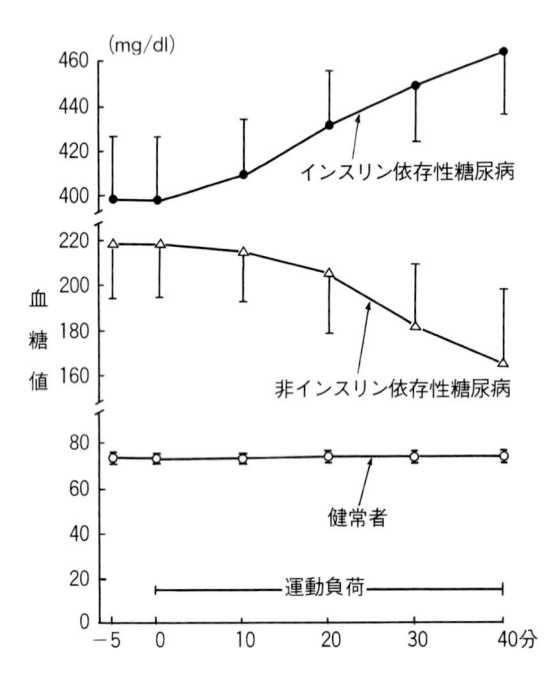

**図28　糖　尿　病**
糖尿病患者の運動効果．運動負荷前に高血糖・ケトーシスの状態の患者（インスリン依存性糖尿病）は運動によって血糖値が増悪する．中程度の血糖でケトーシスがない患者（非インスリン依存性糖尿病）では血糖値が改善する．
(Bove et al. 1983)

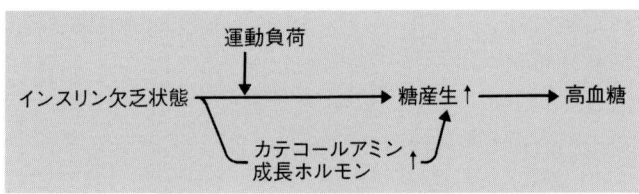

**図29　糖尿病　インスリン依存性糖尿病患者と運動負荷**
運動によって糖産生が増え，かつカテコールアミン，成長ホルモンも増える．未治療でインスリン欠乏状態では糖利用が不十分で高血糖となる．
(Bove et al. 1983)

糖尿病を合併する脳卒中患者に対する運動療法は，中程度の運動強度で行う．過度の運動はアドレナリン分泌を亢進させ，インスリン分泌を抑制する．その結果，肝臓からの糖放出は増加する．脈拍数が110/分程度の運動が適当とされる．重症糖尿病であれば，食事，インスリン療法である程度の治療を行ってから運動療法を実施する．重度の網膜症や腎症が存在するときには軽度の負荷とする．

### ii) 循環器系の異常

#### 循環器系の既往症

高血圧症は脳卒中の発症と関連がある．脳卒中患者には高血圧症の既往のあることが多い．老年者の高血圧症では一般に心拍出量は減少し，総末梢血管抵抗が増大する．運動時には1回拍出量の増加は少なく，心拍出量の増加が正常血圧の者よりも目立つ．高血圧症患者の場合，同じ運動負荷でも心臓に対する負担が大きい．

脳卒中患者には，その他，種々の心疾患が合併する．心房細動，亜急性心内膜炎，僧帽弁狭窄症，心筋梗塞などで生ずる血栓は脳塞栓の原因になる．

これらの心疾患がある患者では生命予後が不良な場合が多い．リハビリテーション医療の際に適切な運動負荷量を決定することが重要である．

### iii) 合併症—骨・関節疾患

脳卒中患者に骨・関節疾患を伴うことがある．たとえば変形性骨関節症，腰痛，麻痺側の肩関節亜脱臼などである．

#### (i) 変形性骨関節症

変形性骨関節症は関節に生じた退行変性過程で，通常中年以降の成人にみられる．強い荷重を受ける下肢関節(膝，股関節)に出現することが多い．以前に起こった関節の外傷や疾病が原因となることもある．症候は関節の疼痛，関節可動域の制限，屈曲位変形，関節の運動時雑音，関節の伸展筋の筋力低下などである．滑膜が反応を起こすと関節水腫を作る．関節の外観は次第に太く短くなり，骨縁の肥厚を触知することができる．診断はこれらの臨床症候や関節裂隙の消失，軟骨下組織の硬化，骨棘形成などのX線像からなされる．

脳卒中患者に骨関節症が合併すると，身体非活動のため関節拘縮，屈曲位変形，筋力低下などが起こり，骨関節症の症候が増悪しがちである．また麻痺により障害関節に異常な体重負荷がかかってしまう．身体非活動による関節拘縮，筋力低下の改善をはかり，非ステロイド性消炎鎮痛薬などで疼痛を軽減させながら脳卒中のリハビリテーション医療を進める．訓練による疼痛増強が1時間以上も続いたり，腫脹，熱感が増悪する場合は運動量を減らすことが必要となる．歩行による負荷を軽減するために杖歩行を指示することもある．

#### (ii) 腰　　痛

脳卒中患者には，腰椎の変形性脊椎症，脊椎分離，脊椎すべり症などを合併し，腰痛を訴える者がいる．この場合，腰椎の圧迫骨折，脊髄・脊椎腫瘍の可能性を除外したうえで，大部分は保存的療法を行う．

腰椎前彎を増強することを避けて，脳卒中による機能障害の運動療法を進める．疼痛が患者にとって変えられる範囲の運動量で訓練を行う．運動療法には腰椎の支持性増強を目的とした腹筋強化や背筋強化と筋肉・筋膜の拘縮を除去するためにストレッチングなども加える．

### (iii) 肩関節亜脱臼

片麻痺患者では麻痺側の肩関節亜脱臼が出現する．重力により肩峰と上腕骨骨頭の間に間隙が生じ，関節包，神経，血管が伸展され，疼痛の原因となる．肩関節亜脱臼に対する懸垂布の使用には問題がある．懸垂布は肩関節亜脱臼を予防・強制するのに役立つが，屈曲共同運動パターンの増強，身体図式障害の増悪，歩行パターン訓練の妨げなどを起こす．基本的には肩関節亜脱臼に対して積極的な訓練を行い，筋力増強や痙縮出現による改善を図る．肩関節の強い疼痛があれば，懸垂布を使用する．

### (iv) 陳旧性骨折

骨折後に関節可動域の制限，身体非活動による筋力低下などが出現する．片麻痺患者にこれらの機能障害が合併していると，片麻痺だけの場合よりも機能改善はよくない．骨折のための機能障害に留意して，機能予後を予測しなければならない．

### (v) 続発性合併症

続発性合併症はリハビリテーション医療の重大な阻害因子である．医原的に生ずることも多いので極力出現しないように注意を要する．

廃用症候群として最も問題となるのは，関節拘縮と廃用性筋萎縮である．関節拘縮は筋緊張の異常により増強し，特徴的な形をとる．肩後方突出，肘関節屈曲位，手指関節屈曲位，股関節屈曲・外転・外旋位，膝関節屈曲位，内反尖足位の拘縮を起こしやすい．廃用性筋萎縮は患側肢だけでなく，健側肢にも出現する．高齢者では，とくに廃用性筋萎縮が予後に大きく関わる．

長期臥床は肺炎の併発，褥瘡，起立性低血圧，骨粗鬆症などを引き起こす．褥瘡は痙縮の増強，感染，栄養障害の原因となる．起立性低血圧は血管運動反応が長期臥床により消失したために生ずる．自覚的には立ちくらみを訴える．骨粗鬆症は不動の状態で骨に刺激がないときに出現する．麻痺側に著明である．

誤用症候群との関連としては，異所性骨化や肩手症候群があげられる．異所性骨化は関節周囲に起こり，疼痛の原因となる．発現機序は不明であるが，激しい関節運動の際の外傷機転によるとされる．肩手症候群は脳卒中発症から2～4か月後に起こりやすく，肩関節の疼痛と可動域（とくに外転・屈曲・外旋）制限に始まり，同側手指や手背の腫脹と他動運動痛がある．進行すると

骨萎縮を示す．神経系の障害に伴う自律神経系の異常が原因とされるが，初期の不適切な操作が誘引となり，増悪させることがある．

## 2）神経学的所見

臨床神経学の診断学では，運動・感覚を構成する神経や筋のレベルでの異常を健常者との比較によって捕らえ，障害部位や原因の診断に用いている．臨床神経学では Jackson 以来，神経徴候を陽性徴候(positive sign)と陰性徴候(negative sign)に分けて考える．

前者は正常では観察されない現象の出現，後者は正常で観察される現象の消失である．陰性徴候は病変部位の機能障害によって生じたと仮定される．一方，陽性徴候は上位中枢が損傷を受けた場合，損傷をまぬがれた部位（下位中枢）の活動が上位中枢の抑制から開放されて強くなったものであり，解放現象と呼ばれる．

運動や姿勢を構成する要素を正常と異常に分けると，健常者は正常要素だけで成り立ち，病的状態は正常要素と異常要素の組合せから3通りになる（表15）．ある程度正常な要素を持ちながら，実際の姿勢や動作では余剰な異常要素が加わってくる例が多い．多くの中枢神経疾患患者がこれに属するが，その他にも姿勢・運動が

表15　陽性徴候・陰性徴候

| 系 | 要素 | 正常 | 異常 |
|---|---|---|---|
| 正　常 |  | ＋ | － |
| 異　常 |  | ＋ | ＋ |
|  |  | － | ＋ |
|  |  | － | － |

（中村　1983）

ほとんど異常要素から構成されるもの，また理論的には正常，異常のどちらの要素もみられない例も考えられる．

脳卒中では，陰性徴候は運動麻痺によって代表される．腱反射の亢進，異常姿勢（ウェルニッケ・マン肢位）は陽性徴候である．運動は錐体路以外に複数の経路によって制御されるが，陰性徴候である麻痺はいわゆる錐体路である皮質脊髄路の機能障害によるとされている．一方，陽性徴候は皮質脊髄路の機能障害に加えて，障害された錐体路とそれ以外の経路の働きの不均衡によると考えられる．

### (1) 意 識 障 害

意識は，大脳全体の機能が正常に働くこと，脳幹網様体から大脳全体に投射される賦活系の働きによって維持されている．いずれの機能障害も意識障害をもたらす．

#### i) 意識障害の分類

意識障害は，意識の清明度における障害の程度と意識の内容が正常から変化する変容に分けられる（図30）．それぞれがさらに細かく区別されている．意識清明度の低下と意識内容の変容を同時に伴っていることが多い．たとえば，脳出血で軽い意識清明度の低下がある場合に膀胱留置カテーテルの痛み刺激が加わり，患者は興奮状態になる場合がこれにあたる．

## II. 脳卒中の臨床医学

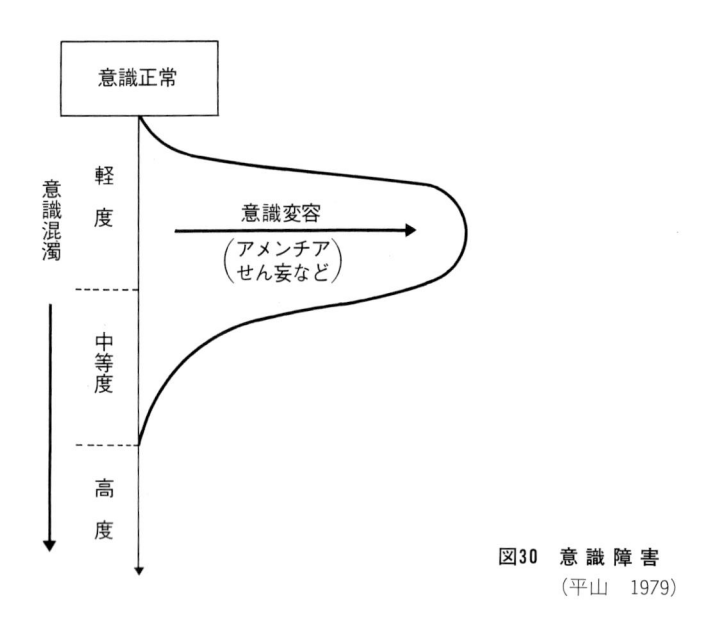

図30 意識障害
(平山 1979)

(i) **意識清明度の程度(順に清明度の低下が強くなる)**
- 意識不鮮明(confusion)：最も軽い意識混濁
- 昏蒙(benumbness)：軽い意識混濁で，注意力低下，無関心，自発性低下
- 傾眠(somnolence)：放置すると意識が低下する病的な状態
- 過眠(hypersomnia)：抑止しがたい病的なねむけ
- 嗜眠(lethargy)：強い刺激では覚醒し，完全に適切とはいえないが動作が可能
- 昏迷(stupor)：強い刺激に短時間だけ覚醒し，運動がみられる
- 半昏睡(semicoma)：外界からの強い刺激に対する運動は残っている
- 昏睡(coma)：外界からの強い刺激にも反応がみられない

(ii) **意識変容に関わる状態(これらは変容の大きさに対応していない)**
- せん妄(delirium)：軽い意識障害のうえに精神運動興奮，幻覚，妄想が加わった状態
- 急性錯乱状態(acute confusional state)：急性に生じたもので，せん妄に近い状態
- もうろう状態(twilight state)：意識混濁と意識の狭窄がある状態
- 夢幻状態(dreamy state)：夢遊状態に近い

(iii) **臨床的に用いられる分類**

Japan Coma Scale と Glasgow Coma Scale がよく用いられる(表16 a, b)．

## 表16a　Japan Coma Scale (JCS)

Ⅲ．刺激をしても覚醒しない状態(3桁で表現)
　　(deep coma, coma, semicoma)
　　　3．痛み刺激に反応しない(300)
　　　2．痛み刺激に少し手足を動かしたり，顔をしかめる(200)
　　　1．痛み刺激に対し，払いのけるような動作をする(100)
Ⅱ．刺激すると覚醒する状態(刺激を止めると眠り込む，2桁で表現)
　　(stupor, lethargy, hypersomnia, somnolence, drowsiness)
　　　3．呼びかけを繰り返すと辛うじて開眼する(30)
　　　2．簡単な命令に応ずる．たとえば右手を握れ，離せ)をするし言葉も出るが間違いが多い(20)
　　　1．合目的な運動(たとえば，右手を握れ，離せ)をするし言葉も出るが間違いが多い(10)
Ⅰ．刺激しないでも覚醒している状態(1桁で表現)
　　(delirium, confusion, senselessness)
　　　3．自分の名前，生年月日が言えない(3)
　　　2．見当識障害がある(2)
　　　1．意識清明とは言えない(1)
　注　　R：不穏(Restlessness)
　　　　Inc：尿便失禁(Incotinence)
　　　　A：無言性無動症(Akinetic mutism, Apallic state)
　例：100-Inc；20-Rinc：IA(または単にA)

(太田・他　1974，一部改変)

## 表16b　Glasgow Coma Scale (GCS)

| 刺　激 | 応　答 | スコア |
| --- | --- | --- |
| 開眼(eye openig：E) | | |
| 　自発的(spontaneous) | 自分から開眼している | 4 |
| 　言葉(command) | 大声で呼びかけると開眼する | 3 |
| 　痛み(pain) | つねると開眼する | 2 |
| 　痛み(pain) | 開眼しない | 1 |
| 最良運動応答(best motor response：M) | | |
| 　命令(command) | 簡単な命令に従う | 6 |
| 　痛み(pain) | つねると検者の手を振り払う | 5 |
| 　痛み(pain) | つねると身体を反らせる | 4 |
| 　痛み(pain) | つねると身体を不適切に曲げる(除皮質姿勢) | 3 |
| 　痛み(pain) | つねると伸展位で身体を固くする(除脳姿勢) | 2 |
| 　痛み(pain) | つねっても運動反応はない | 1 |
| 最良言語応答(best verbal response：V)，会話(talking) | | |
| 　言葉(command) | 正しく会話する：どこ，だれ，日付 | 5 |
| 　言葉(command) | 混乱した，あるいは見当識を失ったようにみえる | 4 |
| 　言葉(command) | わけのわからない(支離滅裂な)ことを話す | 3 |
| 　言葉(command) | 理解できない音声を出す | 2 |
| 　言葉(command) | まったく音を出さない | 1 |

(Teasdale et al. 1974)

## II. 脳卒中の臨床医学

### （2）運動麻痺

運動麻痺は大脳運動野から筋線維に至るひとつないし複数の経路の障害により筋収縮が行えなくなった状態である．麻痺の程度によって完全麻痺（paralysis）あるいは不全麻痺（paresis）と呼ばれる．前者はまったく随意運動ができない状態であり，後者は多少とも随意運動が可能な状態である．

障害のレベルに応じて種々の特徴がみられる．麻痺の分布によって，単麻痺（一肢に限局），片麻痺（片側の上下肢，しばしば顔面を含む），対麻痺（両下肢の麻痺），四肢麻痺などの分類がある[注1]．

### i）脳卒中による運動麻痺の特徴

脳血管障害では大脳皮質，皮質下白質，内包，脳幹部，脊髄などに生じた病変により皮質脊髄路が障害され，通常病変と反対側に運動麻痺が観察される．この経路は一次運動ニューロン，上位運動ニューロンとも呼ばれる．皮質脊髄路病変による種々の徴候は臨床的に錐体路徴候[注2]と呼ばれる．しかし，実際には隣接する種々の経路の障害による影響を受け，純粋な延髄錐体路病変による徴候よりは多彩である．延髄錐体路病変では，麻痺が当初みられるが，比較的回復が良好で，バビンスキー徴候と手指の巧緻運動障害を残す．一方，通常の片麻痺では腱反射の亢進や痙縮を伴う．

皮質脊髄路障害では病変部位によって多少，運動麻痺の分布は異なるが，共通の特徴も有する．個々の筋が麻痺するのでなく，ある筋群の麻痺を特徴とする．病変と反対側の四肢遠位筋，顔面の下半分と舌の麻痺が特徴である．また，生理的に両側支配である眼球，下顎，咽頭，喉頭，頸部，体幹の筋群では1回の脳卒中発作では麻痺が目立たないことがある（図31）．

軽度の片麻痺，麻痺が回復している場合など，明らかな麻痺の徴候がみられないこともある．しかし，ごく軽度の片麻痺の有無を診断することは重要なことである．

座位で上肢を前方水平挙上，手掌を天井に向けた姿勢を保持させる．麻痺のある場合は，上肢は内旋して落下する（図32A）．下肢では患者を腹臥位とし両膝で下腿を90°に曲げさせ，その位置で姿勢を保持させる．麻痺がある場合には，膝の伸展が起こる（バレー徴候）（図32B）．

手指の伸展や握力は十分であっても，指折り試験をさせると，手指の分離運動が不十分である．手を握って第5指から1本ずつ伸展させる動作で確認される．手掌を強く広げる際に，麻痺側では手掌が軽度陥凹する現象がみられる（凹み手徴候）．

---

注1) その他に四肢の麻痺であるが，上肢体幹は軽度で，下肢の障害が重度である場合に両麻痺，片麻痺が両側にある両側片麻痺などの名称がある．
注2) 錐体路徴候には運動麻痺，巧緻運動障害，腱反射亢進，痙縮，バビンスキー徴候陽性などがある．

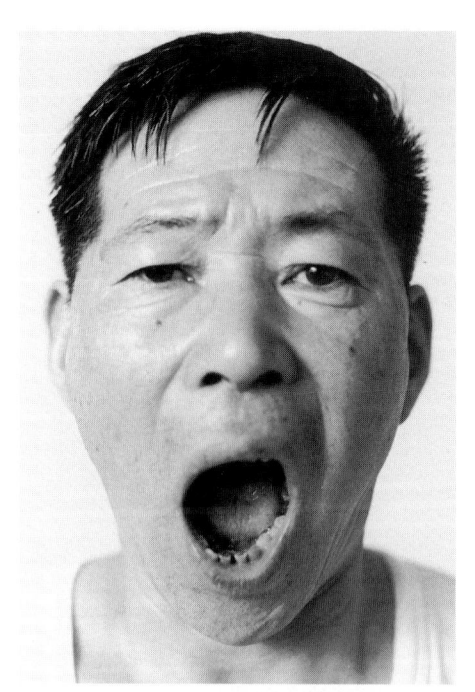

**図31　中枢性顔面神経麻痺**
麻痺側(右)の口角の開きが悪く，鼻唇溝は患側で浅い．

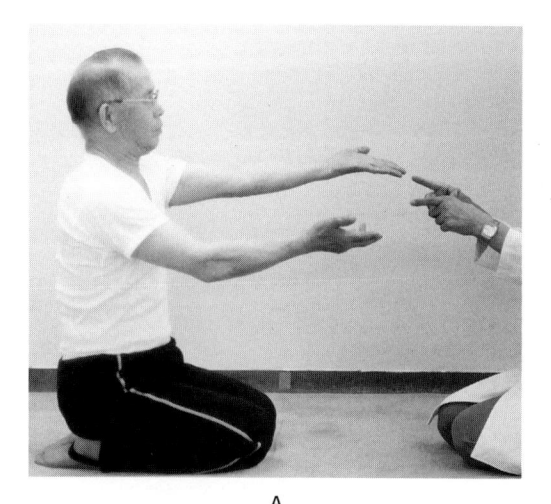

**図32　バレー徴候**
A．手掌を上に向けて上肢を挙上させると，患側上肢の下降と内旋が起こる．
B．腹臥位として両膝関節90°を保持させる．患側の膝は伸展する．

## ii) 運動麻痺の回復パターン

　運動麻痺が出現した直後は筋緊張が低下しており，弛緩性麻痺と呼ばれる．麻痺後の時間経過(発症後4週から7週)につれて筋緊張が亢進し，痙性麻痺に移行する．痙縮の程度に応じて特徴的な運動パターンを示す．この経過はブルンストロームの運動回復段階(P202，表52)で表される．上肢は屈筋群，下肢は伸筋群に痙縮が強く出現し，片麻痺に典型的なウェルニッケ・マン肢位をとることもある(図33)．

## II. 脳卒中の臨床医学

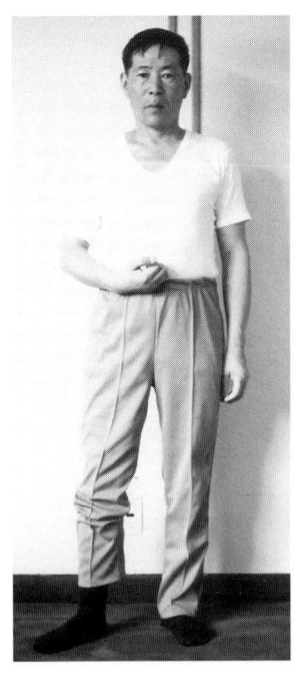

**図33 ウェルニッケ・マン肢位**
患側上肢は肩内転内旋位をとる．下肢は伸展外旋位をとる．

### (3) 筋緊張と反射
#### i) 筋 緊 張

　安静時に，関節を他動的に屈曲・伸展するとき，わずかな抵抗を感ずることができる．筋固有の粘弾性と，筋伸張反射を介する神経の興奮を反映する張力を合わせたものと考えられる．
　筋トーヌスには被動性と伸展性が区別される（図34, 35）．その異常には，

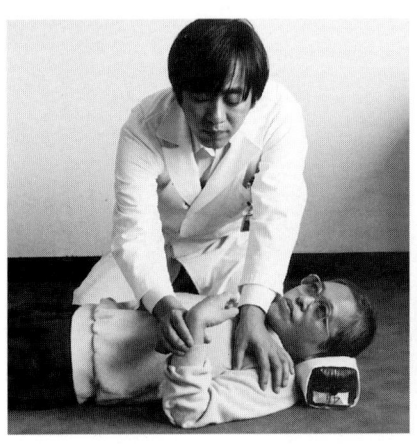

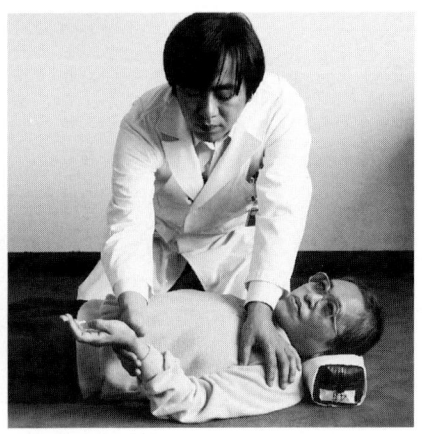

**図34　筋　緊　張（被動性亢進）**
肘関節の伸展（左図から右図へ），屈曲（右図から左図へ）を急速に繰り返して，手関節の被動性を検査する．

2．脳卒中の症候学

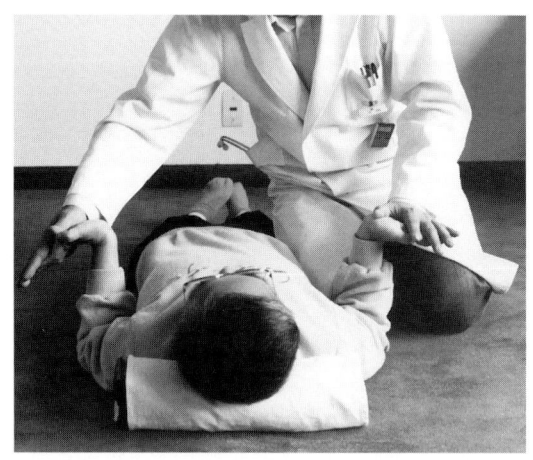

**図35 筋　緊　張（伸展性亢進）**
右手に比して左手の過伸展性がある（左片麻痺患者）．

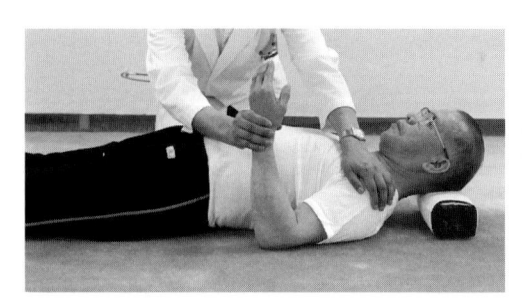

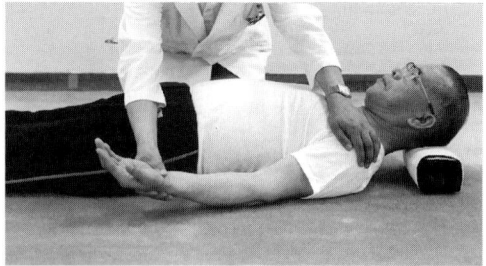

**図36A 痙　縮1**
上肢では肘の屈伸を行い検査する．肘伸展（左図から右図へ）の際に抵抗を感じることが多い（屈筋群の痙縮）．

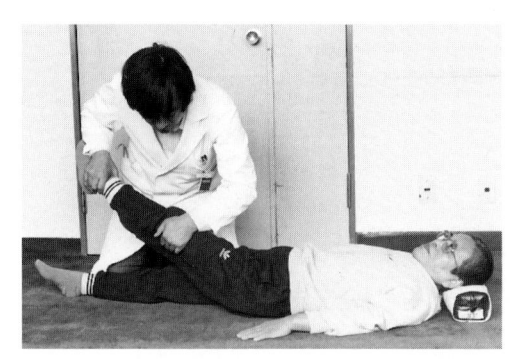

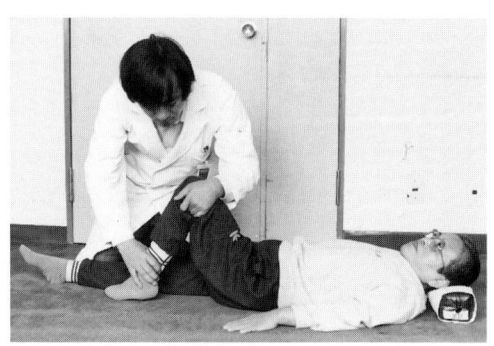

**図36B 痙　縮2**
下肢では膝の屈伸で検査する．膝屈曲（左図から右図へ）の際に抵抗を感じることが多い（大腿四頭筋の痙縮）．

筋緊張の亢進と低下とがある．筋緊張亢進には，さらに筋固縮と痙縮がある．筋緊張の低下した現象を筋緊張低下という．いずれの状態も，結果として，運動の基本である筋の物理的性質が影響を受けることにより，運動の正確さ（巧緻性）が損なわれることになる．

　脳卒中では痙縮が特徴である．関節の他動運動によって筋を急速に伸展した場合，ある程度まで筋が伸展されたとき，抵抗は最大に感じられ，その後は急速に低下する．固縮のような他動運動の間，持続する抵抗ではない．痙縮が著しい場合，最初から抵抗が強く，筋を伸展させることが困難である．痙縮は上肢では屈筋群，下肢では伸筋群に強い（図36A，B）．

### ii）連合反応

　連合反応（associated reactions）とは，片麻痺患者が健側肢の随意収縮を行ったときに，患側肢の筋トーヌスが亢進して，ゆっくりとした動きが起こり，姿勢が変化する現象である（Walshe　1923）[注3]．

　脳卒中患者の連合運動には屈筋共同運動と伸筋共同運動があり，ブルンストロームによって記載されている（表17）．

### iii）反　　射

　反射は意思に無関係に起こる，刺激に対する応答である．腱反射（深部反射あるいは伸張反射），皮膚反射（表在反射），病的反射がある．

表17　四肢の共同運動パターン

| 下肢共同運動 | 上肢共同運動 |
| --- | --- |
| 屈筋共同運動（flexor synergy）<br>　1．足指は背屈する<br>　2．足関節は背屈・内反する<br>　3．膝は約90°まで屈曲する<br>　4．股は屈曲する<br>　5．股は外転・外旋する | 屈筋共同運動（flexor synergy）<br>　1．肘は屈曲して鋭角になる<br>　2．前腕は完全に回外する<br>　3．肩は90°まで外転する<br>　4．肩は外旋する<br>　5．上肢帯は後方・上方にいく |
| 伸筋共同運動（extensor synergy）<br>　1．足指は底屈する（母指背屈することもある）<br>　2．足関節は底屈・内反する<br>　3．膝は伸展する<br>　4．股は伸展する<br>　5．股は内転・内旋する | 伸筋共同運動（extensor synergy）<br>　1．肘は完全に伸展する<br>　2．前腕は完全に回内する<br>　3．腕は内転し体幹の前方にいく<br>　4．肩は内旋する<br>　5．上肢帯はやや前方にいく<br>手関節・手指の屈曲は一般的に屈筋共同運動に，手関節伸展・手指屈曲は伸筋共同運動にみられる |

注3）連合運動（associated movements）は広い意味で用いられている．たとえば，一側上肢で操作を行うときには同肢の近位筋収縮による関節固定や体幹の活動による重心を代償的に反対側に移動する姿勢の変化がみられる．ある随意運動に対してそれを支える身体部位の姿勢（構え）の変化が起こって動きとなる場合にこれを連合運動と呼ぶ．共同運動（synkinesis）とも呼ばれる．連合運動には，歩行時の両上肢の振りも含まれ，正常でみられるものを生理的連合運動，疾病だけでみられる種々の連合運動を病的連合運動と呼ぶ．連合反応は病的連合運動の一種である．

### (i) 腱反射

　腱反射の代表的なものは臨床でよく使用される膝蓋腱反射である．膝蓋腱をハンマーで叩打すると大腿四頭筋が収縮し，膝が伸展する．この反射は，大腿四頭筋の筋紡錘が受容器として働き，求心性神経を通ってインパルスが脊髄に到達し，脊髄の前角 $\alpha$ 運動ニューロンを興奮させ，その軸索をインパルスが下降し，効果器としての大腿四頭筋が収縮する．

　末梢からの入力神経信号を識別し，出力神経信号を形成する反射には，
　①反射の経路(反射弓)が存在する，
　②応答は意思を必要とせず，
　③応答パターンは単純で定型的である，
　④刺激も単純であり，
　⑤十分な刺激強度があれば必ず応答が得られる，
などの特徴がある．反射弓には，末梢からの入力信号を識別して出力信号を形成する反射中枢が存在する(図37)．脊髄，脳幹にはさまざまの反射が組み込まれている．脊髄，脳幹部に反射中枢がある反射は総称して，それぞれ脊髄反射，脳幹反射と呼ばれる．

　反射の状態には，①反射消失，②反射低下，③反射正常，④反射亢進，の4段階がある．

　反射異常は反射消失・低下と反射亢進で，簡単には顔面筋反射や腕橈骨筋反射，上腕二頭筋，上腕三頭筋，膝蓋腱反射，アキレス腱反射(5大反射)を検査する(図38)．

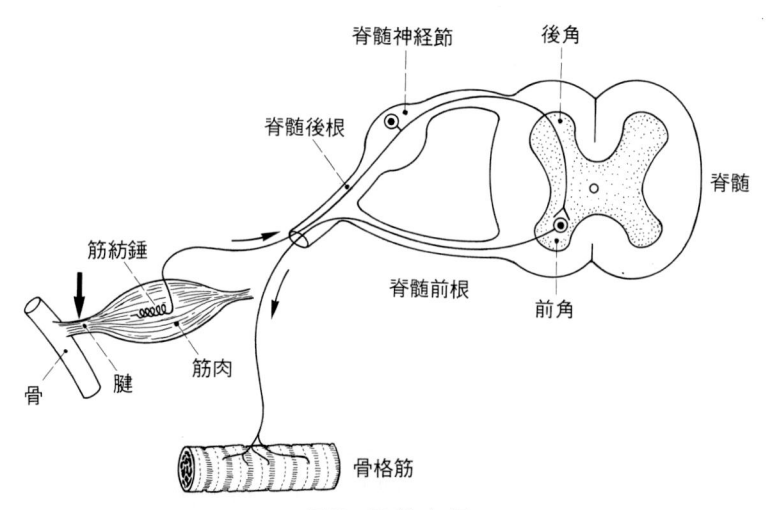

**図37　反射中枢**
矢印の腱部分を叩打する．伸張された筋紡錘から，求心性にインパルスが上行し，脊髄前角に達して前角細胞を興奮させ，骨格筋がそれによって収縮する．

## II. 脳卒中の臨床医学

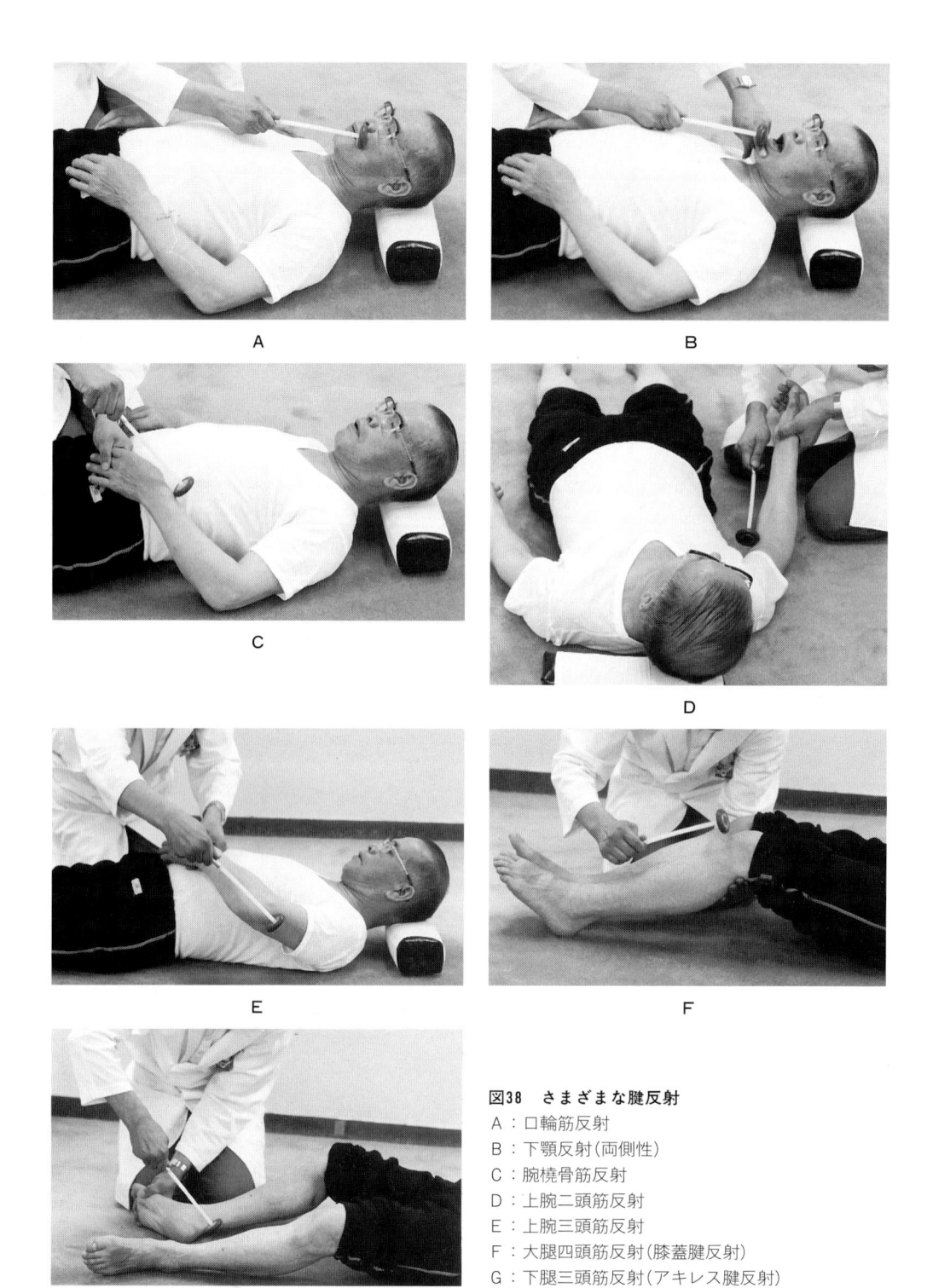

図38 さまざまな腱反射
A：口輪筋反射
B：下顎反射（両側性）
C：腕橈骨筋反射
D：上腕二頭筋反射
E：上腕三頭筋反射
F：大腿四頭筋反射（膝蓋腱反射）
G：下腿三頭筋反射（アキレス腱反射）

a．反射消失と低下―弛緩性麻痺から痙性麻痺への移行，末梢神経障害の合併

　反射消失あるいは低下は筋，末梢神経，脊髄の病変で出現する．内包病変の急性期など，上位中枢の障害によって反射消失が起こることもある．この状態は筋緊張が弛緩性から痙性に推移していくのに先行して，反射消失から反射亢進へと移行する．弛緩性麻痺でも腱反射は亢進している時期がある．

b．反射亢進―記載方法，観察方法

　脊髄の反射中枢より上位で錐体路に障害があるとき，反射亢進が起こる．1回の腱または骨の叩打によって誘発される筋収縮が速く，かつ律動的である場合には明らかな反射亢進があると判断する．

　反射亢進は筋収縮によって起こる肢の動きだけで判断すると誤る．筋萎縮がある場合には，筋収縮だけで運動が起こらないこともある．そのため，筋収縮の様態を観察する必要がある．

　反射の左右差から反射亢進を判定する方法もある．典型例は痙性片麻痺でみられる反射の左右差である．軽微な片麻痺で，他の神経徴候がはっきりしないような場合に，反射の左右差によって診断が可能になる．

　腱反射の亢進が非常に強い場合には，間代（クローヌス）が出現する．しばしばみられるのは足間代（足クローヌス）である（図39）．検者が背臥位の患者の足関節を急速に背屈させ，そのままの位置に支えると下腿三頭筋に律動的収縮が起こり，足の屈伸運動が持続する．足の背屈を中止すると止まる．膝蓋骨を下腿の方向へ強く押し下げると，大腿四頭筋に同様の収縮が起こる（膝間代）．また手関節を強く背屈させても同様の現象が起こることがある（手間代）．

　腱反射亢進が高度の場合，患者の動作中に間代が起こることもある．患者は「足がふるえる」と訴えるが，振戦とは異なるので鑑別を必要とする．

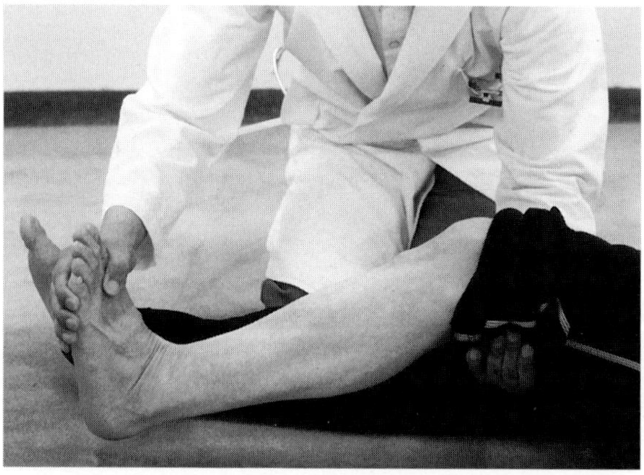

図39　足　間　代

### (ii) 皮膚反射

皮膚反射は体表の刺激によって筋収縮が起こる反射である．腱反射は脊髄反射路を経由する単シナプス反射であるが，皮膚反射は上位中枢も関与する多シナプス反射である．

皮膚や粘膜の刺激によるインパルスは末梢神経を通り，脊髄後根を介して脊髄に入り，上位中枢を経由して脊髄前角，脊髄神経前根，末梢神経を経て筋に至る．皮膚反射の消失は，これらの反射路のいずれかの部分の障害によっても起こる．脳卒中では皮膚反射は消失する．

診察のうえで重要な皮膚反射は，①角膜反射，②軟口蓋反射，③腹壁反射（腹皮反射），④足底皮膚反射，⑤肛門反射，である．

#### a．角膜反射

反　射　路：(求心路)三叉神経
　　　　　　(遠心路)顔面神経

方　　　法：患者に側方をみるように指示して，反対側からガーゼの先端などで注意深く角膜に触れる．正常では瞬目が起こる(図40)．

臨床的意義：昏睡や脳幹に障害があるとき，両側性に消失する．片側の大脳半球の新鮮な障害時には対側で消失する．

#### b．軟口蓋反射

反　射　路：(求心路)三叉神経，舌咽神経
　　　　　　(遠心路)迷走神経

方　　　法：綿棒などで軟口蓋弓にそって軟口蓋粘膜を口蓋垂に近いところから外側へと擦過する(図41)．正常では刺激側の軟口蓋が挙上する．

臨床的意義：片側でこの反射が消失する場合は反射路に関連する脳神経の障害を疑う．両側の消失は両側の皮質延髄路障害で起こる．偽性球麻痺では，この反射が早期に消失する．

咽頭後壁をこすって咽頭筋の収縮をみる咽頭反射は，偽性球麻痺患者では保たれていることが多い．

#### c．腹壁皮膚反射(腹皮反射)

反　射　路：(求心路)第7〜12胸神経
　　　　　　(遠心路)第7〜12胸神経

方　　　法：片側腹部の皮膚を擦過すると同側腹筋の収縮が起こる(図42)．擦過する部位は左右の上・中・下腹部に分ける．安全ピンの針先などを用いて外側から正中部に向かって擦過する．

臨床的意義：腹壁反射は腹筋に相当する脊髄神経の障害でも，錐体路の障害でも低下または消失する．上腹部は第7-8胸髄，中腹部は第9-10胸髄，下腹部は第11-12胸髄の脊髄神経に相当する．

片麻痺患者では麻痺側の腹壁反射は消失する．

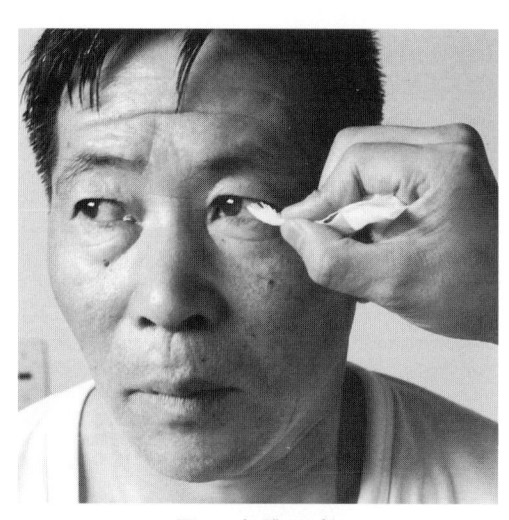

**図40 角膜反射**
綿，眼科用硝子棒などを用いる．視覚性の反射を予防する．

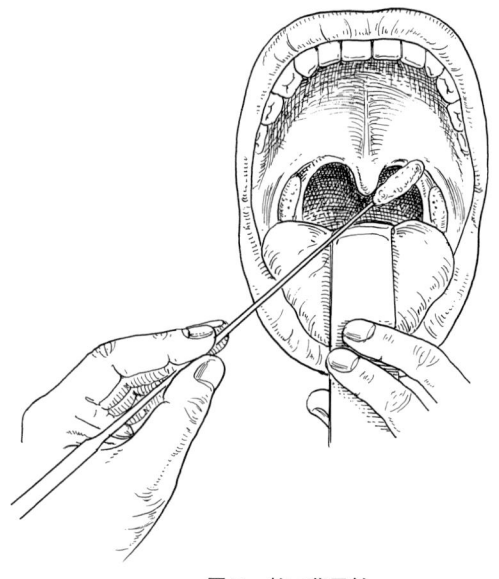

**図41 軟口蓋反射**
軟口蓋弓に沿って擦過する．

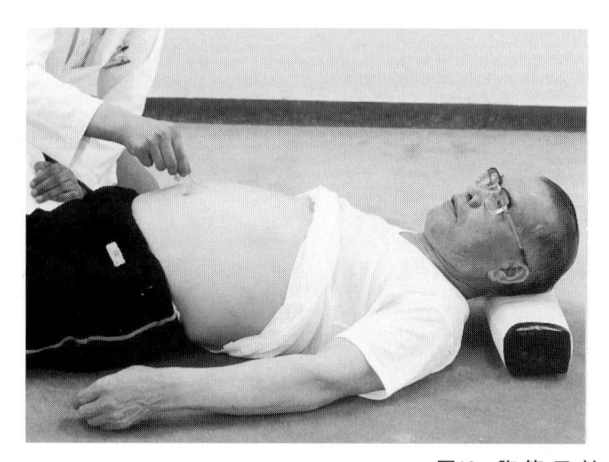

**図42 腹筋反射**

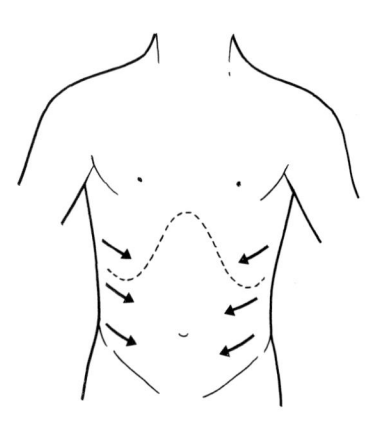

d．足底皮膚反射
　反　射　路：（求心路）脛骨神経
　　　　　　　（遠心路）脛骨神経
　方　　　法：安全ピンのような先のとがったもので足底外側を擦過する（図43）．
　臨床的意義：正常では足指の底屈が起こる．

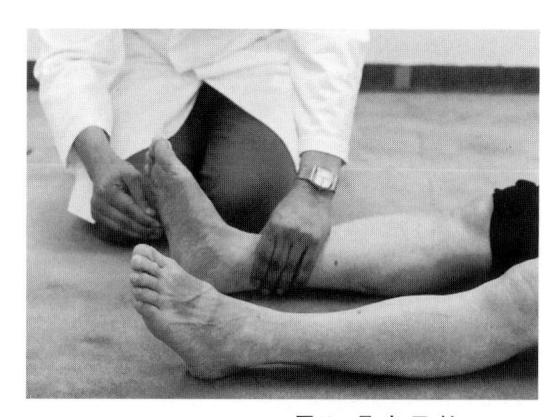

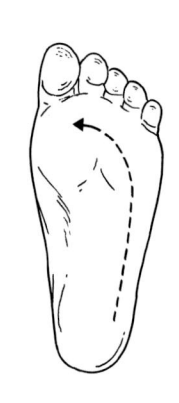

**図43 足底反射**
指全体が足底に向かって屈曲するのが普通の反応.

### e. 肛門反射

反　射　路：（求心路）陰部神経
　　　　　　（遠心路）陰部神経

方　　　法：安全ピンの先で肛門周囲の皮膚をこすったり，指を肛門に挿入すると，肛門括約筋が収縮する．

臨床的意義：肛門括約筋は両側性の神経支配を受けているので，片側の錐体路病変では反射の障害はみられない．両側性の錐体路障害によって低下，消失する．

### (iii) 病的反射

どのような反射を病的反射というかは立場によって異なる．正常では出ない反応はすべて病的反射であるが，ここでは診断上重要なものをあげる．

#### a. バビンスキー徴候（バビンスキー反射）

足底皮膚反射でみられる異常な反応をバビンスキー徴候という[注4]．

錐体路障害のある患者では，足底の刺激により足指(特に母指)の伸展(背屈)が起こる(図44)．足指の開排(外転)を伴うこともある．

#### b. ホフマン徴候

ホフマン徴候は指屈曲反射の病的亢進状態をいう．

患者の中指の末梢関節部を検者の中指と示指ではさみ，検者の母指で患者の中指の背側をはじくようにする．はじいたときに他指の屈曲の様態を観察

---

注4) バビンスキー徴候にみられる足指の現象が他部位を刺激してもみられることがある．これらもバビンスキー徴候と同じ臨床的意義をもつ．
①チャドック反射：腓骨果下部を果に沿って擦過する．
②オッペンハイム反射：脛骨前内側面上の皮膚を上から下へこする．
③シェファー反射：アキレス腱を強くつまむ．
④ゴードン反射：腓腹筋の下部でアキレス腱に移行する部分を強く握る．

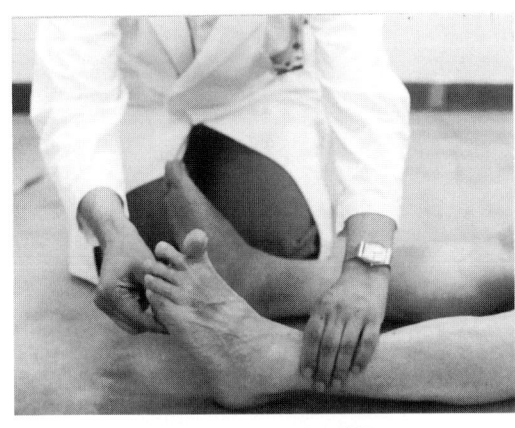

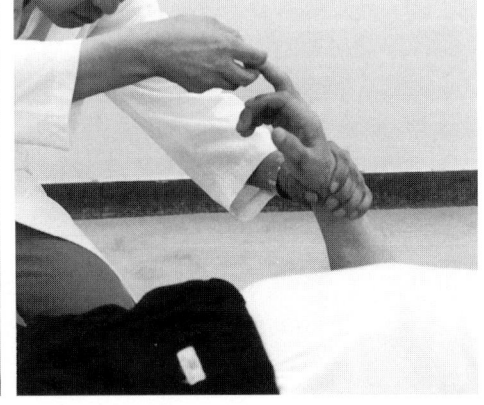

図44　バビンスキー徴候　　　　　　　　図45　ホフマン反射

する(図45).母指を含めて,他指の屈曲が起これば陽性である.
　　この徴候が誘発されれば,錐体路障害を疑う.

### (4) 協調運動障害

　　正確で無駄がなく遂行される運動は協調運動と呼ばれる.ある運動にさまざまな筋が関与するが,その作用によって主動筋,拮抗筋,共同筋,固定筋などと呼ばれる.協調運動は,これらの筋群が適切に選択され,一定の順序で,十分な程度に収縮することによって保証される.いずれの障害も運動の円滑さを損ない,協調運動障害を生ずる.

　　運動の協調性は種々の運動障害によって低下する.運動麻痺,痙縮,不随意運動があれば,運動が不正確になったり,運動の軌跡が乱れる.臨床神経学では,協調運動障害は狭義には運動失調を意味し,運動麻痺,痙縮,不随意運動などによらずに運動の円滑さを欠く場合をいう.

### i) 協調運動障害の特徴

　　協調運動障害があると,運動の際に目標をゆきすぎたり(測定過度,測定異常),目標の近くで動揺して直線的に進まなくなる(動揺,運動時振戦).2関節以上を用いる運動は円滑に行われず,筋収縮のタイミングの異常がみられる.その結果,指先や踵の軌跡は直線にならず,三角形の2辺を通るような異常を示す(運動の分解).運動のパターンの切り換えも障害され,種々の交互反復運動が拙劣となる(交互反復運動障害).

　　これらの協調運動障害は前頭葉,頭頂葉や小脳系,感覚系(とくに深部感覚),前庭・迷路系の障害で出現する.脳卒中では脳幹部,小脳,視床の出血や梗塞病変などで起こる.

　　深部感覚障害や前庭・迷路系障害による協調運動障害は視覚情報によって代償される.小脳系の障害による協調運動障害は開・閉眼の影響を受けないが,深部感覚障害や前庭・迷路障害の場合は閉眼で増悪する.前庭・迷路障

害でみられる運動障害は他の協調運動障害と多少異なり，主に偏奇として起こる．閉眼書字では，個々の字のくずれよりも文字列が斜めにずれていくことが目立つ．

ii）検 査 方 法

（i）検査上の注意点

①繰り返し検査を行うことによって異常が目立たなくなることがある．はじめの試行のわずかな異常も見逃してはいけない．患者が慣れたときは別の検査法を使う（指—鼻試験の変わりに指—耳試験を用いる）．

②すべての検査は開眼と閉眼で実施する．

③患者が検査課題を遂行できるかどうかをみるだけでなく，運動の過程や拙劣さの特徴を分析する．

（ii）検 査 手 段

a．指-鼻試験

患者に座位を取らせ，上肢を頭上に垂直挙上した位置から指先を鼻へもっていかせる（図46）．指先が鼻に近づくとふるえて（動揺），鼻からずれて頬にあたる（測定異常）．指先の軌跡は直線でなく三角形の2辺を描く（運動の分解）．

b．指-耳試験

上肢を垂直挙上位から指先を耳へもっていかせる．患者には指—鼻試験と同様の異常がみられる．

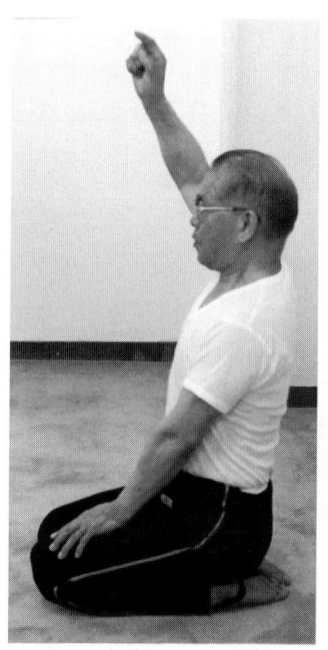

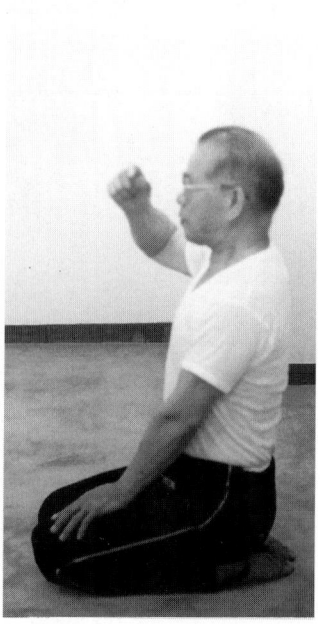

図46　指—鼻試験

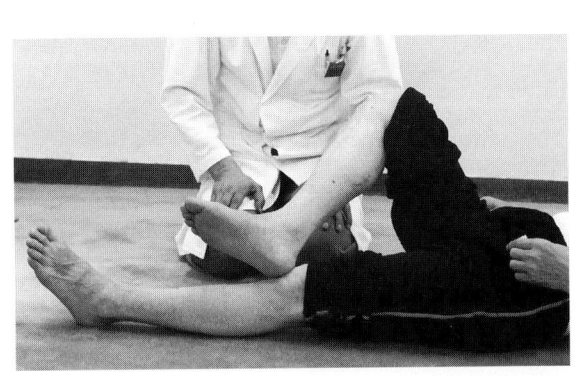

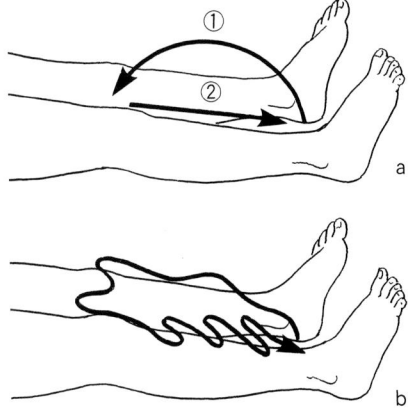

**図47 膝-踵試験**
片側の踵を他側の膝につける(①).ついで脛骨前面に沿って足関節まで動かす(②).
実線は踵部の軌跡を示す.
a:正常
b:測定異常(踵が膝より近位まで動く),振戦様の動揺がある.

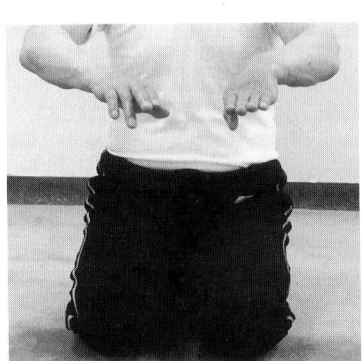

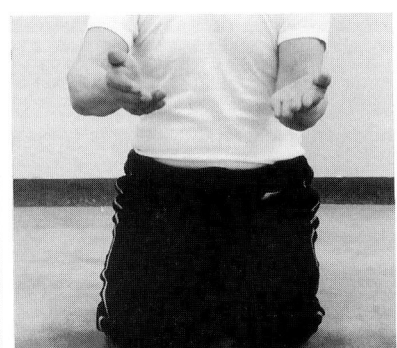

**図48 回内-回外反復運動検査**
回内(左)-回外(右)運動を繰り返させて検査する.

### c．踵-膝試験

仰臥位で片側の踵を他側の膝蓋骨に当て,下腿前面に沿って滑らせる(図47).踵は膝蓋骨からずれて(測定異常),下腿を滑らすときに揺れが起こる(動揺).

### d．回内-回外反復運動検査(反復拮抗運動)

前腕の回内-回外運動を交互にできるだけ早く行わせる(図48).患者では運動方向の転換の際に指が異常に屈曲・伸展したり,リズムが不規則となる.健常人よりも運動方向の転換に時間がかかる.

### e．運動パターンの障害

種々の動作のなかに協調運動障害がみられる.たとえば四つばい移動では測定異常による膝の極端な挙上が動作を拙劣にする.

## （5）平衡障害

　　姿勢を保持したり，運動を円滑に行いうるのは視覚器，前庭・迷路，固有感覚受容器からの情報を中枢神経系（脊髄，脳幹，小脳，大脳）が処理，統合し，そこから発する遠心性インパルスが体幹，四肢の筋緊張を変化させる機構が働くからである．この系のどこかに病変があると平衡の障害が起こるが，病変部位により種々の形をとる．

　　神経症候学的には，平衡障害は立位，その他の姿勢時の前後左右への揺れ，歩行時の動揺をいう．前頭葉，小脳，深部感覚系などの病変で生じ，それぞれにいくつかの特徴がある．

　　平衡障害をみる場合，
　　①姿勢保持，
　　②外力を加えたときに身体を安定した状態に戻す反応（バランス反応），
　　③移動，
に分けてみるのが実用的である．

### i）平衡障害の特徴

#### （i）姿勢保持

　　起立時に前後左右へ動揺し，足を左右に開いていることが多い．障害が強いときには両手を広げてバランスをとる．下肢の動揺とともに前脛骨筋の収縮が起こり，足背で腱が浮いたり隠れたりする．前庭・迷路障害，深部感覚障害では視覚情報が平衡維持に重要な役割を果たしている．そのため開眼では姿勢保持可能でも，閉眼すると動揺が著明となり転倒する（ロンベルグ徴候陽性）．小脳系障害ではロンベルグ徴候は陰性である．

#### （ii）バランス反応

　　バランス反応をみると，小脳系や深部感覚系の障害による平衡障害では健常人同様の反応を示す．しかし，その反応が突発的で過度である．これはバランス反応の欠如ではなく，必要な運動量の調節障害である．前庭・迷路系障害ではバランス反応そのものが欠如し，物体のように投げ出される．

#### （iii）移　　動

　　移動の際，小脳系や深部感覚系の障害による平衡障害の患者は両足を開き，左右に曲線を描きながら歩き，まっすぐ歩けない．慎重に足を持ち上げ，上げてからの足の運びは急激で，歩幅は狭く不規則である．前庭・迷路系障害では一直線に沿って歩けず，片側に偏る．その偏る方向は常に同じで，病変のある側に偏る．

ii) 検査方法
　(i) 姿勢保持
　　座位，四つばい位，膝立ち位，片膝立ち位，立位などの姿勢での安定性を観察する(図49)．この順序のどれから不安定になるかに注意する．さらに四つばい位では四肢のうち1肢または2肢を挙上させて安定性をみる．膝立ち位，立位では片足で姿勢保持が可能かどうか試みる(図50)．各姿勢とも開眼だけでなく閉眼での状態も観察する．
　(ii) バランス反応
　　バランス反応には直線方向に体が突然動かされたときの反応(防御反応)と回転方向に突然動かされたときの反応(傾斜反応)とがある．これらの反応に異常があるかどうか検査する．
　　防御反応は座位，立位などで検査する．正常では座位で突然側方に押されると，床に向けて上肢，手首，手指を伸展し，体重を支える(図51)．立位で

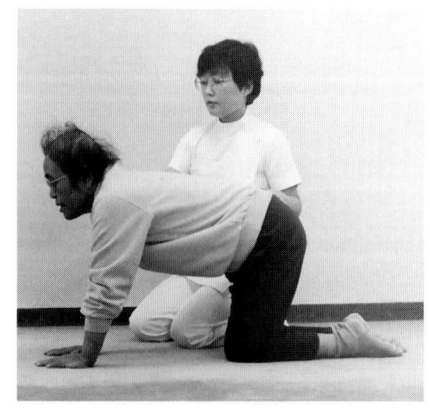

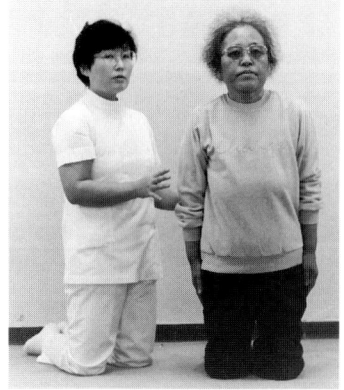

A　　　　　　　　　　　　B

**図49　四つばい位(A)・膝立ち位(B)**
種々の姿勢をとらせ，その安定性をみる．一般に四つばい位より膝立ち位がむずかしい．

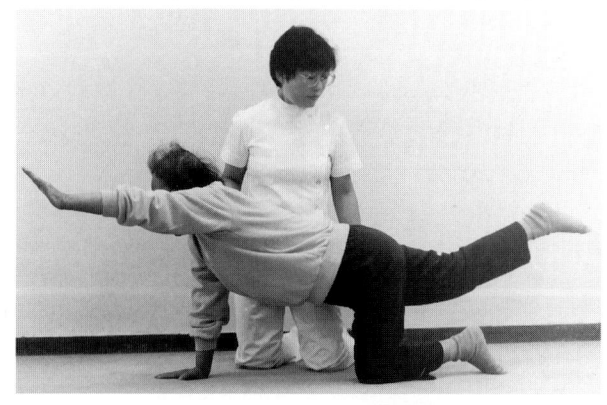

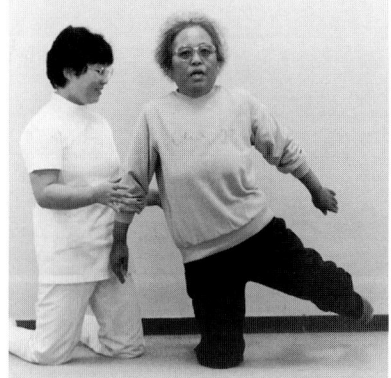

**図50　バランスの安定性**
四つばい位で1〜2肢を挙上させて(左)，膝立ち位で片脚を挙上させて(右)安定性をみる．

## II. 脳卒中の臨床医学

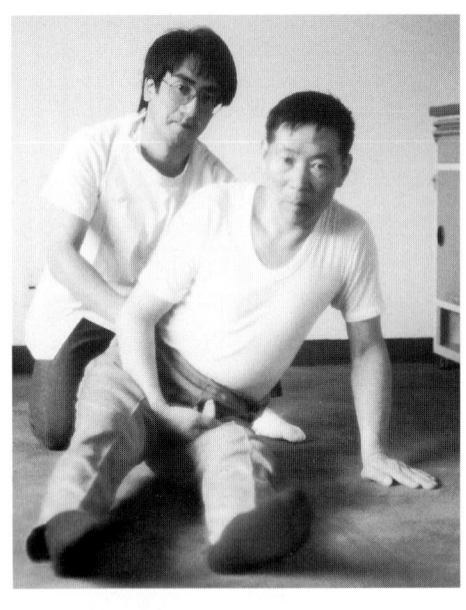

**図51 座位でのバランス反応（右片麻痺患者）**
左側へ押し倒したときに，左上肢が外転・伸展して体重を支える（正常反応）．

は押された側の上下肢の外転が起こったり，下肢の踏み直しが起こる．

傾斜反応は四つばい位，座位，立位などで検査する．四つばい位で急激に台の頭側を高くする．健常人では頸部屈曲，上肢屈曲で肩を前方に移動し，股・膝関節を伸展し，体幹を地面に対して水平にする．後方を高くすると逆の反応となる．座位，立位では台を側方に傾けると，体幹を山側に傾ける．

### (iii) 移　動

移動は四つばい移動，膝立ち移動，歩行を検査する．どのレベルから平衡障害が目立つかを観察する．平衡障害では四つばい移動でも四肢を大きく開き，支持脚の動揺がみられる．膝立ち移動でも両下肢を開き，支持脚に動揺が出現する．歩行では両下肢を左右に開き，酩酊様となる．足指の背屈，反張膝の傾向がみられる．これは足指屈筋・伸筋や膝屈筋・伸筋に筋不均衡が出現し，足指伸筋と膝伸筋が優勢になるためである．

直線上で継ぎ足歩行をさせると平衡障害が強調される．また平衡障害では関節中間位での等尺性収縮が困難となるため，股・膝屈曲位での歩行も検査する．膝が伸展して，足が前に出てしまうことがある．

### （6）不随意運動

不随意運動は1個の筋線維あるいは1個の筋，または数個の筋群の不随意的な収縮によって起こる現象で，身体の運動に効果をもたらすものと，単に筋の収縮にとどまるものとがある．不随意運動の分類は完全に統一されてはいない．また名称と定義が異なる場合もある．典型的な不随意運動について解剖学的部位との対応をを表18に示す．

脳卒中による不随意運動の出現頻度は低いが，振戦，片側バリズム，けい

表18 不随意運動の種類と解剖学的部位の対応

| 起源 | 障害・異常 |
|---|---|
| 1. 末梢性 | 1) 片側顔面攣縮(けいれん)<br>2) ミオキミー<br>3) 線維束性収縮 |
| 2. 脊髄・神経根 | 1) 偽性アテトーゼ<br>2) 屈筋・伸筋けいれん<br>3) ミオクローヌス |
| 3. 小脳前庭・脳幹 | 1) ミオクローヌス<br>2) 企図振戦<br>3) 共同運動<br>4) しゃっくり<br>5) 眼球回転発作<br>6) けいれん(嚥下・喉頭) |
| 4. 大脳基底核 | 1) 振戦<br>2) 舞踏運動<br>3) アテトーゼ<br>4) バリスム<br>5) 攣縮性斜頸(痙性斜頸)・ジストニー |
| 5. 皮質 | 1) 部分てんかん<br>2) てんかん(大発作)<br>3) てんかん(ジャクソン型) |
| 6. 皮質・その他 | 1) メージュ症候群<br>2) 書痙<br>3) 習慣性リズム運動<br>4) 静坐不能(アカシジア) |
| 7. 超皮質 | 1) チック<br>2) 眼球けいれん<br>3) ヒステリー |

(Liversedge 1969, 一部改変)

れんは比較的多くみられる．

i) 振　　戦

　振戦は身体のある部分が不随意に，律動的に動揺する運動をいう．典型例はパーキンソン病にみられる静止時の手の振戦である．手指は一定のリズム(約5Hz)と振幅をもって動揺する(静止時振戦)．

　運動や動作時にみられる振戦を運動時振戦という．指-鼻試験の動作をするとき，手指が目標に到達するまで振戦がみられる．小脳障害による振戦はこの形をとる．

　ある姿勢を保持したときに出現する振戦を姿勢時振戦という．指-鼻試験で指が鼻に触れているとき振戦が出現する．視床・被殻出血の際に現れることがある．

## II. 脳卒中の臨床医学

### ii) アテトーゼ

アテトーゼはゆっくりした緊張性で，律動的でない，不規則な，動きの少ない不随意運動である．蛸（たこ）がはうときの運動にたとえられる．四肢末梢，顔面に起こり，全身に及ぶこともある．

脳卒中後のアテトーゼはまれであるが，視床症候群の一部として患側肢に起こることがある．運動麻痺は軽いが，深部感覚が著しく障害されていることが多い．

### iii) 片側バリスム

バリスムは上肢や下肢に起こり，近位関節を中心に四肢を振り回すような，粗大で激しい不随意運動である．多くは片側性であり，片側バリスムという．

脳梗塞よりも脳出血に多く，対側の視床下核（ルイ体）の病変によって起こる．この不随意運動は難治であり，予後も悪い．

### iv) 舞踏病

舞踏運動は唐突で予測しない爆発的な筋の収縮によって起こる不随意運動である．動きは大きく，身体の一部を動かすほどのものである．

脳卒中後にこの不随意運動が出現することはまれである．

### v) けいれん（てんかん発作）

#### (i) てんかん大発作

全身の強直性けいれんに続き間代性けいれんに移行し，強直性‐間代性の形をとる．意識障害を伴い，けいれんの時期は一過性であるが，持続する場合もある．本態性と症候性とがあり，後者の場合は頭部外傷後遺症，脳腫瘍で高頻度にみられる．脳卒中後に起こるけいれんは症候性に分類される．皮質に広範な軟化巣があるものに多く，発症後2〜3か月経過すると，出現しやすい（晩期けいれん）．

#### (ii) ジャクソンてんかん

身体の一部から始まり，次第に身体の他部へけいれんが移動していく発作をいう．大脳皮質の一部に焦点を持つ，皮質性てんかんである．脳卒中後のけいれん発作はこの形をとりやすい．麻痺側の四肢または顔面の一部からけいれんが始まり，他の身体部位に広がっていく．身体部位の一部に起こり，他に波及しないものもある（部分てんかん）．

### (7) 感覚障害

感覚（sensation）と知覚（perception）は混同して使われやすいが，両者は異なった過程を表すものである．感覚は生体の内外からの刺激が感覚受容器に与えられたときに生ずる最も直接的な意識経験である．氷に触れると「冷たい」，「かたい」などの感覚が生ずる．知覚は感覚情報に基づいて外界の事物や出来事を知る過程とされる．「冷たい」「かたい」などから氷であることを知覚する．

感覚は一定の刺激が一定の受容器に与えられたときに生ずる．刺激の種類

表19 感覚の種類

| | | |
|---|---|---|
| 1) 特殊感覚 | | 視覚・聴覚・味覚・嗅覚・迷路感覚 |
| 2) 体性感覚 | | |
| | a) 表在感覚(または皮膚粘膜感覚) | |
| | | 触覚・圧覚・温覚・冷覚・痛覚 |
| | b) 深部感覚 | |
| | | 位置覚・運動覚・振動覚 |
| 3) 内臓感覚 | | 臓器感覚・内臓痛覚 |

と受容器の違いから感覚を大きく特殊感覚，体性感覚，内臓感覚の3通りに分ける(表19)．特殊感覚は眼・耳・舌・鼻腔・迷路などの特別な感覚器官を介して起こる．体性感覚は皮膚・粘膜などの受容器によって起こるもの(表在感覚)と筋・腱・関節などの受容器によるもの(深部感覚)からなる．内臓感覚は内臓諸臓器に分布する感覚神経の末梢が刺激されて起こる．脳卒中では特殊感覚のなかの視覚や体性感覚がしばしば障害される．その他の感覚障害が問題になることは少ない．

感覚障害は末梢受容器から大脳皮質の一次感覚野の間のいずれの部位に病変が存在しても生じうる．感覚障害は自覚的感覚障害と他覚的感覚障害に分けられる．外界から刺激がなくても感じる異常な感覚を自覚的感覚障害といい，しびれ，自発痛は代表的なものである．他覚的感覚障害は外界からの刺激に対しての感覚異常であり，感覚異常の種類・程度・分布を他覚的に知ることができる．

感覚障害の形には感覚鈍麻，感覚過敏，錯感覚，異常感覚などがある．感覚鈍麻は感覚の閾値が高まった状態で，刺激をまったく感じないときは感覚消失という．各種の感覚鈍麻に対して痛覚鈍麻，痛覚消失などと使われる．感覚過敏は感覚閾値が低下した状態をさす．主に表在感覚で起こる．錯感覚は外界から与えられた刺激を本来感じるはずの感覚とは異なって感じる異常である．触刺激や温刺激を疼痛と感じる状態である．異常感覚は自発的に生ずる異常な自覚的感覚であり，しびれ，ピリピリした感じ，電気に触れたような感じなどと訴える．

感覚障害は病変部位により特徴的な分布を示す．四肢遠位部に局在したり，ある脊髄髄節以下や半身性に分布する．脳卒中の感覚障害は基本的には半身性である．

i) 検査方法

(i) 検査上の注意

始めに健常な部分に感覚刺激を与える．これにより感覚検査に応じる患者の理解の程度を確認できる．また患者は検査の内容を知りうる．

①感覚障害の分布はいくつかの特徴的な形があるので，それを考慮にいれながら検査する．

## II. 脳卒中の臨床医学

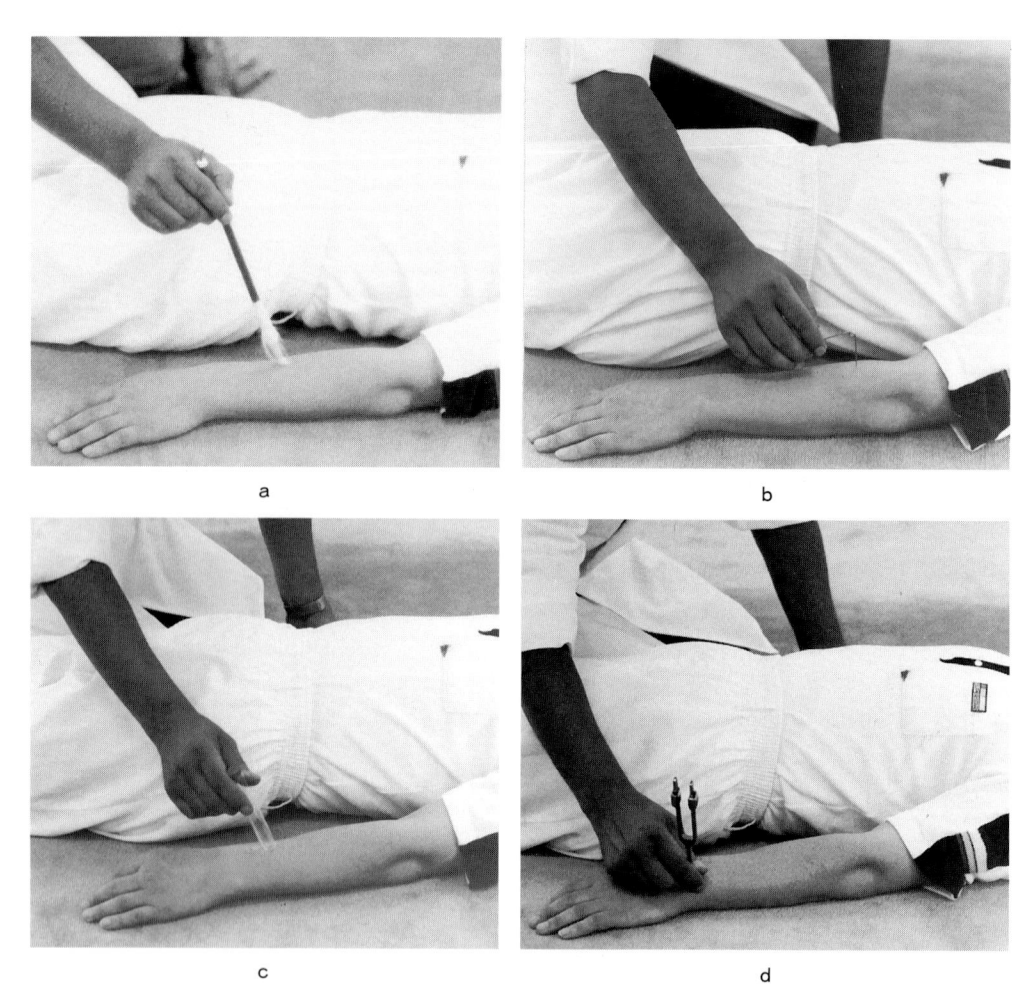

**図52 感覚検査 1**
a：触覚検査
b：痛覚検査
c：温度覚検査
d：振動覚検査

②四肢遠位部・近位部，左・右，顔面・体幹・上下肢で比較検討する．
③感覚障害の程度の判定には健常な部分を10としたとき，いくつぐらいかを答えさせる．患者の応答までの時間も参考となる．どんな感じかも問題にする．

(ii) 検査方法
　a．触　　覚
　　毛筆，綿球などを用いて軽く皮膚に触れる(図52a)．なでる方向を四肢の長軸と平行にして，常に同じ長さだけなでる．対側と比較して，どのような感じであるかも聞いておく．

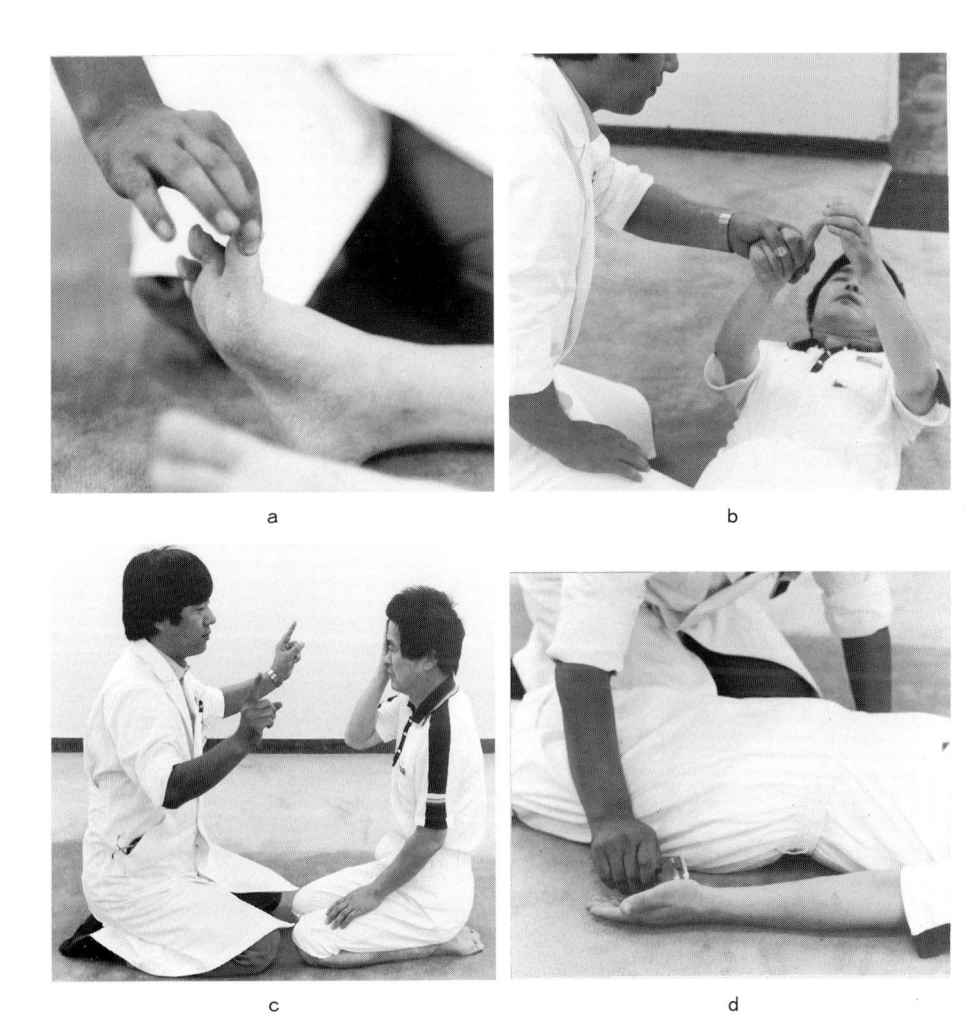

**図53 感覚検査2**
a：足指の位置覚検査
b：指探し試験
c：対座法による視野検査
d：二点識別検査

#### b. 痛　　覚
　安全ピンや針の先で皮膚を軽くたたいて検査する(図52b)．はじめは大まかに行い，左・右，遠位・近位を比較する．障害部位では痛覚鈍麻の部分から正常部分，正常部分から痛覚鈍麻の部分へ繰り返し検査して範囲を決める．

#### c. 温　度　覚
　温湯(40～45℃)，冷水(10～15℃)を入れた試験管を各3秒程度皮膚に密着させ，「温かい」か「冷たい」かを答えさせて検査する(図52c)．太目の試験管は温度変化が少なく，患者の皮膚に接触する面積が広いため用いるのに便

利である．

### d．振動覚
1秒間128の振動数をもった音叉を患者の骨の部分に皮膚の上からあてて検査する(図52d)．その音叉の振動の強さを左右で比較したり，振動を感じなくなる時間を計る．

### e．位置覚
被験者の関節のひとつを他動的に一定の位置に動かし，その位置を患者にいわせるか，対側で模倣させて検査する(図53a)．この際，患者が力を加えて位置を確かめようとすることがある．これは本来の位置感覚とは異なるので注意する．また他動的に動かされた一方の母指をもう一方の手でつかませ，その際の運動の正確さからみる方法もある(図53b)．

### f．運動覚
被験者の関節のひとつを他動的に動かして，動かされた方向を答えさせて検査する．検者の手の圧迫で運動方向を察知されないようにする．指の関節の検査では指を検者の母指と示指で側面からつまみ，指の屈曲・伸展の運動方向を答えさせる．

### g．視覚
視覚に関しては視力，視野検査が普通に行われる．視力は指数弁別，30～40cm離れたところの新聞を読ませるなどで簡便に検査できる．視野検査は検者と患者が向き合って行う(対座法)(図53c)．患者に片方の目を覆わせて，もう一方の眼は検者の眼を注視させる．検者は両手を前側に広げて検者の視野の左右両端に示指を立てて左右いずれかの指を動かす．患者にどちらの指が動いたかを答えさせ，視野の欠損・狭窄の有無を大まかに知る．指を視野の端から中央部に動かして視野を検査する方法もある．

### h．両側同時刺激検査
視覚，聴覚，触覚などで両側同時刺激検査が行われる．両側の眼や耳に同時に刺激を与え，両方の刺激を感知するかどうかを検査する．触覚では身体両側の対称的な部位または身体両側の異なった部位(左頬，右手など)に刺激を与える．両側同時刺激で片方を無視するのを消去現象と呼ぶ．

### i．2点識別覚
スピアマン触覚計，コンパスなどを用いて2点同時に皮膚に触れ，その刺激が2点として識別できるかどうかをみる(図53d)．2点は四肢の長軸方向に沿って，同時・同圧となるように触れる．その間隔を次第に小さくして，2点として識別できる最小距離を測定する．

### j．素材の識別
やわらかさ，なめらかさなどの異なる布，サンドペーパーなど，3～4種をそれぞれ2枚ずつ準備する．各1枚ずつ選択標本として並べ，残りのなかの1枚を見本とする．見本を手で触れさせ，ついで選択標本を順次触らせて

見本と同じ素材はどれであるかを答えさせる．

### k．立 体 覚
日常よく知られている物品，たとえば硬貨，鍵，安全ピンなどを被験者に握らせ，それが何であるかを答えさせて検査する．被験者が物品を手で操作できない場合には，検者が介助して握らせる．

## ii) 脳卒中の感覚障害

### （i）半身感覚鈍麻
大脳半球病変では対側半身全体の感覚が障害される（図54a）．障害部位には顔面，体幹，上下肢が含まれ，各種の感覚が低下する．上下肢では遠位部ほど強く障害される傾向にある．視床病変は，とくに深部感覚障害が著しいのが特徴である．このため閉眼では手や指の位置が変化しても気がつかない．この手・指の偏位はアテトーゼ様の運動としてとらえられる．視床病変では自発的で持続的激痛を伴う．またヒペルパチー（hyperpathia）といわれる現象もみられる．これは痛覚閾値が上昇して通常の痛覚刺激は感じないが，ある程度以上の疼痛刺激で激痛となるものである．

### （ii）偽性神経根型感覚障害
半身感覚障害に偽性神経根型感覚障害を伴う場合がある（図54b）．偽性神経根型感覚障害は上肢に多く，上肢橈側に長い帯状をなすもの，上肢尺側に帯状を示すものなどがある．この部分は他の部分より感覚障害が強い．頭頂葉病変または視床病変で出現する．

### （iii）手口感覚症候群
口を取り囲む部分の半側と同側の手掌に同時に感覚障害がみられることがある（図54c）．これを手口感覚症候群といい，頭頂葉後中心回下部と視床の後腹側核のいずれかの限局性病変を示唆する．

### （iv）交代性半身感覚障害
顔面の感覚鈍麻と対側上下肢の感覚鈍麻がみられる場合，交代性半身感覚障害という（図54d）．
顔面の感覚障害は同側の三叉神経脊髄路または核の障害，上下肢の感覚障害は交叉後の感覚二次ニューロンの障害で起こる．脳橋被蓋外側部の病変でよくみられる．

II. 脳卒中の臨床医学

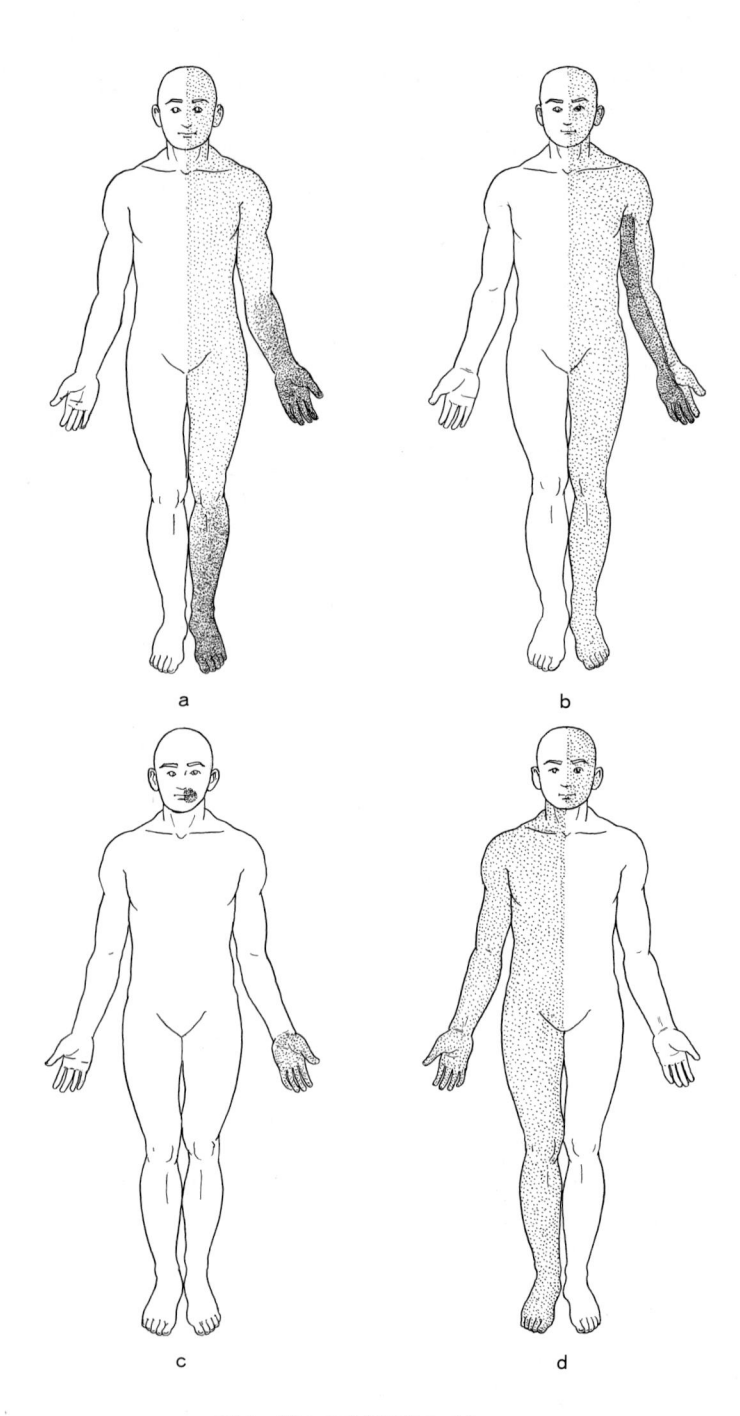

図54 種々の感覚障害のパターン
　a：半身感覚鈍麻
　b：偽性神経根型感覚障害
　c：手口感覚症候群
　d：交代性半身感覚障害

## (8) 自律神経障害

　　脳卒中の急性期には呼吸，血圧，瞳孔異常，発汗，体温異常，排尿・排便障害などさまざまの自律神経障害がみられる．中枢神経系の自律神経中枢は，前頭前野，帯状回，弁蓋部皮質，基底核下部，視床下部，視床髄板内核群，中脳，橋延髄被蓋などがある．脳卒中でこれらの中枢に直接的あるいは間接的に影響の加わることが自律神経症候出現の原因とされる．一般的には病変の大きさや機能障害の強さと関連し，予後不良の徴候と考えられている．

　　麻痺に伴う自律神経徴候として，浮腫，血圧の左右差，皮膚温異常，脈拍の大小，爪色紅潮，皮膚描画反応の差，手掌の紅潮・湿潤，頬紅潮，手指のチアノーゼなどである．筋萎縮，皮膚萎縮，色素沈着，爪の変形を生ずることもある．

### i) 起立性低血圧

　　起立性低血圧は，起立時に低血圧を起こすもので，起立時の血管運動反応の欠損が原因である．起立によって収縮期血圧が25 mmHg，拡張期血圧が15 mmHg降下する場合を陽性とし，自覚的には立ちくらみ，めまい，失神などを訴える．

　　脳卒中では，高齢者でとくに，比較的短期間の安静臥床によって起こることも多い．早期離床，早期訓練を妨げる原因になる．起立性低血圧の程度によって，座位・起立負荷を行い，血管運動反応を刺激することが必要である．

### ii) 肩手症候群

　　患側上肢の熱感，腫脹，疼痛を示す場合に肩手症候群と呼ばれる．反射性交感性ジストロフィーが機序として働いていると考えられている．四肢の外傷や神経損傷をきっかけとして起こる疼痛，自律神経徴候（浮腫，皮膚潮紅，皮膚温上昇，骨萎縮など），感覚障害，運動障害，精神症状からなる症候群である．

　　重度の感覚障害や身体部位失認などを有する患者では，麻痺側上肢の乱暴な操作によって関節や軟部組織の損傷を起こし肩関節，手関節の腫脹や疼痛を生ずることがあるが，この場合には誤用症候群と呼ばれる．

　　初期には疼痛に対する非ステロイド性消炎鎮痛薬の使用と十分な関節可動域訓練が大切である．

### iii) 褥　　瘡

　　褥瘡は持続的な外力によって皮膚および皮下組織に生じた血流障害に起因する皮膚潰瘍である．急性期に臥床を強いられている時期に形成されやすい．回復に要する時間を考えると予防が大切であり，頻回の皮膚状態の観察と体位交換が必要である．

## (9) 膀胱直腸障害

### i) 排 尿 障 害

　　排尿障害は排尿の神経機構あるいは膀胱や尿道に生じた構造的変化によっ

て起こる．排尿は仙髄にある仙髄排尿中枢によって調節されている．仙髄排尿中枢からの指令は交感神経（下腹神経），副交感神経（骨盤神経）と体性運動神経の陰部神経を介して膀胱や尿道へ伝わる．仙髄膀胱中枢はさらに大脳皮質や橋の排尿中枢から制御を受けている．これらの神経機構のどこかに障害が起きた場合の排尿障害を総称して神経因性膀胱という．障害部位によって排尿障害の形は変わる．患者の訴えは，尿閉，尿失禁，頻尿，残尿感などである．

### （i）尿失禁の分類

尿失禁とは，膀胱内の尿の不随意な流出である．

#### a．横溢性尿失禁

排尿後，ある時間が経過するまでは尿失禁は起こらないが，膀胱が充満すると持続的尿失禁となる．排尿筋の収縮力低下や尿道抵抗の増加による．脳損傷や前立腺肥大などで起こる．

#### b．反射性失禁

膀胱部やその周囲の刺激によって反射的に出現する尿失禁である．尿意切迫感を伴わない．仙髄より上部の運動路と感覚路障害でみられる．

#### c．切迫性尿失禁

尿意を感じると我慢ができずに失禁をする．排尿反射の抑制路の障害による運動性によるものは脳血管障害，多発性脳梗塞，脳外傷などで起こる．強い尿意とともに排尿筋反射が起こって失禁するものは感覚性であり，膀胱炎，尿道炎，膀胱結石などで起こる．

#### d．腹圧性尿失禁

腹圧（咳，くしゃみ，笑いなど）によって膀胱内圧が尿道圧を超えるときに失禁する．骨盤底筋群の脆弱性などが関与する．

### （ii）神経因性膀胱の分類

神経因性膀胱は膀胱内圧測定の結果を基にして無抑制膀胱，反射性膀胱，自律性膀胱，運動麻痺性膀胱，感覚麻痺性膀胱などの型に分類されてきた．

#### a．無抑制膀胱

大脳皮質，皮質下の核上性の病変によって抑制がきかなくなった状態で，膀胱内圧曲線で無抑制収縮を認める．患者は随意的に排尿ができるが，頻尿や尿意切迫，切迫性尿失禁の症状を示す．原因疾患として脳血管障害，脳や脊髄の腫瘍，多発性硬化症などがある．

#### b．反射性膀胱

大脳から仙髄に至る核上性運動路と感覚路が広範に障害された状態であり，随意性排尿ができず，膀胱感覚も麻痺している．反射性尿失禁の形をとる．膀胱内圧曲線は無抑制膀胱とほぼ同じであるが，膀胱容量は正常より小さく（50～200 ml），残尿は少ない．原因疾患は脊髄損傷，横断性脊髄炎，広範な脊髄腫瘍がある．

#### c．自律性膀胱
　仙髄排尿中枢あるいは仙髄-膀胱反射弓が運動路・感覚路ともに障害された状態で，膀胱は脱神経の状態である．横溢性か腹圧性尿失禁の形をとる．急性期は排尿反射弓の障害によって反射が起こらないため，膀胱内圧が上昇せず，尿の充満するに従って受動的に膀胱は拡張し，膀胱容量が 700～1,000 ml にも達する．用手圧迫排尿が必要である．

#### d．運動麻痺性膀胱
　仙髄排尿中枢・膀胱反射弓の副交感神経運動路の障害された状態で有痛性の尿閉あるいは排尿困難を示す．膀胱内圧曲線は正常で感覚も正常であるが，膀胱充満時に随意的に膀胱を収縮できない．原因疾患には帯状疱疹，脊髄前角炎などがある．

#### e．感覚麻痺性膀胱
　仙髄排尿中枢・膀胱反射弓感覚路だけが障害された状態である．膀胱充満を感知できないため，膀胱内圧曲線は低圧で膀胱容量が増大（1,000 ml 以上）する．排尿回数は減少，残尿が多くなる．原因疾患として糖尿病，多発性硬化症，脊髄癆などがある．

### (iii) 蓄尿障害と排出障害
　膀胱の2大機能である蓄尿と排出のどちらかに障害があるかによって，排尿障害を2大別する．さらに障害が膀胱に起因するか尿道に起因するかによって細分類している．

#### a．蓄尿障害
　膀胱平滑筋の収縮閾値が低下して，排尿筋過活動，膀胱過敏状態となる．頻尿や切迫性尿失禁が生じる．膀胱が高圧になる状態では正常量の尿を蓄えることができず，頻尿となる．頻尿とは1日排尿回数が約10回以上，夜間排尿が2回以上の場合をいう．発生機序は多尿，膀胱容量の減少，膀胱や尿道への刺激などと異なるが，神経機構の障害では排尿反射抑制路の障害で起こる．
　また尿道機能が不全の場合も尿失禁が起こる．

#### b．排出障害
　膀胱収縮が起こらないか弱い場合と前立腺肥大症などの尿道閉塞機転の存在する場合に起こる．膀胱を空にすることができない状態で，排尿がまったくないか（完全尿閉），あってもわずかしかない状態（不完全尿閉）である．排尿開始の遅れ，排尿時間の延長，排尿困難などの症候がある．前立腺肥大症などの下部尿路（膀胱頸部，尿道）に閉塞があったり，膀胱筋収縮が生じないときあるいは内尿道括約筋の弛緩不全で起こる．

### (iv) 排尿障害の診断
　脳卒中で排尿障害が出現したとき，以下の情報のもとにその原因を探る．

####　a．発症前の排尿状態
中高年者の多い脳卒中患者では，発症前から前立腺肥大などの排尿障害をもっていることがある．脳卒中で，ときにその症候が増悪する．発症前の尿回数，1回尿量，尿線の異常，排尿困難の有無について聴取する．

####　b．神経学的所見
神経徴候は脳卒中の排尿障害の機序を分析するのに有用である．意識障害，痴呆，強制把握などの前頭葉徴候，両側錐体路障害，偽性球麻痺，両下肢麻痺の有無は上位中枢からの抑制経路の障害と関連する．

####　c．排尿障害の分析
排尿障害が神経因性膀胱のどの形に当たるかを検討する．排尿回数，1回排尿量，残尿量，1日尿量を測定する．尿意，残尿感についても聴取する．腹圧や骨盤あるいは会陰部刺激で排尿が可能かどうかも排尿障害の管理において重要な情報である．脳卒中による運動障害のため，尿を失禁してしまうこともある．本来の排尿障害と鑑別する必要がある．

####　d．他疾患の合併
糖尿病，尿崩症，水腎症，膀胱炎などが合併すると，頻尿などの排尿障害が出現する．これらの疾患だけでは尿失禁，尿閉は生じないが，排尿障害の全体像を修飾する可能性はある．合併症の有無を検索しておく．

####　e．特殊検査
膀胱機能の検査には膀胱内圧測定，膀胱造影などがある．脳卒中の排尿障害では普通は行わないが，ときに必要となる．膀胱内圧測定は膀胱に水を徐々に満たしながら内圧を測定する検査である．膀胱造影では膀胱の形態，大きさ，膀胱壁の状態，尿管逆流現象の有無を観察する．

### ii) 排便障害
排便障害は排便に関する解剖とその神経機構の異常から分類されている．

#### （i）無抑制排便障害
脳血管障害，その他の神経疾患に基づくもので，橋排便中枢を十分に抑制できないことで生じる便失禁である．

#### （ii）上位運動ニューロン性排便障害
橋排便中枢と脊髄排便中枢の連絡の障害で起こるもので，仙髄以上の脊髄損傷でみられる．直腸の充満で内肛門括約筋だけでなく，脊髄反射によって外肛門括約筋も弛緩してしまい，便失禁を起こす．

#### （iii）下位運動ニューロン性排便障害
仙髄の排便中枢の障害あるいは関連する末梢神経障害により起こるものである．直腸に便が充満することで内肛門括約筋は弛緩するが，外肛門括約筋の収縮が損なわれているために，刺激で一連の排便運動が起こってしまう．

#### （iv）脳卒中の排尿・排便障害
脳卒中では脊髄病変と異なり，排尿反射弓が直接障害されることはない．

脳卒中の排尿障害は切迫性尿失禁，頻尿が圧倒的に多い．排便障害も脳病変に関係するものは便失禁が多い．しかし，臥床，その他の原因で便秘になることもある．

　昏睡の患者では排泄機能が不能となる．大脳の広範な両側病変で昏睡となったとき，膀胱・肛門括約筋の筋緊張が変化して排泄障害が生じることがある．筋緊張の亢進では尿閉・便秘，筋緊張低下では尿便失禁となる．痴呆状態でも排泄機能の調節が不能となり，尿便失禁を起こす．小窩性（ラクナ）梗塞では両側半球に多数の小梗塞巣がみられ，臨床的には偽性球麻痺の症候を示す．このような状態や両側錐体路徴候が出現するときに尿便失禁が生ずる．排泄障害は両側性病変に多い．くも膜下出血の後に正常圧水頭症が出現することがあるが，この際にも尿失禁が問題となる．前頭葉の両側病変でも排泄障害が出現する．尿便失禁は脳卒中患者の身辺処理や移動の自立を妨げる大きな要因となる．適切な診断と対応が重要である．

［長岡　正範・小坂　健二］

## (10) 高次脳機能障害

　言語，認知，思考，記憶などの心理過程は，大脳皮質を中心とする脳のさまざまな領域の複雑な機能分担により成り立っている．通常，それぞれの領域に局在する機能は統合され，全体として働いているが，脳が損傷されると，その部位に応じて特異な高次脳機能障害あるいは神経心理学的症候が出現することがある．ただし，脳卒中の場合，それらの症候と病巣を対応させることは必ずしも容易ではない．リハビリテーションにおいては，むしろ症候の行動的特徴を的確に捉えることのほうが重要である．

　主な高次脳機能障害としては，失語，失認，失行，記憶障害などがある．いずれも，リハビリテーションにおける諸技能の再学習を著しく阻害する．また，脳卒中による痴呆や異常行動についても触れることにする．

### i) 失　　語

　失語症は脳の言語領域の損傷により生じ，すでに獲得されている言語の理解および表出が障害される．これにより象徴的コミュニケーション全般にわたる困難が生ずる．

　脳卒中患者の4％程度が失語症を示す（朝倉・他　1995）．とくに中大脳動脈の出血ないし梗塞はかなり高頻度に失語症を伴う．言語にとっての優位半球は利き手と関連し，右利きでは左半球，左利きでは右半球となる．しかし，左利きの場合も含めて，大多数の人では優位半球は左で，右利きの99％以上が，左利きでも約70％が左半球優位とされる（Helm-Estabrooks et al. 1991）．利き手と同側の半球損傷によって生ずる失語を交叉性失語という．右利きの場合はきわめてまれである．

## II. 脳卒中の臨床医学

　言語の優位半球の形成,すなわち言語機能の側性化(左右分化,偏在:lateralization)は6～8歳で明確となるが,完成されるのは10～12歳頃である.小児の後天性失語症の発現と症候は側性化の過程に依存する.

　言語領域は単一の部位ではなく,シルビウス溝を囲むいくつかの重要な部位からなり,そのおのおのが言語機能に独自の貢献をしている.したがって損傷部位により言語症候は異なる.しかも,これらの部位は孤立したものではなく,線維連絡によりネットワークを形成している.連絡線維の損傷は離断症候群としての失語をもたらす.図55に言語領域と血管支配を示す.

　失語の分類は種々のものが提案されているが,ここでは「非流暢-流暢」の二分法を基準として,ブローカ失語,ウェルニッケ失語などを下位分類とす

① ブローカ領域
② ウェルニッケ領域
③ 角　回
④ 縁上回

ⓐ 中大脳動脈
ⓑ 脳底動脈

図55　言語領域と血管支配

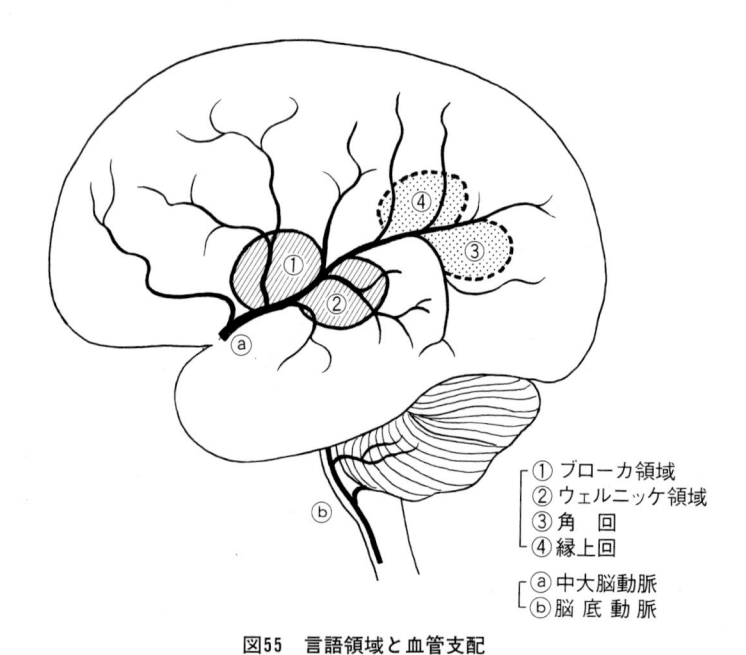

表20　失語の分類とその言語症候

| 症状 | 構音 | 流暢性 | 聴覚的理解 | 錯語 | 喚語語想起 | 統語 | 復唱 |
|---|---|---|---|---|---|---|---|
| **分類** | | | | | | | |
| 非流暢　ブローカ失語 | × | × | △ | △ | △ | × | △ |
| 　　　　超皮質性運動性失語 | ○ | △ | ○ | ○ | ○ | ○ | ○ |
| 　　　　全失語 | × | × | × | × | × | × | × |
| 流　暢　ウェルニッケ失語 | ○ | ○ | × | × | △ | △ | △ |
| 　　　　失名辞失語 | ○ | ○ | ○ | △ | × | ○ | ○ |
| 　　　　超皮質性感覚性失語 | ○ | ○ | × | △ | △ | △ | ○ |
| 　　　　伝導性失語 | ○ | ○ | ○ | △ | ○ | ○ | × |

×:障害が重度,　△:障害が中等度,　○:障害が軽度

表21 失語症にみられる話し言葉の異常

| 名　　称 | 定　　義 | 具　体　例 |
|---|---|---|
| 錯　語<br>(paraphasia<br>phonemic/literal-<br>semantic/verbal-) | いわゆる言い間違い．事物とそれを表すシンボルが対応しない現象．2種類ある．<br>①音韻性(字性)錯語<br>　語中のある音が他の音に置き換えられたり，順位を変えたり，脱落したりする状態．<br>②意味性(語性)錯語<br>　ある語が他の語へ置き換わる状態． | ①ちゃわん→たわん<br>　かたつむり→たかつめり<br><br>②みかん→やかん<br>　でんき→ろうそく<br>　オレンジ→バナナ |
| ジャーゴン<br>(jargon) | 錯語やはなはだしくまったく意味のとれない音の羅列となる状態． | おはようございます／たれどうないてるいあ<br>これは何ですか／これあるいあに…しまうさいなんに…もどいでんあいんにんで． |
| 迂　言<br>(periphrase,<br>circumlocution) | 遠回しな言い方．核となる言葉が想起できず，用途や経験などを回りくどく述べたてる状態． | これは何ですか／えーと，それはつまり昨日社長にやったんですけどガタガタいうんですよね，痛くて…困ったんですが…ああ，重要なものなんです…． |
| 電　文　体<br>(telegraphic<br>speech) | 体言，用言など言葉の骨格をなす部分が比較的よく保たれていて助詞・接続詞など文の形態部が省略されている状態で，あたかも電報文のようになる． | 何をするのですか／ここ…先生…とんとん…かなづち…名前…する…． |
| 自　動　言　語<br>(automatic<br>speech) | 数字・曜日・歌の文句・ことわざなど言葉本来の情報伝達価値がうすれ，自動的・機械的に口をついて出てくる言葉． | いくつありますか／<br>1, 2, 3, 4, 5, 6, 7, 8, 9<br>これは何ですか／<br>赤い(メロディーをつけて)／りんごに唇 |
| 反復性探索行動<br>(reiterative<br>searching<br>behavior) | 前の語を繰り返したり，誤った語を反復しながら次の言葉を探す行動． | いついらしたのですか／えーと，昨日，昨日，イヤ，昨日じゃない，今朝，今朝，今朝ね，8時，えーと，そう8時に，8時に家を，…家を出，出，出る，出ま，出ました． |
| 反　響　症　状<br>(echolalia) | いわゆる"オーム返し"．ほとんど自動的・強迫的に繰り返してしまう． | お子さんは何人？／お子さんは何人．<br>今何時ですか？／何時ですか． |
| 残　語<br>(residual speech) | 重度の失語でも残っている言葉．反射的・感情的な言葉が多い． | 「そう，そう」，「イテテ(痛い)」，「あのね」，「ずーっと」，「ばかやろ」 |
| 保　続<br>(perseveration) | 一度出した反応を刺激が変わっても出し続ける状態．話し言葉に限らず書字や運動面でも現れる． | これ(帽子)は何ですか／帽子<br>これ(電話)は何ですか／帽子<br>ではこれ(鉛筆)は？／どうし，どうし，帽子 |

る(表20).

　非流暢性失語(non-fluent aphasia)は，中心溝より前半部に損傷を有し，その話し方は緩慢でリズムも一定せず，構音異常を伴うことが多い．全体の発話量は減少し，たどたどしい話し方となるが，少ない言葉でも情報量は多いのが特徴である．

　これに対して流暢性失語(fluent aphasia)は中心溝より後半部に損傷を有し，その話し方は正常ないしやや性急で，アクセントやリズムなどの異常，構音異常は認められない．発話量は多いが，錯語や新造語がみられ，冗長であるばかりでなく，不正確で情報量は著しく少ないのが特徴である(表21).

　非流暢性失語のコミュニケーションは抑制されており，流暢性失語のそれは脱抑制されていると考えることができる(Boller 1981)．

### (i) 非流暢性失語

#### a．ブローカ失語(運動性失語)

　ブローカ失語では聴覚的理解は比較的よく保たれていることが多く，構音の異常を伴う非流暢な発話が特徴である．発話開始が困難である，言葉が想い出せない(喚語困難)，吃音のような繰り返しがみられる(吃様症候，反復性探索行動)，音の置換や逆転がみられる(字性錯語または音韻性錯語)，語と語のつながりが悪い(統語障害)などがその主な症候である．発話量は減少し，韻律(プロソディ)の障害が認められ，全体としてぎごちない，つかえがちな，努力性の話し方となる．このため運動性失語とも呼ばれる．

　責任病巣はブローカ領域，すなわち第三前頭回脚部(弁蓋部と三角部，ブロードマンの44，45野)とされるが，実際にはこの部位を中心に第三前頭回，島の前半部および周辺の皮質ないし皮質下領域を含む広い範囲の損傷でブローカ失語が生ずる．また中心溝周辺は正確な構音に深く関わる．

#### b．超皮質性運動性失語

　構音の問題を伴わない自発言語の減少がみられる．呼称，聴覚的理解は比較的よく，失文法的要素も少ない．復唱がきわだってよいのが特徴である．

　補足運動野の損傷はこうした症候を起こすといわれるが，局在に関しては明確ではない．

#### c．全　失　語

　最も重度の失語で，すべての言語様式にわたり重篤な症候を示す．自発語はまったくないか数語に限られており(残語)，理解は単語レベルでも非常に困難である．復唱，音読，書字も不可能に近く，通常は身振り行動も障害されている．

　シルビウス溝前後を中心とする中大脳動脈領域の広範な損傷による．

(ii) 流暢性失語
　a．ウェルニッケ失語（感覚性失語）
　聴覚的理解は重度に障害されていることが多く，感覚性失語ともいわれている．発語はためらいなく滑らかであるが，音韻性および意味性錯語や錯文法が著しく，つじつまの合わない，意味のとれない話し方となるのが特徴である．新造語がみられ，ときにまったく了解不能なジャーゴンとなることもある．
　病巣はウェルニッケ領域（第一側頭回後半部，ブロードマンの22野）を含む皮質および皮質下領域とされる．ウェルニッケ失語の場合，運動障害は全くみられないか，あっても軽度のことが多い．
　b．失名辞失語
　健忘性失語，名辞性失語とも呼ばれる軽度の失語で，ほかの言語面の障害に比べて喚語困難が際立っているのが特徴である．言おうとする語の用途やその関連語などは流暢に文法的にも正しく出てくるが，肝心の名詞の想起に著しい困難を示す．理解はよく，錯語が少ないという点でウェルニッケ失語とは区別される．
　これは角回の損傷によって起こるともいわれるが，非局在的失語症候としてとらえる考え方が有力である．
　c．超皮質性感覚性失語
　復唱がよく，理解が悪いのが特徴で，極端な場合は復唱だけが残される．流暢で，言われた語あるいは文を正しく繰り返すことができるが，意味を伴わない．発語はおうむ返しで，錯語もある．
　病巣はウェルニッケ領域より後方の周辺領域で，側頭葉，頭頂葉，後頭葉の接合部とされる．
　d．伝導性失語
　復唱が選択的に障害されるが，他の言語機能（聞く，読む，話すなど）は相対的に良く保たれている．流暢だが音韻性錯語がみられる．
　縁上回およびその皮質下領域（ブローカ領域とウェルニッケ領域をつなぐ連絡線維である弓状束が通る）の損傷により生ずる．
（iii）そのほかの失語と関連症候
　a．皮質下性失語
　非定型的失語であり，左視床や内包から被殻にかけての領域の損傷で生ずる．線条体失語，被殻失語，視床失語と呼ばれているものがこれに含まれ，その臨床像は一様ではない．復唱がよく，表出と理解がさまざまな程度に障害される混合型の超皮質性失語症候を示したり，損傷部位の伸展の方向によってブローカ失語に類似した症候であったり，ブローカ失語とウェルニッケ失語の両方の特徴を持った失語であったりする．全失語も報告されている．視床失語では注意や言語性短期記憶の障害が指摘されている（Cambier　et

al. 1985).

#### b．交叉性失語

側性化の特異な失語である．右利き右半球損傷によるもの，左利き左半球損傷によるものがこれに含まれるが，左利きの場合はもともと側性化が曖昧ということもあり，最近では前者をさす場合が多い．言語症候はいずれの場合も理解が比較的良く，喚語能力も高く，非流暢型が多いという指摘がある．予後も右利き左半球損傷による失語に比べて良好とされる．

#### c．小児の後天性失語症

小児の後天性失語症の発現と症候は大脳の側性化に密接に関連しており，通常，側性化が完成した後(10〜12歳)に損傷をこうむった場合は，成人の失語症と同様の症候を示す．年齢が低いほど，きわだった症候を取り出しにくいのが特徴で，成人のようにタイプ分けが可能な例はきわめて少ない．1〜2歳では言語活動の全般的低下が主症候で，緘黙状態を示すものも少なくない．聴覚的理解や構音の問題が指摘されるようになるのは3〜4歳で，次第に錯語やプロソディの障害，ジャーゴンなどの症候も加わってくる．文字言語の症候は読み書きの習慣がついてから後(6歳以後)ということになる．従来，予後が良好とされてきたが，言語以外の知的機能の低下を伴う，話し言葉は回復しても，学業不振が残るなどが指摘されている．小児の場合は，頭部外傷，てんかん，脳炎といった原因疾患の違いにも留意する必要がある．

#### d．失読失書

失書を伴う失読で，内言語障害を混入している場合が多く，軽度の了解障害，語健忘，錯語などの失語症候を示すことが少なくない．失語として扱う場合もある．

角回あるいは角回に隣接した縁上回の一部，側頭葉後下部などが責任病巣とされる．

#### e．発語失行

ブローカ失語に重複して現れる特異な構音および韻律の障害をいい，まれに単独で出現する場合もある．構音動作の開始や音の選択，移行が円滑に行かず，全体としてぎこちない，外国人が日本語を話しているようなたどたどしい話し方になる．構音も歪む．発声発語に関与する筋には，原則として運動麻痺や筋力低下，運動失調，不随意運動などが認められないのが特徴で，発話時の構音動作や順序の企画に問題があると考えられている(Darley et al. 1975).

中心前回下部が責任病巣と考えられている．

#### f．純粋語聾

聴覚には全く異常が認められないにもかかわらず，話し言葉の理解ができない状態で，自発語，自発書字，音読は正常かそれに近い．

両側側頭・頭頂葉領域の損傷によるといわれる．

### g．純粋失読

　読みの障害は失語には一般的なことであるが，これだけが特異的に障害されるのが純粋失読である．極端な場合は自分がたった今書いたものですら読めない．自発語，聴覚的理解，自発書字，書き取りなどは保たれている．
　一般に右半盲を伴い，左後頭葉と脳梁膨大部が責任病巣である．

## ii) 失　認

### (i) 失認とは

　失認とは認知(cognition)の障害である．認知とは，一般に知識を獲得する過程の総称であり，感覚・知覚，記憶，思考，言語，判断や意思決定などを含むが，失認という場合，過去に学習済みの事物を再認(recognition)できないことを意味する．

　失認は，ある物体を特定の感覚系を通して知覚できない現象を記述するために作られた用語である．すなわち，他の感覚系を通せばその物体が何であるかわかることが，失認の本来の意味である．たとえば視覚性失認では，見えるが何であるかわからない，しかし手で触るとそれがわかる，ということが要件となる．失認では，当該の感覚系が機能しているのに認知できず，その原因が失語や知能低下ではない場合をいう．なお，身体失認や病態失認など感覚路を特定できないものも，失認といわれる．このため，現在では，もともとの失認の定義が極めて曖昧なものになっている．

### (ii) 失認の分類

　失認の分類は記述的立場と理論的立場に大別されるが，ここでは臨床における利便性を考え，記述的立場から分ける(表22)．

### a．視覚性失認

　a )（視覚性）物体失認：統覚(知覚)型と連合型とに大別される．統覚型は，描画や図形が何であるかを認めることができないだけでなく，その模写や見

表22　失認の分類

| 視覚系<br>〈視覚失認〉 | 聴覚系<br>〈聴覚失認〉 | 体性感覚系 | その他<br>〈身体失認/身体図式障害〉 |
|---|---|---|---|
| 物体失認<br>(同時失認)<br>相貌失認<br>色彩失認<br>視空間失認<br>(地誌的記憶喪失)<br>-------<br>(失　読) | 音響失認<br>失音楽 | (皮質性感覚喪失)<br>触覚失認 | 一側性身体失認<br>(片麻痺の病態失認)<br>(無　視)<br>両側性身体失認<br>身体部位失認<br>ゲルストマン症候群<br>(痛覚失象徴) |

注：〈　〉内は総称，(　)内は本文中で独立の項目として扱わないもの

本合わせ(マッチング)もできない．連合型は，模写については可能であるが，描いたものが何であるかわからず，見本合わせにも失敗することが多い．視覚－言語の離断症候説が有力だが，触覚失認をしばしば合併するので，十分な説明とならない．線画よりも立体物(とくに動いている場合)の呼称に優れるという特徴があり，この点で失名詞失語や視覚性失語と区別される．

　b) 相貌失認：人の顔の弁別が困難である場合をいい，臨床的には重視される型だが，その特異性に関しては疑問がある．

　c) 色彩失認：色彩が呼称できないだけではなく，見本合わせや明度・濃度の弁別も困難である場合をいう．皮質性色盲では明度などの弁別は可能であり，相貌失認や地誌的障害をしばしば合併するといわれる．

　d) 視空間失認：視覚対象の空間における絶対的および相対的位置が定位できず，大きさの比較も困難である．空間盲とも呼ばれる．一側空間失認では，自己を含めた一側空間(患側)を認知せず，注意や関心も示さない．この場合，視空間に限らず，他の感覚も含む障害なので，古典的失認の概念に当てはまらず，無視として独立に扱われる．

　無視のある患者は，患側に提示された刺激に気づかず，反応することもない．両側同時刺激を行うと，患側の刺激は消去される．無視は半盲と異なり，患側空間に対する著しい不注意があり，見落としを指摘されても否定的態度をとる．しばしば，片麻痺に対する病態失認(もしくは否認)や無関心，触覚性知覚転位(患側に与えられた刺激を健側の対称点に与えられたと感じる)などを伴う．無視は左半球損傷(右片麻痺)の患者よりも右半球損傷(左片麻痺)の患者に多く観察される．

　b．聴覚性失認

　a) 音響失認：聴力が保たれているにもかかわらず，非言語音(環境音，楽器音など)の弁別ができない．雑音失認ともいわれる．

　b) 失音楽：感覚性あるいは受容性失音楽といわれ，音楽的才能のあった人が楽音(旋律やリズム，テンポを含む)を理解できないことをいう．

　c．触覚性失認

　触・圧・温・痛覚などの障害が軽度であるのに，触覚による形態弁別，触覚定位，位置覚，触2点弁別などが高度に障害されている場合を皮質性感覚喪失といい，物体の形や大きさおよび表面の粗滑まではわかるが，それが何であるかわからない場合を触覚失認という．

　d．身体失認

　a) 片側身体失認：患側に関する誤った認識の仕方をさすが，これを失認というかどうかは疑問視されている．片麻痺の病態失認は古くから報告されていた症候で，麻痺があることを否定するものである．感覚障害から二次的に発生するともいわれるが，知能低下や情緒的要因も関与しているという見方もある．

b）両側性身体失認：自己身体部位失認はPickにより記載された症候で，身体部分の区別や呼称が正しくできないことをいう．これは身体図式の崩壊と理解される．手指に限定した場合をとくに手指失認という．Gerstmannは，優位半球損傷による身体図式障害として，手指失認，左右障害，失書，失算からなるゲルストマン症候群を記載した．

### （iii）失認の神経機構

失認はきわめて多様な症候であり，それぞれが異なる病態生理に基づくものであると考えられる．純粋型の失認よりも，実際にはいくつかの失認を合併することが多く，その場合は特異性についての十分な吟味が必要である．なお，失認の神経機構を統一的に論じるのは困難であるため，ここでは視覚性失認に関する2つの説をあげる．

#### a．離断症候説

左半球後頭葉（視放線または線状野を含む）と脳梁膨大部の損傷によって，視覚情報が左後頭葉から入らないだけでなく，右後頭葉から脳梁膨大を経て左半球言語領域へ伝えられない．この場合，患者は右同名性半盲を示し，物体失認，色彩失認，純粋失読などが起こる．

#### b．視覚情報処理三段階説

視覚刺激は，両側の視覚野において構造化された視知覚となる（A）．次に知覚的範疇化が右半球後半部でなされ（B），最後に意味的範疇化が左半球後半部でなされる（C）．Aのレベルでの障害は偽性失認，Bのレベルでの障害は統覚型失認，Cのレベルでの障害は連合型失認となる．

## iii）失　　　行

### （i）失行とは

失行とは，運動麻痺や運動失調，知能低下などによらない運動遂行の高次の障害をさす．その場合，遂行しようとする行為は過去に学習され，習慣化されたものであるにもかかわらず，余計な運動が付加されたり，必要な運動が脱落したり，あるいは他の運動や無定型の運動に置き換わったりする．

失行の特徴の一つとして，自動性と随意性の解離がある．患者はある行為を意図的には実行できないのに，日常は苦もなく自動的に実行していることが多い．たとえば，検査場面で挺舌の模倣ができなくても，普段は偶然に舌を出したりする．

失語症患者がしばしば失行を伴うことはよく知られているが，失行は失語や失認などとは独立の症候であり，正しく鑑別することが必要である．たとえば，物体失認のある患者では，物品を正しく使用したり，動作の模倣ができない可能性がある．

### （ii）失行の分類

失行の分類も失認と同様に必ずしも意見の一致をみていない．ここではHécaen et al.（1978）の分類を示す（表23）．

## II. 脳卒中の臨床医学

表23　失行の分類

| 両側性失行 | 一側性および分節性失行 |
|---|---|
| 観念運動失行 | 肢節運動失行 |
| 観念失行 | 口・舌・顔面失行 |
| 構成失行 | 一側肢失行 |
| 着衣失行 | 　交感性失行 |
| | 　脳梁失行など |
| | 歩行失行 |

(Hécaen et al. 1978)

### a．両側性失行

a）観念運動失行：複雑な運動行為の観念あるいはプランは保たれているが，その構成要素である個々の動作が正しく行えない．動作を口頭指示で行うよりも模倣で行うほうがよく，また，いずれの場合も具体物を使用すれば成績が改善する．失語を高頻度に合併する．主に縁上回を中心とする左頭頂葉損傷によるものと考えられる．

b）観念失行：行為の観念あるいはプランが運動と結びつかない．このため単純な模倣動作は可能であっても，複雑な一連の行為ができなくなる．さらに，具体物を使用しての動作は誤りだらけになる．左頭頂葉後半部の損傷によると考えられる．

c）構成失行：要素的運動の失行はないが，空間における正しい配置を構成することが困難になる．いずれの半球損傷に由来するかによって徴候が異なる．左半球損傷の場合，遂行のプログラムはうまく作れないが，視覚的手がかりや学習によって成績は一般に改善する．右半球損傷の場合，視空間能力の障害が同時に存在し，視覚的手がかりや学習による改善はあまりみられない．

d）着衣失行：自分で衣服の着衣ができない（おかしな着方をする）という特殊なタイプの失行であり，その特異性には疑問が残るが，臨床的にはよく用いられる．

### b．片側および分節性失行

a）肢節運動失行：感覚運動野の損傷により，反対側肢の運動が不器用になるが，運動の順序や単純な身振りなどは問題がない．常に片側（ときに一肢）に出現するので，失行ではなく錐体路徴候ではないかともいわれている．

b）口舌顔面失行：嚙む，呑む，舌を動かす，火を吹き消す，笑うなどの行為が日常はできているにもかかわらず，口頭指示または模倣で意図的にそれらが行えない．観念運動失行と密接に関係する．

c）片側肢失行：片麻痺および運動失語に合併する左上下肢の失行である交感性失行，脳梁前半部の損傷により口頭指示に基づく左手動作が困難となる脳梁失行などがある．また，左右いずれの側にも出現する片側の運動失行

には，前頭葉損傷で強制把握を伴う magnetic type と，頭頂葉損傷で回避反応を伴う repellent type がある．

　d）歩行失行：前頭葉損傷に基づく歩行障害で，運動失調性歩行とは区別される．足を床から離すのが困難であることから double kinetic apraxia of the magnetic type ともいう．しかし，本症候の特異性に関しては疑問視する指摘も多い．

（iii）失行の神経機構

失行の本質をどう捉えるかについては4つの立場がある．

　a．概念障害説(Goldstein-DeRenzi-Kertesz)

失行とは，一種の失象徴である．失行と失語は高頻度に合併する．失語は言語象徴の障害であり，失行は非言語象徴（身振りや手振り）の障害である．両者の重症度，とくに失行と言語理解障害の重症度との間には高い相関がある．すなわち，言語と行為の両者に共通する理解-概念の障害のひとつの現れが失行と考える立場である．もちろん，失行と失語の局在は同じではなく，左中大脳動脈領域における理解-概念の共通のネットワークを想定している．

　b．離断症候説(Liepmann-Geschwind)

失行は左半球縁上回にある行為中枢と他の中枢との離断により生ずる（図56）．言語の受容野であるウェルニッケ領域はとくに重要であり，右半球は言語を解さないため，離断脳では左手の失行を生ずる．

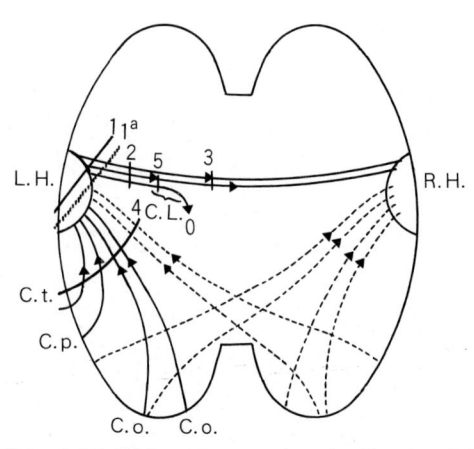

**図56　失行に関する Liepmann(1920)の第二水平図式**

左手の失行の責任病巣は左半球(L.H.)皮質運動野(1)にあり，これが右半球(R.H.)との脳梁結合(2，3)を阻害するか，あるいは左半球内の後頭葉(C.o.)，頭頂葉(C.p.)，側頭葉(C.t.)の各連合野との結合を阻害する．右手は1，2の部位の損傷で麻痺しているため，肢節運動失行は損傷部位が1aのときのほうが軽い．部位4における損傷は概念運動失行を生じ，それより後半部の広い範囲の損傷は概念失行を生ずる．内包(5)の損傷は左手の失行を生ぜず，右手の麻痺を起こす．

### c．運動図式障害説(Liepmann-Kimura-Heilman)

失行は左半球縁上回の視運動覚エングラム(記憶痕跡)の破壊によって生ずる．運動連合野は運動のプログラミングを行うが，視運動覚エングラムは運動時系列のプログラミングを行う．

### d．空間能力障害説(Lhermitte-DeAjuriaguerra)

主として構成失行を念頭に置き，自己を含めた空間定位の障害を本質と考える．

## iv）記 憶 障 害

### （i）記憶障害とは

記憶には記銘，保持，再生という3つの過程がある．これらの過程のどこかに問題が発生することにより，記憶は障害される．記憶の障害を主とした症候群を健忘症といい，前向性健忘，逆向性健忘，正常な知的機能，正常な即時記憶(たとえば数字の数唱能力)がその特徴である．その他，見当識障害や作話，記憶錯誤などが健忘症患者によくみられる．記憶に関連する脳の部位としては，海馬などを含む側頭葉内側部，視床，乳頭体，前脳基底部などが報告されている．

### （ii）記憶障害の特徴

#### a．前向性健忘

発症以後に経験した出来事や事実などを想起できない．一方で，タイプライターのキーの位置学習や鏡映描写などの新たな技能学習あるいはプライミングのような意識を介さない記憶は，障害されないといわれている．

#### b．逆向性健忘

発症以前に経験した出来事や事実などを想起できない．多くの場合，時間的勾配がみられ，発症時点に近い出来事の記憶のほうが昔の出来事の記憶よりも想起されにくい．通常，前向性健忘と逆向性健忘は合併して出現するが，ごくまれに逆向性健忘だけが選択的に生ずる場合がある．また，公的情報と個人的な情報との想起成績が大きく異なるなど，想起しうる情報間に解離が生じる患者も報告されている．

#### c．作　　話

事実ではないエピソードを話す．意図的に嘘をついているのではなく，健忘によって生じた記憶の欠損を埋めるために自動的に現れる現象と考えられている．

### （iii）主な健忘症候群

#### a．海馬性健忘

側頭葉内側面，とくに海馬の損傷によって生じる．重篤な前向性健忘および逆向性健忘を伴うが，見当識や病識は保たれる．また，逆向性健忘の期間は限定的で，発症前数年間の記憶だけを想起することができない．記憶の忘却速度が速いことも特徴としてあげられる．

#### b．間脳性健忘

ビタミン$B_1$欠乏によって発症するコルサコフ症候群が有名である．コルサコフ症候群は，乳頭体や視床などに病巣をもち，前向性健忘，逆向性健忘に加え，見当識障害，作話，病識欠如を伴う．逆向性健忘の期間は海馬性健忘のそれより長期に及ぶ場合が多く，中には数10年の範囲に及ぶ場合もある．また，記憶の忘却速度は健常者とほとんど変わらない．

#### c．一過性全健忘

数時間から数日間にわたって一過性に起こる健忘であり，記憶機能に関連する脳部位への血液供給が一時的に停止するためと考えられている．前向性健忘，逆向性健忘，見当識障害(とくに時間に関する見当識障害)が生じるが，自分が誰なのかはわかっており，逆向性健忘の期間は回復に伴って徐々に短縮して最終的に健忘に陥った数時間前だけにとどまる．

### (iv) 記憶障害の神経機構

#### a．Papez説

Papezによって提唱された辺縁系の回路があり，海馬から脳弓，乳頭体，乳頭視床路，視床前核，前帯状回を経て再び海馬に至る閉回路をさす．記憶障害は，この系が障害されることによって生ずるという考え方である．

#### b．Horel説

側頭葉新皮質，側頭茎，視床背内側核の系が記憶に関与すると考える．側頭茎の切除によって，記憶の貯蔵あるいは貯蔵されている情報の呼び出しに問題が生じる．

## v) 痴　　呆

### (i) 痴呆とは

痴呆は大脳皮質のび漫性あるいは散在性病変により，知的機能や人格，行動が衰退していく進行性疾患で，アルツハイマー病がその典型である．痴呆の原因にはさまざまなものがあり，疾病経過も異なるが，多発梗塞性痴呆の場合，発作を繰り返すたびに段階的に機能低下が進むのが特徴である(表24)．

### (ii) 痴呆の診断

DSM-Ⅲ-R(高橋・他　1988)では，痴呆は器質性精神症候群に分類されており，その診断基準は以下の通りである．

A．短期および長期記憶の障害の証拠が明瞭である．

B．抽象的思考の障害，判断の障害，その他の高次皮質機能の障害，あるいは人格の変化のうち，少なくともひとつがあてはまる．

C．AおよびBの障害は，仕事，日常の社会的活動，または他者との人間関係を著しく障害している．

D．せん妄の経過中にだけ起こるものではない．

E．病歴，身体的診察，臨床検査から，その障害に病因的関連を有すると判断される特異的器質性因子の証拠が存在する．または，そのような証拠は

## II. 脳卒中の臨床医学

**表24　多発性脳梗塞による痴呆の臨床像**

| | |
|---|---|
| 突然の発症 | 情緒不安定 |
| 段階的衰退 | 高血圧症の既往 |
| 動揺性の経過 | 脳卒中の既往 |
| 夜間錯乱 | アテローム性動脈硬化の随伴所見 |
| 人格の相対的保持 | 局所神経症状 |
| 抑うつ | 局所神経徴候 |
| 身体的愁訴 | |

(Hachinski 1975)

ないが，その障害が如何なる非器質性精神障害によっても起こっていないならば，器質性因子が病因であるとみなすことができる．

### vi) 異常行動

脳卒中後の感情や人格，行動の変化には，脳損傷によって直接もたらされる場合と，間接的に引き起こされる場合とがある．前者は器質性で，後者は反応性または心因性である．器質性変化の原因には，皮質抑制解放現象，意識変容，前頭葉症候群などがある．

#### (i) 皮質抑制解放現象

皮質抑制解放現象は，衝動性や情動失禁などの被刺激性を反映する陽性徴候の総称で，特定の部位によらず，広範な皮質領域の損傷によって出現する．

#### (ii) 意識変容

意識変容は，行動全般に影響を及ぼす網様体賦活系および広汎性視床皮質投射系などの働きが障害されて生ずる状態である．

#### (iii) 前頭葉症候群

感情鈍麻，動因欠如，ふざけ症などの人格変化を中心とする一群の症候をさし，病巣から2つの型に分けられる(Benson et al. 1975)．

ひとつは偽性うつ型と呼ばれ，背外側円蓋部の損傷により感情鈍麻，無関心，動因欠如，抑うつ気分などがみられる．もうひとつは偽性精神病質型と呼ばれ，眼窩部損傷によって幼稚，ふざけ症，わいせつ，放縦などの症候を示す．基底部の損傷は自律神経系異常を生ずる．

前頭葉症候群は通常，両側の損傷により出現するが，片側でも非典型的症候を示すことがある．最終的な臨床像に関しては病前パーソナリティが重要な役割を果たすと考えられる．

### vii) 失認，失行，記憶障害の検査法

失認，失行，記憶障害などの高次脳機能障害は，大脳半球の局在病変で起こる．脳卒中による高次脳機能障害は，多くの場合，単独ではなく，ほかの神経症候と同時に存在する．そのため診断が困難となり，見落とされることも多い．

また，このような障害は固定的ではなく，刻々と変化する．日時によって

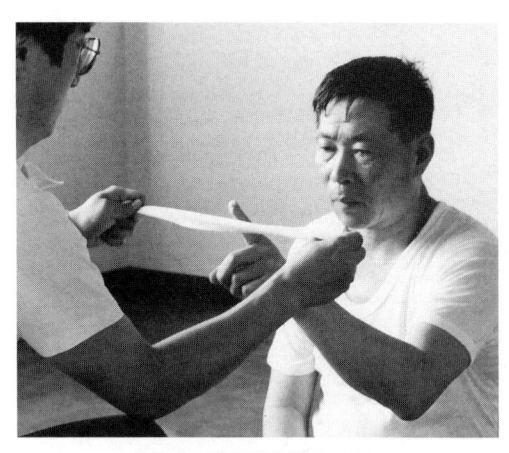

**図57 視空間失認の検査**
紐の中点を指示させる．視空間失認のある場合，中点は健側に偏る．

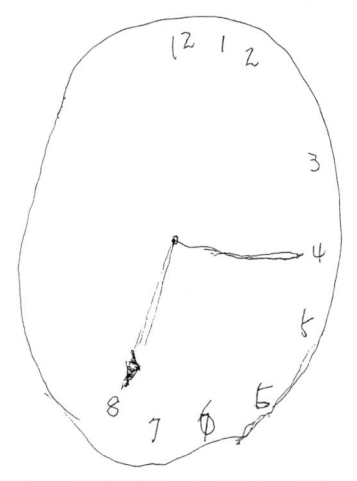

**図58 半側無視を示した患者の時計の描画**

も異なることがあるため，検査は反復する必要がある．

### (i) 失認の検査法
#### a．視覚性物体失認
診察場面では，
① 物品をみせて名前をいわせる．
② ある物品と同じ物品をいくつかの物品の中から選ばせる．
③ 物品の形態，材質，色，用途などを尋ねる．
　患者は物品の名称をいえず，用途も説明できないが，物品を手で触れたり，物品の出す音を聞くと，それが何であるかを推測することができる．

#### b．視空間失認
　脳卒中患者には，しばしば半側空間失認，すなわち無視がみられる．左右いずれの半球損傷でも出現するが，右半球損傷で頻度が高く，また重度である．患者は視線を健側(病巣側)に向け，患側(非病巣側)をみようとしない．歩行時，次第に健側に偏ったり，患側にある障害物に突き当たる．食事に際して，患側にあたる膳の半分に箸をつけないときもある．
　検査としては，
① 紙に異なる長さの直線をさまざまな位置に描き，その中点に印をつけさせる(線分2等分)．
② 60 cm位の長さの紐を水平にしてかかげ，その中点を指示させる(図57)．中点は健側に偏り，無視側が長くなる．
③ 図形，絵，人物などの描画を行わせる．無視側に描画の省略が起こる(図58)．

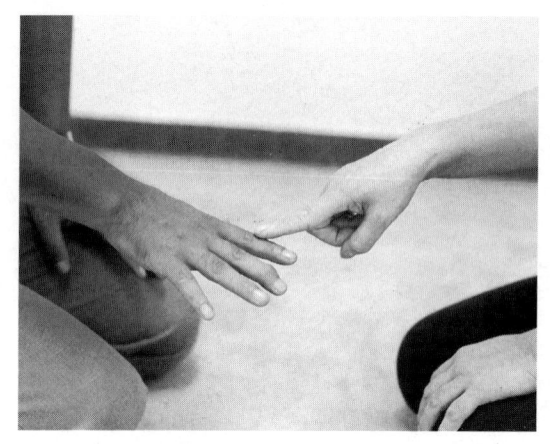

**図59　手指失認の検査**
口頭指示で検者の指のひとつに触れさせる．

### c．身体失認

自己身体部位失認の検査では，たとえば「右耳はどこにありますか」と問う．患者はとまどいながら周囲を見回したり，身体の他の部位をさしたりする．ついで検者が患者の身体部位に触れて，その名称をいわせる．患者は身体部位の名称を誤る．

左右弁別障害は自分および他人の左右区分の混乱である．手指に限らず，身体部位全般についてみられる．「右手を出して下さい」，「左耳はどちらですか」，「右の母指を出して下さい」などの指示をして，左右の弁別能を検査する．日を改めて何回か検査を行い，誤りに一定の傾向のあることを確かめておく．

手指失認は，まず口頭指示で左右の手の指を出させる（例：右の中指を出して下さい）．ついで，机上あるいは膝の上においた患者の左右手の指に触れて名称をいわせる．さらに検者の指について行う（図59）．手指の提示や名称を誤るが，とくに示・中・環指の弁別に誤りが多く，母指と小指では誤りが少ない．

### (ii) 失行の検査法

失行の検査では，
- どのような動作，行為を用いるか
- 検査の場面，状況はどうか
- 結果をどのように解釈するか

に注意する．

### a．動作・行為についての注意

運動を行わせる身体部位は顔面，とくに口唇，舌，頰，眼瞼，片側または両側の上肢，とくに手指，下肢，体幹などであり，全身運動を利用すること

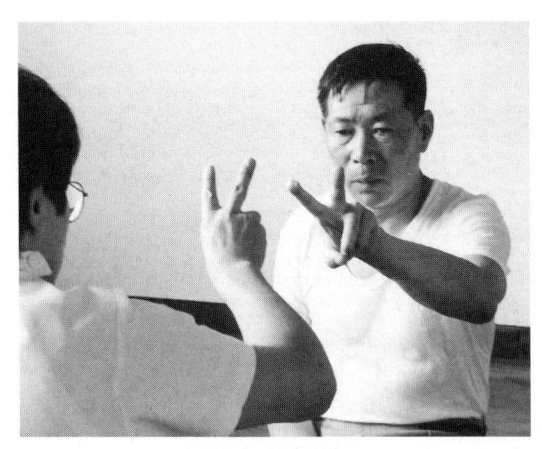

**図60 失行の検査**
検者の動作を模倣させる．

もある．
①こぶしを握る，種々の形を手指で作る(図60)，舌を出すなどの無意味な動作を行わせる．
②笑う，怒る，悲しむなどの感情表出に関係する動作をさせる．
③お辞儀をする，拍手するなどの習慣的な動作をさせる．
④ボールを投げる，金槌で釘を打つ，スプーンで飲物をまぜるなど具体的動作をさせる．
⑤タバコをくわえ，マッチで火をつけて，タバコに火を移し，吸う．便箋を折り，封筒に入れて，封をする．このような要素的動作を組み合わせて連続動作にする．
⑥幾何図形や絵の描画，マッチ棒や積木で物を作らせる．

### b．検査状況
a) 日常生活場面では，ある動作や行為が自然に自動的に行えるのに，人為的な検査場面では不可能なことがある．そのため患者の日常生活を十分に観察しておく．
b) 検査に際しての指示の与え方は次の通りである．
・口頭による(例：お辞儀をして下さい)．
・検者が身振りを行って，患者に模倣させる(視覚的模倣)．これは失語の患者でとくに重要である．
・物品を用いる動作では，実際に物品を用いて行わせる場合と，物品なしで行わせる場合の2通りが必要である．

### c．動作・行為の分析
動作(行為)が不成功か否かを判定するためには以下の7つが基準となる．
①無応答あるいは動作の健忘

②動作の遅延，拙劣
③動作の過程で同一のパターンを反復する(保続)
④要素的動作の順序の混乱(連続動作として成り立たない)
⑤動作の省略や不完全
⑥別の動作を行う(錯行為)
⑦身体部分を道具代わりに用いる(身体部分の客体化)

### d．主な失行の所見

a) 肢節運動失行：半球病変と対側の手指動作，たとえば指折り試験や手指による身振りの模倣が拙劣になる．

b) 観念運動失行：口頭指示に従ってこぶしを握ることはできないが，無意識に日常生活場面などでは物を握ることができる．

c) 観念失行：マッチをする，火のついたタバコを吸うなどの要素的動作は可能でも，連続動作になるとマッチ棒を口にくわえたり，タバコでマッチ箱をこすったりする．

d) 構成失行：円，三角，四角などの簡単な図形から，立方体の平面図など複雑な図形を書かせる．比較的単純な図形でも書けない．マッチ棒を用いて三角や四角を作らせてもよい．積木で物を作ることも拙劣である．

e) 着衣失行：着衣に際して，衣類を手にしてから裏返したり，回転させたり，行き当たりばったり種々の仕方で扱い，うまくできない．

### (iii) 記憶の検査法

#### a．短期(即時)記憶

数唱を用いることが多い．たとえば，4-5-2-3-9と検者が1秒にひとつずつの速さで数字を読み上げ，言われたとおりに数字の列を復唱させる．健常者では5桁から7桁の範囲で復唱が可能である．

#### b．見当識

人物(名前，年齢，生年月日など)，場所(現在いる場所，自宅の住所，検査場所の地名)，時間(日付，曜日，時刻，季節など)について質問する．時間に関しては「この場所に来てからどのくらい時間が過ぎましたか？」と時間の経過について質問してもよい．

#### c．前向性健忘

視覚性記憶と言語性記憶とに分けて検査を実施する．視覚性記憶の検査では，図形を数秒間みせて，それを後に描画再生させる課題，あるいはリストから選択させる再認課題が一般的である．言語性課題では，単語のリストや短い物語を聴覚提示し，再生あるいは再認させる課題が一般的である．視覚性記憶課題，言語性記憶課題のいずれにおいても，遅延時間を複数設定し(たとえば，即時再生，5分遅延，15分遅延)，時間経過に伴う想起成績の変化を通じて評価する．

なお，当然のことながら，記憶課題の難易度によって患者の想起成績は異

なる．この問題を克服するためには，対象者と健常統制群との想起成績の比較を行いながら，慎重に評価する必要がある．したがって，既存の記憶検査の利用が望ましい（視覚性記憶に関してはベントン視覚記銘検査やレイの複雑図形が，言語性記憶に関しては三宅式記銘力検査などがある）．

　　d．逆向性健忘

　個人の情報（生まれた地域，学校名，職業およびその内容，家族に関する情報など）と歴史的事実（首相経験者の名前や重大な事件など）について，それぞれリストを作成し，口頭で試問を行う．個人の情報に関しては出来事の信憑性を確認する必要があり，想起内容を家族に確認する必要がある．

［細川　徹・細川　惠子・平野　幹雄］

## （11）構音障害と嚥下障害

　口唇，舌，軟口蓋，咽頭，喉頭は発声，発語，嚥下に関わる構造である．これらの運動器の制御障害が構音障害，嚥下障害として現れる．多発性脳梗塞患者の増加に伴い，これらの障害の重要性が増している．

　運動性構音障害（dysarthria）は口唇，舌，軟口蓋などの構音器官の運動麻痺あるいは協調運動の障害などによる構音の不全をいい，内言語は障害されていない．失語症が脳の言語領域の損傷によって生じ，象徴的コミュニケーション全般にわたって困難を生ずるのとは，大きく異なる．

### 運動性構音障害

　構音障害（articulation disorders）の概念は広く，神経および筋系の損傷に由来するもの，先天性および後天性の発声発語器官の形態異常によるもの，構音運動の獲得にかかわるものなど，種々あるが，ここでは脳卒中に起因する構音障害という前提に立ち，中枢および末梢神経系の損傷によって生ずる音声言語の表出（話し言葉）の異常に限定し，用語は運動性構音障害を用いる．

　運動性構音障害という用語は Darley et al.（1975）の motor speech disorders に始まる．Darley は音声言語による表出は次の3つの神経学的過程からなると述べている．

　a．言語象徴の形成
　b．構音運動の企画
　c．言語音の産生

　このうちaの過程が障害されて生ずるのは失語である．bの障害は発語失行，cの障害がdysarthriaである．cは日本では麻痺性構音障害として定着していた時代もあったが，厳密な表現ではないとして，柴田・他が訳本で用いた運動性構音障害という用語が，中枢および末梢神経系の損傷によって生ずる音声言語の表出（話し言葉）の異常，特にcの障害によるdysarthriaに対して用いられるようになった．Darley et al.の概念は発語失行も含めている

表25 運動性構音障害の分類

| 分類名称 | 損傷部位 |
|---|---|
| 弛緩性麻痺型構音障害 | 下位運動ニューロン |
| 痙性麻痺型構音障害 | 両側の上位運動ニューロン |
| 失調型構音障害 | 小脳または小脳路 |
| 運動減少型構音障害(パーキンソン病) | 錐体外路 |
| 運動過多型構音障害 |  |
| 　速い運動過多型(舞踏病) |  |
| 　遅い運動過多型(ウィルソン病) | 錐体外路 |
| 　その他 |  |
| 混合型構音障害 |  |
| 　痙性・弛緩性麻痺型(筋萎縮性側索硬化症) |  |
| 　痙性麻痺・失調・運動減少型(ウィルソン病) | 多系統 |
| 　多様型(多発性硬化症) |  |
| 　その他 |  |

(Darley et al. 1975)

ので，motor speech disorders を運動性発話障害，dysarthria を運動性構音障害と分けて論じている研究者もいる(紺野 1998)．また運動障害性構音障害という用語を用いる場合もある．

　言語音産生の過程には種々の神経路が関与しており，どの経路に，どの段階に損傷が生ずるかによって言語症候は異なる．dysarthria の分類に関しては Darley et al. にならうと表25のようになる．ここでは脳卒中に起因するという前提で，その症候と損傷経路から以下の2つに大別して扱う．

### (i) 運動麻痺性構音障害[注5]

　口唇，舌，軟口蓋などの発声発語器官の運動麻痺によって起こる構音異常で，構音筋を支配する下位運動ニューロン，すなわち構音筋を支配する脳神経の核および核下性の損傷ならびに上位運動ニューロンの損傷によるものである．発声発語器官の運動が制限され，呼吸，発声，共鳴，構音，そして韻律がさまざまな程度に障害される．構音筋の多くは両側性の支配を受けているため，片側性の損傷では障害が軽く，改善の良好な場合もある(Duffy 1995)．両側性の損傷(球麻痺および偽性球麻痺)では，重篤な症候を示すことが多い．口が重い，速く話せない，構音が不正確になるといった比較的軽度のものから，母音や子音の歪み，省略，置換，開鼻声，嗄声などが顕著となり，同時にアクセントや抑揚のない単調なゆっくりした話し方になる重度のものまである．重度では，咀嚼や嚥下などの食餌摂取の機能にも障害を伴うことも多く，流涎がはなはだしくなる．

---

注5) 狭義の麻痺性構音障害を表わす．「麻痺性構音障害」は，わが国では dysarthria を表わす用語として広義に用いられ，概念の混乱を起こしてきた経緯があるため，ここでは「運動麻痺性構音障害」として区別した．

上位運動ニューロンの損傷では痙性麻痺，下位運動ニューロンの損傷では弛緩性麻痺となるため，Darley et al. は分けて説明しているが，言語臨床の場面では区別しにくいため，一緒に扱う．

### (ii) 協調運動障害性構音障害[注6]

原則として構音筋の麻痺はない．運動失調や筋の固縮，不随意運動などにより，構音筋の協調や制御に支障を生じたための構音の異常で，構音運動に際しての力の配分，タイミング，運動範囲，運動方向，運動の速さなどが障害を受ける．

#### a．失調型

一般にゆっくりした，途切れ途切れの，ときに爆発的な話し方で，音や音節の持続時間が不規則に崩れる，構音の誤りが不規則に生ずる，声の大きさが変動するなどの特徴がある．小脳や小脳と脳幹の連絡路の損傷による．

#### b．運動減少型

構音筋の運動全体の減少に由来するもので，声の高低や強弱の変化がなく，単調な話し方となる．有効な声帯振動が得られないため，声の質は気息性ないしは粗糙性となる．話の開始にとまどいや音の繰り返しがみられたり，次第に加速されて，しまいには聞き取れないほどに小さくなったりすることもある．発話全体の印象は失調型と同様にリズムや抑揚など韻律面の異常，不規則性が前面に出ている．錐体外路系，とくに黒質線条体系の損傷による．

#### c．運動過多型

不随意運動を伴い，急に声が大きくなったり，ピッチが高くなったり，発話の速さが増したり，反対にゆっくりとしたしぼり出すような話し方になったりする．言葉の持つ韻律面の特徴が過度に強調されるのがこのタイプの特徴である．構音も不正確になる．錐体外路系(基底核)の損傷による．

## (12) 摂食・嚥下障害

流涎(りゅうぜん：唾液が口腔から流れ出ること)，口腔内の食物残留，食事の際のむせ，反復する肺炎などでは，摂食・嚥下障害の存在を疑う．発声発語器官は本来食餌摂取のための器官でもあり，運動性構音障害が存在する場合には，食餌摂取にも何らかの影響があるとみるべきである．

脳卒中による嚥下の異常と中枢および末梢神経系の特定の部位の損傷との対応に関しては，明らかにされていない部分が多いが，Logemann(1994)の説明によると以下のようになる．

一般に下部脳幹(延髄領域)の損傷は重大な嚥下障害をもたらす．なぜなら，延髄に嚥下中枢(孤束核と疑核)があるからである．発症初期には咽頭嚥下がまったく欠如する場合もある．改善しても輪状咽頭筋の開大や梨状窩の食物残留などの問題を残す場合がある．

---

注6) 平山(1994)は，失制御性構音障害という用語でまとめている．

皮質下領域の損傷は皮質へのあるいは皮質からの感覚路，運動路のいずれにも影響を与える．嚥下反射の生起，咽頭嚥下の神経筋制御にも軽度ないし中等度の遅れを生じ，結果として誤嚥を示すことがある．

　大脳皮質に損傷がある場合は，左右いずれの半球かによって多少特徴が異なる．舌が食塊に対して適切に動かないといった嚥下失行が指摘されるのは左半球損傷である．注意や認知の障害が誤嚥につながるのは右半球損傷の影響といわれている．

　多発性脳梗塞の場合は，しばしば重度の嚥下障害が起こる．発声発語器官の麻痺や協調運動障害は，食物の取り込みや咀嚼，食塊形成，咽頭への送り込みに支障を生ずる．また反射の遅れや咽頭壁，梨状窩における食物残留が誤嚥の危険性をはらむ．注意や認知などの障害を合併し摂食困難となることも多い．

　延髄病変の場合は球麻痺と呼ばれ，舌の萎縮や線維束性収縮がみられる．皮質，皮質下病変あるいは多発性脳梗塞の場合に伴う症候は偽性球麻痺と呼ばれ，舌に萎縮がない，強制泣きあるいは笑い，下顎反射や四肢腱反射の亢進，小刻み歩行などを伴うこともある．軟口蓋反射は消失するが，咽頭反射は保たれていることが多い．

〔細川　惠子〕

# 3 脳卒中の医学的管理

　脳卒中患者の種々の訓練は，原疾患や既存疾患の病態に応じた適切な治療と並行して進めなくてはならない．医師の最も重要な役割は，脳卒中の再発や訓練にかかわる危険因子を常に的確に把握して全身状態の管理を行い，より安全な治療方針を立てることである．脳卒中のリハビリテーションにおいては，脳卒中の病態や治療に関する十分な理解が不可欠である．

## 1）脳卒中急性期の全身管理と一般的治療

　脳卒中急性期の全身管理では，
(1) 意識障害，けいれん発作，精神症候など
(2) 呼吸
(3) 循環動態(血圧，不整脈)
(4) 水分，栄養バランス

が管理の中心である．原疾患によって治療方針が異なるが，まず共通する項目をあげる．

### (1) 意識障害，精神症候

#### i) 意識障害の変化

　脳卒中急性期はさまざまな原因で意識障害の変化が起こる．早急に病態を把握して原因を究明し，治療を進める(表26)．

#### ii) けいれん発作

　けいれん発作では，てんかんとそれ以外の病態によるけいれん発作を鑑別する．脳卒中後には，症候性てんかんが4〜12％の頻度でみられる．発症後2週間以内に生じた発作は大脳皮質の刺激で生ずる早期けいれん，2週間以降に生じた発作は皮質の瘢痕化などで生ずる晩期けいれんとして区別され，後者のほうが頻度が高い．早期けいれんは初日が最も多い．晩期けいれんは慢性てんかんに移行しやすい．発作型は全般発作が多く，病型ではくも膜下出血や皮質下出血(とくに脳動静脈奇形)が多い．脳梗塞では，前大脳動脈・中大脳動脈領域の出血性脳梗塞に多いとされる(田川・他　1996)．

　けいれんの原因あるいはてんかん発作の誘因として，代謝異常(糖尿病，尿毒症，粘液水腫，肝不全や電解質異常など)や薬剤の影響(抗生物質ではイミペネムやペニシリン系，クロルプロマジン，三環系抗うつ薬，テオフィリン製剤，アルコールなど)がある．発作重積は早期けいれんに多く，呼吸障害，

## II. 脳卒中の臨床医学

表26 脳卒中における意識障害の変化の鑑別診断

| | |
|---|---|
| **局所神経症候あり** | |
| | ・脳梗塞, 脳出血再発 |
| | ・てんかん発作(部分発作) |
| 術後患者 | ・硬膜外出血(術後急性期) |
| | ・硬膜下出血(術後急性期および慢性期) |
| 外傷後 | ・硬膜下出血(主に転倒外傷) |
| **局所神経症候なし** | |
| 代謝性 | ・電解質異常 |
| | ・高血糖あるいは低血糖 |
| | ・尿毒症 |
| | ・肝性脳症 |
| ショック | ・急性心不全(心筋梗塞など) |
| | ・肺梗塞 |
| 低酸素 | ・肺炎などの感染症 |
| てんかん | ・全般発作 |
| 水頭症 | ・術後急性期 |
| | ・慢性水頭症 |
| 薬物中毒 | ・鎮静薬, 抗てんかん薬など |
| **髄膜刺激症候のあるとき** | |
| 術後患者 | ・髄膜炎の併発 |
| | ・くも膜下出血再発(未破裂脳動脈瘤または脳動静脈奇形再破裂) |
| その他 | ・脳塞栓症で出血性脳梗塞を生じたとき |

低酸素血症よって脳組織の損傷を増悪させるため，緊急処置を要する．

けいれん発作重積状態の治療は，以下の手順を目安とする(医学のあゆみ編集委員会, 1993；土田 1995；福島 1994)(表27, 28)．

①気道確保：エアウェイの挿入や必要に応じて気管内挿管を行う．咬舌を防ぐためのバイトブロックを挿入する．折れやすい舌圧子や割り箸は避ける．

②血管確保し，まずジアゼパムの静脈内投与(5 mg から開始し，効果がなければ 3〜5 分ごとに 5 mg ずつ追加)する．静脈内投与が困難な場合は，まず 5〜10 mg 筋注するか，座薬(ダイアップ® 1回 0.4〜0.5 mg/kg，エスクレ座薬® 1回 50 mg/kg)を肛門内に挿入する．呼吸抑制と血圧下降に注意する．フルニトラゼパム(ロヒプノール®)2 mg を静注ないし点滴静注投与することもある．てんかん発作の場合は，並行して発作の再発予防のためにアレビアチン® 125〜250 mg 静注あるいはフェノバール® 50〜100 mg 筋注投与を行う．

③血液ガスで代謝性アシドーシスを認め，pH7.2 以下の場合は，メイロン® 1〜2 A 静注などで補正する．

④上記の処置で改善しない場合は，気管内挿管による調節呼吸を行い，チオペンタール(ラボナール®)2〜8 ml(2.5%溶液で 50〜200 mg)をけいれ

表27 発作重積時の薬物治療

| 薬剤名 | 初回投与量 | 持続投与 | 注意点 |
|---|---|---|---|
| ・ジアゼパム | 5～20 mg 静注 | 5～20 mg/時 | 血圧低下,呼吸抑制 |
| ・フェニトイン | 125～250 mg 静注 | 30分ごとに125 mg 分割追加静注か 5～50 mg/分点滴 | アルカリ性, 不整脈,血圧低下 |
| ・リドカイン | 50～100 mg 静注 | 1～2 mg/分 | アルカリ性,肝障害 失活しやすい |
| ・チオペンタール | 2～3 mg/kg 100～250 mg 静注 | 4 mg/kg/時 5 mg/ml 位の溶液にして 0.5～1.5 ml/分 | 完全房室ブロックには禁忌 呼吸抑制,血圧低下, 重症気管支喘息には禁忌 |

注意;ジアゼパムの動脈内投与,フェニトインの筋注,皮下注は禁忌である. （土田 1995）

表28 主なてんかん薬の常用量と薬理学的特性

| 薬剤名 | 常用量 (mg/日) | 定常状態 到達日数 (日) | 血中濃度 治療濃度 (mg/ml) | 半減期* (時間) |
|---|---|---|---|---|
| フェノバルビタール | 100～200 | 14～21 | 10～25 | 120～150 |
| カルバマゼピン | 200～1200 | 4～6 | 6～10 | 8～15 |
| フェニトイン | 100～300 | 5～15 | 10～20 | 20～24 |
| バルプロ酸 | 400～1600 | 2～4 | 50～100 | 7～10 |
| ゾニサミド | 300～600 | 5～12 | 10～40 | 50 |
| クロナゼパム | 0.5～6 | 4～6 | 0.02～0.07 | 30～40 |

＊バルプロ酸徐放剤では7～10日. 他の値は徐放剤でも同じであるが,徐放剤では血中濃度の日内変動の幅は小さく,1日2回投与も可能である.

（福島 1994）

んが止まるまで緩徐に静注する．直腸内投与は10％溶液を20～40 mg（10％溶液で0.2～0.4 ml/kg）を基準として投与する．約1時間効果が持続する．あるいは，ペントバルビタール（ネンブタール®,ラボナ®：2,500 mg/50 ml/1バイアル）1～3 ml（50～150 mg）を緩徐に静注する．けいれん消失後は，可能なら脳波モニターを行い，1～2 ml（50～100 mg）/時間で持続投与する．

## (2) 呼吸管理

呼吸回数，呼吸パターン，チアノーゼの有無を監視し，血液ガス所見に応じて必要な処置を行う．

### i) 気道確保

舌根沈下，喉頭浮腫などによる上気道の狭窄の有無を確認し，気道狭窄の程度に応じて体位や処置法の選択を行う．

①頭位ポジショニング（下顎挙上，頭部後屈，頤挙上など）

②エアウェイ（経口，経鼻）：適切な挿入をしないと，かえって気道狭窄を

助長したり，咽頭反射の誘発による嘔吐で窒息や誤嚥性肺炎を生ずる．
③気管内挿管(経口，経鼻)：$PaCO_2$の増加(50〜60 mmHg以上)，$PaO_2$の低下(50〜60 mmHg以下)，肺活量低下(500〜800 ml以下)，呼吸困難，頻呼吸や誤嚥の危険が高い場合などは気管内挿管の適応である(Fisher 1995)．意識障害が軽度で，自発呼吸がある場合は，できるだけ行わない．くも膜下出血，脳出血の急性期では，無理な挿管手技による血圧上昇や再出血の危険があり，注意する．気道管理上，カフ圧の調整と気道の加湿，吸引が重要である．経口挿管は約1週間，経鼻挿管は約3週間が留置の限界である．
④気管切開：2週間以上の昏睡状態，喉頭閉塞や気管洗浄の必要性が高い場合など，気管内挿管で改善が望めないときには気管切開を行う．

### ii) 換　　気

失調性呼吸，チェーン・ストークス呼吸，中枢性過換気や無呼吸などを観察し，チアノーゼの有無や血液ガス所見から換気状態を把握する．$PaCO_2$の増加(45 mmHg以上)と$PaO_2$の低下(50 mmHg以下)はアシドーシス，脳血管拡張による脳圧亢進をもたらし，$PaCO_2$の減少(25 mmHg以下)は脳血流の減少を生ずる．高濃度の酸素は，完全な虚血巣に対しては遊離基(free radical)の増加によって脳浮腫や組織の損傷を悪化させるが，虚血性ペナンブラ[注7]の部位では回復を促進するため，$PaCO_2$ 30〜40 mmHg，$PaO_2$ 80〜120 mmHg程度を目安とする．$PaCO_2$が正常範囲で$PaO_2$の低下を認める場合は低酸素の重症度に応じた濃度で酸素吸入を行う．

延髄梗塞などによる中枢性低換気や慢性閉塞性肺疾患などで，$PaCO_2$上昇を伴う$PaO_2$低下の場合は，高濃度の酸素を吸入すると呼吸抑制によって低酸素が悪化するため，0.5 l/分程度の低濃度酸素から開始する．気道確保，酸素吸入で血液ガス所見が改善しない場合は，機器による人工呼吸を開始する．

### iii) 呼吸器合併症の予防

肺炎と無気肺の予防が最も重要である．意識障害，偽性球麻痺，呼吸筋麻痺，鎮静薬などの薬剤の影響で呼吸抑制や喀痰の喀出困難を生ずるため，誤嚥に注意し，頻繁にネブライザーで加湿して吸引を行う．気管内挿管や気管切開の場合は，とくに気道の加湿と喀痰の吸引が重要である．口腔内清拭は絶食患者でも必ず行う．ネブライザーと頻繁な吸引，体位ドレナージ，タッピング，口腔内保清，喀痰培養と適切な抗生物質の投与が大切である．

## （3）循環動態の管理と急性期の血圧管理

脳卒中の急性期には血圧上昇を認めることが多いが，一過性で自然に正常化することもある．脳卒中では脳血管の自動調節能が障害されており，過度

---

注7) 脳虚血では器質的変化が不可逆的な虚血中心部の周囲に，可逆的な脳血流低下を示す部位があり，ペナンブラといわれる(p34〜35，図6参照)．

表29　脳卒中急性期における緊急降圧療法の指標

| 血　　圧 | 治療方針 |
|---|---|
| 拡張期血圧≧140 mmHg，5分間隔で2回<br>収縮期血圧≧230 mmHg または<br>　　　121＜拡張期血圧＜140 mmHg，<br>　　　20分間隔で2回 | 静脈内投与による降圧開始（a）<br><br>静脈内投与による降圧開始（b） |
| 180＜収縮期血圧＜230 mmHg または<br>　　拡張期血圧 105〜120 mmHg<br>　　：頭蓋内出血（−），左心不全（−）<br>血圧上昇が1時間以上持続 | 緊急降圧は延期<br>経口投与による降圧開始<br>（ラベタロール，ニフェジピン<br>　またはカプトプリル） |
| 収縮期血圧＜180 mmHg<br>または拡張期血圧＜105 mmHg | 普通は降圧の適応なし． |
| 推奨降圧目標血圧：高血圧の病歴（−）　150/85〜95 mmHg<br>　　　　　　　　　高血圧の病歴（＋）　160〜170/90〜100 mmHg | |

（a）原文でニトロプルシッド推奨(本邦では市販されていない)
（b）原文でラベタロール推奨(本邦では注射薬は市販されていない)
　　本邦では，ニカルジピン，ニトログリセリンの注射薬が使用可能．

(稲永・他　1994；Fisher　1995)

　の降圧によって脳血流が低下する．降圧の目的は，血圧自体の下降ではなく，脳心血管系の保護と脳浮腫の悪化予防である．
　脳卒中急性期の血圧管理については，くも膜下出血以外では確立されていないのが現状である．病型ごとの血圧管理の方針は別項でのべるが，一般的な血圧管理のポイントとして，以下の点に注意する．
①血圧と神経症候の推移を慎重に観察し，血圧レベルだけにとらわれず，本当に降圧薬が必要な病態か，緊急な降圧が必要かどうかを判断する(表29)．
②過度の降圧や急激な降圧は避ける．安易に即効性のあるアダラート®の舌下投与が行われやすいが，可能なら徐放薬の内服などで緩徐に降圧をはかる．
③くも膜下出血，脳内出血ではおおむね収縮期血圧160〜200 mmHg，拡張期血圧110 mmHg程度以上を降圧の対象と考え，降圧以前の80％程度までの調節を行う．脳梗塞は原則として降圧しない(Fisher　1995；沼野　1996；峰松・他　1997)．
④病態にあった適切な降圧薬を選択する．くも膜下出血や脳内出血急性期では，Ca拮抗薬などの血管拡張作用のある降圧薬は，止血に影響するため，原則として禁忌である．
　緊急時に用いられる主要な降圧薬を以下に示す(三宅　1996)．

### i）経口投与ニフェジピン（アダラート®）

Ca拮抗薬で，10 mg舌下投与により数分以内，内服では30分程度で作用を示す．舌下投与が困難な場合は内容液を注腸で投与する．脳梗塞では急激な降圧は脳虚血を助長するため，可能なら徐放薬（アダラートL®など）を経口投与して緩徐に降圧する．心拍出量増大による高血圧には効果が乏しく，舌下投与では嘔気の誘発，頭痛，顔面潮紅，めまい，出血傾向に注意する．

### ii）筋　　注

#### （i）レセルピン（アポプロン®）

交感神経終末に作用する．0.5〜1.0 mg（1 A）筋注し，効果不十分のときは4時間ごとに使用する．作用発現は1時間半から3時間で，最大効果は3〜4時間後である．抑うつ，嗜眠，起立性低血圧，消化器症候，徐脈，鼻閉などに注意する．うつ病やてんかん患者への投与は禁忌である．

#### （ii）ヒドララジン（アプレゾリン®）

血管平滑筋弛緩作用による降圧薬である．1回10〜20 mg筋注6時間ごとに投与する．作用発現時間10〜20分で，最大効果は20〜40分で得られる．虚血性心疾患，解離性大動脈瘤，心不全では禁忌となる．

### iii）経静脈的投与

血圧，心電図のモニターが必要である．

#### （i）トリメタファン（アルフォナード®）

交感神経遮断薬である．500 mg/50 mlを2〜8 ml/時間で投与するか，1.25 mg/mlに濃度調整して0.5 ml/分で投与開始する．作用発現まで1〜2分で，作用持続時間は10分と短く，使用期間は24〜48時間以内とする．起立性低血圧，尿閉，イレウス，口渇，散瞳などの副交感神経遮断による副作用がある．妊娠中毒症では禁忌である．

#### （ii）塩酸ニカルジピン（ペルジピン®）

Ca拮抗薬で，初回10〜30 mg/kgを静注し，その後2〜10 mg/kg/分で点滴静注を行うか，はじめから点滴静注で投与量を調整する．脳出血急性期で止血の確立されていない患者では慎重に投与する．

#### （iii）塩酸ジルチアゼム（ヘルベッサー®）

Ca拮抗薬であり，初回10 mgの静注後に5〜15 mg/kg/分の持続点滴を行うか，はじめから点滴で投与量を調整する．徐脈，房室ブロック，期外収縮の出現に注意する．心不全患者では禁忌である．

#### （iv）ニトログリセリン（ミリスロール®）

持続点滴静注を0.5 μg/kg/分から開始し，5 μg/kg/分まで増量が可能である．硝酸・亜硝酸エステル系薬剤過敏症，閉塞性緑内障，高度な貧血，止血の完成しない脳出血は禁忌である．

### iv）貼布薬

硝酸イソソルビド貼布薬（フランドールテープS®，ミリスロールテープ®

など）；心臓の前・後負荷を軽減して血圧効果をもたらし，患者によっては有効である．ただし，適応症は狭心症，心筋梗塞などである．

### （4）栄養・水分・電解質管理

急性期に意識障害や嚥下障害のある患者では，誤嚥を防ぐために絶食することが望ましく，補液あるいは経管栄養となる．症候が改善したら，徐々に経口に切り替える．補液の1日量はおおむね水分 1,000～2,000 cc，Na 50～100 mEq，K 50～100 mEq，糖分 50～100 g 程度を目安とするが，尿量や発汗，発熱などによる不感蒸泄を考慮する．心疾患，腎疾患などの合併症の有無により，補液の量と内容を調整する．糖尿病では補液中の糖分にはグルコースよりもマルトースを用い，血糖値は 200 mg/dl 以下に抑える．腎疾患では電解質と BUN，クレアチニンなどを検査して調整する．中心静脈栄養は消化管吸収障害や肝不全などの場合以外は避ける．フルクトース，キシリトールなどの五単糖含有糖液の補液では，高尿酸血症や乳酸アシドーシスに注意する．長期に補液や中心静脈栄養を続ける場合は，サイアミン（ビタミン $B_1$）欠乏症によるウェルニッケ脳症や微量金属欠乏症が問題となるため，必ずビタミンや微量金属を加える．

病型ごとの補液の注意点としては，
① 脳梗塞；血液のヘマトクリット上昇，高蛋白や高血糖は血液粘度を高めて脳の微小循環を低下させるため，脱水を避ける．低分子デキストランの輸液や瀉血などによって，ヘマトクリット値 40～45% 程度に希釈する．皮質域の梗塞で脳浮腫が強い場合には補液量を控える．
② 脳出血；脳浮腫や脳圧亢進を避けるため，補液量は控え目にすることが多い．発症当日は 20～25 ml/kg/日，その後は 25～30 ml/kg/日程度を目安とする．
③ くも膜下出血；術後2日目位までは，脳浮腫を助長しないように水分を抑制する．その後は脳血管攣縮の予防・治療のために，脳血流改善の目的で大量輸液を行う hypervolemic hypertensive therapy や normovolemic-normotension-hyperdynamic therapy などの治療法が選択されることがある．電解質異常や心不全に注意する（沓沢　1989；田川・他　1996）（くも膜下出血の項参照）．

## 2）急性期の病型別治療の概要

脳卒中の病型別に急性期の内科的・外科的治療の概要を掲げる．

### （1）虚血性脳血管障害

脳梗塞急性期の治療では，抗血栓療法の選択や血圧管理が予後を大きく左右する．抗血栓療法には，損傷血管への血小板の粘着，凝集による白色血栓の形成を阻止する抗血小板療法，フィブリン凝集による赤色血栓の形成を阻止する抗凝固療法，および赤色血栓の溶解を促進させる血栓溶解療法があり，

病態に応じて適応を決定する．血小板機能や凝固機能のマーカーとして，通常の止血凝固系検査のほかに，β-TG（β-トロンボグロブリン），PF4（血小板第4因子），TAT（トロンビン・アンチトロンビンIII複合体），FPA（フィブリノペプタイドA），PIC（プラスミン・α2プラスミンインヒビター複合体）の変化も参考にする（内山 1993；寺崎・他 1993）．血圧管理については，アテローム性血栓症，脳塞栓症ともに積極的な降圧療法を行わないのが原則である．収縮期血圧230 mmHg以上，拡張期血圧121 mmHg以上の場合は，病態に応じて降圧薬の使用を考慮する（表29）．血栓性脳梗塞で主幹動脈の狭窄性変化が強い場合や一過性脳虚血発作では，降圧薬使用は禁忌である．著しい出血性脳梗塞，皮質領域の脳梗塞で脳浮腫が高度な患者や血栓溶解療法中の患者では，おおむね収縮期血圧180 mmHg程度を上限として降圧薬を使用するが，正常域までの降圧は危険である．高血圧性心不全を併発している場合は心負荷を軽減するために降圧を行う．

### i) アテローム血栓性脳梗塞

#### （i）血栓溶解療法（線溶療法）

急性期に血栓を溶解して血行を再開する目的で行われる．完成した脳梗塞では，発症後数時間以内の患者が適応となる（発症後5日以内が適応とされているが，実際は発症3時間以内の超急性期がよい適応である）．再開通による出血性脳梗塞の合併があり，慎重に適応を検討する．脳血管造影で選択的に動脈内投与を行い，血栓を溶解する方法が理想的である．全身的な投与法では，ウロキナーゼ®6万単位/1時間×1回/日，7日間である．脳梗塞への組織プラスミンアクチベーター（t-PA）の投与は，本邦では承認されていない（池田 1993；内山 1993；峰松・他 1997；棚橋 1998）．

#### （ii）抗凝固療法

適応は進行性の脳血栓症と脳梗塞に移行する危険性が高い一過性脳虚血発作（TIA）とである．ヘパリン持続点滴やワルファリンの内服を行う（投与方法は心原性脳梗塞の項参照）．最近は，選択的抗トロンビン作用のあるアルガトロバン（ノバスタン®）の投与も行われ，発症48時間以内の脳血栓症（とくに皮質域梗塞）が適応となる．常用量は，投与開始から2日間は60 mg/日を24時間かけて持続点滴静注である．その後の5日間は1回10 mgを輸液で希釈して1日2回，1回2～3時間かけて点滴静注する．アルガトロバンは，ヘパリンよりも出血性合併症が少ないとされるが，脳塞栓症，出血性脳梗塞やほかの出血性病変を有する患者には禁忌である（棚橋 1998）．

#### （iii）抗血小板療法

選択的トロンボキサン$A_2$合成阻害薬であるオザグレルナトリウム（キサンボン®，カタクロット®）が使用されている．キサンボン® 80～160 mg/日を朝夕2回，2時間かけて点滴静注し，2週間連日投与する．くも膜下出血の脳血管攣縮の予防や治療にも用いられることがある．脳塞栓症，出血性脳梗

塞，脳内出血，硬膜外出血には禁忌であり，全身的な出血合併症に注意する（棚橋　1998）．

### (iv) 脳浮腫の治療

脳浮腫は，脳組織の間質や細胞内の水分の増加によって脳組織容積が増える状態と定義され，脳圧亢進による頭痛，嘔気，意識障害や神経症候の悪化を生ずる．脳梗塞による脳浮腫は発症後数時間で出現し，4～7日で最高となり，2～3週間で軽減してくる．出血性脳梗塞では，出血量が多いほど浮腫が遷延する．治療は，低酸素血症，高炭酸血症，高体温，高血糖や不用意な低張液の補液を避け，浸透圧療法を中心に行う．副腎皮質ホルモン剤や利尿薬の効果は確立されていない．重症患者では外科的に開頭して骨弁を外し，硬膜を形成する外減圧術や，脳室ドレナージ，血腫除去による内減圧術を行う．浸透圧療法においては(表30)，経静脈的投与では濃グリセリン(グリセオール®；10%グリセリン)，D-マンニトール(マンニトール®；20% D-マンニトール，マンニット T®；15% D-マンニトール)，経口的にはイソソルビド(イソバイド®；70%イソソルビド)や濃グリセリン50%が用いられる．脳浮腫の重症度に応じて使用量を調整し，水分や電解質をチェックする．グリセオールは反跳現象による脳浮腫の悪化が少ないとされ，使用頻度は高いが，溶血による血色素尿，高血糖や高浸透圧性糖尿病性昏睡の併発に注意する．即効性があるマンニトール®は，脳ヘルニア出現時など，緊急時の脳圧降下に用いられることが多い．腎障害患者では投与量を控え，腎機能の悪化に注意する．経管ないし経口でのグリセリンやイソソルビドの少量頻回投与も，持続的な脳圧降下に有効である(例；50%濃グリセリン1回10 cc を約1時間ごとに投与)(杳沢　1989；田川・他　1996)．

表30　脳浮腫の治療処方例

| 脳浮腫の程度 | 治　療 |
|---|---|
| 軽度 | 点滴；10%グリセオール® 200 ml/30～60分×1～2回<br>経口；イソバイド® 50～100 g/日を分2～3回 |
| 中等度から高度 | 10%グリセオール® 200 ml/30～60分×3～5回 |
| 脳ヘルニア出現時 | 10%グリセオール® 200～500 ml あるいは<br>20%マンニトール® 300～500 ml の急速滴下． |
| ＊高血糖などでグリセオールが使用できないとき | 20%マンニトール® 100～150 ml/30～60分×2～3回/日 |
| ＊心不全や心機能低下があるとき | 20%マンニトール® 34 ml＋ラシックス® 16 ml を1～3 ml/時間で投与 |

マンニトール®は1回1～3 g/kg，15～20%高張液として点滴静注．注入速度は緊急の場合100 ml/3～10分が限界．一日量は D-マンニトールとして200 g まで．

ii) 心原性脳塞栓症
　(i) 抗凝固療法

　心原性脳塞栓症では発症直後の早期から，ヘパリン持続点滴やワルファリン内服による抗凝固療法を行う．必ず投与前に頭部 CT，MRI で出血性変化の有無を確認してから開始する．出血性梗塞では通常発症から1週間以上経過してから，再度頭部 CT，MRI で出血の有無を確認して投与する．70歳以上の高齢者，著しい高血圧(180/110 mmHg 以上)，大梗塞では避ける(寺崎・他　1993)．心原性脳塞栓症にはアルガトロバンの使用は認められていない．

　ヘパリンは初回投与時に3,000単位前後を5分以上かけてボーラス注射(bolus injection)する．その後5％ブドウ糖500 ml 溶液に溶解して(濃度を2万単位/1以下にする)，1日15,000単位前後を持続点滴投与し，活性化部分トロンボプラスチン時間(APTT)を投与前対照値の1.5～2.0倍に調整する．ヘパリンの投与量は通常1～2万単位/日で，3万単位/日が限度である．ヘパリンを7～10日間投与したら，4～5日間ワルファリンと併薬して，その後はワルファリンに切り替える．ヘパリンによる出血が生じた場合は投与を中止し，大量出血の場合は硫酸プロタミン10～15 mg を生理食塩水100～200 ml に希釈し，10～30分かけて緩徐に静注する．

　ワルファリンはビタミン K 依存性凝固因子(II，VII，IX，X)の産生を阻害して凝固能を低下させる．ワルファリンの作用発現時間は18～36時間，効果消失時間4～7日で，初回投与量10～20 mg，維持量は1～5 mg/日である．ワルファリン治療の導入方法は，急速飽和法では，初回に大量(10～20 mg)を3日間投与してトロンボテストを測定し，4日以後は維持量(1～5 mg/日)を投与して1週間後，2週間後に再検し，以後は定期的に2～4週間ごとに検査して維持量を調整する．緩徐導入法では，初回から維持量を連日投与してトロンボテストの結果で投与量を調整する．緊急に抗凝固療法を要する場合は急速飽和法を用いる．プロトロンビン時間が正常の1.5～2.5倍(international normalized ratio；INR2.0～3.0)，トロンボテスト10～25％(INR2.0～2.5)，活性部分トロンボプラスチンが正常の1.5～2.5倍を目安とする．INR は INR＝$R^c$ (R はプロトロンビン時間比；PT 比＝患者 PT/正常 PT．C は使用する試薬の比較傾斜角)で算出される．INR2.5以上では出血合併症が増加する．ワルファリンの作用に影響する食物や薬剤は避ける(脳梗塞再発予防の項，p 137参照)．出血性脳梗塞，脳内出血，細菌性心内膜炎による脳塞栓症患者には禁忌である．

　ワルファリン過剰投与による出血傾向や外傷などによる出血時は，PT 値に基づいて，まず1日以上休薬してビタミン K 1～2 mg を経口投与する．重篤な出血では，ビタミン K 2.5～10 mg を緩徐に静注し，改善しない場合には新鮮凍結血漿や II，IX，X 因子の濃縮製剤を輸注する(池田　1993；内山　1993)．

### （ii）血栓溶解療法および抗血小板療法

脳塞栓症では原則として禁忌である．超急性期の血栓溶解療法の臨床的な試みがなされているが，いまだ成績は確立されていない．

### （iii）脳浮腫の治療

アテローム性血栓症の項を参照．

### iii）その他の脳梗塞の内科的治療

**低分子デキストラン**

血液粘度の低下と抗血栓作用があり，脳梗塞の各病型において急性期の脳血流改善目的で使用され，投与量は 250～500 ml/日である．心不全患者には禁忌で，ショックや腎機能障害に注意する．

### iv）脳梗塞急性期の外科的治療

虚血性脳血管障害の急性期では，脳血栓で TIA を頻回に起こし，脳梗塞へ移行する危険が高いアテローム血栓性脳梗塞の場合，狭窄部位の血栓除去術（頸動脈内膜剥離術など）や血管内外科による血栓溶解術および血管形成術を行うことがある．高度の脳浮腫に対して外減圧手術や内減圧手術を行う場合もある．TIA 発作を繰り返す小児のモヤモヤ病では，encephalo-duro-myo-synangiosis などが行われる（谷崎・他 1996b）．

## （2）くも膜下出血

くも膜下出血や脳内出血の術後急性期は，後出血や術後脳浮腫予防のための治療が中心となる．

### i）外科的手術適応

破裂脳動脈瘤によるくも膜下出血は，再出血の有無が予後を左右するため，外科手術の適応である．患者の術前状態，動脈瘤の発生部位などを検討して適応を決定する．

重症度判定基準（表31）の grade 1, 2 は絶対的手術適応である．grade 3 は相対的手術適応で，保存的治療のメリットが優先しなければ手術的治療が推奨される．grade 4 では全身状態に応じて適応を決定する．grade 5 は絶対的

表31 破裂脳動脈瘤の重症度判定基準（Hunt and Kosnik の分類）

| | |
|---|---|
| grade 0 | 未破裂脳動脈瘤 |
| grade 1 | 意識清明で，無症状あるいは軽微な頭痛，軽度の項部硬直程度の症候． |
| grade 1a | 急性症候はないが，固定した神経脱落症候がある例 |
| grade 2 | 意識清明で中等度から強度の頭痛と項部硬直を認め，局所的な脳神経麻痺（動眼神経麻痺など）以外の神経症候を欠く例 |
| grade 3 | 軽度の意識障害（傾眠ないし錯乱状態程度）のある例．または軽度の局所神経障害のある例 |
| grade 4 | 中等度から重度の意識障害（昏迷ないし半昏睡程度），中等度ないし重度の片麻痺，または初期の除脳硬直および自律神経障害のある例． |
| grade 5 | 昏睡，除脳硬直，瀕死の状態． |

注）高血圧，糖尿病，高度の動脈硬化，慢性疾患などの全身疾患があるか，脳血管撮影で高度の脳血管攣縮が認められれば grade をひとつ悪い方へずらす． （沓沢 1989；田川・他 1996）

に転帰不良で根治手術の適応はなく，脳室ドレナージなどの手段に限られる．早期手術と意図的待機手術があり，早期手術は再出血と脳血管攣縮の予防目的で発症当日から3日位までの急性期に行い，意図的待機手術は3週間以後，脳血管攣縮の危険が去ったときに行う．脳動静脈奇形(AVM)破裂では，くも膜下出血と脳内血腫を生じることが多く，大血腫による昏睡の患者以外は手術適応となる．急性期に血腫除去とAVM処理を行う方法と，急性期は血腫だけ除去して慢性期にAVM摘出術ないしγ-ナイフ治療を行う方法がある．AVMはてんかん発作の頻度が多いので注意する(沓沢 1989；田川・他 1996；谷崎・他 1996b)．

### ii) 脳血管攣縮の予防と治療

脳血管攣縮は発症4〜7日に発症し，2週間目をピークに2〜3週間持続する．術後の脳血管攣縮の予防と治療のために，脳血流改善の目的で大量輸液を行う hypervolemic hypertensive therapy(一日の輸液量3,000〜3,500 ml，水分バランス+500〜+1,000/日を目標としてアルブミンを投与し，血清Na値を上昇させて循環血液量を増加させる方法)や，normovolemic-normotension-hyperdynamic therapy(体液循環量を著しく増大させないで心機能をhyperdynamicに維持することを目標とし，ヘスパンダー®などのvolume expanderを投与して，ドブタミンなどの昇圧薬を投与する)などの治療法がある．電解質異常や心不全に注意する(Barnett et al. 1992；沓沢 1989；田川・他 1996)．脳血管の拡張を目的に，塩酸ファスジル(エリル®)の点滴静注なども行われる．

### iii) 脳浮腫対策

出血と虚血の両者が原因となって脳浮腫を生ずる．通常，術後2〜3日目までは抗浮腫治療を行うが，この後に脳血管攣縮の予防のために大量輸液を行う場合は必然的に脳浮腫が悪化する．脳血管攣縮によって主幹動脈域の脳梗塞を生じた場合は，アテローム性脳梗塞の治療に準じて浸透圧療法を行う．

### iv) 血圧管理

術前状態では再出血を予防するため収縮期血圧は120〜150 mmHg，拡張期血圧90 mmHg以下(普段の血圧の80%値を目安)に降圧する．術後は，脳血管攣縮による脳虚血の危険性が高いため，積極的な降圧はしないが，収縮期血圧180 mmHg以上では出血合併症が多くなるため，やはり病前の血圧の80%程度を目安に降圧を行う(Fisher 1995；沓沢 1989；田川・他 1996)．

### v) 術後水頭症の治療

術後数日以内に急性水頭症を併発した場合，通常は脳室ドレナージが行われる．発症2〜3週間以降には髄液循環障害により交通性水頭症を生じることがあり，脳室腹腔短絡術(V-Pシャント)や腰椎腹腔短絡術(L-Pシャント)が行われる．腹腔内疾患のある場合，脳室心房短絡術(V-Aシャント)が選択されることもある．慢性期には正常圧水頭症を生ずることがある(慢性期の項

p 137参照)．

永続的なシャント術の適応に関しては，腰椎ドレナージによる臨床症候の変化，CT，RI システルノグラフィー所見などから総合的に検討する．シャント術後には，腹腔チューブの屈曲や髄液蛋白の上昇によるチューブの閉塞などでシャント機能不全が起こることがあり，失見当識，尿失禁，歩行障害などの臨床所見を注意深く観察して，定期的に CT 検査をする．腰椎腹腔シャントの場合，腹部の圧迫や強く体幹をねじる運動で，シャントチューブが抜けることがあるため注意する．シャントシステムには，頭蓋内圧を調節するためのデバイスやバルブが使用されており，体表からもシャント設定圧を変更できるようになっている．Programmable Pressure Valve には磁石が使用されているため MRI は禁忌である．また，シャント術後の合併症として，頭蓋内圧低下による低頭蓋内圧症候(頭痛，嘔気など)や慢性硬膜下血腫も問題となることがあり，シャント設定圧の変更を行う(杳沢　1989)．

### vi) そのほかの新しい治療法；低体温療法

術後急性期に体温を32～35度に低下させて脳循環代謝を抑制し，脳の保護をはかる治療法で，急性期に 4 日～ 1 週間程度施行することが多い．ブランケット・直腸温モニターを用いて34～35度に保ち，その後徐々に体温をあげてゆく．血圧低下，心機能抑制，肺炎などの肺合併症が問題となる(田川・他　1996)．

## （3）脳　出　血

近年では内科的治療が原則とされるが，神経症候の重症度や全身状態，CT 上の血腫の局在，脳室穿破の有無などにより手術適応の決定を行う．

### i) 脳出血急性期の内科的治療

#### （i）脳浮腫対策

血腫周囲組織の微小循環障害などによって生ずる脳浮腫は，発症後数時間で出現し，4 ～ 7 日で最大となる．血腫が大きいほど浮腫は遷延し，CT 上の高吸収域が消失しても，数週間から 1 ～ 2 か月持続する．治療法は脳梗塞の項参照．

#### （ii）血 圧 管 理

脳内出血の急性期の血圧レベルと予後の関係はいまだに議論が多い．最近では発症直後の平均血圧が 145 mmHg 以上では，1 か月後の生存率が低下するという報告や，術後再出血例では収縮期圧 170 mmHg 以上，拡張期圧 110 mmHg 以上に上昇しているという報告があり，著しい高血圧では降圧療法を行ったほうがよいとする見解が多い．収縮期血圧は 180～200 mmHg 以下，上限を 160～170/90～100 mmHg 程度(病前の血圧の80％が目安)に保つのが妥当と考えられる．血腫増大や再出血の患者では，緊急に収縮期圧 150 mmHg 以下に降圧する(Fisher　1995；田川・他　1996；谷崎　1996)．

(iii) 止血薬の投与

急性期に経静脈的に投与されることが多く，トランサミン®，アドナ®などが使用される．末梢循環不全や血栓症の危険が高い患者は慎重に投与する．

(iv) 水頭症の治療

脳室穿破やくも膜下腔にも広く血腫が及んだ患者では，髄液循環障害を生じて水頭症を併発することがあり，急性期では脳室ドレナージが行われる．脳室穿破を伴う小脳や視床，尾状核頭部の出血などでは保存的治療を行った場合でも水頭症に注意する．治療は，くも膜下出血の場合と同様に，シャント手術の適応を検討する．

ii) 脳出血急性期の外科的治療

脳出血では，意識清明および深昏睡の意識状態の患者を除いて，手術適応が検討される．脳卒中の外科研究会分類(表32)では，被殻出血は神経学的重症度で grade 1 および grade 4b〜5 は手術適応がなく，grade 2〜3 で CT 上の血腫量が 30 ml 以上である場合や，脚間槽の変形，正中偏位などの圧排所見を認める場合は，機能予後のうえで外科的治療が有利とされている．臨床症候と血腫の部位の大きさによって，開頭血腫除去術あるいは CT 誘導定位的血腫吸引術などの術式が選択される．視床出血は，深部にあるため直達手術は行われず，急性期の水頭症や脳室内出血に対する脳室ドレナージ術が行われることが多い．小脳出血は，急性水頭症や小脳扁桃ヘルニアにより急速に症候が悪化する場合があり，経過を観察して手術適応を決定する．皮質下出血でアミロイドアンギオパチーが疑われる場合には，手術適応はない(沓沢 1989，田川・他 1996，谷崎 1996a)．

表32 高血圧性脳内出血の神経学的重症度(脳卒中の外科研究会分類)

| grade 1 | 清明または錯乱 | 0〜1 |
|---|---|---|
| grade 2 | 傾眠 | II-1 |
| grade 3 | 昏迷 | II-2, 3 |
| grade 4a | ヘルニア徴候を伴わない半昏睡 | III-1 |
| grade 4b | ヘルニア徴候を伴う半昏睡 | III-2 |
| grade 5 | 深昏睡 | III-3 |
| 脳ヘルニア徴候 | i) 片側または両側瞳孔散瞳および対抗反射消失<br>ii) 片側または両側除皮質または除脳硬直 | |

(沓沢 1989；田川・他 1996)

## 3）慢性期の脳卒中に対する治療概要
### （1）慢性期の血圧管理

　　WHO, 1999年の改訂では, 120/80 mmHg 未満を至適血圧値, 130/85 mmHg 未満を正常血圧値とし, 治療の目標は 130/85 mmHg 未満まで降圧するとしている. しかし, 脳卒中後の治療目標には一定の基準がなく, 個々の患者の病態や合併症に応じた対処が必要である. 減塩療法が第一であり, 降圧薬の使用にあたっては, 個々の薬剤が脳循環代謝や全身状態に及ぼす影響を考慮する. 脳血流の低下を起こさない Ca 拮抗薬, $\alpha$ 遮断薬, ACE 阻害薬などが比較的使用しやすい. 高齢者では, 起立性低血圧を起こしやすいレセルピンや $\alpha$ 遮断薬は避ける. 抗凝固療法や抗血小板療法を行っている患者で, 高血圧や血圧の変動が著しい場合, 出血合併症に十分注意する. 大体の目安として, 脳内出血, くも膜下出血は160/90mmHg 以下で 140/80 mmHg 台が適切と考えられる. もやもや病による出血や急性期脳血管攣縮を生じた患者では, 過度の降圧を避ける. 脳梗塞では, 上限は 160～170/90～100 mmHg 程度が妥当である, 患者の脳循環動態により, 脳の主幹動脈の狭窄や閉塞がある場合には降圧しない. やむを得ない場合でも $\beta$ 遮断薬, 降圧利尿薬, クロニジンは避ける（川平・他　1993；沼野　1996；井林・他　1997）.

### （2）脳梗塞の再発予防

　　抗血栓療法や, 血液粘度を低下させ, 赤血球変形能を高めるための治療が行われる.

#### i）抗凝固療法

　　脳塞栓症の基礎疾患として弁膜症, 心筋梗塞, 心室瘤や心房細動などの不整脈がある場合に, 再発予防の目的で, 急性期はヘパリンを経静脈的に投与し, 慢性期には経口的にワルファリンを用いて血液凝固能を低下させ, 塞栓源となる心臓での血栓形成を抑制する. 抗血小板療法では効果が不十分な一過性脳虚血発作の治療にも用いられる. 非弁膜疾患性心房細動では, 60歳以上で, 心不全, 高血圧, 塞栓症の既往, 心エコーで中等度から高度の左室機能不全や左房肥大などの危険因子を有する患者で, ワルファリンによる一次予防を考慮する. 一過性心房細動では, 心房細動と洞調律の移行時に塞栓症発生の危険が高く, 抗凝固療法の適応である.

　　ワルファリン治療の導入には, 急速飽和法と緩徐導入法がある（脳塞栓症の抗凝固療法の項参照）. 合併症の管理が困難な外来患者では, 緩徐導入法のほうがよい. ワルファリン内服中は抗凝固作用に影響する食物や薬剤の摂取を控えるが, 意図的に作用増強効果を狙ってアスピリン, チクロピジンやブコローム製剤などを併用することもある（下川・他　1995；三宅　1996）. 薬剤の併用に際しては, 作用増強・減弱に注意する（表33）.

表33 抗凝固療法，抗血小板療法に影響を及ぼす主な薬剤や食品

- ワルファリン
  〈作用増強〉
  消炎鎮痛薬(ブコローム製剤，インドメタシン，イブプロフェン，メフェナム酸，アスピリンなど)，抗生物質(セフェム系，クロラムフェニコール，テトラサイクリン系，エリスロマイシン，クラリスロマイシンなど)，抗うつ薬(メチルフェニデート，モノアミン酸化酵素(MAO)阻害剤，三環系)，抗てんかん薬(フェニトイン®)，糖尿病用経口薬(トルブタマイド，クロルプロパマイド)，高脂血症治療薬(クロフィブラート)，高尿酸治療薬(ベンズブロマゼピン，ザイロリック)，ビタミンE製剤，甲状腺ホルモン，利尿薬(エタクリン酸)，慢性的なアルコール摂取(ワインでは明らかな影響なしとの報告)
  〈作用減弱〉
  抗真菌抗生物質(グリセオフルビン)，高脂血症治療薬(コレスチラミン)，抗てんかん薬(フェノバルビタール)，ビタミンC製剤．食物；納豆，ほうれんそう，ブロッコリー，小松菜，にら，キャベツなど(通常は納豆禁食とする．これ以外は連日の過量摂取を避ける)，ビタミンK含有飲食物(エンシュアリキッド®など)

- アスピリン
  〈作用増強〉
  ワルファリン，インスリン，糖尿病用経口薬，リチウム製剤，ヘパリン，ウロキナーゼ，プロスタグランジン製剤，オザグレルナトリウム(カタクロット®，キサンボン®)
  〈作用減弱〉
  サイアザイド系利尿薬，インドメタシン，ニトログリセリン，ジクロフェナク，プロベネシド，コカコーラ

- チクロピジン
  〈作用増強〉
  バルビツレート，テオフィリン，ワルファリン，ヘパリン，ウロキナーゼ，プロスタグランジン製剤，アスピリン，オザグレルナトリウム(カタクロット®，キサンボン®)

(下川・他 1995；三宅 1996)

ii) 抗血小板療法

血小板機能を低下させることにより血栓形成を抑制し，アテローム血栓性脳梗塞，ラクナ梗塞や一過性脳虚血発作，抗凝固療法が行えない一部の脳塞栓症の再発を予防する．通常発症後2週間から1か月を経過してから投与を開始する．代表的な薬剤はアスピリン(バファリン®；血小板のシクロオキシゲナーゼ阻害作用，投与量40〜330 mg/日)，チクロピジン(パナルジン®；ADPによるアデニル酸シクラーゼの抑制を阻害，投与量100〜200 mg/日)であり，両者を併用することもある．近年では少量のアスピリン投与(10〜30 mg/日)の効果も報告されている．アスピリンとチクロピジンの併用では単独療法よりも血小板機能抑制が強いため，投与量は最小限にする(例；チクロピジン100 mg/日とアスピリン81 mg；小児用バファリン®1錠/日など)．

治療効果の判定は，血小板凝集能の測定を目安とし，ADP(アデノシン二燐酸)4 mMで二次凝集が抑制されていること，またはアラキドン酸凝集において1 mMでの完全抑制を指標とする．ADPによる1次凝集も阻害され，最大凝集率が20%以下の場合には過度抑制であり，出血傾向が強まるため減量が望ましい．また，出血時間の測定も出血傾向のモニターに有用であり，Ivy法

で10分以上の出血時間延長は出血合併症の危険性が高いため，抗血小板薬を減量する．ワルファリンと同様に併用薬剤や食物の影響も考慮する(内山 1993；田川・他 1996；三宅 1996)(表33)．

　また，高齢者，高血圧のコントロールが不十分な患者や，以前の発作が脳出血か脳梗塞か不明な場合では，副作用を考慮して，アスピリンやチクロピジンの代わりに脳循環改善薬で抗血小板作用を持つものを使用することもある．イブジラスト(ケタス®)や酒石酸イフェンプロジル(セロクラール®)で再発予防効果が報告されている(大友 1995；平井 1998)．

　副作用では，抗凝固療法，抗血小板療法ともに出血傾向が問題となり，出血性疾患，脳出血急性期，出血性脳梗塞，胃十二指腸潰瘍既往の患者では禁忌である．未破裂脳動脈瘤がある患者は要注意である．嚢状動脈瘤で経時的に拡大傾向のある場合は投与しないほうがよいが，動脈瘤内血栓による血管-血管塞栓の危険が高い場合は，抗血小板治療を行うこともある．アスピリンの投与禁忌は，アスピリン喘息患者，スルフィンピラゾン投与患者，ジドブジン投与患者である．また，アスピリンでは胃腸障害の副作用が多い．チクロピジンは出血性病変のほか，重篤な肝障害，白血球減少症では禁忌である(三宅 1996)．

### iii) 慢性期のてんかん発作の治療

　慢性期のてんかんは，発作頻度，誘発条件，薬剤の影響，発作型，患者の年齢，合併症から，抗てんかん薬の種類を選択する(表28，34)．脳波でてんかん性異常を認めても，臨床的に発作がない場合は経過観察だけでよい．単剤投与が基本であるが，多剤投与の場合は薬剤間の相互作用に注意する．服薬中は血液検査，脳波，CTなどを定期的に検査し，副作用についても十分に患者と家族に説明しておく．約4年間発作がない場合，服薬は徐々に中止する．

表34　てんかんの発作型別薬剤選択

| | 発作型 | 第1選択薬 | 第2選択薬 |
|---|---|---|---|
| 部分発作 | 単純部分発作 | CBZかPHT | ZNS |
| | 二次性全般化発作 | CBZかPHT | ZNS |
| 全般発作 | ミオクロニー発作 | VPA | CZP |
| | 強直-間代発作 | VPAかPHT，PB(小児) | CBZかZNS |

フェノバルビタール(PB)；フェノバール®，ルミナール®
カルバマゼピン(CBZ)；テグレトール®
フェニトイン(PHT)；アレビアチン®
バルプロ酸(VPA)；デパケン®
クロナゼパム(CZP)；リボトリール®
ゾニサミド(ZNS)；エクセグラン®　　　　　　　　(福島 1994)

### iv）慢性期の水頭症の治療

　　くも膜下出血，脳出血の急性期の治療でもふれたように，正常圧水頭症は発症数か月から1年以内に発生し，リハビリテーションの訓練効果が思うように上がらず，逆にそれまで獲得された機能の低下をもたらす原因にもなりうる．シャント術後であっても，シャント機能不全では水頭症が悪化するため，反応性の低下，失見当識，尿失禁，歩行障害などの臨床症候を注意深く観察して，定期的にCT検査を行う．シャント術後は，転倒による頭部外傷で慢性硬膜下血腫を併発しやすいため，移動能力が獲得されていない場合は，十分な監視下で看護や訓練を行う．シャント術後のシャント機能不全では，シャント再建術を検討する．

### v）慢性期の脳外科的治療

　　慢性期の虚血性脳血管障害では，虚血部の脳血流の改善と塞栓源の除去に対する外科治療の適応が検討される．頸動脈内膜剥離術などの血管狭窄部位の血栓除去術や，血管内外科による血管形成術などが行われる．過去には外頸動脈から頭蓋内への新たな血行を作成するバイパス手術（浅側頭動脈－中大脳動脈吻合術など）が施行されたが，現在では国際的には行われていない（沓沢　1989；谷崎　1996，田川　1996）．

## 4）脳卒中で注意すべき二次的合併症とその治療

### （1）心血管系

#### i）虚血性心疾患

　　心筋障害や心電図異常は，くも膜下出血，脳内出血，脳梗塞の順に多いとされる．心筋梗塞自体が脳塞栓などの原因ともなる（治療は虚血性心疾患の項参照）．くも膜下出血では，急性期にT波の変化（冠性陰性T），ST分節の低下や上昇，心内膜下梗塞などを認めることがある（Barnett et al. 1992；鳥養 1996）．

#### ii）不整脈

　　脳塞栓症の原因として，心房細動，上室性期外収縮，洞性頻脈，心室性期外収縮の合併があり，急性期には不整脈が悪化しやすい．弁膜病変を伴う場合はとくに危険性が高く，虚血性心疾患の合併や電解質異常も関係する．くも膜下出血では，急性期にQT延長，P波の棘波化，U波増高，P-R間隔短縮，心房細動などがみられる（Barnett et al. 1992；藤島・他　1993，鳥養 1996）．

#### iii）低血圧症

　　長期臥床状態では起立性低血圧が必発で，食事性低血圧も伴うことがある．一般的には安静時収縮期血圧が100 mmHg以下を低血圧とみなすが，40歳以上では110 mmHg以下，60歳以上では115 mmHg以下とする場合もある．自覚症状として，気分不良，たちくらみ，非回転性めまい，失神，易疲労など

があり，心拍出量の減少，自律神経障害，内分泌疾患，薬物の影響などの原因精査が必要である．

自覚症状がない低血圧では経過観察となるが，非薬物療法として，規則的な生活習慣を回復し，長時間の臥床を避け，適度な運動をして，弾性靴下，弾性包帯の使用を行う．基礎疾患がある場合には，その治療が優先する．起立性低血圧は座位訓練の導入時に問題となり，座位で血圧の低下が開始前の30 mmHg以上，脈拍の増加が開始前の30％以上，あるいは120/分以上，自覚的症候が出現する場合，段階的にギャッジアップによる他動的背もたれ座位訓練を行う（豊倉　1992）．

自覚症状が強い場合には，まず塩酸ミドドリン（リズミック®）20 mg/日，ゾンデル® 15～30 mg/日，メトリジン® 4 mg/日，エホチール® 15～30 mg/日，ジヒデルゴット® 3 mg/日などが用いられる．効果に乏しい場合は，L-threo-DOPS（ドプス®）200～300 mg/日，インドメサシン（インダシン®）10～20 mg/日，あるいはフルドロコルチゾン（フロリネフ®）0.02～0.1 mg/日を投与する．午前中に症候が強い場合には，起床直後や朝食前に投与する．食事性低血圧では，糖質中心の食事を避け，食事をゆっくり摂取するなどの生活上の工夫が必要である．

## （2）消化器系
### i）上部消化管出血

急性期に胃十二指腸のストレス潰瘍を併発して吐血，嘔吐が起こる場合があり，発症後2～3週間以内の発病が多い．経管栄養チューブによる胃粘膜損傷で出血することもある．ヒスタミン $H_2$ 受容体ブロッカーによる治療で，致死的な消化管出血は激減したが，消化器症候があり便潜血が陽性の場合は，$H_2$ 受容拮抗薬（ガスター®，ザンタック®，タガメット®），プロトンポンプ阻害薬（オメプラール®，タケプロン®）を中心とする消化性潰瘍用薬を投与する．慢性期でも抗血栓療法や抗血小板療法を行っている患者では注意する．

### ii）下部消化管出血

心原性脳塞栓症で，突然の腹痛，粘液状の下血，下痢が出現したら，上・下腸間膜動脈の塞栓による虚血性大腸炎を疑う．ことに器質性心疾患があり，塞栓症再発の危険が高い患者では注意する．基本的には抗凝固療法による保存的治療を行うが，イレウスを併発し，腸管壊死が重度の場合は大腸切除術を要することもある．

### iii）排便障害

急性期には便秘になりやすく，排便・排ガス停止，嘔吐，腹部膨満などの症候が重篤な場合は，糞便によるイレウスのこともある．肛門周囲や直腸の圧迫による刺激で排便を誘発したり，温庵法による腹部の温熱刺激で腸管蠕動を亢進させて排便を促す．効果が乏しければ水分の摂取量を調整し，便を軟化させる目的で酸化マグネシウム 0.6～1.5 g/日やほかの緩下剤を用い，無

効な場合は摘便，浣腸などの処置を慎重に行う．下剤の乱用は脱水や電解質異常を生ずるため，一時的な使用に留めるのが望ましい(福田・他　1992)．くも膜下出血，脳出血の急性期や手術直後の患者では浣腸は禁忌である．

## (3) 呼吸器系
### i) 肺塞栓症

臥床安静期から離床期の重篤な合併症で，脳卒中の発症1か月以内の合併が多く，死亡率が約4割という報告もある．主に下肢や腹部の深部静脈血栓に起因し，危険因子として意識障害，麻痺による臥床状態，長時間手術，外傷，脱水，多血症，心疾患(心房細動など)，肥満，カテーテル検査後や先天的凝固異常症などがあげられる．肺動脈主幹部が閉塞した場合，突然の呼吸困難，胸痛，発汗，頻脈，頻呼吸，ショック状態となる．肺動脈末梢部の閉塞では無症状のことがあり，塞栓部位が増加すると慢性的な肺高血圧，低酸素血症により易疲労，頻脈，頻呼吸などが起こる．動脈血ガス所見では$PaO_2$の低下と$PaCO_2$の上昇がみられ，LDHが増加することが多い(山田・他　1997)．線溶亢進によってトロンビン・アンチトロンビンIII複合体(TAT)やD-ダイマーが上昇する．胸部写真では肺門部肺動脈の拡大や肺うっ血，心電図では右軸偏位，ST-T変化やP波の増高を示すことが特徴的とされるが，いずれも診断上の決め手にはならない．確定診断には肺血流シンチグラフィーによる肺血流欠損部位の確認がよい．肺換気シンチは正常である．

肺塞栓症の治療は，ヘパリン，ワルファリンによる抗凝固療法が第一選択である(投与方法，投与禁忌は，脳塞栓症の抗凝固療法の項参照)．ウロキナーゼによる血栓溶解療法を行うこともある．抗凝固療法は最低3か月継続し，再発の危険が高い場合では以後も続ける．下肢の静脈血栓症に起因し，抗凝固療法や血栓溶解療法が副作用のため施行できない場合，抗凝固療法によっても肺塞栓を繰り返す場合，生命予後にかかわる肺塞栓症が予想される場合は，下大静脈フィルターの留置や下大静脈結紮などの下大静脈遮断を検討する．肺動脈血栓除去術は，きわめて重篤で内科的治療が無効な場合に検討される(Fisher　1995；上村・他　1993)．

### ii) 誤嚥性肺炎

全身管理の項でもふれたように，体位交換，タッピング，口腔内清拭，吸引が重要である．嚥下障害の場合では，きざみ食やとろみ食など，食事の形態を工夫する．

### iii) 肺水腫

重症くも膜下出血では，急性期に20～30％の頻度で神経原性肺水腫を合併する．胸部写真で吹雪様パターンを示し，低酸素血症を生ずる．また，術後のhypertensive-hyperdynamic therapyでも過度の補液による医原性肺水腫に注意する(田川・他　1996)．

## （4）腎・尿路系

### i）排尿障害

急性期は神経因性膀胱によって排尿障害や尿失禁を生ずることがある．尿閉の場合は無菌的間歇導尿か膀胱カテーテルの留置を要する．間歇導尿時には一度に大量の排尿をさせるとショック状態となることがあるため，血圧測定を行いながら段階的に採尿する．やむをえず留置カテーテルを用いるときは，尿路感染に注意しながら，カテーテルの間歇的な閉鎖・開放を行う．2〜3時間ごとに排尿して膀胱内の尿を自力で排出させ，残尿が60 ml以下となったらカテーテルを抜去する．尿意が不確実な場合は時間ごとに排尿誘導を行う．不穏状態の患者では，カテーテル自己抜去による尿路損傷の危険があるため，できるだけ留置は避ける(福田・他 1992)．

### ii）尿路感染症

意識障害や排尿障害のために膀胱カテーテルを留置する場合は，尿路感染症に注意する．尿混濁，血尿や発熱を認めたら，検尿，尿培養を行い，感受性の高い抗生物質の投与を行う．無症候性細菌尿の場合は，脳浮腫や心血管系への影響がない程度に摂取水分量を増やして経過をみる．膀胱洗浄は逆行性尿路感染を起こすこともあるため，太めのカテーテルに変更して水分摂取を増やしても，尿路が閉塞しやすい場合などに限って慎重に行う．

重度の尿路感染では，薬剤感受性に応じてポリミキシンB®による膀胱洗浄を行うこともある(1バイアル50 mgを250〜500 ccの生理食塩水に溶解して，普通に膀胱洗浄を行い，最後の50 ccを膀胱内に注入して，30分間尿路を閉鎖してから開放する)．

### iii）腎梗塞

心原性脳塞栓症で突然の血尿，嘔気，嘔吐，腹痛，背部痛，乏尿が生じたら，腎動脈塞栓症を疑う．重篤な場合は無尿となり，尿細管壊死による急性腎不全となる．まず抗凝固療法を行うが，重篤な場合は外科治療を要する．

## （5）体液バランス

### i）電解質異常

急性期に合併してみられる低ナトリウム血症，低カリウム血症は脳浮腫の悪化をもたらす．脳浮腫に対するグリセオール®，マンニトール®使用による電解質喪失や不適切な低張液の補液などのほかに，低ナトリウム血症は中枢性の抗利尿ホルモン分泌異常症候群(SIADH)に起因することがある．ナトリウム，カリウムの出入バランス，ADH定量を行い，診断を確定する．脳梗塞やくも膜下出血術後のSIADHでは，急性期に水分制限が行えない場合が多いため，水分摂取を必要最小限に留める．

重症の場合は利尿薬(フロセミド® 20〜40 mg/日)を併用する．重度の低ナトリウム血症(120 mmol/l以下)の場合は，急速な是正によって橋中心髄鞘崩壊を併発する危険があるため，是正の速さは，血清ナトリウムが110 mmol/

l以下ではナトリウム1 mmol/l/時，120 mmol/l以下では0.25 mmol/l/時以下を目安にする(鳥養 1996)．

### ii) 高血糖

脳卒中急性期には，ストレスによる血中へのカテコラミン放出や，非活動によるインスリンの感受性低下などによる高血糖がよくみられる．高血糖によって，乳酸蓄積による組織のアシドーシスを起こし，血液粘度の亢進により脳血流が低下するため，随時200 mg/dl以下にコントロールする．糖尿病の合併例では，中心静脈栄養，グリセオールなどによる医原性の高血糖で，高浸透圧性非ケトン性昏睡を誘発することもあり，注意を要する．

## (6) 血液系

### i) 出血傾向

過度の抗凝固療法，抗血小板療法により出血傾向が生じることもある．既存の血液疾患，出血性病変(とくに消化性潰瘍，ポリープなど)，腹部や胸部動脈瘤などの出血の危険性がある場合には，播種性血管内凝固(DIC)の併発の危険もあるため，十分に注意する．

### ii) 過粘稠性症候群

脱水，二次性多血症のほか，真性多血症などでは血液ヘマトクリットが上昇して血液粘度は亢進し，脳循環の低下をもたらす．脳梗塞では低分子デキストランの投与や補液の調整によって脱水を避け，必要に応じて瀉血を行い，ヘマトクリットを40〜45％程度に抑える．

## (7) 四肢末梢血管系

### i) 末梢動脈塞栓症

心原性塞栓症で多いが，アテローム性血栓症でも大動脈の壁在血栓などによって四肢の動脈塞栓症を併発することがある．脱水症や心不全などの病態で誘発されやすい．突然チアノーゼを伴う四肢の疼痛が出現する．発症8時間以内の高度の閉塞では，血栓・塞栓摘出術を行う．軽度閉塞の場合や長時間経過例では抗凝固療法や血栓溶解療法を行い，効果がない場合は四肢切断術を行う．

### ii) 深部静脈血栓症

肺塞栓症の原因として重要である．下肢の静脈血栓症では，下肢のうっ血，腫脹，圧痛が認められ，炎症を伴う場合は熱感と発赤が加わる．動脈血行まで障害されると患側下肢は蒼白となり，有痛性白股腫となる．肺塞栓の発症率は腸骨・大腿静脈に生ずる中枢型で50％，膝窩静脈以下の末梢型では約1/3と高率であることから，下肢の静脈血栓症が疑われたら常に肺塞栓の危険性を念頭におく．急性期には安静を保つための臥床状態やギャッジ座位，車椅子座位を余儀なくされる．患側下肢の麻痺に加えて，股関節や膝関節の長時間屈曲によって静脈還流が障害されるため，静脈血栓が形成されやすくなる．下肢からの静脈ルート確保はできるだけ避け，急性期から他動的関節可

動域訓練を行い，下肢屈曲位を長時間はとらないようにする．
　下肢の静脈血栓症の治療は，内科的にヘパリン，ワルファリンによる抗凝固療法やウロキナーゼによる血栓溶解療法を行うか，外科的に血栓摘出や静脈バイパスを行う．動脈血行にも影響するほどの重症では絶対的な外科的治療の適応であり，そのほかは状況に応じて選択する（上村・他　1993）．

### （8）そのほかの二次的障害の予防と治療

　脳卒中の亜急性期から慢性期には，二次的障害として廃用症候群や誤用症候群が出現する．廃用症候群では，全身的に心肺機能，消化機能，自律神経機能や精神活動性などが低下し，局所的には関節拘縮，筋萎縮，骨粗鬆症，褥瘡，皮膚萎縮や静脈血栓症が生ずる．脳卒中による片麻痺では，患側の肩関節亜脱臼や肩手症候群（反射性交感神経性ジストロフィー）が問題となることが多い．前者では，肩関節周囲筋の随意運動の程度に応じて，テーブルやアームスリングなどを使用し，外傷による痛みの出現を防ぐ．肩手症候群では，病期に応じた消炎鎮痛薬の使用や交感神経節ブロック（星状神経節ブロック）などと並行して，温熱療法や関節可動域訓練を行う（田川・他　1996；中村　1996）

## 5）脳卒中に合併する疾病の評価と治療

　合併する疾病を考慮して，いつからどのように訓練を開始するか，安静度や運動負荷量の許容範囲をどの程度にするか見定めることが重要である．ここでは心疾患，呼吸器疾患，糖尿病，高脂血症の合併症を有する場合の実践的な訓練上のリスク管理を掲げる．運動負荷の適応がない場合は原疾患の治療を第一とし，他動的関節可動域訓練や環境調整を行うにとどめる．

### （1）心不全，虚血性心疾患，不整脈の評価と治療

　アテローム性脳血栓症に合併する心疾患では虚血性心疾患が，脳塞栓症では不整脈や弁膜疾患，心筋梗塞，心筋症，僧帽弁逸脱症候群，卵円孔開存，心内膜炎や人工弁などが重要である．脳出血やくも膜下出血の急性期には高血圧による心不全の悪化や心電図異常（p140参照）がみられる．また，グリセオール®やマンニトール®による脳浮腫の治療も心不全を悪化させる．心機能障害合併例では訓練前に必ず虚血性心疾患と不整脈に関する評価を行い，心不全の有無を確認する．実際の訓練では，リスク管理上からみた心疾患の分類（表35）Class Cの患者が問題となり，訓練導入時は自覚的症候に注意して心電図モニターを行う（梶原　1992；中村　1993；寺崎・他　1993，中村　1995；安保・他　1995）．

　i）心不全の評価法

　心不全の重症度評価には，Killipの分類（表36a）などがあり，実際の日常生活の能力低下についての分類としては，New York Heart Association（NYHA）の心機能分類が用いられ（表36b），class I～IIまでが運動負荷の適

## II. 脳卒中の臨床医学

応となる．これらの評価を参考に，訓練中止や制限を的確に判断する(表37)．

### ii) 虚血性心疾患の評価と治療

狭心症，心筋梗塞の合併例では，臨床症候と心電図，心エコー，冠動脈造影などの所見から，治療方法を検討する．運動負荷心電図検査を施行するのが理想的であるが，困難な場合は可能であれば薬物負荷によるタリウム心筋シンチグラフィー(ジピリダモール®ないし，アデノシン三燐酸；ATP®静注)を行い，薬剤投与直後と3時間後再分布画像から虚血性病変を検出して重症度を評価する(間嶋・他　1993)．

#### (i) 狭心症の治療(表38)

胸痛発作時は，即効型硝酸系薬の舌下投与(ニトロペン®，ニトロール®)か，ミオコールスプレー®を噴霧．効果がなければ静脈ルートを確保してニトロール®を2.5〜5 mg静注する(医学のあゆみ編集委員会　1993；三宅　1996)．

##### a．安定狭心症

- 労作狭心症：$\beta$遮断薬中心に，病態に応じて硝酸薬，Ca拮抗薬を投与する．
- 安静狭心症：硝酸薬，Ca拮抗薬中心に投与する．

表35　リスク管理上からみた心疾患の分類

Class A：正常で訓練の制限を必要としないもの
Class B：軽度の異常で医師の定期的チェックを必要とするもの訓練はほぼ普通に行ってよい．
　　1) 左室肥大
　　2) 心電図上ST-Tの異常があるが，狭心症症候も心不全症候もないもの
　　3) 第1度房室ブロック
　　4) 右脚ブロック
　　5) 散発的な期外収縮
　　6) 単純な心房細動(lone atrial fibrillation)
Class C：中等度の異常で疾患管理と訓練を並行して行うべきもの
　　1) 労作性狭心症
　　2) 陳旧性心筋梗塞
　　3) 房室ブロック(第2度，第3度)
　　4) 洞房ブロック，洞機能不全症候群
　　5) 期外収縮多発(単源性のもの)
　　6) 左脚ブロック
　　7) 心房細動にST・T異常を伴っているもの
　　8) 心不全の疑いのあるもの
　　9) 動揺性高血圧または薬物に抵抗する高血圧
Class D：高度の異常で疾患管理を第一にすべきもの
　　1) 新鮮な心筋梗塞
　　2) 多源性心室性期外収縮，R on T型心室性期外収縮
　　3) 心房頻拍，心室頻拍
　　4) うっ血性心不全
　　5) 悪性高血圧

(中村　1993)

表36a　Killipの分類

| class | 内容 |
|---|---|
| I | 心不全なし |
| II | 軽度～中等度心不全（ラ音聴取領域が全肺野の50％未満） |
| III | 肺水腫（ラ音聴取領域が全肺野の50％以上） |
| IV | 心原性ショック（血圧90 mmHg未満，尿量減少，冷たく湿った皮膚，チアノーゼ，意識障害を伴う） |

表36b　New York Heart Association(NYHA)の心機能分類

| class | 内容 |
|---|---|
| I | 身体的活動を制限する必要のない心疾患患者．日常の身体活動． |
| II | 身体的活動を軽度ないし中等度に制限する必要のある心疾患患者．日常の身体活動で，疲労，動悸，息切れ，狭心症候が起こる． |
| III | 身体的活動を中等度ないし高度に制限する必要のある心疾患患者．安静時には快適であるが日常の軽い身体活動でも，疲労，動悸，息切れ，狭心症候が起こる． |
| IV | 身体的活動を制限せざるを得ない心疾患患者．安静にしても，心不全症候や狭心症候が起こり，少しでも身体活動を始めようとすると不快感が増強する． |

表37　訓練を進めるうえでの判定基準

### A．訓練可否判定――Anderson改訂基準

1．訓練を避けたほうがよい場合
　○安静時の脈拍が1分間120以上
　○拡張期血圧120 mmHg以上または収縮期血圧200 mmHg以上
　○動作により狭心痛を起こすとき
　○心筋梗塞後1か月以内
　○心不全5点以上（付表参照）
　○心房細動以外の著しい不整脈
　○安静時の動悸，息切れ
2．途中で訓練を中止する場合
　○呼吸困難，めまい，吐き気，狭心痛などの出現
　○脈拍が1分間140以上になったとき
　○不整脈が1分間に10回以上出現
　○収縮期血圧が40 mmHg以上もしくは拡張期血圧が20 mmHg以上上昇したとき
3．訓練を休止し様子をみる場合
　○脈拍数が運動前の30％以上増加したとき
　○脈拍数が1分間120を超えたとき
　○1分間10回以下の不整脈の出現
　○軽い息切れ，動悸の出現

### B．心不全評価点

| 自覚症状 | 点数 | 自覚症状 | 点数 |
|---|---|---|---|
| ①食欲不振，吐き気，嘔吐 | 0.5 | ⑥尿量減少 | 1 |
| ②運動時動悸 | 0.5 | ⑦浮腫 | 1 |
| ③不明の体重増加 | 0.5 | ⑧運動時呼吸困難 | 1 |
| ④夜間多尿 | 0.5 | ⑨発作性夜間呼吸困難 | 2 |
| ⑤疲労 | 1 | ⑩起座呼吸 | 4 |

合計点　5点以上は心不全（＋）（訓練中止）
　　　　4～3点は疑い（±）（訓練制限）
　　　　2～1点は要観察（－）（訓練継続）

（土肥　1971）

### C．機能訓練をやらない判定基準

1．脈拍120/分以上
2．脈拍（心房細動以外）の結滞が1分間に10回以上
3．血圧収縮期200 mmHg以上
　　拡張期120 mmHg以上
4．発熱38.0℃
5．次の訴えがあったときはやらないか（①，②），医師の指示を受ける（③～⑤）
　①めまい，頭痛がひどい
　②動くと胸が苦しくなるか，狭心症様痛がある
　③動悸，息切れがある
　④前夜不眠，食欲が全くない
　⑤体温37.5℃前後

（荒木　1990）

## II. 脳卒中の臨床医学

表38 主な狭心症治療薬

| 薬剤名 | 商品名 | 剤型 | 投与法 | 常用量(mg/日) | |
|---|---|---|---|---|---|
| **硝酸薬** | | | | | |
| イソソルビド | フランドル | 20 mg/1T | 内服 | 40〜160 | 分2〜3 |
| | フランドルテープ | 40 mg/100 cm² | 貼布 | 1〜2枚 | 1〜2回 |
| ニトログリセリン | ニトロール | 5 mg/1T | 内服・舌下 | 15〜40 | 分3〜4 |
| | ニトロールR | 20 mg/1C | 内服 | 40〜160 | 分2〜3 |
| | ニトロール注 | 5 mg/1A | 静注 | 20〜120 mg/分 | |
| | ニトロダームTTS | 25 mg/枚 | 貼布 | 1〜2枚 | 1〜2回 |
| | アイトロール | 10・20 mg/1T | 内服 | 40〜80 | 分2 |
| | ミリスロール | 5 mg/1A | 静注 | 5〜30 mg/分 | |
| | パレソータ | 6 mg/cm(軟膏) | 塗布 | 1回0.4〜1.0 mg/kgを1日4〜6回塗布 | |
| ニトログリセリン(即効性) | ニトロペン | 0.3 mg/1T | 舌下 | 1回0.3〜0.6 | 胸痛時 |
| | ミオコールスプレー | 0.3 mg/1回噴霧 | 噴霧 | 1回0.3〜0.6 | 胸痛時 |
| **Ca拮抗薬** | | | | | |
| ジルチアゼム | ヘルベッサー | 30・60 mg/1T | 内服 | 90〜180 | 分3 |
| | ヘルベッサーR | 100・200 mg/1C | 内服 | 100〜200 | 分1〜2 |
| ベラパミル | ワソラン | 40 mg/1T | 内服 | 120〜240 | 分3 |
| ニフェジピン | アダラート | 5・10 mg/1C | 内服 | 30〜80 | 分3〜4 |
| | アダラートL | 10・20 mg/1T | 内服 | 10〜40 | 分2 |
| ベニジピン | コニール | 2・4・8 mg/1T | 内服 | 4〜8 | 分2 |
| アムロジピン | アムロジン | 2.5・5 mg/1T | 内服 | 2.5〜5 | 分1〜2 |
| | ノルバスク | 2.5・5 mg/1T | 内服 | 2.5〜5 | 分1〜2 |
| ニソルジピン | バイミカード | 5・10 mg/1T | 内服 | 10 | 分1 |
| ニトレンジピン | バイロテンシン | 5・10 mg/1T | 内服 | 10 | 分1 |
| **β遮断薬** | | | | | |
| プロプラノロール | インデラル | 10 mg/1T | 内服 | 15〜120 | 分3 |
| | アセタノール | 100 mg/1T | 内服 | 200〜600 | 分2〜3 |
| | アテノロール | 50 mg/1T | 内服 | 50〜100 | 分1 |
| アルプレノロール | アプロバール | 25・50 mg/1T | 内服 | 75〜150 | 分3 |
| ニコランジル | シグマート | 2.5・5 mg/1T | 内服 | 15 | 分3 |

(三宅 1996；医学のあゆみ編集委員会 1993)

・労作兼安静狭心症，心筋梗塞後狭心症：病態に応じて硝酸薬，Ca拮抗薬，β遮断薬を組合せ，抗血小板薬も用いる．心不全ではβ遮断薬，ワソラン®，ヘルベッサー®は避ける．硝酸系薬は耐性を生じることがあり，発作の多い時間に合わせて夜間だけ投与することもある．

b．不安定狭心症
・新規発症型：硝酸薬，Ca拮抗薬，β遮断薬，抗血小板薬で治療する．
・増悪型；重度の場合はCCUで治療を行う．硝酸薬，Ca拮抗薬，β遮断薬の内服・貼布でも症候が悪化する場合は，硝酸系薬持続点滴，抗凝固療法(ヘパリン，ウロキナーゼ)を行う．冠動脈造影所見によって，内科的治療に抵抗する場合は経皮的冠動脈形成術(PTCA)を施行し，冠動脈大動脈バイパス術の適応も検討する．

### (ⅱ) 心筋梗塞

急性期の心筋梗塞を合併した脳卒中では心破裂，不整脈，再梗塞，心不全の危険が高いため，積極的な運動処方の適応はない．亜急性期から慢性期では，臥床→ファーラー位→座位→立位→歩行まで段階的に安静度を拡大してゆく．

### ⅲ) 不整脈の評価と治療

不整脈患者では，訓練開始前に心エコー，安静時心電図，24時間ホルター心電図，イベントレコーダーなどを施行し，可能であれば運動負荷検査も行う．脳塞栓症では，器質的心疾患や不整脈の既往がなくとも必ず心エコーと24時間ホルター心電図を施行し，一過性心房細動や洞機能不全など，塞栓の原因となりうる不整脈の精査を行う．

#### (ⅰ) 期外収縮(上室性期外収縮；SVPC, 心室性期外収縮；VPC)の治療

期外収縮は頻度が高く，無症候性のことが多いが，上室性期外収縮(SVPC)は，心房細動や心房粗動に，心室性期外収縮(VPC)は心室頻拍や心室粗動に移行することもあり，徐脈性不整脈では心停止を生じて，致死的な状況となりうる．日常生活では不整脈の誘因として精神的緊張，疲労，不眠，飲酒，喫煙，コーヒー摂取などがあげられる．自覚症状には，動悸，前胸部の不快感，易疲労がある．

一過性のSVPCは，原因疾患によって治療が異なり，疲労，緊張などが原因の場合は休養し，運動負荷量を減ずる．甲状腺機能亢進や心不全では原疾患の治療を行う．慢性のSVPCは，高血圧，心筋症や弁膜症による心房負荷などが原因であるが，一過性心房細動や上室性頻拍症を併発する場合は薬物治療の適応である(表39, 図61)．一過性のVPCは，虚血，心不全，ストレス，緊張が原因となりやすい．慢性のVPCは，虚血，弁膜症，心筋症，高血圧などの基礎疾患が原因となるが，基礎疾患を伴わずに期外収縮のQRSの型が左脚ブロックで正常軸の右室流出路から発生していることがあり，運動やストレスで増悪する．心室性期外収縮は，Lownの分類(表40)を参考に重症度を評価し，Lown Ⅱ度以上では薬物治療とともに運動負荷を制限する．

#### (ⅱ) 伝導障害の治療

伝導障害の発生部位によって，1) 洞房伝導障害，2) 房室伝導障害〔結節内(AH)，His束内，His束下(HV)〕，3) 脚(〜脚枝)伝導障害，4) 心室内伝導障害がある．訓練の適応と不整脈自体の治療の要否の判断が重要であり，失神発作(Adams-Stokes発作)，眩暈感(眼前暗黒感)などの自覚症状とホルター心電図や携帯用メモリー型心電図記録などからR-R間隔延長との関連を検討する．1度房室ブロックや1束の脚ブロックでは，自覚症状は徐脈と無関係のことが多いが，交代性脚ブロックの有無に注意する．2〜3度房室ブロックや脚〜脚枝ブロック(2〜3束)では，自覚症状を伴わない場合も治療適応となることが多い．失神の病歴があり，自覚症状と徐脈との関連を否

## II. 脳卒中の臨床医学

表39 現在使用されている主な抗不整脈薬(Vaughan Williams 分類に基づく)

**I群薬(Naチャンネル抑制)**

| | 薬剤名 | 商品名 | 常用量(mg/日) | |
|---|---|---|---|---|
| Ia群(活動電位延長) | キニジン | 硫酸キニジン | 200〜600 | 分1〜3 |
| | プロカインアミド | アミサリン | 1000〜3000 | 分4 |
| | ジソピラミド | リスモダン | 150〜300 | 分3 |
| | シベンゾリン | シベノール | 300〜450 | 分3 |
| | アジマリン | ギルリトマール | 150〜300 | 分3 |
| Ib群(活動電位短縮) | リドカイン | キシロカイン | 1〜3/分(静注のみ) | |
| | ジフェニルヒダントイン | アレビアチン | 200〜300 | 分3 |
| | メキシレチン | メキシチール | 300〜450 | 分3 |
| | | | 0.4〜0.6/分(静注) | |
| | アプリンジン | アスペノン | 30〜60 | 分2〜3 |
| Ic群(活動電位不変) | プロパフェノン | プロノン | 150〜300 | 分3 |
| | フレカイニド | タンボコール | 100〜200 | 分2 |
| | ピルジカインド | サンリズム | 75〜225 | 分3 |

**II群(β遮断薬)**

| β1選択性 | ISA | 薬剤名 | 商品名 | 常用量(mg/日) | |
|---|---|---|---|---|---|
| − | − | プロプラノロール | インデラル | 30〜90 | 分3 |
| − | + | ピンドロール | カルビスケン | 15〜30 | 分3 |
| | | カルテオロール | ミケラン | 10〜30 | 分2〜3 |
| + | − | メトプロロール | セロケン | 60〜120 | 分2〜3 |
| | | アテノロール | テノーミン | 50〜100 | 分1 |
| + | + | アセブトロール | アセタノール | 300〜600 | 分3 |

ISA;内因性交感神経刺激作用

**III群(活動電位持続時間延長)**

| 薬剤名 | 商品名 | 常用量(mg/日) | |
|---|---|---|---|
| アミオダロン | アンカロン | 導入期 200〜400 | 分1〜2 |
| | | 維持期 100〜200 | 分1〜2 |

**IV群(Ca拮抗薬)**

| 薬剤名 | 商品名 | 常用量 | |
|---|---|---|---|
| ベラパミル | ワソラン | 120〜240 | 分3 |
| ジルチアゼム | ヘルベッサー | 90〜180 | 分3 |
| ベプリジル | ベプリコール | 100〜200 | 分2 |

定できない場合は,薬物負荷による観血的房室伝導機能検査(電気生理学的検査 electrophysiological study;EPS)を行う.洞機能不全では,徐脈による自覚症状の有無によってペースメーカー植え込みの適応を決定するが,植え込み適応外の患者でも,定期的に心電図検査を行い,慎重に運動負荷を行う(飯沼 1997;松尾 1997).

ペースメーカー装着患者では,リードの断線,植え込み部の皮膚感染や壊死に注意し,重いものを持ったり,上肢を激しく動かすような運動は避ける.ペースメーカーチェックは3〜4か月ごとに行う.MRI検査は禁忌であり,低周波・高周波治療,γ線照射装置,電気メス,徐細動装置,通電式のはり治療器や体脂肪測定計などもペースメーカー機能に影響を及ぼすため使用しな

## 3. 脳卒中の医学的管理

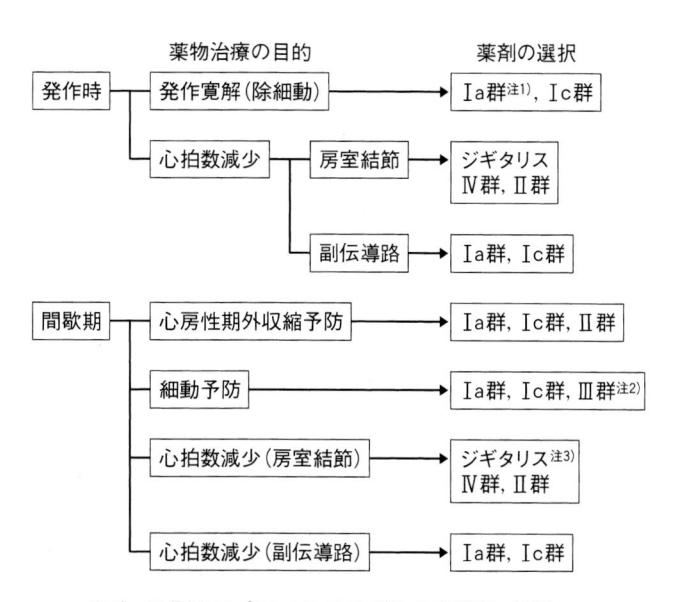

```
発作時 ─┬─ 発作寛解（除細動） ──→ Ia群[注1]，Ic群
        │
        └─ 心拍数減少 ─┬─ 房室結節 ──→ ジギタリス
                      │                IV群，II群
                      │
                      └─ 副伝導路 ──→ Ia群，Ic群

間歇期 ─┬─ 心房性期外収縮予防 ──→ Ia群，Ic群，II群
        │
        ├─ 細動予防 ──→ Ia群，Ic群，III群[注2]
        │
        ├─ 心拍数減少（房室結節）──→ ジギタリス[注3]
        │                            IV群，II群
        │
        └─ 心拍数減少（副伝導路）──→ Ia群，Ic群
```

注1) Ib群のアプリンジンはIa群と同じ選択が可能
注2) 肥大型心筋症に伴う発作性心房細動だけ保険適用
注3) WPW症候群の場合は第1選択薬としては禁忌

**図61 発作性心房細動に対する抗不整脈薬の使い分け**

心電図所見から，WPW症候群，心室内変行伝導，心室性期外収縮，洞機能不全症候群を鑑別する．　　　　　　　　　　（笠貫　1998）

**表40 Lownの分類と治療方針**

| Grade | 心室性期外収縮の頻度 |
|---|---|
| 0 | 心室性期外収縮なし |
| 1 | 心室性期外収縮＜1個/分，または30個/時 |
| 2 | 心室性期外収縮＞1個/分，または30個/時 |
| 3 | 多形性心室性期外収縮 |
| 4a | 2連発心室性期外収縮 |
| 4b | 3連発以上の心室性期外収縮 |
| 5 | R on T型 |

1) Lown I度，運動で消失する
　・無症候　→　治療不要
　・症候あり　→　治療の相対的適応
2) Lown II度，器質的心疾患の合併
　・心不全なし　→　治療の相対的適応
　・心筋梗塞以外の心疾患の合併あり　→　治療の相対的適応
3) Lown III度以上・急性心筋梗塞あり　→　治療の絶対的適応
　・陳旧性心筋梗塞あり　→　治療の絶対的適応
　・心不全あり　→　治療の絶対的適応

い．また，電子レンジや電磁調理器などの電気機器や，高電圧施設，送信所やレーダー施設などへの接近にも注意する（中谷・他　1995）．

### （2）肺疾患の評価と治療

脳卒中では，反復性の誤嚥性肺炎による呼吸機能低下や気管切開術施行の患者も訓練対象となる．呼吸機能障害の重症度は，動脈血液ガス所見とスパイロメトリーの検査所見を参考にするが（表41a，b），運動麻痺が残存する場合は体幹，呼吸筋力低下のためにスパイロメトリーの正確な評価が困難であり，臨床所見から総合的に判断する．厚生省調査研究班による診断基準と分類からは，室内吸入時の動脈血$O_2$分圧が60 Torr以下を呼吸不全，60 Torr以上70 Torr以下のものを準呼吸不全状態としており，動脈血$O_2$分圧が70 Torr以下の場合は運動負荷量を制限し，重症度に応じて酸素吸入を行う．慢性閉塞性肺疾患（COPD），肺結核後遺症，胸郭変形，肺高血圧症などによる呼吸不全に対して，体位ドレナージ，排痰介助法，呼吸介助法，呼吸筋を中心とする全身的な筋力強化が適応となる．喘息の合併例では腹式呼吸の指導を行う．一般的には禁煙，ネブライザー，去痰薬（ビソルボン®，ムコソルバン®など）投与のほか，脱水を避ける．また，鎮咳薬の投与は極力避ける．

### （3）糖尿病の評価と治療

糖尿病患者では脳梗塞の合併が多く，非糖尿病群よりも多発性で天幕下梗塞の頻度が高く，再発しやすいとされる．糖尿病の原因（一次性か二次性か），

表41a　換気機能障害の程度判定基準

|  | 正常 | 軽度 | 中等度 | 高度 | 最高度 |
|---|---|---|---|---|---|
| %肺活量 | 81以上 | 61〜80 | 41〜60 | 21〜40 | 20以下 |
| 1秒率(%) | 71以上 | 56〜70 | 41〜55 | 26〜40 | 25以下 |
| air trapping指数(%) | 5以下 | 6〜10 | 11〜15 | 16〜20 | 21以上 |
| 残気率(%) | 25以下 | 26〜35 | 36〜45 | 46〜55 | 56以上 |

（佐藤・他　1996）

表41b　血液ガスからみた運動療法適応基準

| 指標 | 血液ガス | | 運動負荷* | |
|---|---|---|---|---|
|  | *PaO2 (Torr) | PaCO2 (Torr) | PaO2 (Torr) | A-aO2 (Torr) |
| 適応外 | <40 | >60 | | |
| 平地歩行 (O2吸入) | 40〜56 | <55 | | |
| 平地歩行 | >55 | <55 | >10の減少 | >5の上昇 |
| 階段昇降 | >55 | <55 | 不変，増加 | 不変，減少 |

*運動負荷はトレッドミルで30〜40 m/分，6分間

（佐藤・他　1996）

糖尿病のタイプ（1型，2型），その他の疾患によるものの診断や網膜症，腎機能障害，末梢神経障害などの合併症の把握が重要である．食事療法，運動療法，薬物療法（経口薬，インスリン製剤）が治療の基本であり，2型糖尿病では，食事療法や運動療法によっても空腹時血糖が140 mg/dl 以上，$HbA_{1c}$ 6.5％以上である場合に薬物治療の適応となる．代表的経口薬を表42に示す．第2世代のスルフォニル尿素系薬（SU）であるグリクラジドは，血小板凝集能や粘着能も低下させるとされ，脳梗塞で使いやすい．1型糖尿病や経口薬の効果に乏しい2型糖尿病ではインスリン治療を行うが，急激な血糖の補正は網膜症の悪化を引き起こすため，注意を要する（石原　1993）．

脳卒中急性期では，カテコールアミンの影響や補液により高血糖となりやすいが，血糖200 mg/dl 以下を目安に治療を行う．食事摂取量が一定しない場合は，低血糖を防ぐために，経口薬やインスリン製剤は食事摂取量に応じて食後に投与する．インスリン製剤の吸収速度は注射部位や運動などに影響を受ける（表43）．歩行などの下肢の運動の前に大腿部に注射するとインスリ

表42　主な経口血糖降下薬の種類

| 一般名 | 商品名 | 臨床効力 | 一日投与量 | 一日投与回 |
|---|---|---|---|---|
| **スルフォニル尿素(SU)系** | | | | |
| トリブタミド | ラスチノン | 1 | 500〜2,000 mg | 1〜3回 |
| クロルプロパミド | ダイアビニーズ | 5〜10 | 100〜500 mg | 1回 |
| アセトヘキサミド | ジメリン | 3〜5 | 250〜1,000 mg | 1〜2回 |
| グリクロピラミド | デアメリンS | 2.5〜3.5 | 250〜500 mg | 1〜2回 |
| トラザミド | トリナーゼ | 4〜7 | 100〜300 mg | 1〜3回 |
| グリベンクラミド | オイグルコン ダオニール | 200〜400 | 1.25〜10 mg | 1〜2回 |
| グリクラジド | グリミクロン | 3〜30 | 40〜160 mg | 1〜2回 |
| **ビグアニド(BG)系** | | | | |
| メトホルミン | メルビン | ― | 500〜1,000 mg | 2〜3回 |
| ブホルミン | ジベトスB | ― | 50〜150 mg | 1〜3回 |
| **D-フェニルアラニン系** | | | | |
| ナテグリニド | スターシス | | 90〜360 mg | 3回食直前 |
| **α-グルコシダーゼ阻害薬** | | | | |
| アカルボース | グルコバイ | | 150〜300 mg | 3回食前 |
| ボグリボース | ベイスン | | 0.6〜0.9 mg | 3回食前 |
| **インスリン抵抗性改善薬** | | | | |
| トログリタゾン | ノスカール | | 200〜400 mg | 1〜2回 |

*SU系の臨床効力は，トリブタミドを基準としたときの力価の比較．
*SU系，BG系，トログリタゾン，α-グルコシダーゼ阻害薬は，重症感染症，糖尿病性昏睡，ケトーシス，手術前後，妊婦，重篤な肝障害，腎障害，薬剤過敏症では禁忌．
*BG系は，まれに乳酸アシドーシスを生じ，致死的となるため注意．
*α-グルコシダーゼ阻害薬は，腹部症候（腹部膨満，下痢など）の副作用あり，少量から漸増する．低血糖時は砂糖ではなくブドウ糖を投与する．
*とくにノスカールは，重篤な肝障害の副作用に注意する．

表43 皮下投与のインスリンの吸収速度に影響する因子

| 影響する因子 | 吸収速度 |
|---|---|
| 注射部位 | 腹部＞上腕部＞臀部＞大腿部 |
| 運動 | 亢進 |
| 注射部位の温度 | 高温ほど亢進 |
| 注射部位のマッサージ | 亢進 |
| 注射深度 | 深いほど速い |
| インスリン注射の濃度 | 高濃度ほど遅い |
| 禁煙 | 遅延 |

(武田 1995)

ンの吸収が早まるため，上腕部か腹部に注射するほうがよい(武田 1993)．血糖の日内変動に合わせ，運動による低血糖の誘発に注意して，訓練時間を調整する．いずれの病型においても経口薬やインスリン製剤の治療では，原則として食後1～3時間までに運動訓練を行う．糖尿病の合併症として網膜症がある場合は，息をこらえて力むバルサルバ型運動は避ける．また，腎症で血清クレアチニン2.0以上に上昇した場合や神経障害による自律神経症候(起立性低血圧など)が重度の場合，負荷は中止するか慎重に行う．糖尿病性末梢神経障害を合併した場合は，キネダック®，メチコバール®などの投与を行う．

### (4) 高脂血症の評価と治療

　血清脂質のなかでもコレステロールと中性脂肪の増加は，動脈硬化症の重要な危険因子である．一次性高脂血症は脂質代謝異常の明らかな原因がないもので，家族性高脂血症も含まれる．二次性高脂血症は，脂質代謝異常の基礎疾患や原因があるもので，糖尿病，甲状腺機能低下症，ネフローゼ症候群，全身性エリテマトーデスなどのほか，サイアザイド系利尿薬，β遮断薬，経口避妊薬による薬剤性高脂血症もある．一次性高脂血症では，生活指導，食事療法による肥満の予防や是正と薬物治療が中心であり，二次性高脂血症では原疾患の治療や原因除去が第一選択であるが，病状に応じて高脂血症自体の治療も行う．WHOの臨床分類では(表44a)，IIa，IIb，IV型が多く，I，III，V型はまれである(おおまかに，IIa型は高コレステロール，IIb型は高コレステロール兼高中性脂肪，IV型は高中性脂肪と考えてよい)．治療目標値は，動脈硬化の危険因子を伴わない場合は総コレステロール200 mg/dl未満，中性脂肪200 mg/dl未満であるが，脳卒中，狭心症，閉塞性動脈硬化症や糖尿病などを合併する場合は，治療目標を総コレステロール180 mg/dl未満，中性脂肪150 mg/dl未満とする(表44b)．

　総コレステロールの上昇には，ヒドロキシメチルグルタリルCoA還元酵素阻害薬(メバロチン®，リポバス®)，プロブコール(シンレスタール®，ロレルコ®)，陰イオン交換樹脂(クエストラン®)など，中性脂肪の上昇にはクロフ

表44 a　高脂血症の分類（WHO 分類）

| 型 | 増加するリポ蛋白 | 血清脂質の変化 | |
|---|---|---|---|
| I | カイロミクロン | TC〜 | TG↑↑↑ |
| IIa | LDL | TC↑〜↑↑↑ | TG〜 |
| IIb | VLDL, LDL | TC↑〜↑↑ | TG↑〜↑↑ |
| III | β-VLDL or IDL | TC↑↑ | TG↑↑ |
| IV | VLDL | TC〜 | TG↑↑ |
| V | カイロミクロン VLDL | TC↑ | TG↑↑↑ |

TC：総コレステロール，TG：トリグリセリド，LDL：低比重リポ蛋白，HLD-C：高比重リポ蛋白，VLDL：超低比重リポ蛋白，IDL：中間低比重リポ蛋白〜：正常範囲内，↑：軽度増加，↑↑：中等度増加，↑↑↑：高度増加

表44 b　血清脂質異常の重症度分類

| 重症度 | 高脂血症 | | 低HDL血症 |
|---|---|---|---|
| | TC(mg/dl) | TG(mg/dl) | HDL-C(mg/dl) |
| I | 220〜259 | 150〜229 | 39〜35 |
| II | 260〜299 | 300〜749 | 34〜30 |
| III | 300〜 | 750〜 | 29〜 |

（沼野　1993）

ィブラート製剤（ベザトール®，ベザリップ®など），ニコチン酸製剤（ペリシット®，コレキサミン®など），イコサペント酸製剤（エパデール®）を用いる．IIb，IV型では，肥満，食物や飲酒などの影響が強いことから，食事や生活の指導が中心となる（石原　1993；沼野　1993）．

［横山絵里子］

# III

# リハビリテーションの進め方

脳卒中は突然に病理的変化と症候が出現し，増悪する．その後，病巣と症候の改善が起こり，やがて固定する．その変化は一定していて予測可能である．経過によって機能障害，能力低下，社会的不利の障害の各相の対応すべき課題は異なってくる．脳卒中のリハビリテーションは脳卒中の経過と障害の階層構造の2軸を意識して進められる．経過に従って，救命，疾患治療から機能回復へ，機能障害から社会的不利へ治療の力点は移ってゆく．

# 1 リハビリテーション・サービスと施設

　リハビリテーション医療は疾病の経過，機能的状態の予後などによって，予防的・回復的・維持的リハビリテーションに分けられる(Perry　1983)．
　脳卒中患者は発症後すぐに病院や診療所などの医療機関を訪れる．そこではCT，MRIなどを用いた脳卒中の診断と，薬物療法や外科的治療が展開される．この時期のリハビリテーションは予防的リハビリテーションに相当し，合併症と二次的障害の予防を中心とした介入となる．一般に発症後1か月以内の期間である．急性期の治療が終了すると，一般病院のリハビリテーション部門やリハビリテーション専門病院に移り，心身機能の回復を目指したリハビリテーションがなされる．これが回復的リハビリテーションである．この期間は発症から3〜6か月程度である．この時点で家庭生活に戻ったり，職業に復帰することが可能となれば，リハビリテーション治療は終了となる．ここまでの医学的リハビリテーションで身体障害が残った場合，その程度によっては引き続きリハビリテーション・サービスが必要となる場合がある．この段階はリハビリテーション医療としては維持的リハビリテーションであるが，医療以外に職業的サービスや社会的サービスが加わる．
　職業復帰を望む患者は公共職業安定所，障害者職業センター，障害者職業能力開発校などで職業リハビリテーションを行い，一般雇用，保護雇用などの道を追求する．
　かなりの身体障害を残した場合には，身体状況に応じて社会福祉施設や老人保健施設を利用する．施設には更生訓練を目的とする施設(肢体不自由者更生施設など)，作業を目的とした施設(身体障害者授産施設など)，介護のもと

*159*

## III. リハビリテーションの進め方

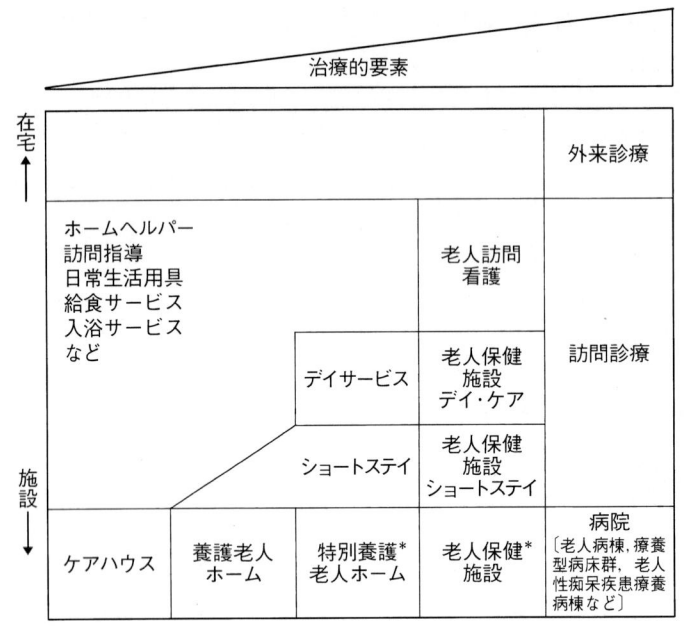

**図62 高齢者保健福祉サービス**(厚生省 1996，一部改変)
＊介護保険では，特別養護老人ホームは特定介護老人福祉施設，老人保健施設は介護老人保健施設と呼称される．老人保健施設デイケアおよびショートステイは通所リハビリテーション，通所介護として居宅サービスに編入された．

で生活することを目的とした施設(身体障害者療護施設など)がある．同程度の身体障害でも，在宅を希望して家族の援助と在宅福祉サービスを受けて在宅生活を送ることもある．脳卒中患者は高齢者が多く，介護保険や高齢者保健福祉サービス体系に基づいたサービスを受けることが多い(図62)．

[千田 富義]

## 2 発達的アプローチとリハビリテーション的アプローチ

脳卒中のリハビリテーション医療には，
①生体力学的アプローチ(biomechanical approach)，
②発達的アプローチ(developmental approach)，
③リハビリテーション的アプローチ(rehabilitation approach)，
が主として用いられる．

リハビリテーション医療におけるアプローチとは，人間行動や技能を解釈する理論(theory)と実際に人間行動や技能を操作する実践(practice)を結合させる一連の体系である(Levy 1993)．たとえば発達的アプローチでは，発達原理に従った技術体系が構成されている．同様にリハビリテーション的アプローチは，リハビリテーションの概念に基づいた技術を含んでいる．アプローチに基づいて障害評価や合理的な治療戦略を具体的に遂行することができる(表45)．

各アプローチには，固有の理論的根拠→現象の見方→問題点→解決方法→目標が含まれる．ある理論的根拠に従って現象の見方を決定する．発達的アプローチであれば，身体臓器レベル，個人全体の行動レベルのいずれの現象を発達的にとらえようとするのかを明らかにする．つまり現象をより限定さ

表45 脳卒中のアプローチ

|  | 発達的アプローチ | リハビリテーション的アプローチ |
|---|---|---|
| 対象患者 | ・運動・知的能力 向上可<br>・諸能力の全体的改善が目標<br>・訓練の早い時期 | ・運動・知的能力 向上困難<br>・自立の必要な具体的課題を持つ<br>・訓練の後半期 |
| 評　価 | ・運動年齢検査<br>・ブルンストローム検査<br>・上肢機能検査<br>・ADL(カッツ・インデックス)などを発達的視点で評価 | ・ADLの遂行能力<br>・家事，地域活動，職業に関する遂行能力<br>・課題遂行の生活場面の評価<br>・自助具・環境整理の必要性 |
| 方　法 | ・起居動作，歩行の獲得<br>・上肢・手動作の向上<br>・言語障害・高次脳機能の改善<br>・身辺処理動作能力の獲得 | ・補助具(AFO，杖，車椅子)<br>・自助具(食事用具，入浴用具など)<br>・家屋改造(手すり，階段解消など)<br>・介助者への指導 |
| 目　標 | ・片麻痺，高次脳機能の改善<br>・運動・知的能力の向上 | ・課題遂行能力の獲得<br>・依存度の減少 |

れた領域，背景，立場でとらえる．現象の見方を決定することにより，問題点や解決方法を具体的な指標や手段を用いて検討することができる．たとえば個人全体の行動レベルをみるのであれば，日常生活活動（ADL）を指標として治療計画を立て，治療がなされる．

### 1）生体力学的アプローチ

運動学（kinematics）と運動力学（kinetics）によって身体運動を分析し，機能的状態との関連を検討する．生体力学的アプローチの前提は，①目的を持つ活動を筋力，可動域，運動協調性，持久性の低下・消失に対して用いることができる，②筋力，可動域，運動協調性，持久性の再獲得が機能的状態を改善させる，③身体機能の改善のためにはまず安静とし，その後徐々に運動器官にストレスをかけなければならない，④このアプローチは中枢神経系が健常な場合に適している，などである（Dutton 1993）．介入の対象は筋力，可動域，運動協調性，持久性などであり，理学療法，作業療法，手術，補装具，薬物療法を用いて身体運動の改善や代償手段の獲得を図り，機能的状態の向上を目標とする．運動器障害などが対象となる．脳卒中では，可動域拡大，内反尖足への機能再建手術などがこれに相当する．

### 2）発達的アプローチ

発達的アプローチでは人間行動を発達原理に基づいて評価し，介入する．たとえば脳卒中で課題遂行能力が障害されれば，健常人の何歳レベルに低下したかを評価し，発達順序を考慮して改善をはかる．

発達原理の主要なものに，

①正常では人間は一定の順序で連続して発達する，

②各個体の身体，感覚，知覚，認知，社会，情緒の各側面が結合して個体全体の発達に影響する，

③ストレス条件はその個体の発達初期の適応レベルに退行させる，

などがある．実際には，発達の順序が必ずしも一定でないという事実や身体機能不全による退行は疾病によって同一機序でないことなどが指摘されている．発達，退行の順序を固定的にみるのではなく，個人の身体特性や環境が発達の順序に影響を与えるとの考え方も起こっている．たとえば脳卒中による運動・動作の退行は必ずしも正常の発達順序に基づいてはいない（図63）．脳卒中による退行に対して発達原理を適応する場合に考慮すべき点である（Coster 1995）．

発達的視点に基づいて，知覚運動，認知機能，日常生活の行動様式，社会的役割などの現象が分析される．運動・動作であれば，臥位から座位，座位から立位，立位から歩行の順で発達する．社会的役割であれば，乳幼児の役割は食べる，移動などの自己維持が中心で，学齢期までに身辺処理，学業な

## 2．発達的アプローチとリハビリテーション的アプローチ

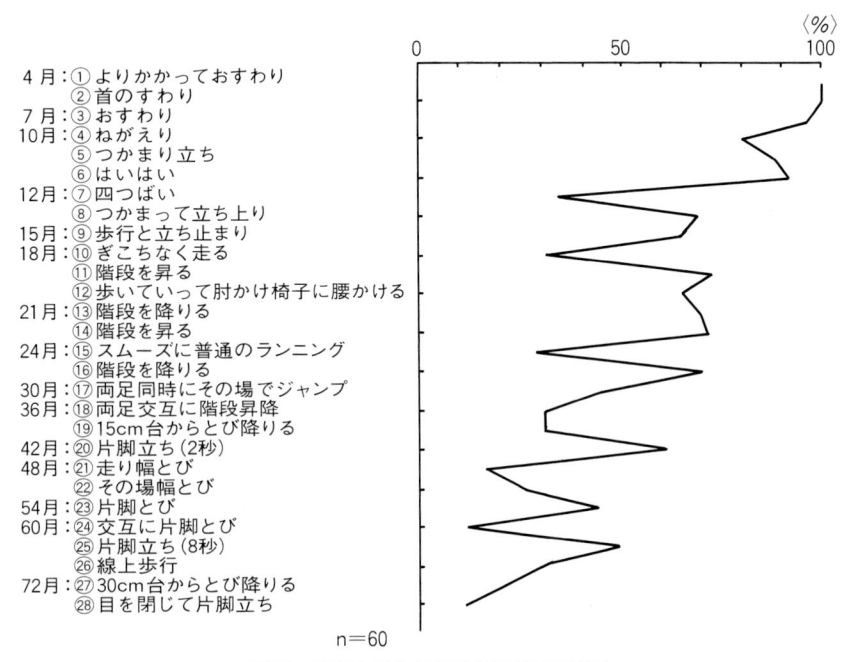

```
 4月：① よりかかっておすわり
      ② 首のすわり
 7月：③ おすわり
10月：④ ねがえり
      ⑤ つかまり立ち
      ⑥ はいはい
12月：⑦ 四つばい
      ⑧ つかまって立ち上り
15月：⑨ 歩行と立ち止まり
18月：⑩ ぎこちなく走る
      ⑪ 階段を昇る
      ⑫ 歩いていって肘かけ椅子に腰かける
21月：⑬ 階段を降りる
      ⑭ 階段を昇る
24月：⑮ スムーズに普通のランニング
      ⑯ 階段を降りる
30月：⑰ 両足同時にその場でジャンプ
36月：⑱ 両足交互に階段昇降
      ⑲ 15cm台からとび降りる
42月：⑳ 片脚立ち(2秒)
48月：㉑ 走り幅とび
      ㉒ その場幅とび
54月：㉓ 片脚とび
60月：㉔ 交互に片脚とび
      ㉕ 片脚立ち(8秒)
      ㉖ 線上歩行
72月：㉗ 30cm台からとび降りる
      ㉘ 目を閉じて片脚立ち
```

n=60

**図63　脳卒中患者の運動年齢検査通過率**

脳卒中患者の運動年齢検査の通過率である．全体としては高年齢の課題の通過率が低いが，四つばい，走る，跳ぶなどで，とくに通過率が悪いのが特徴である．通過率の低下を退行の指標とすれば，発達順序とは異なる退行といえる．

どが加わる．成人になると職業や家庭の維持などが役割となってくる．脳卒中によって各領域でどの程度の退行が生じているかを分析し，問題点を抽出する．たとえば立位ができなければ，1歳以下のレベルの運動機能と評価する．

解決方法は現在の発達レベルより次の上位の段階の能力の獲得を促すことにある．座位まで可能であれば立位が目標となる．発達的アプローチでは，個人全体の発達レベル向上が目標になる．正常児は6歳で身体的独立と将来の経済的自立に必要な運動機能の基礎をもっているとみなす．到達目標は6歳児がもっている諸能力の獲得が一応の目安となる（表54参照）．

## 3）リハビリテーション的アプローチ

リハビリテーション的アプローチは社会的自立の実現を重視するアプローチであり，社会的自立を阻害する原因の除去，障害の軽減をはかってゆく．

社会的自立を目指していく立場としては

①人は代償によって自立を再獲得できる，

②自立の動機づけは生涯の価値，将来の役割，目的と関連する，

③自立の動機づけは環境状況とは切り離せない，

## III. リハビリテーションの進め方

　④最小限の情緒・認知的技能が自立のために必要となる，
　⑤臨床的な推論は目的指向的アプローチをとるべきである，
などが挙げられる(Dutton 1993).

　リハビリテーション的アプローチの目標は代償手段を用いて患者の残存機能を最大限に発揮させて，可能な限りの独立性を獲得させることである．そのためには将来の役割や必要性から求められる能力が定まり，その環境状況に合わせて技能を獲得してゆく．このように問題の設定の仕方が目的指向的となる．

　自立を目指す立場では，現象としては自己維持，労働，余暇の3つの分野が検討の対象となる．しかし多くの脳卒中患者の場合，その中心は自己維持，すなわちADLの自立で，日常生活で必要とされる諸動作の遂行が可能か否かが問題となる．解決方法としては必要な要素的動作の訓練，自助具・上肢装具・移動用機器などの代償手段の利用，適応方法や安全に関する教育などがある．環境調整には手すり，段差解消などの家屋改造，障害者住宅の利用なども含まれる．

　リハビリテーション的アプローチで獲得した自立は一定の環境条件，自助具などの装着などで可能となる．そのため限定条件の下での自立となり，訓練，指導によって身体機能を向上させて獲得した自立よりも普遍化することが難しい．リハビリテーション的アプローチは訓練による身体機能の改善が困難なときに，自立度を上げるために必要となるアプローチといえる．

［千田　富義］

# 3 チーム・アプローチと医療関連職種

## 1）チーム・アプローチ

　脳卒中患者では片麻痺などの運動障害，失語・失行・失認などの高次脳機能障害が出現し，個人生活，社会生活に相当な制約が生じてくる．起居移動や日常生活活動の障害，社会的経済的問題にも対応しなければならない．これらの諸問題を解決していくためには，種々の専門職が協力して介入することが必要となる．多くの場合，医師，看護婦，理学療法士，作業療法士，言語聴覚士，臨床心理士，医療ソーシャルワーカーなどの専門職が参加する．このような複数の専門職による共同作業をチーム・アプローチ(team approach)という．チームとは，共同作業を通じて，ある一つの目標に向かって励む人々の集団である．この場合，チーム内の各専門職は2つの側面を考慮しなければならない．第1は各専門職がそれぞれの分野の課題を達成することを重視する側面である(multidisciplinary approach)．理学療法士であれば，起立・歩行をどう改善するかについての検討がその例である．その専門分野個別の目標と治療計画が作られる．第2に専門職間での共同作業として課題を位置づける側面である(interdisciplinary approach)．各専門分野で課題達成までの所要時間を呈示したり，各専門職間で課題の優先順位を議論したりする．チーム全体としての共通目標と共通の治療計画を作成する(DeLisa et al. 1988)．

　このようなチーム・アプローチを進めるうえで，チームとしていくつかの機能を持っていなければならない(Massie 1979；中村 1999)．

### (i) 意思決定

　目標や治療計画をどのような過程で決定するかの機能である．リハビリテーション医療では問題の種類によって，チーム全体でのケース・カンファレンス，担当者だけのチーム・ミーティング，総回診などで決定される．

### (ii) 組織構造と職員集団

　チームの業務分担や協力体制がどのような構造を取るか，そこに適切な人員配置をどのようにして行うかの機能である．代表的な組織構造はライン組織とスタッフ組織である．ライン組織では管理の階層制に基づき，専門家か否かに関わりなく指示が上司から部下に出される．スタッフ組織は種々の専門家の集団で，議論に基づいて専門的な勧告を行う．スタッフ組織は提案す

ることはできるが具体的行動を指示する権限はもたない．リハビリテーション・チームは医師の指示，処方で機能するライン組織であるが，各専門職の高い専門性からの助言が不可欠なためスタッフ組織の側面も持つ．

### （iii）計　　画

将来を予測して目標達成の手順を決定する機能である．脳卒中によってもたらされた機能障害，能力低下の評価および患者の生活歴，家庭環境，社会経済環境とを考慮して，将来に対して目標を立て，それを実現するために計画を立案する．

### （iv）制　　御

課題達成のための作業が目標からずれているかどうかを検討し，方針を修正して目標の達成を目指す機能である．

### （v）コミュニケーション

望ましい結果をうるために，意思やアイデアを他専門職に伝える機能である．リハビリテーション医療では処方箋が最も公式的伝達方法であるが，ケース・カンファレンス，総回診，連絡箋，患者を前にした直接の指示などで種々の事態に対応する．

### （vi）監　　督

部下が共通の目標に到達するように監視，指導していく機能である．

## 2）医療関連職種

### （i）医　　師

医師はチームリーダーとして働き，患者のリハビリテーションに関する包括的治療計画の責任者となる．医師は必ずしもすべての治療を直接行うわけではないが，患者の諸問題を理解し，適切な処方と指示を通じて，理学療法士，作業療法士などによる治療の効果を高めてゆく．患者の医学的管理は医師が行う．脳卒中のリハビリテーション医療は基本的には物理医学とリハビリテーションを専門分野とするリハビリテーション医が行うが，必要に応じて整形外科医，精神科医，神経内科医などが参加する．

### （ii）理学療法士

医師の指示のもとに，身体に障害のある者に治療体操などの運動を行わせたり，電気刺激，マッサージ，温熱，その他の物理的手段を加えて，主としてその基本的運動能力の回復をはかる．そのために，身体障害の程度の評価や制約条件の分析を行ったり，運動器（骨・関節，筋）の疼痛軽減，変形矯正，変形予防，筋力強化，運動協調性の獲得などの基本的運動技能の向上を意図した処方が医師によって出される．

脳卒中片麻痺では，関節可動域訓練，筋力強化，心肺フィットネスの向上，運動協調性の獲得，姿勢バランスの向上，移動訓練（ベッド上での体位交換から歩行まで），必要な場合は車椅子，装具や杖の使用法の訓練が中心となる．

### (iii) 作業療法士

　医師の指示により，身体または精神に障害のある者に対して，主としてその応用的動作能力あるいは社会的適応能力の回復をはかるために，手芸・工芸やその他の作業を行わせる．運動障害の分野では，日常生活能力の向上・維持あるいは低下の予防を目的とすることが多い．

　日常生活上の諸活動は運動・感覚・認知・情緒・社会的技能の統合されたものであり，これら技能の障害評価，また具体的な作業活動を通じて技能向上をはかる．

　脳卒中では上肢機能の回復，視覚・運動障害の検査および代償機能の獲得，身辺処理(セルフケア；self-care)動作の自立などをはかる．上肢の装具作成，自助具の使用法の指導を行う．上肢の関節可動域増大や筋力強化，立位バランスの獲得などでは理学療法士の業務を捕捉する役割を果たしている．

### (iv) 言語聴覚士

　言語聴覚士は音声機能，言語機能または聴覚に障害のある者について，その機能の維持向上を図るため，言語訓練，その他の訓練，これに必要な検査や助言・指導，その他の援助を行う．診療の補助として，医師や歯科医師の指示の下に，嚥下訓練や人工内耳の調整などを行う．音声機能，言語機能または聴覚に障害のある者に主治医があるときは，その指導を受ける．

　脳卒中患者では，失語症，構音障害の評価と訓練を中心に行う．嚥下困難の患者には看護婦と協力して嚥下機能の改善をはかる．

### (v) 臨床心理士

　わが国では医療関連職としての正式な資格制度はない．リハビリテーション分野には心理学専攻の専門職が必要とされ，患者の心理判定(認知機能やパーソナリティ検査，神経心理学的検査など)を行ったり，個人や集団を対象としてカウンセリング(counseling)を行う．脳卒中になったことで起こる心理的ショックに対して心理的支援を与える．

### (vi) 看　護　婦

　看護婦は療養上の世話と診療の補助を業務とする．リハビリテーション看護では，看護を治療の手段として能力低下の予防，心身機能の回復・維持を行う．ベッド上で正しい体位をとらせたり，体位交換を介助する．理学療法や作業療法によって再獲得した身体機能を，さらに向上・維持できるように病棟生活でも指導を行う．排泄訓練，更衣や食事，その他の身辺処理動作の指導も行う．重度障害の患者では，家族に介助の仕方を教えることも看護婦の役割である．

### (vii) 保　健　婦

　定期的に在宅患者を訪問し，医療・訓練・介助・介護などの問題処理を通じて，患者と家族を援護する．リハビリテーションにおけるアフターケア，心身機能維持の面で保健婦の役割は増大している．

(viii) 医療ソーシャルワーカー

　医療チームの一員として，患者や障害者とその家族に対してサービスを行う．医療を妨げ，または疾病から派生した，あるいは疾病の原因となっている患者の心理的，社会的，経済的諸問題を調査分析し，問題解決を図る．社会復帰のためのサービスも行う．具体的には家庭生活，職業，経済的などの問題の調整を図り，解決するために社会保障や社会福祉サービスなどの社会資源の紹介，利用によって患者あるいは障害者と家族が自立できるように援助する．

(ix) 社会福祉士

　身体あるいは精神に障害があること，または環境に問題があって日常生活を営むのに支障がある人々の福祉に関する相談に応じて，助言，指導，その他の援助を行う．

(x) 介護福祉士

　重度身体障害者や重度心身障害児，年少児童，寝たきり老人などの心身の障害あるいは未発達のために，日常生活活動が制約されている人々の介助を行う専門職である．
　身体や精神の障害により日常生活を営むのに支障のある人々に入浴，排泄，食事，その他の活動の介護を行う．本人や介護者に指導も行う．

(xi) 義肢装具士

　義肢や装具の製作と適合を行う．義肢は身体の欠損のある者に装着して，その欠損を補填したり，その欠損により失われた機能を代替させる器具機械である．装具は身体機能に障害のある者に装着して，その機能を回復あるいは補填する，さらにその機能の低下を抑制するなどのための器具機械である．

[千田　富義]

# 4 リハビリテーション過程の管理

　管理とは，チームの各専門職を共通の目標に向かって協同作業させることである．管理を円滑に行うためには，チーム・アプローチの項でふれた，①意思決定，②組織構造と職員集団，③計画，④制御，⑤コミュニケーション，⑥監督，などの機能を必要とする．
　管理の内容を過程と構造に分けることができる．
　リハビリテーション医療における過程は，
　①種々の情報を収集して，予測した結果を達成するための治療行為の計画を立てる(計画)，
　②治療によって起こった実際の結果を測定・評価して，種々の修正を加えてあらかじめ定められた目標へ向ける(制御)，
である．この過程の各段階を経時的に示したのが図64である．
　構造は各部門間での作業の分担や，協力関係のうちで公式化されたものを指し，専門職の配置，会議，指示・報告の決められたルールなどが含まれる．
リハビリテーション医療の場面では，各専門職種ごとの検討会，チーム全体でのカンファレンスなどを通して相互の意見交換や意思決定がなされ，処方箋を通じて全体の共通行動となるというルールが構造に相当する．

## 1) 評価と再評価

　評価はある基準に従って，対象の優劣，価値を定めることである．評価は測定に基づいて行われる．
　測定とは，測定の対象物や事象に定められた区分(数，名称)を割り当てる過程である．物差しのような計器を用いて対象物を測ることである．たとえば心肺フィットネスを評価しようとする．最大酸

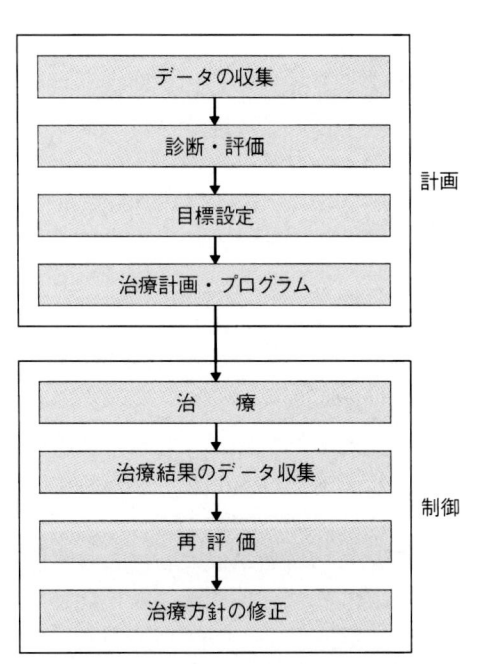

図64　リハビリテーション過程の管理

## III. リハビリテーションの進め方

素摂取量を変数として，心肺フィットネスを測定する．個人によって最大酸素摂取量は異なった値となる（ある区分を割り当てる）．この測定値を各年齢層の基準値として比較し，心肺フィットネスが高いとか低いと評価する．評価によって変数が正常範囲から逸脱しているかどうかが明らかとなる．その結果，障害名や障害の重症度が特定される．

　評価の結果から機能的予後予測とプログラム評価がなされる．リハビリテーションの最終的な機能的予後を予測することは適切な目標設定と治療計画を立てるうえで不可欠である．また機能的予後の予測によって患者や家族の指導も早期から進めることができる．退院後の受け入れを円滑にすることもできる．最近は多変量解析の手法によって複数要因を用いて，個別の患者ごとにかなり正確な予測が可能となった．

　プログラム評価はある時点での帰結，その間に用いられた治療戦略，所要時間を分析し，初期の目標がどのくらい達成されているかを検討することである．この評価は目標と実際の帰結との比較検討によって行われる．

　初期の評価は，患者の障害像を明らかにして，機能的予後予測，目標設定，治療計画の立案に利用される．再評価では，プログラム評価が目的となり，予測値・目標値と実測値のずれを検討し，治療戦略の再検討を行う．

## 2）目標設定
### （1）目標設定の方法

　患者に関する客観的データ，各専門職種の考察などからまとめられた問題点と患者や家族の希望に基づいて，目標の設定がなされる．目標は患者の状況や施設の機能を考慮した現実的なものでなければならない．患者の希望や専門職種の願望だけではなく，従来の施設の成績を分析し，より適切な目標を立てる．患者が歩行の自立を望んでも，車椅子による移動が実際的な場合もある．患者の心理的側面を考慮しながら，患者の合意を得る努力を行って，患者を含めたチーム全体としての目標とする．

　問題点は通常は複数であり，必要に応じて優先順位を決定する．優先順位を決定するためにはリハビリテーション医療の過程を進めるうえで，どの問題がより全体的な制約因子となるかを検討することが重要である．ある問題点の解決が他のいくつかの問題の解決に関係するものもあるが，ひとつの問題の解決が他の問題の解決に関係ないものもある．全体の問題を解決する際の鍵となる問題を優先する．

　問題の組立てには，手段－目標分析の概念を導入することが有用である．この概念は手段と目標の関係を明らかにしようとするものである．ある手段を用いて目標を達成したとき，これまでの目標が次の目標の手段となる．問題を手段と目標の連鎖としてとらえる．たとえば，立位不能の片麻痺患者は立位を目標として訓練する．立位が可能となったら，立位を手段として歩行

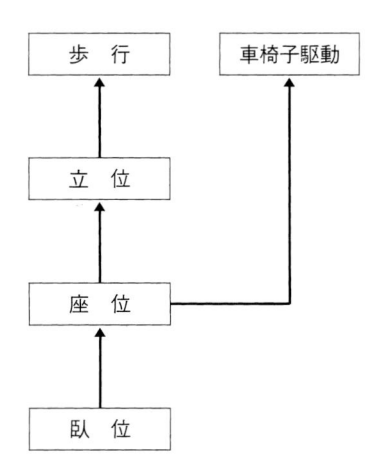

**図65 手段―目標分析**
ひとつ上は目標であり，ひとつ下は手段である．
立位は座位の目標であり，歩行の手段である．手段は目標の制約条件でもある．立位ができなければ歩行は不能である．その場合，歩行という目標を車椅子駆動と変更する．車椅子駆動の手段は座位である．

を目標とした訓練を行う．手段と目標の連鎖は目標の階層構造ととらえることも可能である(Kast et al. 1985)(図65)．

問題の優先順位を検討してゆく過程で，問題をある理論的枠組みで見直し，その枠組みが持つ階層構造を利用して分析することが有用な場合もある．

起居・移動能力，認知能力は発達段階に従った階層構造を持つと仮定される．座位は立位の手段であり，歩行を目標とするときに立位が手段となる．発達段階を基礎とした手段―目標分析が可能である．

Lawton(1977)は，人間活動を生命維持，身体的健康，感覚・知覚，身体的自己維持，道具的自己維持，エフェクタンス，社会的役割の7つに分け，階層構造として提起している．これに従えば，身体的自己維持は道具的自己維持という目標の手段となり，道具的自己維持は社会的役割という目標の手段となる．

手段―目標分析の連鎖のなかで，はじめの段階での目標が達成不能であれば，この目標は次の段階の目標の手段とはなりえない．手段と目標の間に重大な差がある場合，手段―目標のいずれか，または両方を変更して差をなくすことを検討しなければならない．たとえば立位が可能でないとしたら，立位を手段として歩行を目標とすることはできない．目標を車椅子移動に変更することが現実的となる．

### (2) 目標の種類

目標はチームの各構成員が共通の理解となるように明白なものでなければならない．家庭自立という目標は各構成員によって車椅子での自立であったり，自力歩行での自立であったりする場合がある．チームの中で，この言葉について十分に意思統一するか，紛らわしくない目標に変更しなければならない．

情報が不十分であったり，不確定の要因がある場合には，最終目標(長期目標)のほかに中間目標(短期的目標)を設定する．たとえば，

## III. リハビリテーションの進め方

　①廃用性障害が強く，その改善の状態をみないと目標が立てられない
　②心疾患，意識障害などの対処すべき特殊な病態があって，機能的状態が変動しうる
　③家族，以前の医療施設などからの重要な情報が入らない

などのときに中間目標を作る．目標が複数になることもあるが，注意すべきは最終目標か否かである．最終目標以外のすべての目標は中間目標となり，ひとつの中間目標が達成されれば，その目標はより高い目標の手段となる．このように不確定要素がある場合，悲観的目標，現実的目標，楽観的目標の3種類の目標を立てる方法もある．悲観的目標は最悪でも実現可能な目標であり，楽観的目標はリハビリテーション過程が理想的に進行した場合の目標である．このような目標を立てた際には，これら3種類のどの目標が実現した場合でも対応可能な次の方策をあらかじめ検討しておくことが必要である．

### (3) 目標の階層構造

　リハビリテーション医療過程の時間経過や順序を考慮した目標を作成すると同時に，リハビリテーション・チームの構成あるいは障害の階層構造に合せた目標が必要である．障害モデルに従えば，障害は臓器レベル，個人レベル，社会レベルの3つの階層構造として概念的に理解される．障害モデルの3つのレベルに従って，目標を階層的に分類することで各専門職の分担，全体としての統合の仕方がより明確になる．臓器レベル，個人レベル，社会レベルの目標は順に下位目標，中位目標，上位目標となる．下位目標になるほど，各専門職個別の目標となり，上位目標になるほど，チーム全体の共通目標となる(図66)．

　臓器レベルの目標としては，歩行自立，利き手交換，コミュニケーション手段の確立などがあげられる．順に理学療法士，作業療法士，言語聴覚士の個別目標となる．個人レベルの目標は機能的状態に関するもので，代表的なのは日常生活活動である．日常生活活動の自立，監視，要介護などを指す．機能的状態の目標は臓器レベルの障害の程度に大きく影響されるが，それだ

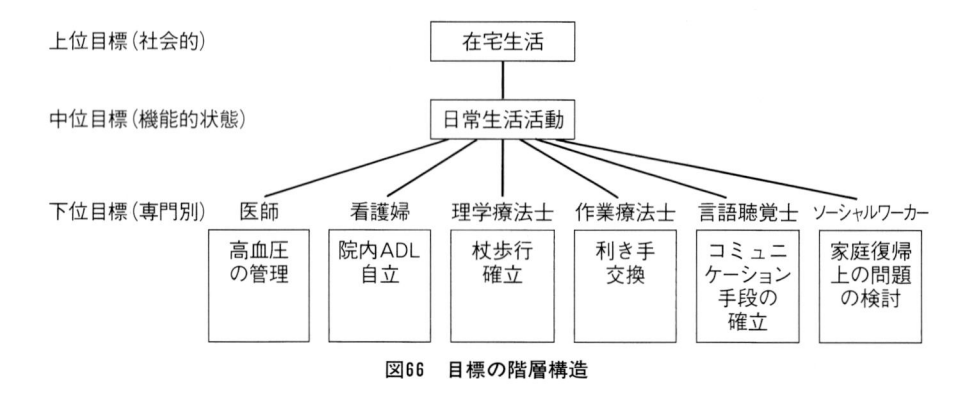

| 上位目標(社会的) | 在宅生活 |
| 中位目標(機能的状態) | 日常生活活動 |
| 下位目標(専門別) | 医師：高血圧の管理／看護婦：院内ADL自立／理学療法士：杖歩行確立／作業療法士：利き手交換／言語聴覚士：コミュニケーション手段の確立／ソーシャルワーカー：家庭復帰上の問題の検討 |

図66　目標の階層構造

けで決定されるものではない．家屋改造などの環境調整によっても左右される．

　個人レベルの目標は種々の専門職が関係して成し遂げられるので，チーム全体の共通目標となる．

　社会レベルの目標には原職復帰，在宅生活，施設入所などがある．機能的状態，社会的資源，家族支援などの種々の要因によって目標が決定される．医療ソーシャルワーカーを中心にしながら，職業的，教育的，社会的リハビリテーションの専門職との協力が必要になることも多い．

　各専門職の目標(下位目標)はチーム全体の共通目標である上位目標に従って各専門職が目指す目標である．下位目標は上位目標と矛盾しないこと，他職種の目標と整合性をもつことが重要である．チーム全体の目標と各専門職との目標が有機的に結びつくことが，リハビリテーション医療において，チーム・アプローチを行ううえで重要であり，通常カンファレンスで調整される．

## 3) 計画立案

　目標を実現するための手段や方法を決定する過程が計画やプログラムの立案である．計画とプログラムは類似の概念であり，いずれも目標達成のための手順決定の作業を意味する．計画はやや漠然とした全般的事項を，プログラムは詳細な予定を指す．計画では目標を実現するための方策の大枠を決定し，プログラムではその作業の各段階ごとに何時，誰が，どのようにして行うかを決定する．たとえば歩行訓練の計画を立てたときに，プログラムとしては疲労しない程度で1日あたりほぼ20分，平行棒，杖歩行を用いて3週間位行うこととなる．

　計画を立てる際に，
　①何をしたらよいか―患者・家族の要求や同意(might)，
　②何ができるか―患者の状態・チームの技術(can)，
　③何がしたいか―チームの関心(want)，
　④何をすべきか―社会的責任・倫理(should)，

の4点を考慮に入れなければならない．もし患者・家族の歩きたいという要求に対して，患者の状態が重度であれば，より簡単な負担の少ない段階から計画する．専門職がこの方法で治療を進めたいというとき，患者・家族の要求との一致や同意も必要となる．計画機能はここにあげた4つの要素から成り立つが，状況に応じて4つの要素間の最適化をはかることが重要となる．

　リハビリテーション医療での計画の特徴は，
　①規格化された商品の製作とは異なり，計画達成の方法がひとつだけではないこと，
　②経過中に脳卒中再発，うつ状態の出現などの予測不能の事態が生じうる

## III. リハビリテーションの進め方

こと，
③各患者に対して同じ繰り返しの作業というよりは，患者ごとに状況が異なること，
④患者と専門職との人間的関係も作業に影響すること，

などがある．そのため，あまり詳細で厳密な計画を作ると，効率が低下することもある．むしろ，どんな場合でも新たに出現した事態をうまく利用してゆくという，状況適応性を持った計画機能であることが望ましい．

プログラムでは，計画が操作的な手順として表現されている．具体的なプログラム作成では，ネットワーク表示を利用するとよい，図67はリハビリテーション医療におけるネットワーク表示の一例である．はじめにプログラムを実現するための作業をいくつかの要素に分け，相互関係が明らかになるように記載する．その際，活動（activity）と出来事（event）を区別する．activity は全体の過程のうちのある部分を達成するための活動で，一定の時間を要する．その次の活動の方を向いた矢印で表示される．event は activity の開始と終了を示す特定の時点あるいは里程標であり，普通丸印で表示される．event はそれ以前のすべての activity が終了しないと終了しない．この表示からある event が終了するには，どの activity が終了しないと次の activity が開始できないか，どの activity とどの activity が同時に終了できるかなどの時間的関係が明らかとなる．

このネットワーク表示の各 activity に要する時間を予測すると，いくつかの経路のうち最も時間を要する経路が明らかとなる．この経路の所要時間が全過程に要する時間を規定する．この経路の遅れは全過程の遅れにつながる．この経路の技術の改善は全過程の所要時間を短縮する．この経路をクリティカルパス（critical path）という．ネットワークを作成する際には，まず各専門職が活動と出来事を作成する．チーム・カンファレンスでは，チーム全体として鍵になる出来事を抽出する．たとえば図68では，座位，ADL 自立がチーム全体として鍵となる出来事である．各専門職はその出来事に達するまでの活動の総和（総所要時間）を計算する．一番時間を要する過程がその出来事の達成までの時間となる．

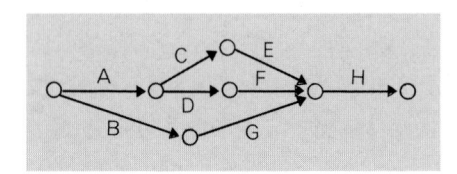

**図67 活動（activity）と出来事（event）との関係（矢線図）**
矢線は活動，〇は出来事を示す．まずA，Bの活動が始まり，Aが終わるとC，Dが，Bが終わるとGが始まる．E，F，Gが終わるとHが始まる．

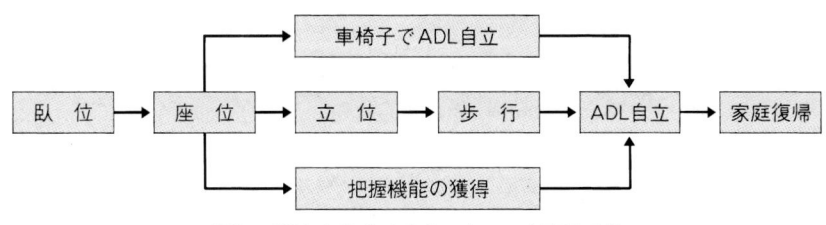

図68　脳卒中患者でのネットワーク表示の例

　クリティカルパスは工程短縮に有用だが，矢線図上にコスト表示をすることによってコスト管理も同時に可能となる．これをとくにクリティカルパス法という．この工程管理技法を参考に，在院日数削減やコスト削減などを目的として，クリティカルパスあるいはクリニカルパス(clinical path)と呼ぶ医療管理の技法が提唱されている．米国では，診断群別包括支払制度に対する病院側の対応策として発展してきた．クリニカルパスは縦軸に各専門職の検査，治療などのイベントが，横軸に時間軸を配する方法がとられる．これを基に治療が進められるため，各部門の処置や検査施行の時間関係が分かり，繰り返しの議論により適切な医療の管理のための計画表となってゆく．しかし，矢線図のように，activityとeventを線で結ぶような形を取らない．そのため工程間の時間の関係は明らかとなるが，工程間の連続関係がわからない．
　クリニカルパス作成のポイントは時系列上にケアや治療の重要事項が体系的に明示されていること，ケアや治療の帰結(ゴールや成果)が明示されていること，横軸に時間軸(時間，日単位)，縦軸にケアカテゴリー，部門別カテゴリーを示す2次元図であること，などとされる(武藤，1998)．本来，効率的な医療を可能として在院日数削減，コスト削減に有用であったが，治療計画がわかりやすく患者が満足する，医師ごとの判断でなく治療の日程が標準化され，患者の管理が改善される，職員教育・診療録の改善，チーム医療の促進などの効果も期待される．リハビリテーション医療では，疾病単位のクリニカルパスだけでなく，機能障害別，訓練の目標別(対麻痺，利き手交換など)，時期別(早期リハ，在宅ケア)など，固有のクリニカルパスが出現する可能性もある．

## 4) 制　　御

　制御は治療・介入による患者の状態の変化を測定し，あらかじめ設定された目標へ向けてゆく過程である．この過程には
　　①前もって設定された目標を明確にすること，
　　②実際の患者の変化を測定すること，
　　③目標と実際の結果を比較すること，
　　④目標と実際の結果のずれを修正すること，
の4つがある．リハビリテーション医療では，各専門職の個別治療目標とチ

## III. リハビリテーションの進め方

ームとしての共通治療目標の2つが存在するので、各専門職内とチーム全体の制御が望ましい。チーム・カンファレンスの前に各専門職がそれぞれのミーティングでこれまでの治療について検討し、さらにチーム・カンファレンスで全体として治療の内容を吟味する。

第1は目標の明確化である。将来の予測を含んだ目標は現在実際に生じた結果に判断を加える基準となる。治療により車椅子移動が可能になっても、設定された目標が歩行機能の獲得ならばリハビリテーション医療の過程が予定より遅れていることになり、目標が車椅子移動であれば予定通りとなる。

第2は実際の患者の変化についての測定である。この測定は設定された目標と比較できるような形式でできるだけ定量的なデータを用いる。患者の変化の測定は、その目的に応じて必要とされる頻度や精度は異なる。精度の高い測定は繰り返し行うことが困難な場合もある。

測定結果は報告書の形で担当医、チーム・カンファレンス、各専門職のミーティングに提出される。この過程が適切に、敏速になされることが重要である。この報告はフィードバックの情報となる。

第3は設定された目標と実際の結果との比較である。これまでの治療行為のどこに問題があったかを明らかにするだけではなく、これから生じる問題の予測と対処方法を検討する資料となる。実際の結果が目標以上によくなることが適当なのではない。目標とどれだけ一致するかが重要である。

第4は設定された目標と実際の結果のずれを少なくするための方針の修正である。ずれがない場合には、これまでの方針を継続する。

## 5) ケース・カンファレンスとチーム・ミーティング

リハビリテーション医療で、チームとしての意思決定を行う方法はいくつかある。

①主治医が単独で決定する，
②医師集団で決定する，
③チーム構成員で会議を開いて決定する，

などである。主治医が単独で決定する場合、決定が敏速に行われ、決定の責任、意思が明確である。医師集団での決定は、リハビリテーション過程全体にかかわる医学的な問題があり、十分吟味してリハビリテーションの方針を決定しなければならないときになされる。チーム・アプローチを進めるうえでは、チーム構成員による会議での決定が最も重要である。チーム構成員による会議としてはチーム構成員全体で行われるケース・カンファレンス(case conference)と、患者の担当者だけのチーム・ミーティング(team meeting)の2つがある。

## 4．リハビリテーション過程の管理

### （1）ケース・カンファレンス

　リハビリテーション医療での組織形態はライン組織とスタッフ組織からなる．担当医師からの処方・指示，リハビリテーション部門の管理者からの日常業務の指示はライン組織により上意下達される．ケース・カンファレンスはスタッフ組織に位置づけられる．スタッフ組織はライン組織への助言，勧告が本来の役割であり，実質的な権限を持たないのが原則である．しかしリハビリテーション医療では，ケース・カンファレンスの構成員が会議の決定を遂行する専門職であるため，この場での意思決定はライン組織の指示に大きな拘束力を持つ．ケース・カンファレンスでなされることは，

　　①各専門職からの患者情報，評価，治療方針の提示(情報の提供・共有)，
　　②総合的な検討によるチームとしての共通目標(上位目標)の確立，治療計画の策定(意思決定，目標の確立)，
　　③チームとしての共通目標，治療計画に従って各専門職の目標や治療計画の修正(意見調整)，

などである．

　初回の検討では患者の診断を正確に行うことが重要である．一定期間の治療後の検討では，患者の機能改善の情報から治療内容を検討し，必要なら方針の修正を行うことが重要となる．各専門職のケース・カンファレンスでの役割は以下の通りである．

- 医　　　師；患者の病歴，医学的所見，合併症，治療内容と予後などの医学的な全体像を報告する．
- 看　護　婦；日常生活活動(ADL)，病棟生活について報告する．日常生活行動の指導方針も呈示する．
- 理学療法士；末梢運動器の評価(関節拘縮や筋力低下)，全身運動の機能レベル(運動年齢テストなど)，移動能力などの評価を報告する．治療によって到達しうる目標と時期を示す．
- 作業療法士；上肢の粗大運動，感覚・知覚機能，手指動作の機能およびADLについて客観的評価を報告する．さらに発病以前の生活行動やそれに関連する社会文化的環境と家庭環境を提示する．そしてADLや生活行動面で達成できる目標と時期を明らかにする．
- 言語聴覚士；言語障害や嚥下障害のある場合はその性質と程度，治療による改善の度合いについて報告する．
- 臨床心理士；患者の知的レベル，性格など臨床心理面の分析と神経心理面の検討を報告し，治療上問題となる心理的反応などに注意を与える．
- 医療ソーシャルワーカー；患者の生活歴，教育歴，職業歴，社会経済面，家族状況について報告する．

原則的には治療を行う患者はすべてケース・カンファレンスの対象となる．チーム構成員が可能な限り多く出席し，定期的に行う．ケース・カンファレンスでは，チーム構成員全員が意思決定に参加できるため，より主体的な取組みが期待される．また未経験者が経験豊かな集団の中で学ぶことができる．

### （2）チーム・ミーティング

ケース・カンファレンスにおいて基本的方針は決定されるが，方針を実行するうえでの調整，情報交換が必要なときに随時開催される．担当者だけなので集まりやすく，比較的短時間で終了させることができる．

①うつ状態，肝機能障害の出現などの症候の変化，そのほかの患者に関する新たな情報の入手など，ケース・カンファレンスで予期しなかったことの発生，

②専門部門の進行状況などの情報交換，

③退院時の家屋改造の具体的検討などのような詳細な技術的問題，

などはチーム・ミーティングでの議論が望ましい．

### （3）実際上の運用

ケース・カンファレンスを中心としたリハビリテーション医療の進め方の一例を示す．患者が入院して1週間以内に，医師は問診，診察，検査を行う．入院後数日程度で開催される機能診で臨床診断，障害の特徴，機能的予後に関する情報と今後の検査方針を明らかにする．機能診は医師が患者を供覧し，各専門職に情報を提供する形で行われる．機能診後の1週間以内に各専門職による評価・判定が行われる．評価・判定の情報を基に1回目のケース・カンファレンスが行われ，チームとしての目標と治療計画が確定される．全体としての治療計画の下に各専門職が訓練を行い，2回目のケース・カンファレンスが行われる．このカンファレンスは計画や治療内容の適否が検討される．この繰り返しによって目標が到達すると退院となる．

## 6）処方と指示

### （1）リハビリテーション医療における指示

治療の方法，量，時期などに関する事項を指定した言明を一般に処方，または指示という．それを記述した文書を処方箋，指示箋という．処方箋とは，大辞林によれば「a．処置する方法，b．医師が患者の病気に応じて医薬品の調合や服用方法を指示すること」である．前者は治療全般を含む内容となっている．しかし医師法第22条，医師法施行規則第21条では，処方箋は治療上薬剤を投与する場合に交付するものであり，「患者の氏名，年齢，薬名，分量，用法，用量，発行の年月日，使用期間及び病院若しくは診療所の名称及び所在地又は医師の住所を記載し，記名押印又は署名しなければならない」とある．法律上では処方は薬剤の調剤に関する言明である．理学療法および作業療法士法では，理学療法士，作業療法士は医師の指示で業務を行うこと

が明記されている．リハビリテーション医療で行う治療に関わる言明は法的には「指示」と呼ばれ，処方と区別されている．

保険診療を行っていくうえでは，医師は指示とともに
　①理学療法の実施の際には，理学療法実施計画書，
　②作業療法の実施の際には，作業療法実施計画書，
　③言語療法の実施の際には，診療計画書，
を作成しなければならない．

医師は患者の診断，病態生理，患者の機能的状態，帰結を十分理解していることを前提に指示を行う．しかし，リハビリテーション医療はチーム・アプローチによって進められる．各専門職はその領域の独自の評価方法，治療手技をもっている．治療手技のなかには医師が訓練・習得していないものもある．リハビリテーション医療で医師が指示を行う際には，これら専門分野からの情報や判断を参考にして進めなければならない．医師はチームのそれぞれの部門からの意見のうち，どれを採用すべきかを全体的視点から選択して，指示内容を作り上げる．

各専門職への指示には
　①指示文書によるもの，
　②口頭で指示の説明を加える，
　③患者の観察，操作などを実際に行いながら示す，
などの種類がある．行為の危険性，意思伝達の難易度，各専門職の知識と経験などによって，いずれの指示がよいかを決定する．文書（指示箋など）による指示は，記録が残るため，最も重要な指示形態である．指示内容に含まなければならないことには医学的診断，障害の内容，目標・予想到達時期，治療の目的・方針，治療期間と頻度などがある．医学的診断には疾患名と同時に，訓練上とくに注意を要する事項が必要である．たとえば，虚血性心疾患が存在するときには，超えてはならない運動量（心拍数など）を示さなければならない．障害の内容には，障害名とその機序についての解釈が含まれる．目標は最終目標が立てられない場合には中間目標を提示する．治療の目的・方針ははっきりと医師が示すべきであるが，治療期間と頻度は専門職との議論を通じて決定しなければならないことも多い．

## （2）脳卒中における指示

脳卒中の病型および経過，糖尿病，高血圧，虚血性心疾患，不整脈などの訓練中注意の必要な合併症を明確にする．運動中止とする血圧，心拍数の指定，心電図モニターの指示，低血糖値についての注意などが指示される．長期臥床かどうか，廃用性症候群の有無，意識障害の経過などが必要な情報である．

理学療法士に対しては，協調性訓練，持久性訓練，歩行訓練などを指示し，フィットネスや起居移動の動作能力の向上を目指す．作業療法士に対しては，

## III. リハビリテーションの進め方

片麻痺，感覚障害などによる一側の上肢機能の低下に対して，麻痺肢の巧緻性の向上，利き手交換などを指示する．さらにADLの改善，応用動作の獲得を指示する．失語症，構音障害が存在するときには，言語聴覚士による言語訓練を指示する．また高次脳機能障害が存在する場合は臨床心理士の評価を依頼する．

［千田　富義］

# 5 機能評価

## 1）評価とは
### （1）測定と評価
　測定とは，一定の基準に従って，測定の対象物や事象に数や名称を割り当てる過程である．物差しのような計器を用いて対象物を測ることであり，対象が体重であれば体重計を利用する．ある人の体重を体重計上の58 kgとか，72 kgに割り振ることである．脳卒中患者に左片麻痺，右片麻痺，両片麻痺のカテゴリー名を割り当てることも測定ということができる．

　評価は測定に基づいて行われ，測定結果に意味づけする過程である．ある基準に従って，対象の優劣，価値を定める．たとえば，ある地域の脳卒中患者の麻痺の分布を測定し，対象となった集団は他の集団よりも右片麻痺が多いと評価する．測定は事実に関することであり，評価は推論の過程を経て得られた結論である．測定は評価の客観性と正確さを高める手段となる．

　評価では，目的，関心領域，用いられる基準を確定することが重要である．目的に合致した基準を用いて対象の特性が判断される．目的，関心領域，用いる基準によって，リハビリテーション医療における評価は構造評価，過程評価，帰結評価の3つのアプローチに分けられる．

　構造評価とは，リハビリテーションを実施するための施設，器具，人的配置などに関する評価である．患者の機能的状態の改善度から新しく導入した機器の効果を検討するのは，この例である．過程評価とは，各専門職が行う評価，計画，介入などの過程に関する側面である．チームの治療計画，治療行為が評価される．たとえば，訓練による改善度について訓練前の予測値と訓練後の実測値を比較検討し，介入効果について分析するのは過程評価の例である．帰結評価は患者や障害者の障害特性とその帰結に関する評価である．

　測定と評価は以下の5段階を進めることによってなされる（Miller et al. 1987）．

　ⅰ）評価の対象の諸変数を決定する．
　ⅱ）変数に応じた基準や区分を明確にする．
　ⅲ）データを収集する．
　ⅳ）基準に従ってデータの測定を行う．
　ⅴ）測定結果に意味づけを行う．

## III. リハビリテーションの進め方

### (2) 評価とアセスメント

評価(evaluation)と類似の用語にアセスメント(assessment)がある．両者とも，日本語では評価と訳されている．アセスメントはデータの収集と分析を主な内容とするものである．ある基準を用いて対象の価値，効果などの判断を行う過程は含まれない．リハビリテーション医療では，①患者の健康についてのデータ収集，②データの分析・統合，③臨床判断，からなる(Miller et al. 1987)．アセスメントはジグソーパズルでいえば，パズルを完成させるのに必要なピースがそろっているかどうかを確かめ，組合せを検討する作業である．

リハビリテーション医療の過程では，初期に患者のデータを収集・分析し，臨床診断や障害名の確立を進める．この段階がアセスメントに相当する．治療を進めた後にふたたびデータを収集し，治療前の予測値と比較して効果判定を行う．この過程は評価に相当する．目標の達成度を判定し，回復を促進した要因や阻害した要因を確定し，治療方針の継続や修正の判断の基礎となる．

### (3) 測定，評価の諸側面

リハビリテーション医療では知能，筋力，日常生活活動などの抽象的概念が測定対象となることが多い．測定したいと考える概念を構成概念と呼ぶ．構成概念を目的に応じて測定可能にするためには，測定領域と項目，測定のための機器，手順を決定しなければならない．構成概念を定めることが概念的定義であり，測定のための具体的な方法を特定することが操作的定義である．

たとえば日常生活活動(activities of daily living：ADL)の構成概念を「最も頻繁に，最も一般的になされる活動である」とする．この概念的定義に基づいて，実際に測定する項目，評定方法などの操作的定義が決められてゆく．日常生活活動には身辺処理と移動が含まれるとする．検査方法は観察法で4段階に分類すると規定する．

概念的定義から操作的定義を導く際に，以下のような留意すべきいくつかの重要な事項がある．

#### i) 評価の目的

健康や機能的状態を測定，評価する目的としては以下の3つが挙げられている(Kirshner et al. 1985)．

##### (i) 判　別(discrimination)

外的基準，至的基準がないとき，個人や集団をある特性によって判別する．知能テストは児童の学習能力の判別に用いられる．ADL検査は日常生活活動の自立者と要介助者を判別する．

### (ii) 予　　　測(prediction)

　予測を目的とした尺度では，外的基準に基づいて定義されたカテゴリーに測定結果を分類する．この尺度は他の検査結果や予後を予測するのに用いられる．歩行障害患者を対象とした10 m距離最大歩行速度の測定から，家庭生活を介助なしで送ることが可能かどうかを予測するとき，外的基準は詳細な家庭内での行動記録である．予測尺度のカテゴリーは最大歩行速度であり，60 m/分という結果から家庭生活自立が予測される．しかし，家庭生活での行動観察を実際に行えば，予測尺度を用いなくとも自立・要介助が判断できる．これは外的基準が現存するからである．外的基準が現存しても予測的評価を行うのは，直接外的基準に基づいて評価することに危険があったり，費用や時間がかかったりするためである．ある時点の測定結果を基に将来の機能予後を予測する場合，外的基準は将来の実際の機能的状態である．

### (iii) 評　　　価(evaluation)

　個人や集団における，ある特性の経時的変化を評価する．臨床場面で治療効果を定量化するのに使われる．

　臨床医学での多くの尺度は評価の目的を特定しないでも用いることができる．たとえば肝機能検査は正常機能者と異常機能者を判別するし，将来肝硬変になる可能性のある患者を予測できる．また治療により肝機能が改善したか否かの評価も可能である．リハビリテーション医療の関心事である健康，機能的状態，ADL，QOLなどの抽象概念は，評価の目的によって測定の性格や内容が異なる．たとえばADLを検査する際，外出時の交通手段や家事などを含む道具的日常生活活動(IADL)は地域での生活が可能か不可能かの判別には有用である．しかし，脳卒中発症直後の訓練効果を評価するのには，食事や更衣など，その時期に敏感に変化する項目がないため，IADLは不適切である．逆に標準ADLは脳卒中発症直後の治療効果を評価するのには適するが，地域生活の可否を判別するのには不適切である．測定尺度の使用目的を特定することが利用する尺度の選択に重要である．

## ii) 尺 度 構 成

　測定の際に，数を割り当てる規則に関連して採用された数学的構造が尺度(scale)である．尺度は名義尺度，順序尺度，間隔尺度，比率尺度に分けられ，これを測定の尺度あるいは測定のレベルという．尺度のレベルは後者ほど高く，順序尺度は名義尺度でもあり，間隔尺度は同時に名義尺度と順序尺度になり，比率尺度は以上3種の尺度でもある．各レベルで使用可能な数学的操作は異なる．

### (i) 名 義 尺 度

　測定の単位は単にクラスやカテゴリーである．カテゴリー間に順位はなく，定量的な意味はない．患者を診断によって分類することは名義尺度の例である．数学的には各カテゴリーに分類された数の多少を比較することしかでき

ない．度数やモードを用いる．
### (ii) 順序尺度
　順序尺度は大小の順序を示す尺度である．障害を重度，中度，軽度の順序に区分するのは順序尺度の例である．順序尺度はある側面の順序を示すが，その間隔は等しくない．軽度障害と中度障害の差と，中度障害と重度障害の差は同じではない，順序尺度では加減乗除を行うことはできない．平均値を出すことは理論的に誤りであり，中央値やパーセンタイル順位を利用する．
### (iii) 間隔尺度
　順序に加えて，値の間に等しい間隔をもつ尺度である．摂氏温度は間隔尺度の例である．1℃と2℃の差は10℃と11℃の差に等しい．この尺度は絶対0点を必要としない．摂氏温度の0℃は任意の0点であり，温度の性質のなくなる絶対0点(0°K)とは異なる．間隔尺度は加減算が可能であり，平均や標準偏差が利用できる．しかし乗除算は制限される．20℃を10℃で除して，20℃は10℃の2倍とすることはできない．20℃，10℃はそれぞれ293°K，283°Kであり，実際の比は1.035である．
### (iv) 比率尺度
　絶対0点があり，等間隔の尺度である．長さ，重さ，時間，密度のような物理量は絶対0点をもつ比率尺度である．この尺度では，10 m は 5 m の 2 倍，5 m は 10 m の 2 分の 1 と乗除算も可能である．幾何平均が利用できるのは，この尺度だけである．

## iii) 信頼性と妥当性
　測定や評価における操作的定義は，
　①訓練を受けたものが理解し，利用できる普遍性をもつ，
　②健全な理論的仮説に基づく，
ことが必要である．前者は信頼性，後者は妥当性に関連する．
### (i) 信 頼 性
　信頼性は測定結果の正確性についての概念である．測定値の変動全体と対象とする変数そのものの変動(真の変動)の比と定義される．真の変動以外に測定値の変動を生じさせる理由には，種々の測定条件がある．真の変動の割合が高いことは測定条件による変動が相対的に小さいことを意味する．この場合は測定値の一貫性が高いと仮定され，信頼性は測定条件が一定であるときの測定値の一貫性として検討される．測定条件のなかで測定値に影響を与える要因には，①機器の精度，②対象の特性，③検者の技術，などがある．対象の特性とは，筋力検査の際に正しい肢位がとれない患者，指示が理解できない患者などといった特徴である．これらの特徴を持つ場合，測定条件がばらつく可能性が高い．本来の筋力以外の要因が測定値に反映することになる．
　信頼性には検者内信頼性，検者間信頼性，内部一貫性などがある．

・検者内信頼性：同一検者が時期を変えて同一対象を反復測定した際の一貫性である．2つの測定値間の相関係数で検査され，相関係数が高いほど信頼性があるとみなす．
・検者間信頼性：複数検者が同一対象を測定した際の一貫性である．検者内信頼性と同様に2つの測定値間の相関係数で検討される．
・内部一貫性：尺度に含まれる項目はある共通領域の諸側面である．真値の変動は各項目の測定値に表現されると仮定する．真値の変動の割合が高ければ，各項目における測定値の変動に一貫性があることになる．測定値の変動に一貫性があるとき信頼性が高いとする．たとえば移動能力を10m最大歩行速度，3分間自由歩行速度，100m走行で検査する場合，3つの項目は下肢筋力，バランスなどの共通要素から影響を受ける．3つの測定値の変動に内部一貫性があれば，信頼性があるといえる．

　内部一貫性はCronbachの$\alpha$係数，KR20を指標として検討される．

### (ii) 妥 当 性

　妥当性は検査が測定しようとするものを実際に測定している程度である．たとえば，ある日常生活活動検査法がどの程度日常生活活動を測定しているかに関する検討である．

　妥当性には構成概念妥当性，内容妥当性，基準関連妥当性の3つがある．
・構成概念妥当性(construct validity)：抽象的な構成概念が実際の検査によりどの程度測定されるかの程度である．たとえば日常生活活動の構成概念を「最も頻繁に，最も一般的になされる活動で，身辺処理と移動を測定領域として検査できる」とするのが妥当かどうかという問題である．構成概念は直接には検査できないので，構成概念妥当性は多くの研究報告に基づいて判断される．また検査の測定結果の分析の中で徐々に構成概念妥当性を明かにしていく．
・内容妥当性(content validity)：検査の項目が検査によって推論しようとしている領域をどの程度表わしているかの程度である．構成概念妥当性と同様に理論的に検討される妥当性であり，構成概念妥当性なしには存在しえない．

　日常生活活動の構成概念が身辺処理と移動の領域に反映されるとすることの妥当性を検討するのが構成概念妥当性である．身辺処理と移動を日常生活活動の測定領域と決定したとき，身辺処理の内容としては何を含むのが妥当かの検討が内容妥当性である．たとえば食事，更衣，整容，入浴，排泄のうち，食事を含まないで身辺処理というのは妥当かどうかが検討される．また整容として歯磨きを代表させることが妥当かどうか検討する．この妥当性も直接検査できないので多くの研究報告に基づいて検討される．
・基準関連妥当性(criterion-related validity)：検査結果が同一被験者に行われた別の独立した基準や検査結果とどの程度関連するかによって示される

妥当性である．構成概念妥当性，内容妥当性が文献的，理論的に検討されるのに対して，直接のデータ分析によって決定される．測定の妥当性を分析する際の最も重要な側面である．たとえば，徒手筋力検査法の妥当性を dynamometer を外的基準として検討することは基準関連妥当性に相当する．

基準関連妥当性には併存的妥当性(concurrent validity)，予測的妥当性(predictive validity)の2つがある．

①併存的妥当性は，検討される尺度と確立している標準的尺度の両方で測定し，現時点で妥当性の有無を判断する．ミニメンタルステートとWAISを同時に測り，WAISを外的基準としてミニメンタルステートのスクリーニングテストとしての妥当性を検討するのはこの例である．

②予測的妥当性(predictive validity)は，現在測定したものが将来の状態を予測できるかどうかに関する妥当性である．入院時の機能的状態の測定から退院時の帰結を予測する場合，どの程度予測しうるかを検討するのがこの例である．

[千田 富義]

## 2）呼吸・循環器系機能の検査とフィットネス
### （1）起立負荷試験
#### i）目 的
脳卒中で長期に安静臥床が続いた患者の起立調整能力を評価する．

#### ii）方 法
通常，起立性低血圧の診断に用いられているシェロング起立試験に準じて行われる．脳卒中患者では早期には麻痺のため起立負荷がかけられないため，起立台を用いた負荷を行う．安静仰臥位での血圧と脈拍を測定した後，起立台を用いて60度あるいは80度の傾斜角度として継続的に1分ごとに10分間血圧と脈拍を測定する．連続的な血圧測定のためには自動血圧計を用いると便利である．

#### iii）診断基準
収縮期血圧が安静時と比較して20 mmHg以上も下降するものを一般的に陽性と判定していた．最近は30 mmHg以上も下降する場合を陽性と診断する立場が一般的となっている．

#### iv）評価表(表46)

### （2）呼吸機能検査
#### i）目 的
高齢者では，既存障害として陳旧性肺結核や慢性閉塞性肺疾患などによる呼吸機能障害が存在したり，あるいは潜在的に呼吸機能が低下している可能性がある．これらがリハビリテーション施行上問題となることもあり，入院

表46　起立負荷試験

| \[起立台負荷試験における血圧・心拍数変動\] |||||||
|---|---|---|---|---|---|
| 検査日（H7年 6月 7日）氏名（○○○夫　　　　）年齢（ 61 歳）|||||||
| 負荷条件 | 経過時間 | 収縮期血圧(mmHg) | 拡張期血圧(mmHg) | 心拍数(BPM) | 自覚症状他覚症状 |
| 0 度 |  | 138 | 84 | 88 |  |
| 60 | 1分 | 104 | 70 | 98 |  |
| 60 | 2分 | 100 | 68 | 102 |  |
| 60 | 3分 | 110 | 68 | 100 |  |
| 60 | 4分 | 116 | 78 | 96 |  |
| 60 | 5分 | 120 | 82 | 92 |  |
|  | 分 |  |  |  |  |
|  | 分 |  |  |  |  |
|  | 分 |  |  |  |  |
|  | 分 |  |  |  |  |
|  | 分 |  |  |  |  |
|  | 分 |  |  |  |  |

〈起立負荷試験に関するコメント〉
　起立性低血圧の予防，あるいは起立位での患側下肢への負荷の目的にて，起立台を用いた．急性期には最初は90度負荷は強すぎるため，この患者では60度負荷で行った．自動血圧計を用いて1分ごとに血圧，脈拍を測定した．

時には呼吸機能検査にて異常の有無をチェックしておく必要がある．

ii) 方　　法

　呼吸機能はスパイロメーターを用いて検査する．一般的には息漏れがないようにノーズクリップで鼻を押さえたうえで，大きく息を吸い込んで，スパイロメーターの吹き込み口にしっかりと口をあてて，全力で息の続く限り呼出させる．もし，麻痺の影響で息漏れがする場合は，マスクを用いて検査を行う．

iii) パラメータの解釈

(i) 肺　気　量

　肺にできるだけ空気が入った状態を全肺気量(TLC)といい，さらにこの状態を細かく分けている．普通に呼吸している1回換気量(TV)，さらに吸入できる予備吸気量(IRV)，1回換気後さらに呼出できる予備呼気量(ERV)，および最大呼出しても，肺内に残っている残気量(RV)である．IRVとTVとERVを合わせたものが肺活量(VC)である．これは健常者においても絶対値は，性，年齢，身長によって異なるため，各個人の特性から基準値を出して，

測定値との比率から判断すべきであり，この値を比肺活量(%VC)と呼ぶ．肺活量減少の状態は拘束性換気障害と呼ばれ，80％以下を異常とする．

### (ii) 努力性呼気曲線

肺活量は静的な状態の肺機能であるが，これに時間的要素を加えた動的な換気状態の検査が努力性呼気曲線である．これは最大吸気位から，できるだけ努力して速く呼出したときに得られた曲線，または値より得られる各測定値である．

①努力性肺活量(FVC)：急速な呼出によって得られた肺活量で，静かに呼出したものと区別する．
②1秒量($FEV_{1.0}$)：最初の1秒に出た量．
③1秒率($FEV_{1.0}\%$)：1秒量を肺活量または努力性肺活量で割り，100倍したもの．

1秒率減少の状態は閉塞性換気障害と呼ばれ，70％以下を異常とする．

### (iii) ピークフロー

努力して呼出するときのなかで，最も速い気流量を $l$/分で表現する．喘息の程度や薬剤の効果判定に有用である．

## (3) 運動負荷試験

### i) 目的

一般的な運動負荷テストの目的は，
①顕在性，または潜在性心疾患(虚血性心疾患・不整脈など)の診断，
②虚血性心疾患の内科的・外科的治療効果の判定，
③心臓病のスクリーニング，
などである．

脳卒中患者における運動負荷の目的は，リハビリテーションにおける運動負荷を前提として，

①合併症として呼吸・循環系に明らかな器質的異常がある場合，あるいは潜在的な器質的異常の存在が予想される場合に，どの程度までの運動が許容されるかを決定すること，
②フィットネスの低下がある場合に，これを改善するための運動を処方する際に適切な運動処方の目安を決定すること，およびその効果を判定することである．

### ii) 方法

運動負荷にはブルースプロトコールのような多段階漸増負荷試験と直線的に漸増負荷を行うランプ負荷法がある．ランプ負荷は酸素摂取量($\dot{V}O_2$)，炭酸ガス排出量($\dot{V}CO_2$)，分時換気量($\dot{V}E$)などの直線的な増加量が得られ，最大酸素摂取量($\dot{V}O_2\ max$)，無酸素性代謝閾値(AT)などの各指標の変化，傾きや変曲点などが同定しやすく，負荷中の生理学的応答を検討するのに優れている(源田・他　1995)．

運動障害のある脳卒中患者に対する運動負荷法としては，患者の障害程度により種々の方法がこれまでにも報告されている．

(i) 歩行不能例に対して

　a．体幹前後屈試験(園田・他　1989)

起立位が不能な患者に対して運動負荷を行うための簡単でかつ客観的な運動耐用能の測定が可能な方法として，体幹前後屈試験の方法が提案されている．座位で両手を組んで上肢を伸展させ，反復回数として3分ごとに20, 35, 50回/分として体幹の前後屈を行わせる．

　b．立ち上がり負荷試験

片麻痺の程度が重度でも，起立する能力がある場合は，椅子座位から徐々に立ち上がる回数を漸増していく立ち上がり負荷試験を施行することで客観的運動耐用能の測定が可能である．具体的には3分ごとに5, 10, 15回/分と1分ごとに5回ずつ立ち上がり回数を漸増などの方法をとる．

　c．上肢(上腕)エルゴメータ負荷試験(健側片手)

片麻痺患者でも健側片手で上肢エルゴメータ負荷は可能であり，両側負荷における$\dot{V}O_2$ max や HRmax の80%前後との報告(原　1996)もあり，片麻痺における運動負荷として十分に使用可能であることが示されている．負荷中に患側上肢での血圧測定が可能である利点もある．

　d．自転車エルゴメータ負荷試験

片麻痺患者でも座位が安定している患者では，患側下肢に短下肢装具を装着することで下肢のポジショニングが安定し(場合によっては患側下肢が装置にぶつからないように運動負荷中に介助しながら一部位置修正を行う必要がある)，健側下肢を主体として駆動することで十分な運動負荷が可能である．

(ii) 歩行可能例に対して

前項c，dは当然適用がある．

　トレッドミル負荷試験

歩行が可能な患者では，運動負荷法としてはトレッドミル負荷試験が最も理想的であるが,片麻痺患者では安全性の問題などで条件が限定されてくる．歩行可能としても屋内自立歩行レベル以上でないと，転倒の危険性や十分な負荷がかからない可能性があり，実用的ではない．歩行可能の患者に対しても，上肢エルゴメータ，自転車エルゴメータが利用される．

(iii) 測定項目

　a．心血管系の評価に対して

血圧測定，心電図記録など

　b．運動耐用能の評価に対して

酸素摂取量，身体的作業能力(エルゴメータ負荷の場合)，無酸素性作業閾値(AT)など

III. リハビリテーションの進め方

### （4）フィットネスの指標
#### i）最大酸素摂取量($\dot{V}O_2$ max)
　　負荷量の増加とともに酸素摂取量は直線的に増加するが，ある時点でそれ以上の増加はなく，プラトーとなる．この時点の酸素摂取量が最大酸素摂取量であり，フィットネスの最も信頼性のある指標とされる．実際の測定では，最大まで負荷を与えることは困難であり，最大より低い負荷で得られた心拍数と酸素摂取量との回帰直線式に最大心拍数(220－年齢)を挿入して求める．

#### ii）無酸素性作業閾値(AT)
　　ATとは，Wasserman et al.(1964)により提唱された血中乳酸濃度が増加を始める運動強度における酸素摂取量の値であり，活動筋に対する酸素供給が制限され始める運動強度と考えられる．非観血的には，$\dot{V}CO_2$ の $\dot{V}O_2$ に対する上昇点($\dot{V}$ slope法)など，呼気ガス分析によりATが決定される．運動処方を行う際にATを目安として行う利点は，①代謝的に組織疲労を起こす前の運動強度であるため，一定強度の運動が長時間可能であること，②最大負荷よりも低いレベルで測定ができ，障害者でも安全に測定が可能であり，ATを経時的に測定することにより運動処方の効果判定が可能であること，などである．

#### iii）$\dot{V}O_2$-100，$\dot{V}O_2$-120
　　運動負荷によって得られた心拍数と酸素摂取量の直線関係を利用して算出された心拍数が100/分あるいは120/分のときの酸素摂取量で，片麻痺患者の体力の指標として提唱された(間嶋　1989)．
　　・運動負荷試験申し込み用紙(表47)
　　・エルゴメータ運動負荷試験結果報告書(表48)
　　・運動負荷試験の終点(end point)(表49)

［草野　修輔］

## 5. 機能評価

**表47 運動負荷試験申し込み用紙**

運動負荷テスト申し込み用紙であり，患者の障害内容に応じて負荷方法を選択する．心電図記録方法としては，虚血性心疾患を疑う場合は12誘導心電図を選択する．内服薬では，運動負荷中の心拍数の上昇に影響するβ遮断薬の使用の有無に注意が必要である．

---

国立身体障害者
リハビリテーションセンター病院

**予約検査**
## 運動負荷テスト
（患者さん用）

NO._____

登録番号
氏　名
生年月日
性　別
科　名　　　Dr　　　申込年月日

検査予定日時　　月　　日　　時　　分より
　　　　　　　　　　　　　　時　　分まで

| 検査場所 | □ 2階検査室　☑ 1階PT室　□ その他（　　） |
|---|---|
| 運動負荷方法 | □ 上肢エルゴメータ（座位・車椅子）<br>☑ 下肢エルゴメータ<br>□ 自転車エルゴメータ<br>□ トレッドミル<br>□ ゾプール（固定型車椅子用ローラ）<br>□ マスター（シングル・ダブル・その他_____）<br>□ その他（　　　　　　　） |
| 心電図記録方法 | □ テレメータ心電図（Nasa・$CM_5$・その他_____）<br>☑ 12誘導心電図 |
| 検査目的 | ☑ 心血管系のリスクチェック（虚血性変化・不整脈・高血圧）<br>□ 心臓疾患（虚血性心疾患など）の診断<br>☑ 運動耐用能（体力）評価<br>☑ 訓練処方の目安<br>□ その他（　　　　　　　） |
| その他の測定項目 | ☑ 酸素摂取量<br>□ その他（　　　　　　　） |
| 診断名 | 脳梗塞 |
| 障害（無・㈲） | ☑ 右片麻痺　□ 左片麻痺　□ 四肢麻痺　□ 対麻痺<br>□ 運動失調　□ その他（　　） |
| 発症日（受傷日） | 1998年 7月 7日 |
| 合併症（無・㈲） | ☑ 高血圧　□ 糖尿病　☑ 高脂血症　□ 虚血性心疾患<br>□ 不整脈　□ その他（　　） |
| 内服薬（無・㈲） | □ β遮断薬　□ ジギタリス　☑ Ca拮抗薬<br>□ ニトロ系　□ その他（　　） |
| 心電図異常（㈲・有） | □ 不整脈　□ 虚血性変化　□ 伝導障害　□ 未検査<br>□ その他（　　） |
| 移動レベル | □ 車椅子介助　□ 車椅子自立<br>☑ 歩行：下肢装具（無・㈲）　杖（無・㈲） |

※上記項目の該当部分をチェックして下さい．
※検査時にカルテを持参して下さい．

## III. リハビリテーションの進め方

**表48 エルゴメータ運動負荷試験結果報告書**

目標心拍数としては，通常75% HRmax ないしは80% HRmax を用いている．患者では80% HRmax を目標心拍数としたが，目標に達する前に下肢疲労にて負荷を終了した．この際の心拍数は144/分であり，安静時心拍数を考慮して算出した負荷量は75.3% HRmax であった．

---

【エルゴメータ運動負荷試験結果報告書】

氏名（○○○○）　　年齢（ 55 歳）　　性別（ 男 ）
診断名（ 脳梗塞 ）　　発症（受傷）日（ 1998 / 7 / 7 ）
障害名（ 右片麻痺 ）　　移動能力（ 装具，杖にて屋内歩行位 ）

1．検査実施日（ 1998 年 10 月 21 日）
2．運動負荷様式
　1）負荷肢および負荷姿勢
　　(1)⓵下肢，①坐位，②仰臥位（　　度）
　　(2)上肢：①背もたれ坐位，②車椅子坐位
　2）負荷条件
　　⓵ウォームアップ（無・㊕＜負荷時間… 2 分間：負荷条件… 0 W＞）
　　⓶ランプ負荷　（ 8 W/分）
　　(3)ステップ負荷（　　　　　　　　　　　　　　　　　）
　　(4)その他
3．負荷試験結果
　1）終了理由
　　①目標心拍数（　　%HRmax＝　　/分）到達，②心電図異常，③血圧異常上昇
　　④血圧異常下降，⓹下肢疲労，⑥上肢疲労，⑦心肺系疲労
　　⑧他覚的異常（例：心雑音，交互脈，前胸部隆起，顔面蒼白，チアノーゼ，その他）
　　⑨自覚的異常（例：強い胸痛，呼吸困難，意識消失，その他）
　　⑩その他　（　　　　　　　　　　　　　　　　　　　　　）
　　[コメント：　　　　　　　　　　　　　　　　　　　　　　　　　]
　2）血圧・心拍数

|  | 安静仰臥位 | 安静坐位 | 終了直後 | 終了5分後 | 終了　分後 |
|---|---|---|---|---|---|
| 血圧 |  | 132/80 | 186/94 | 126/84 |  |
| 心拍数 |  | 80 | 144 | 88 |  |

　3）終了時心拍数の年齢別予測最大心拍数（＝220－年齢）における割合

$$\frac{運動時最大心拍数\ (144) - 安静時心拍数\ (80)}{年齢別予測最大心拍数\ (165) - 安静時心拍数\ (80)} \times 100 = 75.3\ \%\ HRmax$$

　4）心電図所見
　　(1)運動負荷心電図試験結果
　　　⓵陰性，②境界，③陽性，④判定保留＜偽陰性・偽陽性＞，⑤判定不可
　　(2)心電図異常有りの場合の内容
　　　①ST変化（ST低下，ST上昇，すでに存在しているECG異常に合併したST変化）
　　　②不整脈　（上室性期外収縮，心室性期外収縮，房室ブロック，その他）
　　　③伝導異常（脚ブロック，房室伝導の変動，その他）
　　　④その他　（　　　　　　　　　　　　　　　　　　　　　）
　　[コメント：　　　　　　　　　　　　　　　　　　　　　　　　　]
　5）運動終了時負荷レベル
　　(1)負荷時間（ 6 分 30 秒）
　　(2)終了時PWC（ 52 W）
　　(3)終了時Borg指数
　　　⓵心肺系（ 15 /20）
　　　②上肢　（　　/20）
　　　⓷下肢　（ 19 /20）

　　　　　報告日（ 1998 年 10 月 21 日）　報告者（ S.K. ）

**表49 運動負荷試験の終点(end point)**

1. 自覚症状：進行性に増悪する胸痛，強い疲労感，めまい，ふらつき，下肢の痛みなど
2. 他覚的所見：チアノーゼ，顔面蒼白，冷汗，歩行障害
3. 心拍数：目標心拍数への到達，運動中に生ずる徐脈，なお目標心拍数は年齢別最大心拍数の85〜90%とする人が多い．年齢別最大心拍数は，Sheffield, WHO, Amer. Coll. of Sports Medicine などの外国人のデータを用いることが多く，(220－年齢)の簡略式を用いることもある．
4. 心電図変化：進行性ＳＴ下降または上昇(2 mm 以上)，心房・心室粗細動，上室・心室頻拍，期外収縮連発，房室ブロックなどの重篤な不整脈発生または予想された場合，心室内伝導障害の発生
5. 血圧変化：過度の上昇(収縮期血圧 250 mmHg 以上)，下降(負荷前値より収縮期血圧 10 mmHg 以上の下降)および運動負荷強度を増しても収縮期血圧の上昇が認められない場合

(日本循環器学会・運動に関する診療基準委員会　1991，一部改変)

## (5) 実際のリハビリテーション場面における運動負荷時の注意

### i) 急性期リハビリテーションにおける運動負荷とモニタリング

#### (i) ベッドサイドにおいて

ベッドサイドにおける急性期リハビリテーションにおいては，当初は他動的関節可動域訓練，自動的(介助)関節可動域訓練，座位バランス訓練，座位持久性訓練が主体となる．通常，急性期においては状態観察のため心電図モニターや自動血圧計を装着され，連続的にモニタリングされていることが多い．脳卒中患者では心疾患の合併頻度は多く，Roth(1993)は虚血性心疾患で32〜62%，不整脈で40〜70%，心疾患全体では約75%であると報告している．必ず心電図モニターを装着し，不整脈の出現に注意する必要がある．また血圧チェックに関しても，急性期は脳血管における自動調節能が障害されていることが多く，座位訓練を行う際に起立性低血圧症状を示し，症状が強い場合は失神発作を生ずる場合もある．したがって，心電図モニターだけでなく自動血圧計を装着し，血圧も連続的にモニターすることが望ましい．冷汗，顔面蒼白などの他覚的所見の出現・変化も見逃すことのないように注意をする必要がある．

実際的な座位訓練実施方法としては，30°，40°，60°，80°と段階的に角度を増し，いずれも30分以上可能となったら次の段階へ進むようにする．80°で30分以上可能となったら車椅子座位訓練を開始する．

なお座位持久性訓練の中止基準は，

①血圧の低下が 10 mmHg 以上のときは 5 分後の回復や自覚症状で判断，30 mmHg 以上なら中断，
②脈拍の増加が開始前の30%以上，あるいは120/分以上，
③起立性低血圧の症候がみられた場合，とする．

座位訓練に引き続き，ベッド上での寝返り，横移動，ギャッジアップ座位での食事や歯磨きなどの基本的 ADL 訓練なども行うが，この際も各動作の開始前後で血圧・脈拍のチェックを行う．

### III. リハビリテーションの進め方

#### (ii) 理学療法室において

##### a．起立台での起立負荷訓練

ベッドサイドにおける注意と同様に，起立性低血圧の出現に注意をする必要がある．訓練当初は自動血圧計によるモニター下で行うことが望ましい．この際の実施基準や中止基準も上記ベッドサイドでの座位持久性訓練の基準に沿って行う．

##### b．マット上での基本的動作訓練

森(1996)の報告によれば，マット上での基本的動作訓練としての寝返りは，片麻痺患者では臥位での酸素摂取量からみると約2倍，起き上がりは約3倍弱であり，筋力増強訓練としての骨盤挙上運動は約2.5倍であり，心拍数増加でみても約7～15/分とそれほど過負荷となる運動ではない．ただし，寝返りや起き上がりなど，上肢で体重を支持するなど上肢の等尺性運動の要素が入る場合は，高血圧傾向のある患者においては，血圧の上昇に注意が必要である．各訓練動作の前後で血圧をチェックし，その訓練動作の血圧への影響はどうかを判断する．安全性と訓練効果の両者を考えた場合，負荷量の少ない訓練動作から始めて，1セット5～10回程度を目安に，1セット終了ごとに脈拍をチェックし，負荷前の心拍数近くまで回復したことを確認し，5～10セットを行う．

##### c．起立訓練

起立訓練の目的は，主に下肢筋力強化，立位バランス回復，心肺系への負荷による持久性の回復である．森(1996)の報告によれば，片麻痺患者では立位保持では臥位での酸素摂取量の約1.5倍，足踏み動作では約3倍であるが，立ち上がり動作では約4倍であり，心拍数でも100/分を超える負荷となっている．起立訓練だけでも訓練当初は十分に心肺系への負荷となり，フィットネスの改善へ寄与することとなる．したがって，座位保持が可能となれば早期に起立動作訓練に移行する．この訓練における注意として最も重要なのは，血圧変動であり，起立性低血圧の症候出現に注意を要する．この場合も訓練開始当初は自動血圧計装着でのモニタリングが望ましい．

##### d．歩行訓練

フィットネス向上のためには歩行訓練が最も有効な手段である．早期に積極的に下肢装具を処方し，歩行訓練へ移行することが大切である．

歩行訓練においては，起立訓練時と同様に歩行開始時および歩行中の起立性低血圧症候の出現に注意することが大切である．めまいや立ちくらみのためバランスを崩して転倒し，麻痺側の骨折が引き起こされる可能性がある．半側無視や注意障害を有する患者では，歩行が安定しているようにみえても，わずかな段差や廊下においてある車椅子などにぶつかったりしてバランスを崩すこともあり，注意が必要である．

歩行が安定してくれば，フィットネス・レベルをあげるために，より強い

負荷を加える必要があり，坂道歩行，砂嚢やタイヤなどの重りを引いての歩行，トレッドミル上の歩行などを能力レベルにあわせて選択する．

歩行訓練時のモニタリングとしては，大きく2つに分けて考える必要がある．

ひとつは歩行訓練当初で，体力がなく，自律神経系の反応が不安定な患者における血圧の変動（とくに血圧低下）や脈拍の異常増加などに対するモニタリングである．これらに対しては歩行訓練前および立位歩行開始前の血圧のチェックと，歩行中の患者の自覚症状および他覚的所見の観察が大切である．

もうひとつは，身体的状態が安定している患者において，さらに強い負荷をかけたい場合に，安全で有効な負荷となるような負荷レベルを設定し，維持するためのモニタリングである．簡単な負荷量の目安として運動中の心拍数を測定し，通常は年齢別予測最大心拍数（＝220－年齢）と安静心拍数の差の50～70％を加算した心拍数（表48，カルボーネンの式[注1]）あるいは予測最大心拍数の70～80％の範囲の運動負荷量とする．また自覚的運動強度としてボルグ指数を用いて，11～13程度を目安とする．

［草野　修輔・千田　富義］

## 3）運動と動作の評価
### （1）関節可動域の検査

身体部位の最大可動域を可動域（ROM）という．わが国では，これを関節可動域と習慣的に呼んでいる．ROM検査には日本整形外科学会と日本リハビリテーション学会が制定した関節可動域表示ならびに測定法（日本整形外科学会1995）を用いる（表50）．

ROM測定値の基準値はなく，正常のROMとして表示されている値は参考値である．片麻痺患者では，健側と比較してROM制限の程度を判断することも多い．ROMは，測定が他動運動と自動運動のいずれで行われたかによって，測定値が異なる．単にROMという場合は他動的ROMで表示する．他動的ROMは自動的ROMよりもわずかに大きい．結果は測定ごとに記録紙に記入する（図69a，b）．

痙縮筋は急速に伸展されると，伸張反射によって伸展に対してかなりの抵抗を示す．これをROM制限と混同しないように注意が必要である．痙縮筋に対しては，他動的に伸展する速さを遅くして検査するのがよい．

急性期には患側上下肢の弛緩性麻痺や安静臥床などによって，体幹と四肢

---

注1）カルボーネンの式
　　目標心拍数＝〔(220―年齢)－安静時心拍数〕×k＋安静時心拍数
　　　k：0.5～0.7，安静時心拍数は椅子座位時の値．
　　kは運動強度で，最大強度ではk＝1，中等度ではk＝0.4～0.6，軽度はk＝0.2とする．高齢者ではk＝0.3～0.4の低い強度でも効果があるといわれている．

## III. リハビリテーションの進め方

患者氏名＿＿＿＿＿＿＿＿＿＿＿＿＿＿＿　検査年月日＿＿＿＿＿＿＿＿＿＿
診断名＿＿＿＿＿＿＿＿＿＿＿＿＿＿＿＿　検査者＿＿＿＿＿＿＿＿＿＿（Dr PT OT）

| 右 (R) || 検査項目 ||| 正常ROM(参考) | 左 (L) ||
|---|---|---|---|---|---|---|---|
| ROM (A) | 筋力 ||||  | 筋力 | ROM (A) |
| ( ) |  | 肩甲骨 | 屈 | 曲（内転） | ～20 |  | ( ) |
| ( ) |  |  | 伸 | 展（外転） | ～20 |  | ( ) |
| ( ) |  |  | 挙 | 上 | ～20 |  | ( ) |
| ( ) |  |  | 下 | 制 | ～10 |  | ( ) |
| ( ) |  | 肩 | 屈 | 曲 | ～180 |  | ( ) |
| ( ) |  |  | 伸 | 展 | ～50 |  | ( ) |
| ( ) |  |  | 外 | 転 | ～180 |  | ( ) |
| ( ) |  |  | 水平屈曲（内転） || ～135 |  | ( ) |
| ( ) |  |  | 水平伸展（外転） || ～30 |  | ( ) |
| ( ) |  |  | 外 | 旋 | ～60 |  | ( ) |
| ( ) |  |  | 内 | 旋 | ～80 |  | ( ) |
| ( ) |  | 肘 | 屈 | 曲 | ～145 |  | ( ) |
| ( ) |  |  | 伸 | 展 | ～5 |  | ( ) |
| ( ) |  | 前腕 | 回 | 外 | ～90 |  | ( ) |
| ( ) |  |  | 回 | 内 | ～90 |  | ( ) |
| ( ) |  | 手 | 掌 | 屈 | ～90 |  | ( ) |
| ( ) |  |  | 背 | 屈 | ～70 |  | ( ) |
| ( ) |  |  | 橈 | 屈 | ～25 |  | ( ) |
| ( ) |  |  | 尺 | 屈 | ～55 |  | ( ) |
| II III IIIIIV IV V | II III IV V | 指 | MP 屈曲 || ～90 | II III II III IIIIIV IV V V IV V ||
| ( ) |  |  | PIP 屈曲 ※伸展は備考に || ～100 |  | ( ) |
| ( ) |  |  | DIP 屈曲 ※伸展は備考に || ～80 |  | ( ) |
| ( ) |  |  | MP 伸展 || ～45 |  | ( ) |
| ( ) |  |  | 外 | 転 | ～20 |  | ( ) |
| ( ) |  |  | 内 | 転 |  |  | ( ) |
| ( ) |  |  | 小 指 外 転 |||  |  | ( ) |
| ( ) |  |  | 小 指 対 立 || (cm) |  | ( ) |
| ( ) |  | 母指 | MP 屈 曲 || ～60 |  | ( ) |
| ( ) |  |  | IP 屈 曲 || ～80 |  | ( ) |
| ( ) |  |  | MP 伸 展 || ～10 |  | ( ) |
| ( ) |  |  | IP 伸 展 || ～10 |  | ( ) |
| ( ) |  |  | 外 | 転 |  |  | ( ) |
| ( ) |  |  | 母 指 内 転 |||  |  | ( ) |
| ( ) |  |  | 母 指 対 立 || (cm) |  | ( ) |

備考　握力　右　　kg, 左　　kg
　　　ピンチ力　右　　kg, 左　　kg

( )は active：自動運動時　　　　　　　　　　　　　　国立身体障害者リハビリテーションセンター病院

図69a　MMT・ROM 検査表（上肢）

5．機能評価

患者氏名＿＿＿＿＿＿＿＿＿＿＿＿＿　　検査年月日＿＿＿＿＿＿＿＿＿＿＿
診 断 名＿＿＿＿＿＿＿＿＿＿＿＿＿　　検 査 者＿＿＿＿＿＿＿　(Dr PT OT)

| 右 (R) ||  検査項目  || 正常ROM(参考) | 左 (L) ||
| ROM (A) | 筋　力 ||| | 筋　力 | ROM (A) |
|---|---|---|---|---|---|---|
| (　　) |  | 頸 | 前　屈 | ～60 |  | (　　) |
| (　　) |  |  | 後　屈 | ～50 |  | (　　) |
| (　　) |  | 体幹 | 伸　展 (上部) | ～15 |  | (　　) |
| (　　) |  |  | 　　　 (下部) |  |  | (　　) |
| (　　) |  |  | 屈　曲 | ～45 |  | (　　) |
| (　　) |  |  | 回　旋 | ～30 |  | (　　) |
|  |  |  | 骨盤のひき上げ |  |  |  |
| (　　) |  | 股 | 屈　曲 (膝屈曲) | ～120 |  | (　　) |
| (　　) |  |  | 　　　 (SLR) | ～90 |  | (　　) |
| (　　) |  |  | 伸　展 (膝伸展) | ～15 |  | (　　) |
| (　　) |  |  | 　　　 (膝屈曲) |  |  | (　　) |
| (　　) |  |  | 外　転 | ～45 |  | (　　) |
| (　　) |  |  | 内　転 | ～20 |  | (　　) |
| (　　) |  |  | 外　旋 | ～45 |  | (　　) |
| (　　) |  |  | 内　旋 | ～45 |  | (　　) |
|  |  |  | 屈曲, 外転, 外旋 |  |  |  |
|  |  |  | 屈曲位外転 |  |  |  |
| (　　) |  | 膝 | 屈　曲 | ～130 |  | (　　) |
| (　　) |  |  | 伸　展 (股屈曲) | ～0 |  | (　　) |
| (　　) |  |  | 　　　 (股伸展) |  |  | (　　) |
| (　　) |  | 足 | 背　屈 (膝伸展) |  |  | (　　) |
| (　　) |  |  | 　　　 (膝屈曲) | ～20 |  | (　　) |
| (　　) |  |  | 底　屈 (膝伸展) | ～20 |  | (　　) |
| (　　) |  |  | 　　　 (膝屈曲) | ～45 |  | (　　) |
| (　　) |  |  | 内　反 | ～45 |  | (　　) |
| (　　) |  |  | 外　反 | ～40 |  | (　　) |
| (　　) |  | 母指 | 屈　曲 | ～40 |  | (　　) |
| (　　) |  |  | 伸　展 |  |  | (　　) |
| (　　) |  | 足指 | 屈　曲 |  |  | (　　) |
| (　　) |  |  | 伸　展 |  |  | (　　) |

備考：
脚　長：右　　cm　　左　　cm　　　脚長差：　　cm
クローヌス：膝 ＋, －
　　　　　　足 ＋, －

(　) は active：自動運動時　　　　　　　　　　国立身体障害者リハビリテーションセンター病院

図69b　MMT・ROM検査表（体幹・下肢）

## III. リハビリテーションの進め方

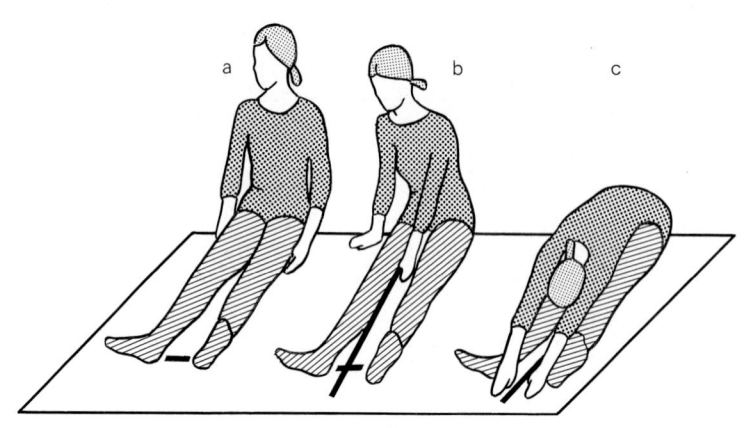

**図70 体幹可動域測定**

a. 患者は両下肢を伸ばした座位姿勢となる（介助してもよい）．両下肢の内果間隔を10〜20 cm（測定ごとに同じにすること：可能なら10 cmがよい）として，足底に一致したテープをおく．
b. 両側下肢の中央にメジャーをおく．
c. 患者は上肢を挙上した姿勢として，体幹を他動的に前屈する．中指先端とテープとの距離を測定する．中指先端が足底まで達しない場合，（ー）符号をつけて記録する．

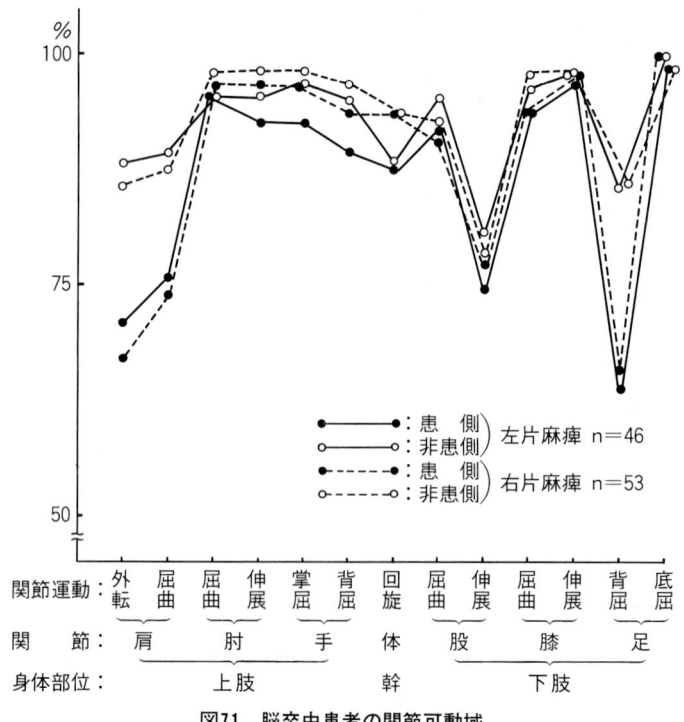

**図71 脳卒中患者の関節可動域**

表50 参考可動域

| 部位名 | 運動方向 | 参考可動域角度 | 部位名 | 運動方向 | 参考可動域角度 |
|---|---|---|---|---|---|
| 上肢 | | | 下肢 | | |
| 肩甲骨 | 屈曲 | 20 | 股 | 屈曲 | 125 |
| | 伸展 | 20 | | 伸展 | 15 |
| | 挙上 | 20 | | 外転 | 45 |
| | 引き下げ(下制) | 10 | | 内転 | 20 |
| 肩 | 屈曲(前方挙上) | 180 | | 外旋 | 45 |
| (肩甲帯の | 伸展(後方挙上) | 50 | | 内旋 | 45 |
| 動きを含む) | 外転(側方挙上) | 180 | 膝 | 屈曲 | 130 |
| | 内転 | 0 | | 伸展 | 0 |
| | 外旋 | 60 | 足 | 屈曲(底屈) | 45 |
| | 内旋 | 80 | | 伸展(背屈) | 20 |
| | 水平屈曲(水平内転) | 135 | 足部 | 外がえし | 20 |
| | 水平屈曲(水平外転) | 30 | | 内がえし | 30 |
| 肘 | 屈曲 | 145 | | 外転 | 10 |
| | 伸展 | 5 | | 内転 | 20 |
| 前腕 | 回内 | 90 | 母指 | 屈曲(MTP) | 35 |
| | 回外 | 90 | | 伸展(MTP) | 60 |
| 手 | 屈曲(掌屈) | 90 | | 屈曲(IP) | 60 |
| | 伸展(背屈) | 70 | | 伸展(IP) | 0 |
| | 橈屈 | 25 | 足指 | 屈曲(MTP) | 35 |
| | 尺屈 | 55 | | 伸展(MTP) | 40 |
| 母指 | 橈側外転 | 60 | | 屈曲(PIP) | 35 |
| | 尺側内転 | 0 | | 伸展(PIP) | 0 |
| | 掌側外転 | 90 | | 屈曲(DIP) | 50 |
| | 掌側内転 | 0 | | 伸展(DIP) | 0 |
| | 屈曲(MCP) | 60 | 体幹 | | |
| | 伸展(MCP) | 10 | 頸部 | 屈曲(前屈) | 60 |
| | 屈曲(IP) | 80 | | 伸展(後屈) | 50 |
| | 伸展(IP) | 10 | | 回旋(左/右) | 60 |
| 指 | 屈曲(MCP) | 90 | | 側屈(左/右) | 50 |
| | 伸展(MCP) | 45 | 胸腰部 | 屈曲(前屈) | 45 |
| | 屈曲(PIP) | 100 | | 伸展(後屈) | 30 |
| | 伸展(PIP) | 0 | | 回旋(左/右) | 40 |
| | 屈曲(DIP) | 80 | | 側屈(左/右) | 50 |
| | 伸展(DIP) | 0 | | | |
| | 外転 | — | | | |
| | 内転 | — | | | |

(日本整形外科学会,日本リハビリテーション医学会 1995)

の運動は著しく減少している.そのため,二次的障害として関節拘縮を生じやすい.患者の状態が神経学的に安定して2～3日経過したら,両側の足関節,膝関節,股関節,肩関節,肘関節のROMを検査しておく.座位になることが許容できるようであれば,体幹の前屈も検査しておくとよい.前屈にはテープメジャー法を利用する(図70).その後は関節拘縮の早期発見を目的に2～3週ごとに上記の関節についてROM検査を行っておく.急性期以降

## III. リハビリテーションの進め方

の患者では，理学療法の過程で ROM 検査を進める．関節拘縮に対して ROM 訓練を行っている場合には 2〜3 週に 1 回の頻度で検査を行い，理学療法の指示内容の検討資料とする．関節拘縮がなければ，4 週に 1 回程度の検査でもよい．関節の他動運動でかなりの疼痛を訴える場合，関節周囲に異所性骨化が生じている可能性もあり，注意を要する．

脳卒中患者の主要関節の ROM 制限を図71に示す．左片麻痺と右片麻痺との間に差はない．患側の肩関節と足関節には，かなり高度の ROM 制限が生ずる．

### (2) 徒手筋力検査

徒手筋力検査(MMT)は身体各部の関節運動に関与する主動筋の筋力を可能な限り選択的に測定する方法である．ここでの筋力とは，抵抗に対して筋が発揮する最大張力であるが，検出しているのは関節を介した最大トルクである．姿勢・肢位と運動方向，身体の固定部位を一定にして，特定の筋(筋群)について測定する．

筋力低下の程度と分布様式を検討することで，病巣部位，障害の程度を診断・評価する補助手段として利用する．また，訓練経過につれて経時的に測定を行うことで筋力の回復や低下を評価し，機能回復あるいは病理過程の変化を把握するのに役立てる．

MMT の尺度構成には複数のものがあるが，いずれも順序尺度である．重力や検査者が加える徒手抵抗の程度が判定基準となっている(表51)．

MMT の手順は，
① まず他動的可動域を調べる．
② 患者の姿勢・肢位は検査する筋(関節運動)が重力に抗した運動となるようなものとする．
③ 検査する関節よりも近位の関節を固定して代償運動を防止する．
④ 患者に自動的運動(随意的な関節運動)を指示し，運動を観察する．

**表51 徒手筋力検査における筋力の表示法と判定基準**

| | | 表 示 法 | | 判 定 基 準 |
|---|---|---|---|---|
| 5 | N | Normal | 正常 | 最大抵抗を与えても，なおそれおよび重力に抗して完全に運動できる． |
| 4 | G | Good* | 優 | 若干の抵抗を与えても，なおそれおよび重力に抗して完全に運動できる． |
| 3 | F | Fair* | 良 | 重力に抗してなら，完全に運動できる． |
| 2 | P | Poor* | 可 | 重力を除外すれば，完全に運動できる． |
| 1 | T | Trace* | 不可 | 筋のわずかな収縮は明らかにあるが，関節は動かない． |
| 0 | 0 | Zero* | ゼロ | 筋の収縮がまったく認められない． |

S または SS：Spasm 痙攣(スパズム)または強い痙攣
C または CC：Contracture 拘縮または強い拘縮
*筋の痙縮(スパズム)あるいは拘縮が運動の範囲を制限することがある．それによって運動が不完全である場合には段階づけの後に S, SS, C, CC を付記し疑問符をつけておくべきである．

Committee on After Effects, National Foundation for Infantile Paralysis, Inc(1946)
(Daniels et al. 1972)

## 5. 機 能 評 価

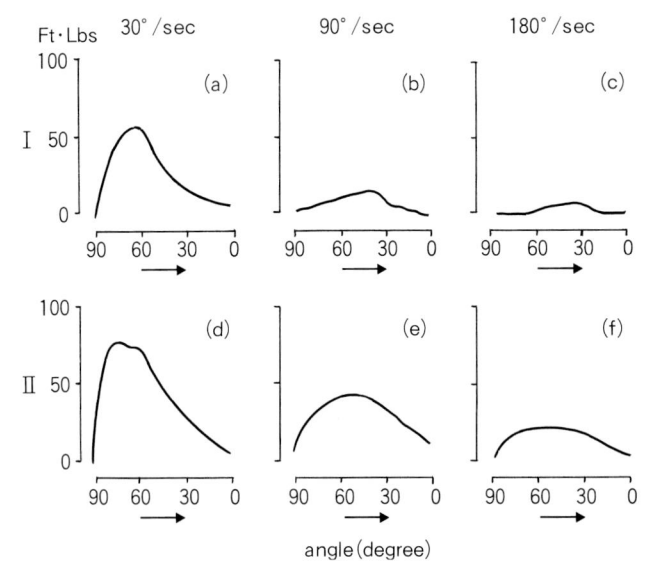

**図72 脳卒中患者の膝伸展トルク**
Ⅰ(a)(b)(c)：患側，Ⅱ(d)(e)(f)：健側
膝関節伸展の速度が高くなると患側（麻痺側）のトルクは急速に減少する．

⑤運動中に目的とした筋に触れて収縮を確認する．
⑥自動的運動と逆方向に検者の徒手による抵抗を加える．
抵抗の加え方には，
　　a．関節運動の終わりに近づいたら抵抗を加える遮断法，
　　b．運動の開始から終了まで全可動域にわたって加える，
　という2種類の方法がある．遮断法による最大筋張力を筋力と呼ぶことが多く，通常はaを用いる．
⑦筋力を決定する．
⑧患者名と病名，日付，検査者名，結果を用紙(図69a，b)に記入する(Hopkins et al. 1978).

　慢性期の脳卒中患者では，関節拘縮のために，すべての筋に関して標準的な測定が可能となるわけではない．また痙縮筋では，一部の身体部位の随意運動に伴う連合反応によって，複数筋の共同的収縮による特定の運動パターンが生ずる．
　四肢の主要な関節運動でみられる運動速度に依存した脳卒中の特徴的な筋力低下を図72に示す．
　標準的な徒手筋力検査ではないが，次の検査を行うとよい．脳卒中患者の動作能力との関連では，肢位(関節角度)をいろいろと変えたり，筋の短縮の速さを変えたりして張力を検討するとよい．遮断法による静止性収縮時の最大筋張力は保たれていても，筋短縮が速くなると急速に筋張力は低下する．なお一部の関節運動(膝関節など)にかかわる筋力は特殊な機器を用いて定量的に測定(トルク，Nm)することができる．

［中村　隆一・半田　健壽］

## III. リハビリテーションの進め方

表52　ブルンストロームの運動回復段階

| | |
|---|---|
| 段階1 | 随意運動なし．筋は弛緩 |
| 段階2 | 随意的あるいは連合反応として共同運動またはその要素が発現する．関節運動は要しない．軽度痙縮の出現． |
| 段階3 | 共同運動が随意的に可能で，明らかな関節運動が起こる．痙縮は顕著． |
| 段階4 | 共同運動から分離した運動が可能となる．痙縮は減少傾向 |
| 段階5 | 共同運動から独立した運動が可能になる（段階4との区分が困難なこともある）． |
| 段階6 | 協調性のある分離運動が可能になる．ほぼ正常に近い状態であり，痙縮は他動的に明らかでない程度．運動の検査により健側との差は認められる． |

(Brunnstrom　1970, 一部改変)

### (3) ブルンストロームの運動回復段階

ブルンストロームは脳卒中後の運動麻痺の回復過程を痙縮と連合反応の消長，随意性の再獲得という3種の指標を利用して6段階(ステージ)に区分している．検査は，体幹・下肢，上肢(腕)，手指の3運動に分かれており，それぞれ6段階の評定基準が表示されている(表52).

### (4) バランス反応の検査

この検査では，
①重力に対して指定された姿勢になることができるか，
②姿勢をくずすような外力に抗して姿勢を維持できるか，
③姿勢バランスを保ったうえ，重心移動を伴うような動作を行うことができるか，
を判定する(表53)．検査は運動発達の順序に従って構成されている．

**検査上の注意**

いずれの姿勢も健常者を対照とする．健常者の姿勢・肢位・関節角度などに注意して比較すると，評定は容易になる．対照から明らかに逸脱した姿勢はすべて異常であり，その項目は否(×)とする．

i) 四つばい位(図73A)
①足の内反，足関節の背屈，股関節や肩関節の内旋に注意する．
②体幹がぐらつく程度に押す．重心位置のずれに対する反応的な運動を観察する．
③動作時の姿勢保持は4点支持から3点支持，2点支持へと次第に困難になっている．

ii) 膝立ち位(図73B)
①上肢の外転・内旋があれば矯正する．股関節を十分に伸展する．股関節に内旋や外旋があれば矯正する．足の内反や足関節の背屈も矯正する．これらの矯正を他動的に行ったうえで姿勢保持が可能な場合，可(○)とする．
②肩を押すのは体幹が多少ぐらつく程度とする．

表53 バランス反応検査

バランス

　発達的な中枢神経系での運動の階層構造に従って検査姿勢がつくられ，一般的には容易なものから困難なものへの順になっている．左右に差がある場合は悪いほうをとる．

|  | 可 (○) | 否 (×) |
|---|---|---|
| I. 四つばい位（股・膜90度，足関節は伸展位） | | |
| 　1．この姿勢がとれるか． | □ | □ |
| 　2．他動的に押して元の位置に戻れるか． | | |
| 　　（足関節背屈または転倒すれば×とする） | | |
| 　　1）左方へ，骨盤を押す． | □ | □ |
| 　　2）右方へ，骨盤を押す． | □ | □ |
| 　　3）前方へ，尻を押す． | □ | □ |
| 　　4）後方へ，頭または肩を押す． | □ | □ |
| 　3．上肢・下肢を次のような組み合わせで上にあげて2～3秒以上保っていられるか． | | |
| 　　1）左上肢を上げる． | □ | □ |
| 　　2）右上肢を上げる． | □ | □ |
| 　　3）左下肢を上げる． | □ | □ |
| 　　4）右下肢を上げる． | □ | □ |
| 　　5）左上肢と右下肢を上げる． | □ | □ |
| 　　6）右上肢と左下肢を上げる． | □ | □ |
| 　　7）左上肢と左下肢を上げる． | □ | □ |
| 　　8）右上肢と右下肢を上げる． | □ | □ |
| II. 膝立ち位（股関節の屈曲・内旋または外旋はなく，足背屈位でないこと） | | |
| 　1．この姿勢がとれるか． | □ | □ |
| 　2．他動的に肩を押して元の位置に戻れるか． | | |
| 　　1）左方へ． | □ | □ |
| 　　2）右方へ． | □ | □ |
| 　　3）前方へ． | □ | □ |
| 　　4）後方へ． | □ | □ |
| 　3．膝立ち位から片膝立ちの姿勢になれるか． | | |
| 　　1）左下肢を前に出す | □ | □ |
| 　　2）右下肢を前に出す | □ | □ |
| III. 立　位（足はやや開いてもよい） | | |
| 　1．支えなしに立位を保てるか． | □ | □ |
| 　2．他動的に肩・腰を押してバランスを保てるか． | | |
| 　　1）左方へ． | □ | □ |
| 　　2）右方へ． | □ | □ |
| 　　3）前方へ． | □ | □ |
| 　　4）後方へ． | □ | □ |
| 　3．次の姿勢で2～3秒以上安定して立っていられるか． | | |
| 　　1）つま先立ち． | □ | □ |
| 　　2）踵立ち． | □ | □ |

(中村・他　2000)

③膝立ち位から片膝立ち位へ(図73 C). 動作のはじめに足関節は底屈位にあるか(背屈となりやすい), 前方に踏み出す下肢は股関節を軸に矢状面上(前後方向)の運動であるかに注意する(外側へ振り回す運動になりやすい).

iii) 立 位

① 関節拘縮や筋緊張異常によって四肢や体幹の位置が基本的立位姿勢からずれることがあるが, 立位となれば可(○)とする.

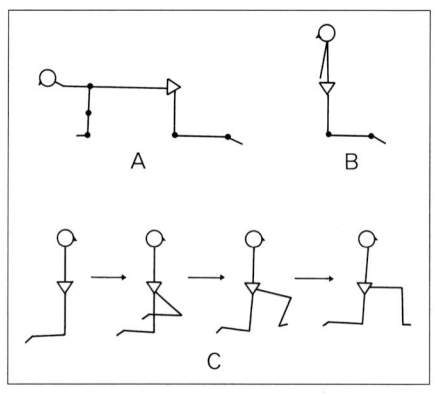

**図73** (A)四つばい位, (B)膝立ち位, (C)膝立ち位から片膝立ち位へ

② 押すときには転倒の危険性に注意する. 前方へ向けて押すには患者の前に立ち, 両側肩甲部に自分(検者)の手を当て, 手前に引くようにする. 後方へ押すときには患者の後方に立って同様に行う.

このほかに長座位または椅子座位で検査する方法もある.

## (5) 運動年齢検査(体幹・下肢)

運動年齢検査(MOA)は脳性麻痺児のような運動障害のある小児の運動・動作能力をビネー式知能検査(知能指数)に準じて比較できるようにスコア(あるいは運動年齢)や指数によって表示し, 障害程度の評価に利用するものである. 健常児は6歳で身体的独立, 将来の社会的経済的独立に必要な運動機能を備えると仮定して, 検査は出生から6歳(72か月)までの健常児を標準にして作製されている. 各検査項目の得点を加算したスコアを月齢で表して, これを運動年齢(motor age)と呼んでいる(表54).

**表54 運動年齢検査の項目**

(体幹・下肢)

| 月　数 | 検　査　項　目 | 装具<br>(−) | 装具<br>(＋) |
|---|---|---|---|
| 4 月 | おすわり(よりかかって). | 2 | 2 |
|  | 首がすわる. | 2 | 2 |
| 7 月 | おすわり(よりかかりなしで1分間). | 3 | 3 |
| 10 月 | 寝返り(両側に). | 1 | 1 |
|  | つかまって立っている(30秒). | 1 | 1 |
|  | はいはい(いざりばいでも可, 1分間に1.8 m以上). | 1 | 1 |
| 12 月 | 四つばい, 上・下肢左右交互に(15秒間に1.8 m以上). | 1 | 1 |
|  | つかまって立ち上がり, そのままつかまって立ち姿勢. | 1 | 1 |
| 15 月 | 歩き出し(6歩歩いて)立ち止まる. | 3 | 3 |
| 18 月 | かけあし(15 m). | 1 | 1 |

## 5. 機能評価

| 月数 | | 検査項目 | 装具(−) | 装具(+) |
|---|---|---|---|---|
| | | 階段昇降(どんな方法でもよい). | 1 | 1 |
| | | 肘かけ椅子に腰かける. | 1 | 1 |
| 21 | 月 | 階段を歩いて降りる(バランスだけを支えてやる). | 1.5 | 1.5 |
| | | 階段を歩いて昇る(両手または片手,手すり). | 1.5 | 1.5 |
| 24 | 月 | 走る(15 m,ころばないで). | 1.5 | 1.5 |
| | | 階段を歩いて降りる(両手または片手,手すり). | 1.5 | 1.5 |
| 30 | 月 | 両足同時,その場でジャンプ. | 6 | 6 |
| 36 | 月 | 両足交互に階段昇降(介助なし,6段). | 3 | 3 |
| | | 15 cm の台より飛び降り,両足そろえてバランス保つ. | 3 | 3 |
| 42 | 月 | 片足立ち(2秒間)片方できればよい. | 6 | 6 |
| 48 | 月 | 走り幅跳び(30 cm). | 3 | 3 |
| | | その場幅跳び(15 cm). | 3 | 3 |
| 54 | 月 | 片足跳び(前方に4回)片方できればよい. | 6 | 6 |
| 60 | 月 | 交互に片足跳び(スキップ)(3 cm). | 2 | 2 |
| | | 片足立ち(8秒間)片方できればよい. | 2 | 2 |
| | | 2.5 cm 幅の線上歩行(3 m). | 2 | 2 |
| 72 | 月 | 30 cm の台より飛び降り. | 6 | 6 |
| | | 目を閉じて片足立ち,そのまま他足と交代する. | 6 | 6 |
| | | 合　計 | | |
| | | 検査者名 | | |

(上肢)

| 月数 | | 検査項目 | 装具(−) | 装具(+) |
|---|---|---|---|---|
| 4 | 月 | がらがら握り. | 4 | 4 |
| 7 | 月 | 2.5 cm サイコロ握り. | 1 | 1 |
| | | 2.5 cm サイコロ握り,母指も使って. | 1 | 1 |
| | | 2.5 cm サイコロ握り,他手移しかえ. | 1 | 1 |
| 10 | 月 | 0.6 cm ビーズを母指と他の一指で正しくつまみあげる. | 3 | 3 |
| 12 | 月 | ビーズをつまんで5 cm 径のビンに入れる. | 1 | 1 |
| | | 3.7 cm サイコロ積み(2個). | 1 | 1 |
| 18 | 月 | 3.7 cm サイコロ積み(3個). | 6 | 6 |
| 21 | 月 | 3.7 cm サイコロ積み(5個). | 3 | 3 |
| 24 | 月 | 3.7 cm サイコロ積み(6個). | 1 | 1 |
| | | ページめくり(6ページ中の4ページ). | 1 | 1 |
| | | 1.2 cm のビーズ通し. | 1 | 1 |
| 30 | 月 | 3.7 cm サイコロ積み(8個). | 3 | 3 |
| | | クレヨンを握って書く. | 3 | 3 |
| 36 | 月 | 3.7 cm サイコロ積み(9個). | 3 | 3 |
| | | ビーズをビンの中に(10個,30秒). | 3 | 3 |
| 48 | 月 | ビーズをビンの中に(10個,25秒). | 3 | 3 |
| | | 電気運筆(輪). | 3 | 3 |
| | | 3ボタン電気回路(よい手,9回,10秒). | 1.5 | 1.5 |
| | | 3ボタン電気回路(わるい手,8回,10秒). | 1.5 | 1.5 |
| | | 釘45本立て(180秒). | 3 | 3 |
| 60 | 月 | 電気運筆(四角). | 6 | 6 |
| | | ビーズをビンの中に(10個,20秒). | 6 | 6 |
| | | 小　計 | | |

## III. リハビリテーションの進め方

| | | | | |
|---|---|---|---|---|
| 66 月 | 糸まき(20秒). | | 0.6 | 0.6 |
| | 釘45本立て(140秒). | | 0.7 | 0.7 |
| | 釘5本立て(ピンセットで, 60秒). | | 0.7 | 0.7 |
| | 3ボタン電気回路(よい手, 10回, 10秒). | | 0.7 | 0.7 |
| | 3ボタン電気回路(わるい手, 9回, 10秒). | | 0.7 | 0.7 |
| | 水平2ボタン電気回路(6回, 10秒). | | 0.7 | 0.7 |
| | 垂直2ボタン電気回路(6回, 10秒). | | 0.7 | 0.7 |
| | ハンドル回し(よい手, 55秒). | | 0.6 | 0.6 |
| | ハンドル回し(わるい手, 60秒). | | 0.6 | 0.6 |
| 72 月 | 電気運筆(星). | | 0.6 | 0.6 |
| | 糸まき(15秒). | | 0.6 | 0.6 |
| | 釘5本立て(ピンセットで, 35秒). | | 0.6 | 0.6 |
| | 釘45本立て(130秒). | | 0.6 | 0.6 |
| | 3ボタン電気回路(よい手, 11回, 10秒). | | 0.6 | 0.6 |
| | 3ボタン電気回路(わるい手, 10回, 10秒). | | 0.6 | 0.6 |
| | 水平2ボタン電気回路(8回, 10秒). | | 0.6 | 0.6 |
| | 水平2ボタン電気回路(7回, 10秒). | | 0.6 | 0.6 |
| | ハンドル回し(よい手, 50秒). | | 0.6 | 0.6 |
| | ハンドル回し(わるい手, 55秒). | | 0.6 | 0.6 |
| | 合　　計 | | | |
| | 検査者名 | | | |

可能な項目のスコアの合計を月齢で表す.　　　　　　　　　　　(Johnson et al. 1951)

　　暦年齢で運動年齢を除して運動指数を求めることもできる. 脳卒中をはじめとして, 痙性麻痺を伴う中枢神経疾患に罹患した成人では, 障害が重度になるにつれて検査項目の暦年齢の順序で遂行可能者の数が減少する(163頁, 図63). なお, 成人に用いる場合はスコアとして扱い, 運動年齢とはしない.

### (6) 起居・移動動作

　　起居・移動とは, 身体重心点の移動を伴う全身運動によって行われる動作群であり, 脳卒中患者では, 起き上がりと歩行が中心になる. 諸動作の遂行に要する所要時間, その動作の構成要素(単位動作)と順序を記録する.

#### i) 背臥位から立位へ

　　図74に背臥位から立位になる動作に用いられる構成要素と組合せを示す. その変化には発達的順序がある. [背臥位→腹臥位→四つばい位→高ばい位→立位]は1～2歳児, [背臥位→蹲踞位→立位]は6歳児になれば可能である. 立つことのできる脳卒中患者の多くは2～3歳児の動作を用いている(図75).

　　検査では, 患者がどのような要素動作を組み合わせて立位となったか, それに要した時間を記録する(図76).

#### ii) 10m距離最大歩行速度

　　10m距離最大歩行速度(MWS)は訓練効果の経時的変化の記録, コンピュータ支援による歩行訓練(CAGT)における訓練プログラム設定の資料, 患者

5．機能評価

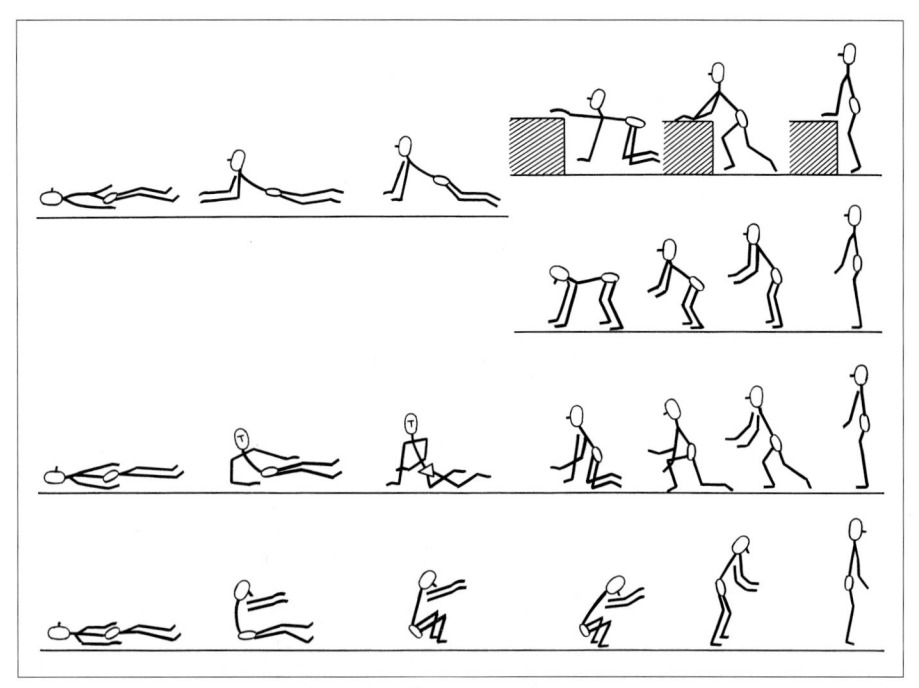

**図74 背臥位から立位になる動作パターン（発達順序）**
上段：背臥位→腹臥位→四つばい位→高ばい位（初期には台を支えとするが，後期には床に手掌をついた姿勢から立位になれる）→立位．
中段：背臥位→片肘立位→横座り位→膝立ち位→片膝立ち位→立位．
下段：背臥位→蹲踞位→立位．

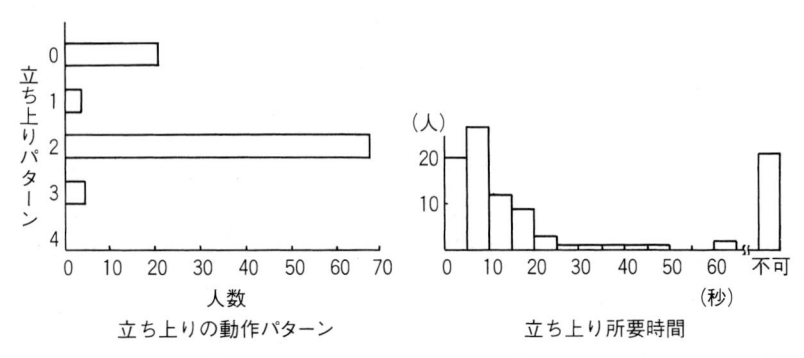

立ち上りの動作パターン　　　　立ち上り所要時間

0：不可
1：背臥位→腹臥位→四つばい位→台を使って立位
2：背臥位→腹臥位→高ばい位→立位
3：背臥位→片肘立ち位→片膝立ち位→立位
4：背臥位→蹲踞位→立位

**図75 脳卒中患者の立ち上がり動作パターンと立ち上がり所要時間（人数：99）**

207

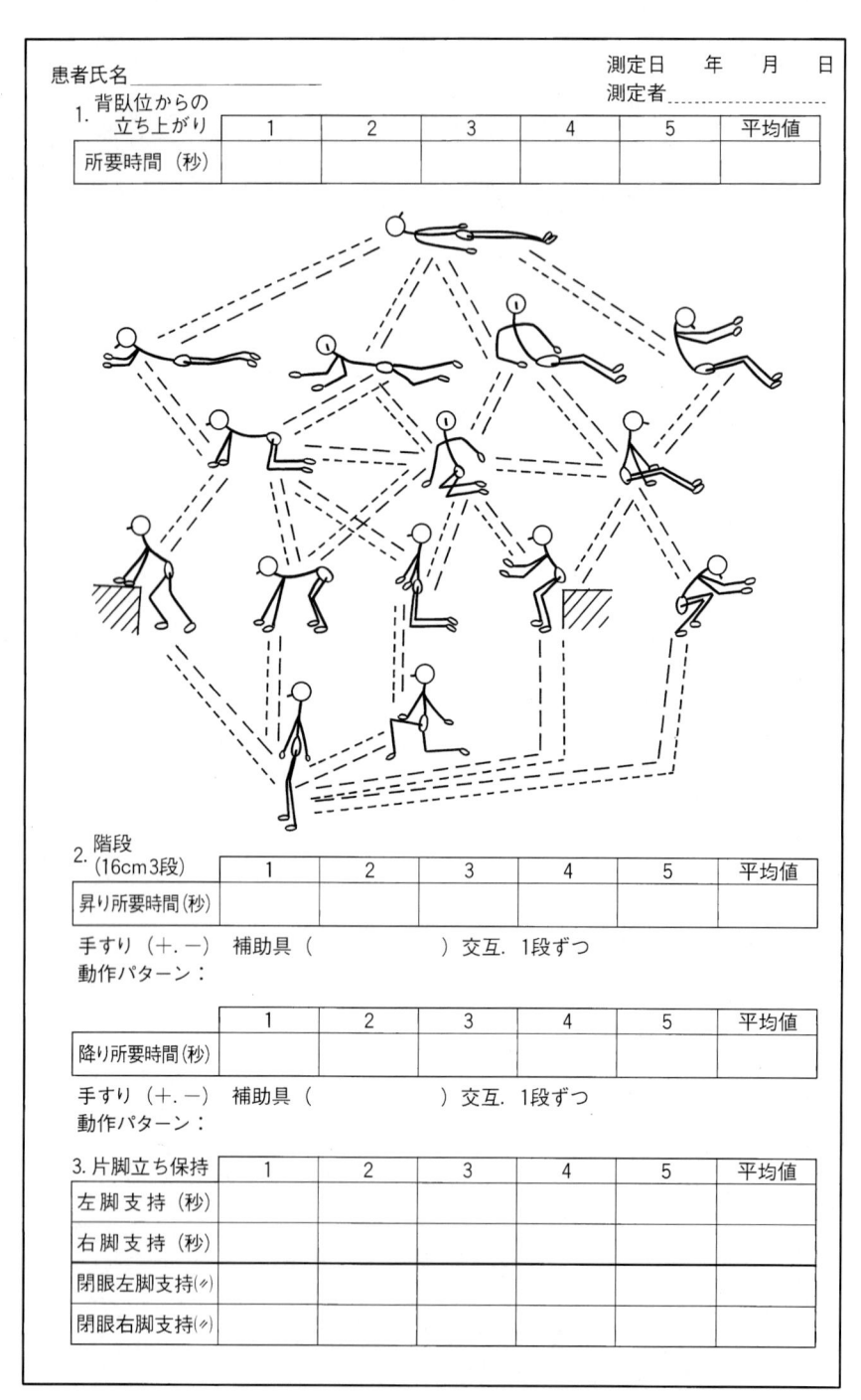

## III. リハビリテーションの進め方

図76　起居・移動動作の検査

の生活状況の推定などに利用される．

　10mの距離をおいて床面に2本のラインを描いておく．患者には，一方のラインの2～3m手前から，スタート合図に従って，できるだけ速く歩いて2本のラインを横切るように指示する．検者は患者の後ろに従い，ストップウオッチを用いて所要時間を計測し，歩数を数える．患者の遊脚相にある足がスタートラインを越えたときに計測を始め，遊脚相の足がエンドラインを越えたときに終了する．3～5回の試行から，最も短時間の記録をデータとして，歩行速度(m/分)と歩行率(ケーデンス，歩/分)を計算する．

　患者の歩行速度がきわめて遅い場合には，歩行距離を5mとして行ってもよい．

　脳卒中患者では，3分間の自由歩行速度と10m距離最大歩行速度との間には，

$$y = 0.45\,x + 8.9 \quad r = 0.93 \quad p < 0.01$$

　　　y：自由歩行速度(m/分)　　x：10m距離最大歩行速度(m/分)

が成り立つ．

［半田　健壽・中村　隆一］


## （7）上肢機能検査

　上肢機能の評価は，広義には形態，感覚，関節可動域，筋力などの構造的機能の検査と運動パターン，課題遂行などの動作の検査から構成される．上肢機能の検査法として考案されているものの多くは動作の評価である．これらはその主眼を，①腕や手の基本的運動・動作パターンにおくもの，②課題遂行の能力におくもの，のいずれかで，臨床の場に応じて使い分けられている．

　脳卒中患者では，中枢神経系の回復過程が反映されるような運動・動作を行わせて遂行過程を検索する①の立場の評価が使われる．これにはブルンストロームの運動回復段階があり，基本的な検査法となっている．上肢機能として最終的に求められるのは，具体的な種々の活動において実用的な手の使用が可能になることで，②の立場から評価することも重要である．課題遂行の能力はパフォーマンスを通して評価される．パフォーマンス測定は所要時間，あるいは一定時間内の出来高などを問題とするが，感覚運動レベルを全体的にとらえて数量データが得られることから，治療の経過や効果の比較検討に用いられる．②の立場の検査法に簡易上肢機能検査(金子・他　1974)がある．このテストでは対象物へのリーチとつかみ・はなしの動作が可能であることが最低必要であり，片麻痺上肢に対しての利用には制限がある．このため,①と②の両者を連合させて考案された脳卒中上肢機能検査を用いる(森山・他　1990a)．

## III. リハビリテーションの進め方

表55 脳卒中上肢機能検査(MFT)記録用紙

No._____ 氏名_____ 発症 年 月 日(検査者    )

| 検査月日 | | | | | | | | | | |
|---|---|---|---|---|---|---|---|---|---|---|
| | | 右 | 左 | 右 | 左 | 右 | 左 | 右 | 左 | 右 | 左 |
| 上肢の前方挙上 (FE) | 1. 45°未満 | | | | | | | | | | |
| | 2. 45～90°未満 | | | | | | | | | | |
| | 3. 90～135°未満 | | | | | | | | | | |
| | 4. 135°以上 | | | | | | | | | | |
| 上肢の側方挙上 (LE) | 1. 45°未満 | | | | | | | | | | |
| | 2. 45～90°未満 | | | | | | | | | | |
| | 3. 90～135°未満 | | | | | | | | | | |
| | 4. 135°以上 | | | | | | | | | | |
| 手掌を後頭部へ (PO) | 1. 少し動く | | | | | | | | | | |
| | 2. 手が胸部より高く上がる | | | | | | | | | | |
| | 3. 手が頭部に届く | | | | | | | | | | |
| | 4. 手掌がぴったりつく | | | | | | | | | | |
| 手掌を背部へ (PD) | 1. 少し動く | | | | | | | | | | |
| | 2. 同側殿部に届く | | | | | | | | | | |
| | 3. 指, 手背が脊椎に届く | | | | | | | | | | |
| | 4. 手掌がぴったりつく | | | | | | | | | | |
| つかみ (GR) | 1. ボールを握っている | | | | | | | | | | |
| | 2. ボールをはなす | | | | | | | | | | |
| | 3. ボールをつかみあげる | | | | | | | | | | |
| つまみ (PI) | 1. 鉛筆をつまみあげる | | | | | | | | | | |
| | 2. コインをつまみあげる | | | | | | | | | | |
| | 3. 針をつまみあげる | | | | | | | | | | |
| 立方体運び (CC) | 1. 5秒以内に1～2個 | | | | | | | | | | |
| | 2. 5秒以内に3～4個 | | | | | | | | | | |
| | 3. 5秒以内に5～6個 | | | | | | | | | | |
| | 4. 5秒以内に7～8個 | | | | | | | | | | |
| ペグボード (PP) | 1. 30秒以内に1～3本 | | | | | | | | | | |
| | 2. 30秒以内に4～6本 | | | | | | | | | | |
| | 3. 30秒以内に7～9本 | | | | | | | | | | |
| | 4. 30秒以内に10～12本 | | | | | | | | | | |
| | 5. 30秒以内に13～15本 | | | | | | | | | | |
| | 6. 30秒以内に16本以上 | | | | | | | | | | |
| 総計 (32点満点) | | | | | | | | | | | |
| MFS | | | | | | | | | | | |

(中村・他 1997)

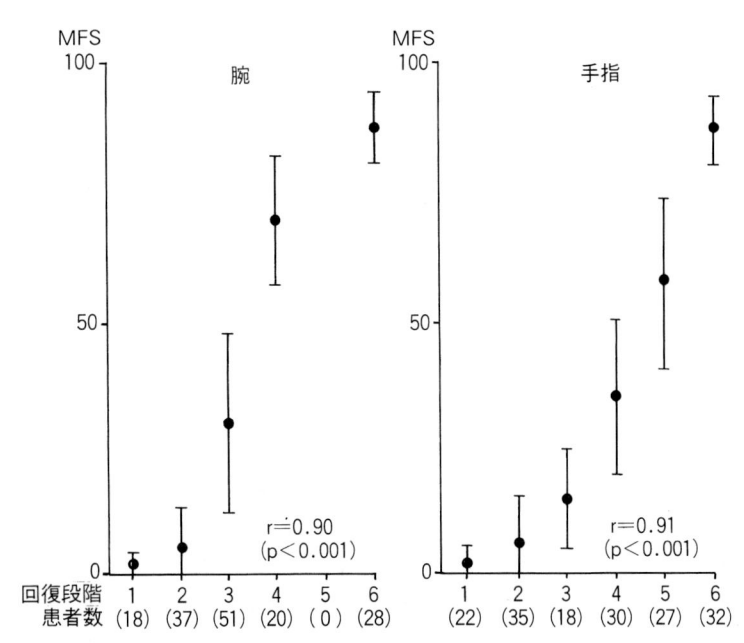

図77　ブルンストロームの運動回復段階と MFS の関係(中村・他　1997)

i) 脳卒中上肢機能検査(MFT)

　　MFT は，脳卒中患者の早期リハビリテーション，神経学的および機能的回復の時期における上肢運動機能の経時的変化を測定・記録する目的で開発された．MFT はその後一部改良が加えられ(MFT-2)，テスト動作は上肢の1関節(肩)および2関節(肩・肘)運動，手動作，手指動作の8中項目からなり，32のサブテストで構成されている(表55)．MFT スコア(MFS)はサブテストごとに不可は0，可は1を与え，全項目の総計(32点満点)を求める．MFS は32点を100として用いるよう，総計を3.125倍した値としている．MFS はガットマンの尺度解析による再現性係数，尺度化係数ともに高く，順序尺度としての一次元性，階層構造は保証されている(森山・他　1991)．また，MFT の信頼性および妥当性についても検討されており，MFS の再テスト法による相関は高く，MFS とブルンストロームの運動回復段階(図77)，および上肢機能発達段階を表す運動年齢テストの標準月齢を代表するようないくつかの課題遂行レベル(図78)とも高い相関がある．字を書く，箸を使うなどの手動作は MFS80 以上で可能となっている(中村・他　1997)．

ii) 上肢運動機能の回復

　　脳卒中後の上肢運動機能の回復は，一連の規則的な順序に従って変化することが臨床的に広く知られている(Twitchell　1951)．回復は近位部(腕)から始まることが多いが，病巣部位との関連で一部には遠位部(手)優位の回復を示すこともある．普通は発症直後の弛緩性から痙縮の出現に伴い，肩・肘

## III. リハビリテーションの進め方

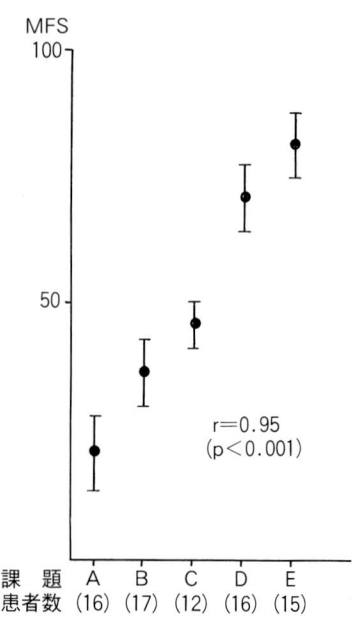

**図78 上肢運動発達段階に対応する課題とMFSの関係**(中村・他 1997)
課題A：ボールを握る(4か月)　　課題B：積み木を積む(15か月)
課題C：丸を描く(30か月)　　　　課題D：文字を書く(60か月)
課題E：箸を使う(60か月)

r=0.95 (p<0.001)

関節の屈筋共同運動が出現し，痙縮の軽減とともに分離運動が可能な状態へと移行する．この過程はブルンストロームによって運動機能の回復過程を示す指標として用いられている(Brunnstrom 1970)．MFSもこの経過に対応した変化を示す(森田・他 1992)．

　　　　　　　　　　　　　　　　　　　　　　　　　　　　　[森山 早苗]

### 4) 日常生活活動

　日常生活活動(activities of daily living：ADL)とは普段の生活のなかで，朝目覚めてから夜就寝するまでに必要な活動のすべてを含む(Lawton 1963)．具体的には身辺処理の諸動作，起居・移動動作，家事や仕事関連の諸動作などである．近年，ADLは①標準日常生活活動(standard ADL)，基本的日常生活活動(basic ADL)，②手段的(道具的)日常生活活動(instrumental ADL：IADL)に大別され，両者を加えた尺度は，③拡大日常生活活動(extended ADL：EADL)と呼ばれている．日本リハビリテーション医学会評価基準委員会(1976)は，ADLの範囲は家庭における身の回りの動作(self care)を意味し，広義のADLと考えられる応用動作(交通機関の利用・家事動作など)は生活関連動作(activities parallel to daily living：APDL)というべきであろうと注釈している．測定・評価される活動範囲は各ADL尺度によ

り異なっている．

### (1) 標準(基本的)日常生活活動

　　標準(基本的)ADL の測定・評価項目は，食事，洗面，整容，更衣，トイレ，入浴のセルフケア，起居，移乗，移動などの身体的活動，および尿便禁制の範囲に限定して扱う．代表的 ADL 尺度としては，カッツ・インデックス(表56)，バーセル・インデックス(表57)などがある．セルフケア，移動に限定しない身体医学的状況やコミュニケーション，知的・情緒的状態，社会的認知までを評価・測定の範囲とする尺度に PULSES(表58)，機能的自立度評価法

**表56　カッツ・インデックス**

ADL における自立度の指標は患者が入浴，更衣，トイレへ行く，移乗，尿便禁制，食事に際して，機能的に自立しているか，依存しているかの評価に基づく指標である．自立・依存の定義を以下に記す．
　A——食事，尿便禁制，移乗，トイレへ行く，更衣，入浴が自立
　B——これらの機能が，1つを除いて，すべて自立
　C——入浴ともう1つ除いて，すべて自立
　D——入浴，更衣ともう1つ除いて，自立
　E——入浴，更衣，トイレへ行くともう1つを除いて，自立
　F——入浴，更衣，トイレへ行く，移乗ともう1つを除いて，自立
　G——すべて依存
その他——少なくとも2つは依存，ただしC，D，E，Fに分類されない．
　自立とは，下記の事項を除いて，監視あるいは指示，介助なしを意味する．これは実状に基づくもので，能力(可能性)には基づかない．ある活動を患者が拒否する場合，できそうにみえても，行っていないとする．
[入浴(スポンジ，シャワー，タブ)]
　自　立：身体の一部(背中，障害部位)の入浴に介助を要する，あるいはすべてできる．
　依　存：身体の複数部位あるいはタブの出入に介助を要する，ひとりではできない．
[更　　衣]
　自　立：戸棚や引き出しから衣類を取り出す；下着,上着,補装具を着ける；ファスナー操作；
　　　　　靴紐の操作は除く
　依　存：ひとりでは着れない，一部が着れない．
[トイレへ行く]
　自　立：トイレへ行く；出入りする；下着を整える；排泄の後始末をする；(夜間，便器の操
　　　　　作)．
　依　存：便器やコモドの使用，トイレ使用に介助を要する．
[移　　乗]
　自　立：ひとりでベッドや椅子に出入りする(機械的支持はあってもよい)
　依　存：ベッドや椅子の出入りに介助を要する．
[尿 便 禁 制]
　自　立：排尿，排便はひとりで可能
　依　存：失禁；下剤やカテーテル，便器を要する．
[食　　事]
　自　立：皿から口へ食物を運ぶ(肉を切ること，パンにバターをつけることなどを除く)
　依　存：上記に介助を要する：経管栄養

　入浴，更衣，トイレ動作，移乗，尿便失禁，食事について表の基準で自立か依存かに評価する．それに基づきA～Gに分類する．

(Katz et al. 1963)

(FIM，表59)などがある．近年ではバーセル・インデックスとFIMが広く利用されている．

バーセル・インデックスは10項目からなり，要介助と自立の基準があり，得点が配されている．基準に合わないときは0である．総得点は最高100，最低0である．60以上では介助が少なくなり，40以下ではかなりの介助を要し，20以下では全介助となる．バーセル・インデックス得点100は，一人で社会生活を営めることを意味しない．

FIMはセルフケア6項目，排泄コントロール2項目，移乗3項目，移動2項目，コミュニケーション2項目，社会的認知3項目の計18項目からなる．評価レベルは自立，介助に大別し，自立2段階，介助は部分介助(3段階)と完全介助(2段階)に分け，7段階からなる．各得点は最高7，最低1となり，18項目の総得点は最高126，最低18である．FIMとバーセル・インデックスの得点間には高い相関がある(園田・他 1992)．

## (2) 手段的(道具的)日常生活活動(IADL)

標準ADLが完全自立でも，一人で社会生活を営むことを意味しない．地域での独立した生活活動の自立性を測定する尺度がIADLである．IADLにはバーセル・インデックスやFIMのように広く利用されているものはないが，Lawton et al. (1969)のIADLを改正した5項目(遠方への外出，食料品や衣類の買物，自分の食事の支度，家事，自分の金銭の管理)からなるIADL尺度がある(表60)．これらの項目には階層的な関係がみられ，最も困難な項目は家事であり，次いで外出，買物，食事の支度，金銭の管理の順となっている．この他，老研式活動能力指標(表61)の項目の一部がIADLとして利用可能である．老研式活動能力指標の活動範囲は，手段的自立(バスや電車での外出，日用品の買物など)，知的能動性(年金の書類を書く，新聞を読むなど)，社会的役割(友人を訪問する，家族・友人の相談にのるなど)を含む計13項目からなる．「はい」か「いいえ」の2者択一で回答し，「はい」に1点が与えられる．この指標の合計得点の性，年代別の基準値が示されていて，在宅高齢者の活動能力の目安となる．

## (3) 拡大日常生活活動(EADL)

退院後の在宅脳卒中患者や高齢者の生活活動を評価する目的でEADL尺度が考えられているが，まだ一般的なものではない．IADLと同じ内容で用いる立場，セルフケアに限定した標準ADLとIADLの統合尺度を採用する立場がある．後者の例として，バーセル・インデックス(尿・便禁制を除く8項目)に老研式活動能力指標の手段的自立因子(バスや電車で外出，預貯金の出し入れ，食事の用意，日用品の買物の4項目)を加えた12項目からなるEADL尺度が作成されている(細川 1994a)．このEADL尺度は高齢者の健康状態，在宅脳卒中患者の機能的状態を敏感に反映することが示された(細川・他 1994b，1994c)．

## 5. 機能評価

表57 パーセル・インデックス(BI)

| | 介助 | 自立 |
|---|---|---|
| 1. 食事(食物を切ってあげるとき＝介助) | 5 | 10 |
| 2. 車椅子からベッドへ移る,戻る(ベッド上の起きあがりを含む) | 5〜10 | 15 |
| 3. トイレット(洗顔,髪の櫛入,髭剃り,歯磨き) | 0 | 5 |
| 4. トイレの出入(衣服の着脱,拭く,水を流す) | 5 | 10 |
| 5. 入浴(ひとりで) | 0 | 5 |
| 6. 水平面の歩行(歩行不能なら車椅子移動*) | 10 | 15 |
| 　＊歩行不能の場合だけ | 0* | 5* |
| 7. 階段昇降 | 5 | 10 |
| 8. 更衣(靴紐結び,ファスナー操作を含む) | 5 | 10 |
| 9. 便禁制 | 5 | 10 |
| 10. 尿禁制 | 5 | 10 |

〈評点上の定義〉
**1. 食事**
　10＝自立．患者は，手の届くところに置かれれば，トレイやテーブルから食物をとって食べる．必要なら補装具，自助具を使う．応分の時間内に終わる．
　5＝介助が必要(食物を刻んであげるなど)
**2. 車椅子，ベッド間の移乗**
　15＝すべてできる．車椅子に乗って，安全にベッドに近づき，ブレーキを掛け，フットレストを上げ，安全にベッドに移り，横になり，起きあがってベッドの端に座り，車椅子の位置を変え，乗り移る．
　10＝この活動のいずれかの段階で，わずかの介助を要する，あるいは安全のために患者に気づかせてあげるか，監視を必要とする．
　5＝患者は座位になれるが，ベッドからは出られない．移乗には介助を要する．
**3. トイレット**
　5＝手と顔を洗い，髪をとかし，歯を磨き，髭を剃る．どのようなカミソリを使用してもよいが，引き出しや戸棚から取り出し，刃を変えたり，ソケットにつないだりできること．女性は化粧できること，頭髪を編んだり，髪型を作らなくともよい．
**4. トイレの出入**
　10＝トイレの出入と衣類の着脱ができる．衣類を汚さない．トイレットペーパーを使う．必要なら手すりを利用してもよい．トイレの代わりに便器を使用してもよいが，後の始末と掃除もできること．
　5＝バランスが悪いための手助け，衣類やトイレットペーパーの扱いに手助けがいる．
**5. 入浴**
　5＝スポンジ(簡単な沐浴，スポンジで洗い流す)，シャワー，タブのいずれかを使用できる．どの方法であっても入浴のすべてをひとりでできること．
**6. 水平面の歩行**
　15＝少なくとも50ヤード(45.7m)，介助あるいは監視なしで歩ける．装具や杖を使用してもよい．歩行器は不可．装具を用いるときは自分で締めたり，緩めたりする．座り/立ち上がりもする(装具の着脱は更衣の項目にする)．必要な器具を使うところに置く，後始末する．
　10＝上記の事項のどれかに介助や監視が必要，わずかの手助けで50ヤードは歩ける．
**6＊＝車椅子の推進**
　5＝歩行不能であるが，車椅子はひとりで駆動できる．角を曲がる，向きを変える，テーブル，ベッド，トイレなどに近づける．少なくとも50ヤードは移動する．歩行に得点を与えたとき，この項目は用いない．
**7. 階段昇降**
　10＝介助，監視なしに安全に昇降できる．必要な手すり，杖を用いる．杖は自分で持っていること．
　5＝上記のいずれかに介助や監視が必要．
**8. 衣服の着脱**
　10＝すべての衣類の着脱，靴紐を結ぶ，コルセットや装具が処方されていれば，それも同様．必要ならズボンつり，前開きの衣類でもよい．
　5＝手助けを要するが，少なくとも半分は自分で行う．応分の時間内に終わる．
**9. 便禁制**
　10＝大便排泄の制御は可能であり，漏らすことはない．座薬や浣腸を用いてもよい(脊髄損傷など)．
　5＝座薬や浣腸に手助けが必要，ときに漏らす．
**10. 尿禁制**
　10＝日夜，排尿管理できる．脊髄損傷患者で尿袋を使用するとき，その始末や清掃もできること．
　5＝ときに漏らす．便器が間に合わない，器具操作に手助け．
上記の基準を満たさないとき，得点＝0とする．

(Mahoney et al. 1965)

## III. リハビリテーションの進め方

**表58　PULSES**

**P：身体状況；以下の分類にあげられない内臓器疾患（心血管，肺，胃腸，泌尿器，内分泌）や脳障害を含む**
1. 年齢を考慮して大きな異常なし
2. 軽度の異常で，頻繁な医学的監視を必要としない．
3. 中等度の異常で，頻繁な医学的監視を必要とするが，移動は可
4. 重度の異常で，常時医学的監視を必要とし，床上生活か車椅子生活

**U：上肢；肩甲帯，頸部，上部脊椎を含む**
1. 年齢を考慮して大きな異常なし
2. 軽度の異常で，可動域，機能はかなりよい
3. 中等度の異常で，日常生活は限られた範囲で可能
4. 重度の異常で，常時ケアが必要

**L：下肢；骨盤，下部脊椎を含む**
1. 年齢を考慮して大きな異常なし
2. 軽度の異常で，可動域，機能はかなりよい
3. 中等度の異常で，限られた範囲で移動可能
4. 重度の異常で，ベッド，車椅子に制限される．

**S：感覚的要素；発話，視覚，聴覚に関連するもの**
1. 年齢を考慮して大きな異常なし
2. 軽度の異常で，機能障害となるほどではない．
3. 中等度の異常で，かなりの機能障害を生じる．
4. 重度の異常で，聴覚，視覚，発話の完全な機能喪失

**E：排泄機能；直腸膀胱の制御**
1. 完全に制御
2. ときに緊迫性失禁，夜間頻尿
3. 継続的な尿便失禁，排泄困難
4. 完全な両便失禁

**S：知的，情緒的状態**
1. 年齢を考慮して大きな異常なし．
2. 気分，気質，人格の軽度の異常で，環境調整の障害とならない．
3. 中等度の異常で，ある程度の監視を必要とする．
4. 重度の異常で，完全な監視を必要とする．

6項目について正常を1点とし，障害が強まるにつれて1点ずつ加点する．正常は6点で，最重度障害は24点となる．

（Moskowitz et al. 1957）

**表59　機能的自立度評価法**
Functional Independence Measure (FIM)

| レベル | | 介助者 |
|---|---|---|
| | 7 完全自立（時間，安全性含めて）<br>6 修正自立（補助具使用） | 介助者なし |
| | 部分介助<br>5 監視<br>4 最小介助（患者自身で75％以上）<br>3 中等度介助（50％以上）<br>完全介助<br>2 最大介助（25％以上）<br>1 全介助（25％未満） | 介助者あり |

　　　　　　　　　　　　入院時　退院時　フォローアップ時

セルフケア
A. 食事　　　　　　　　　　　箸スプーンなど
B. 整容
C. 清拭
D. 更衣（上半身）
E. 更衣（下半身）
F. トイレ動作

排泄コントロール
G. 排尿コントロール
H. 排便コントロール

移　乗
I. ベッド，椅子，車椅子
J. トイレ
K. 浴槽，シャワー　　　　　　浴槽シャワー

移　動
L. 歩行，車椅子　　　　　　　歩行車椅子
M. 階段

コミュニケーション
N. 理解　　　　　　　　　　　聴覚視覚
O. 表出　　　　　　　　　　　音声非音声

社会的認知
P. 社会的交流
Q. 問題解決
R. 記憶

合計

注意：空欄は残さないこと，リスクのために検査不能の場合はレベル1とする．

（千野　1991）

表60 IADL尺度

1. あなたは遠くへ出掛けることができますか．
   - ひとりでできる
     （バス，タクシーを利用，または自分で車を運転して旅行できる）……………1
   - 介助が必要（旅行のとき付き添ってくれる人が必要）
     またはまったく外出できない……………………………………………………0
2. あなたは食料品や衣類の買い物ができますか．
   - ひとりでできる（必要なものすべてを自分で買える）…………………………1
   - 介助が必要（どんな買い物に行くにも付き添ってくれる人が必要）
     またはまったくできない…………………………………………………………0
3. あなたは自分の食事の支度ができますか．
   - ひとりでできる（すべてを自分で考え調理できる）……………………………1
   - 介助が必要（あるものはできるがすべてを自分で調理できない）
     またはまったくできない…………………………………………………………0
4. あなたは家事ができますか．
   - ひとりでできる（床を洗うなど）………………………………………………1
   - 介助が必要（軽い家事はできるが重い家事は手助けが必要）
     またはまったくできない…………………………………………………………0
5. あなたは自分の金銭の管理ができますか．
   - ひとりでできる（小切手の作製，請求書の支払いなど）……………………1
   - 介助が必要（日常の金銭は管理できるが，小切手帳の管理や
     請求書の支払いは手助けが必要），またはまったくできない ………………0

(芳賀 1992，一部改変)

表61 老研式活動能力指標

毎日の生活についてうかがいます．以下の質問のそれぞれについて，「はい」「いいえ」のいずれかに○をつけて，お答えください．質問が多くなっていますが，ご面倒でも全部の質問にお答えください．

| | | |
|---|---|---|
| (1)バスや電車を使ってひとりで外出できますか | 1．はい | 2．いいえ |
| (2)日用品の買い物ができますか | 1．はい | 2．いいえ |
| (3)自分で食事の用意ができますか | 1．はい | 2．いいえ |
| (4)請求書の支払いができますか | 1．はい | 2．いいえ |
| (5)銀行預金・郵便貯金の出し入れが自分でできますか | 1．はい | 2．いいえ |
| (6)年金などの書類が書けますか | 1．はい | 2．いいえ |
| (7)新聞を読んでいますか | 1．はい | 2．いいえ |
| (8)本や雑誌を読んでいますか | 1．はい | 2．いいえ |
| (9)健康についての記事や番組に関心がありますか | 1．はい | 2．いいえ |
| (10)友だちの家を訪ねることがありますか | 1．はい | 2．いいえ |
| (11)家族や友だちの相談にのることがありますか | 1．はい | 2．いいえ |
| (12)病人を見舞うことができますか | 1．はい | 2．いいえ |
| (13)若い人に自分から話しかけることがありますか | 1．はい | 2．いいえ |

(小谷野・他 1987)

## III. リハビリテーションの進め方

　このEADL尺度を用いて，評価項目の難易度の階層構造を調べると，地域高齢者(細川・他　1994b)，脳卒中患者(細川・他　1994c)，スモン患者(佐直・他　1994)は類似のパターンを示し，通過率は標準ADLに続いてIADLの順に低くなる階層構造を示している．これに対して，脊髄小脳変性症患者(小坂・他　1995)と脊髄損傷患者(佐直・他　1996a)は歩行，階段昇降，バスでの外出など移動に関する項目の通過率が低く，標準ADL－IADLの階層構造を示していない(図79)．このことは，各種の障害群間で階層構造の内容が異なることを示唆しており，得点の総和で比較する場合に留意すべきである．

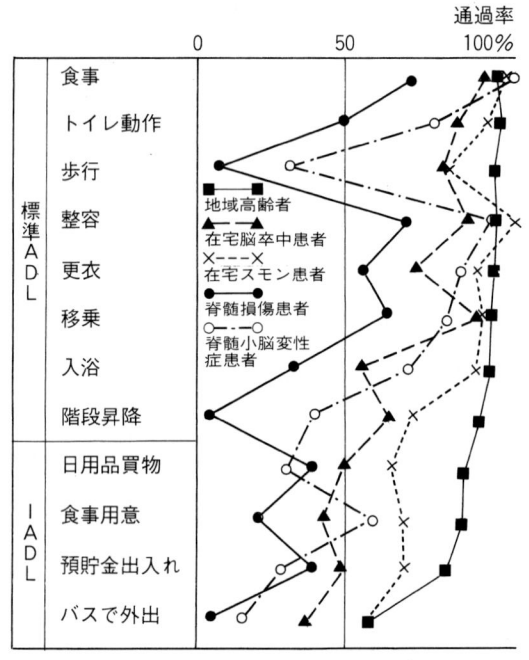

図79　疾患別EADL項目の通過率

## 5）活動調査

活動は人間の精神，身体の働きによるもので，それ自体は目的的で，環境への働きかけである．ときとして環境が活動の制約条件ともなる．ここには人間活動を調査する方法について掲げる．

### （1）生活時間調査

生活時間調査は，対象の1日の行動や活動を24時間の時間配分として定量的に捉えることができる．生活時間調査には観察法と自己申告法(日記法)があり，いずれにも連続法と等時間間隔ワークサンプリング法がある．

等時間間隔ワークサンプリング法による直接観察法では10分ごとの瞬時観察を行い，そのときの行為が10分間続いたものとして処理する．日記法では10分(あるいは15分)間に行った主な行為を記載する．1日24時間では患者一人につき144(15分では96)スポットの行動記録がえられる．各行為の時間量は行為分類(表62)に従ってスポット数を求め，144(96)スポットに対する百分率で表わす．時間調査は行動や活動を定量的に捉えられる利点があるが，かなり繁雑で時間を要し調査できる期間も一両日からせいぜい数日である．直接観察法は病院など施設内に限られる．観察は対象の行為だけでなく，場所，姿勢，対人，周囲の状況までを観察し記載する．日記法は施設でも在宅でも可能であるが，障害のため自ら記載できない場合は家族が対象を観察した状況を記載することになる．

生活時間は，基本的生活時間(睡眠，食事，身辺処理)と社会的生活時間(余暇，労働・学業)に大別される．基本的生活時間量は幼児期以降年齢が大きくなるにつれて減少し，40〜50歳を境にそれ以降では徐々に増加してくる．一方，社会的生活時間量は基本的生活時間量とは逆の増減を示す．生活時間構造を「余暇＋労働」の1日における百分率，および「余暇/労働」の比より次の5型に分類した(中村・他 1983)．

**表62 生活時間調査に用いる行為分類**

| 項　　目 | | 記　載　事　項 |
|---|---|---|
| 1．基本的生活 | a．睡　　眠 | 寝ている，睡眠中，起床 |
| | b．食　　事 | 食事をとる，おやつ，お茶 |
| | c．身辺処理，ほか | 洗面・歯みがき，排泄 |
| 2．社会的生活 | a．余　　暇 | テレビをみる，会話，盆栽手入れ |
| | b．労働・学業 | 炊事，洗濯，帳簿つけ |
| 3．移　　動 | | 電車に乗る，タクシーを待つ，歩いている |
| 4．医　　療 | | 薬を飲む，診察，腰の運動 |
| 5．ぼんやり・その他 | | 休息，ぼんやりしている，横になる |

(中村 1983)

## III. リハビリテーションの進め方

```
「余暇+労働」<20% ……………………………………… Ⅰ型
「余暇+労働」≧20%  「労働/余暇」≦0.404  ……………… Ⅱ型
                            0.405〜0.954 ……… Ⅲ型
                            0.955〜1.404 ……… Ⅳ型
                            ≧1.405   …………… Ⅴ型
```

健常者の生活時間構造の標準型は，Ⅰ型は0歳児(乳児)，Ⅱ型は就学前の幼児，Ⅲ型は70歳以上，Ⅳ型は60歳代，Ⅴ型は就学後の児童から50歳代までの成人に該当する．

入院中の脳卒中患者では社会的生活時間(余暇・労働)が減少し，睡眠，セルフケア，休養・ぼんやり，医療の時間が増加している(図80)．型分類では，Ⅰ型81名，Ⅱ型42名，Ⅲ型2名で，年齢相当の標準型に該当する患者はなく，Ⅰ〜Ⅱ型に退行しているか，Ⅲ型に早期老化している(図81)．

生活時間量と個体要因との関係では，身体的運動機能は労働・余暇の社会的生活時間と正の相関が高く，休養・ぼんやりとは負の相関が高いが，睡眠，食事，身辺処理の基本的生活時間や移動とは相関が低い(表63)．付き添いあり群となし群では身辺処理と移動に要する時間量は有意差がなく，健常者と

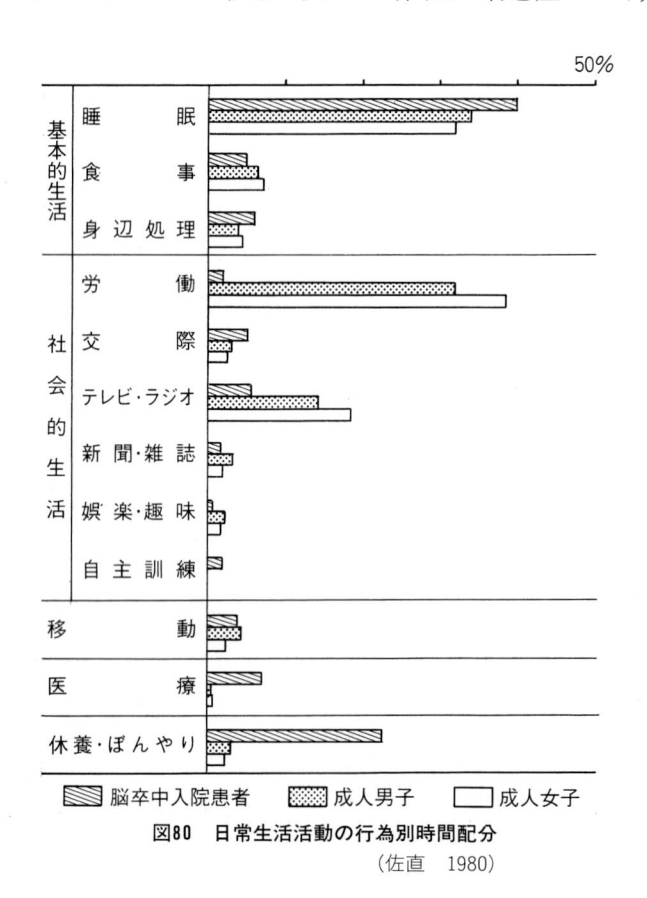

**図80 日常生活活動の行為別時間配分**
(佐直 1980)

## 5．機能評価

比較しても身辺処理に要する時間量には大差がない．これは何時何分までに訓練室に行かなければならないなど，病院という生活環境が要求する時間的制約があり，介助・介護の手段で解決が図られているためである．

2回以上追跡調査できた患者で入院期間中に生活時間構造がどのような変化を示すだろうか．平均期間3.6か月で平均運動年齢は26.6から30.8に有意に改善した．身辺処理の時間が減少傾向を示し，娯楽の時間が増加傾向を示す．入院という生活の場においても，患者の動作能力の改善に応じた多様性のある行動が発揮できるような生活環境を整えることが大切である．

生活時間量は脳卒中患者の機能的状態を単に機能障害・能力低下にとどま

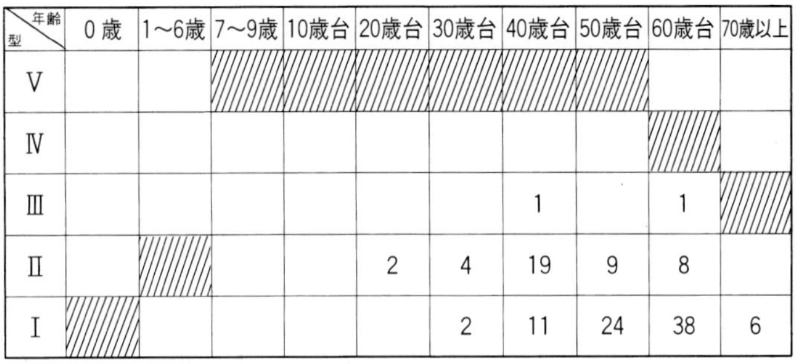

| 年齢型 | 0歳 | 1～6歳 | 7～9歳 | 10歳台 | 20歳台 | 30歳台 | 40歳台 | 50歳台 | 60歳台 | 70歳以上 |
|---|---|---|---|---|---|---|---|---|---|---|
| V |  |  |////|////|////|////|////|////|  |  |
| IV |  |  |  |  |  |  |  |  |////|////|
| III |  |  |  |  |  |  | 1 |  | 1 |////|
| II |  |////|  |  | 2 | 4 | 19 | 9 | 8 |  |
| I |////|  |  |  |  | 2 | 11 | 24 | 38 | 6 |

////　健常者各年齢における基準型．

**図81　入院脳卒中患者の生活時間構造型の年齢別分布**（佐直　1980）

**表63　生活時間量と個体要因の相関**

| 8項目分類 | 睡眠 | 食事 | 身辺処理 | 労働 | 余暇 | 医療 | 移動 | 休養・ぼんやり |
|---|---|---|---|---|---|---|---|---|
| 年齢 | 0.259 | 0.246 | −0.020 | −0.440 | −0.502 | 0.044 | −0.177 | 0.508 |
| 性 | 0.090 | −0.151 | −0.139 | −0.014 | 0.099 | 0.089 | 0.052 | −0.093 |
| 発症～調査 | −0.146 | 0.003 | 0.039 | 0.000 | 0.060 | −0.013 | 0.097 | −0.022 |
| 損傷半球 | 0.066 | −0.085 | 0.068 | 0.304 | 0.155 | −0.026 | 0.067 | −0.254 |
| 年齢 | 0.259 | 0.246 | −0.020 | −0.440 | −0.502 | 0.044 | −0.177 | 0.508 |
| Br. R. S | −0.076 | −0.190 | −0.193 | 0.75 | 0.248 | −0.053 | 0.009 | −0.254 |
| MoA | −0.200 | −0.262 | −0.082 | 0.643 | 0.555 | −0.137 | 0.175 | −0.536 |
| ADL | −0.246 | −0.253 | 0.066 | 0.581 | 0.485 | −0.211 | 0.215 | −0.448 |
| 教育歴 | −0.132 | −0.157 | −0.035 | 0.242 | 0.330 | −0.100 | 0.063 | −0.323 |
| VWS | −0.052 | −0.017 | −0.048 | −0.280 | −0.130 | 0.194 | 0.111 | 0.080 |
| PWS | −0.102 | −0.173 | 0.076 | 0.246 | 0.269 | 0.132 | 0.070 | −0.324 |

$r=0.178 (p<0.05)$, $r=0.232 (p<0.01)$
Br. R. S：ブルンストローム回復段階（下肢）
MOA：体幹・下肢運動年齢，　　VWS：WAIS言語性スコア，　　PWS：WAIS動作性スコア
（佐直　1980，一部改変）

# III. リハビリテーションの進め方

表64 活動状況調査表

記入年月日　　年　　月　　日

**活動状況について**
あなたは、これからお尋ねする事柄について、指定された調査期間にどのくらいの頻度で行ったことがありますか。それぞれの項目につき、0～4のいずれかの欄に必ず○印を記入してください。

凡例：4 ほぼ毎日行う／3 週に1～数回／2 月に1～数回／1 年に1～数回／0 行ったことがない

**仕　事**
| No. | 項目 | 4 | 3 | 2 | 1 | 0 |
|---|---|---|---|---|---|---|
| 01 | 正規の仕事（職場は住居と離れ，通勤している） | | | | | |
| 02 | 正規の仕事（職場は住居内または住居と接したところにある） | | | | | |
| 03 | 残　業 | | | | | |
| 04 | 出　張 | | | | | |
| 05 | 副　業 | | | | | |
| 06 | 職場で食事をする | | | | | |

**家庭の仕事**
| No. | 項目 | 4 | 3 | 2 | 1 | 0 |
|---|---|---|---|---|---|---|
| 07 | 食事の仕度 | | | | | |
| 08 | 食事の後片づけ | | | | | |
| 09 | 家のなかの掃除 | | | | | |
| 10 | 家の外の掃除 | | | | | |
| 11 | 洗濯，アイロンかけ | | | | | |
| 12 | 衣類の繕い | | | | | |
| 13 | その他の修繕 | | | | | |
| 14 | 庭仕事，動物の世話 | | | | | |
| 15 | 冷暖房器具の手入 | | | | | |
| 16 | 領収書，通帳，家計費などの管理 | | | | | |

**子供の世話**
| No. | 項目 | 4 | 3 | 2 | 1 | 0 |
|---|---|---|---|---|---|---|
| 17 | 赤ん坊の世話（1歳未満） | | | | | |
| 18 | 子供の世話（1～6歳） | | | | | |
| 19 | 宿題の手伝い（学童） | | | | | |
| 20 | 子供にお話を聞かせる | | | | | |
| 21 | 屋内遊びの相手をする | | | | | |
| 22 | 屋外遊びの相手をする | | | | | |
| 23 | 子供を医者に連れて行く | | | | | |
| 24 | 子供連れの旅行 | | | | | |

**買　物**
| No. | 項目 | 4 | 3 | 2 | 1 | 0 |
|---|---|---|---|---|---|---|
| 25 | 日用品の買物 | | | | | |
| 26 | 衣服，耐久消費物などの買物 | | | | | |
| 27 | 床屋，美容院 | | | | | |
| 28 | 医者にかかる | | | | | |
| 29 | 役場，役所 | | | | | |
| 30 | クリーニング，電気修理などの依頼 | | | | | |

**私的生活**
| No. | 項目 | 4 | 3 | 2 | 1 | 0 |
|---|---|---|---|---|---|---|
| 31 | 毎日行う身のまわりのこと（洗面，着がえ，入浴など） | | | | | |
| 32 | 家庭での医療（服薬，創の手当てなど） | | | | | |
| 33 | 病人や老人の世話（職業として行うもの以外） | | | | | |
| 34 | 家庭で食事をする | | | | | |
| 35 | 外　食 | | | | | |
| 36 | 昼　寝 | | | | | |
| 37 | 学校教育を受ける | | | | | |

**成人教育と職業訓練**
| No. | 項目 | 4 | 3 | 2 | 1 | 0 |
|---|---|---|---|---|---|---|
| 38 | 研修，講習会（稽古ごとも含める） | | | | | |
| 39 | 文化的講演会 | | | | | |
| 40 | 政治講演会 | | | | | |
| 41 | 家庭での勉強 | | | | | |
| 42 | 専門雑誌などを読む | | | | | |

**市民参加**
| No. | 項目 | 4 | 3 | 2 | 1 | 0 |
|---|---|---|---|---|---|---|
| 43 | 政党，組合などの集会に出席 | | | | | |
| 44 | 政党，組合，その他の社会組織の役員としての活動 | | | | | |
| 45 | 市民活動，ボランティア | | | | | |
| 46 | 宗教団体に属する | | | | | |
| 47 | 宗教上の集まりに参加する | | | | | |
| 48 | 各種の会合（町内会，PTAなど） | | | | | |
| 49 | 親族会（法事なども含める） | | | | | |

**娯　楽**
| No. | 項目 | 4 | 3 | 2 | 1 | 0 |
|---|---|---|---|---|---|---|
| 50 | スポーツ見物に行く | | | | | |
| 51 | サーカス，ダンスホール，ナイトクラブ，ショーなど | | | | | |
| 52 | 映画を見に行く | | | | | |
| 53 | 芝居，演芸，音楽会などに行く | | | | | |
| 54 | 博物館，美術展，その他の展示会 | | | | | |
| 55 | 友人との交際（訪問したり，訪問を受けたりする） | | | | | |
| 56 | パーティ，宴会 | | | | | |
| 57 | 喫茶店，バー，飲み屋 | | | | | |

**能動的趣味**
| No. | 項目 | 4 | 3 | 2 | 1 | 0 |
|---|---|---|---|---|---|---|
| 58 | スポーツをする | | | | | |
| 59 | 遠足，ハイキング，狩猟，釣り | | | | | |
| 60 | 散　歩 | | | | | |
| 61 | 趣味（コレクション，模型づくりなど） | | | | | |
| 62 | 手芸，洋裁，和裁など | | | | | |
| 63 | 創作活動（彫刻，絵，陶芸，文芸など） | | | | | |
| 64 | 楽器演奏，歌唱 | | | | | |
| 65 | 室内ゲーム（大人同士） | | | | | |
| 66 | 旅　行 | | | | | |

**受動的趣味**
| No. | 項目 | 4 | 3 | 2 | 1 | 0 |
|---|---|---|---|---|---|---|
| 67 | ラジオを聴く | | | | | |
| 68 | テレビを見る | | | | | |
| 69 | レコードを鑑賞する | | | | | |
| 70 | 読　書 | | | | | |
| 71 | 雑誌，週刊誌 | | | | | |
| 72 | 新聞を読む | | | | | |
| 73 | 会話（電話を含む） | | | | | |
| 74 | 手紙を書く（私信） | | | | | |
| 75 | 考えごと，ゆったりとくつろぐ | | | | | |

（中村　1983）

らず，個人と環境との接点における行動の偏りを定量的に捉えることができる評価尺度である(佐直 1980)．

## (2) 活動状況調査

活動状況調査は「どのような活動をどの位の頻度で行っているか」を調査するもので，面接法や自己申告法で行え，簡便で調査期間を任意に設定できる．調査方法や活動項目で標準化されたものはなく，Szalai(1972)が国際比較に用いた10活動群，100活動コード(実際の活動項目はその他を除いた96)を基にして，中村(1983)が作成した10活動群(仕事6，家庭の仕事10，子供の世話8，買い物6，私的生活6，成人教育と職業訓練6，市民参加7，娯楽8，能動的趣味9，受動的趣味9)，75活動項目の自己申告用の活動状況調査表(表64)を用いている．調査は75活動項目ついて「ほぼ毎日行う」，「週に1～数回行う」，「月に1～数回行う」，「年に1～数回行う」，「行ったことがない」の5段階尺度で活動頻度を回答させる．図82はこの調査表を使ってえられた在宅脳卒中患者の活動状況である．個々の活動の頻度(行ったことがない～ほぼ毎日行う)を0～4にスコア化し，平均頻度で表示してある．正規の仕事で男性の頻度が大であるが，家庭の仕事では全般的に女性で著しく高頻度となっている．在宅脳卒中患者においても性別の役割行動としての差異が示唆され

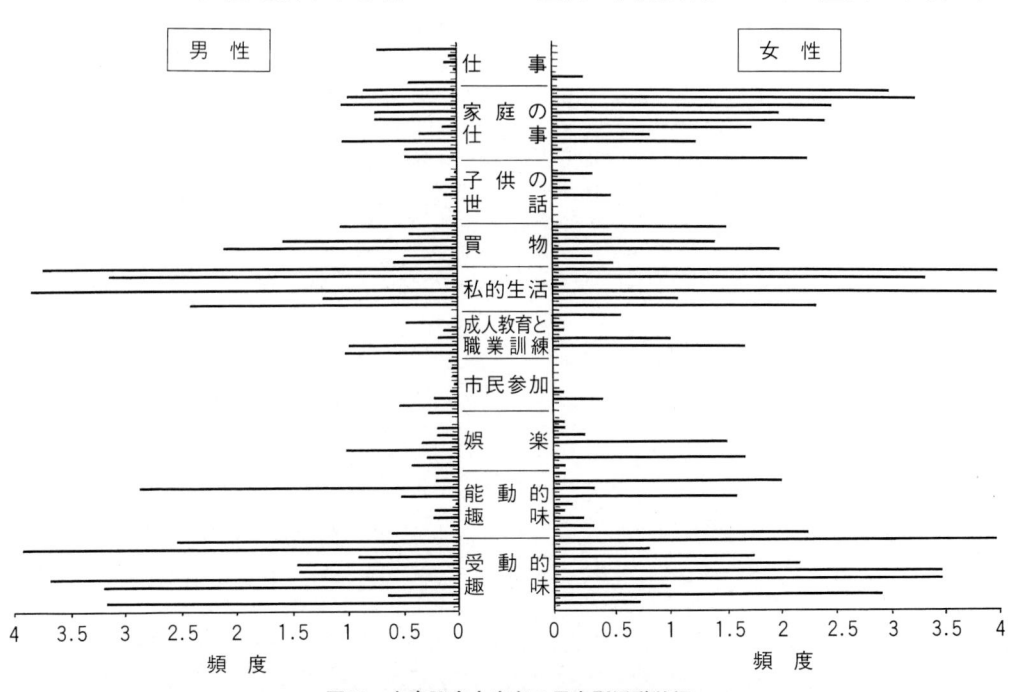

**図82 在宅脳卒中患者の男女別活動状況**

活動項目は表64と同じ75項目で，上から01，最下位は75である．個々の活動の頻度は，行ったことがない：0，年に1～数回：1，月に1～数回：2，週に1～数回：3，ほぼ毎日：4の各得点をあたえスコア化して，平均頻度で表示した．在宅脳卒中患者では男女とも受動的趣味，私的生活の頻度が高く，子供の世話，市民参加で頻度が低く，家庭の仕事では女性が高頻度で男女差が顕著に現れている．

## III. リハビリテーションの進め方

る.

在宅脳卒中患者の個々の活動を決定する要因を分析するため,性別,年齢,麻痺側,罹病期間,家庭内地位,10 m距離最大歩行速度を説明変数として,各項目の遂行頻度スコアを目的変数として,数量化Ⅰ類を用いて分析した.

「日用品の買い物」を例に示すと,10 m距離最大歩行速度が範囲,偏相関係数とも最大で,次に家庭内地位,年齢,麻痺側,罹病期間,性別の順である(表65).この場合,第1位の決定因である10 m距離最大歩行速度を「日用品の買い物」の決定因とする.75項目すべてに同様の操作を行い,性別,年齢,麻痺側,罹病期間,家庭内地位,10 m距離最大歩行速度が決定因となる活動項目を選別し,以下の結果がえられている.

・10 m距離最大歩行速度が決定因の活動項目は27であった.歩行速度と活動の関連を分析すると,すべての歩行速度でみられる活動,ある速度以上でみられる活動に大別され,20 m/分以上では静的な屋内活動,家事,旅行など,40 m/分では屋外での活動や余暇活動,60 m/分,80 m/分以上では政治的な活

表65 数量化Ⅰ類による活動項目頻度の予測(活動項目25・日用品の買い物)

| 項 目 | カテゴリー | N | 数 値 | 範 囲 | 偏相関係数 |
|---|---|---|---|---|---|
| 歩行速度<br>(m/分) | <20<br>20≦<br>40≦<br>60≦<br>80≦ | 3<br>16<br>10<br>15<br>10 | −0.95<br>−0.77<br>−0.27<br>0.57<br>0.93 | 0.890 | 0.464 |
| 家庭内地位 | 祖父母<br>夫 婦<br>子 供<br>単 身 | 4<br>34<br>11<br>5 | 0.16<br>−0.36<br>0.42<br>1.40 | 1.756 | 0.464 |
| 年 齢<br>(歳) | 40≦<br>50≦<br>60≦<br>70≦ | 6<br>19<br>16<br>13 | 0.22<br>0.49<br>−0.18<br>−0.59 | 1.075 | 0.379 |
| 麻痺側 | 右<br>左<br>その他 | 26<br>25<br>3 | −0.07<br>0.21<br>−1.17 | 1.375 | 0.307 |
| 罹病期間<br>(年) | <2<br>2≦<br>4≦<br>6≦<br>8≦ | 7<br>17<br>10<br>13<br>7 | −0.25<br>−0.16<br>−0.22<br>0.20<br>0.63 | 0.876 | 0.292 |
| 性 別 | 男<br>女 | 42<br>12 | −0.17<br>0.60 | 0.770 | 0.275 |

重相関係数(R)0.717,寄与率($R^2$)51.4%　　　(佐直・他　1991)

動や病人や老人の世話などの活動が行われている(図83)．当然，歩行能力は筋力，可動域，心肺持久性などのフィットネスが前提にあるが，各生活活動の遂行に必要な歩行速度の基準値があることになる．

歩行速度以外の要因によって決定される活動項目には以下のものがある．
・麻痺側は，役場・役所に行く，旅行，手紙を書くの3項目．
・罹病期間は子供づれの旅行，家庭での医療(服薬など)，映画をみに行くなどの9項目．
・性別は，食事の支度，後片付け，洗濯，衣類の繕い，書類・家計の管理，子供の世話など10項目であり，いずれも女性が高頻度であった．
・年齢は，仕事，残業，出張，外食，医者にかかる，市民活動，考えごと・

Ⅰ．すべての歩行速度でみられる活動
a) ㉛毎日行う身の回りのこと／㉒新聞を読む／㉓会話(電話を含む)
b) ㉗床屋・美容院に行く
c) ㊱昼寝

Ⅱ．ある歩行速度以上でみられる活動

20m/分以上
a) ㉖ラジオを聞く／㉖衣類・耐久消費物の買物
b) ⑨家の中の掃除，㉕日用品の買物／㊳研修・講習会・稽古ごと，㊾親族会／㊿スポーツ見学，㉛趣味，㊻旅行
c) ㊷専門雑誌などを読む／㊴手紙を書く，⑦⓪読書／㉒屋外あそびの相手をする／⑥職場で食事をする／⑳子供にお話しを聞かせる

40m/分以上
a) ㊵政治講演会，㊽各種の会合／㊺博物館・美術館・その他展示会／㊿創作活動(絵・陶芸など)
b) ㊴文化的講演会

60m/分以上
㊸政党・組合などの集会に出席

80m/分以上
㉝病人や老人の世話

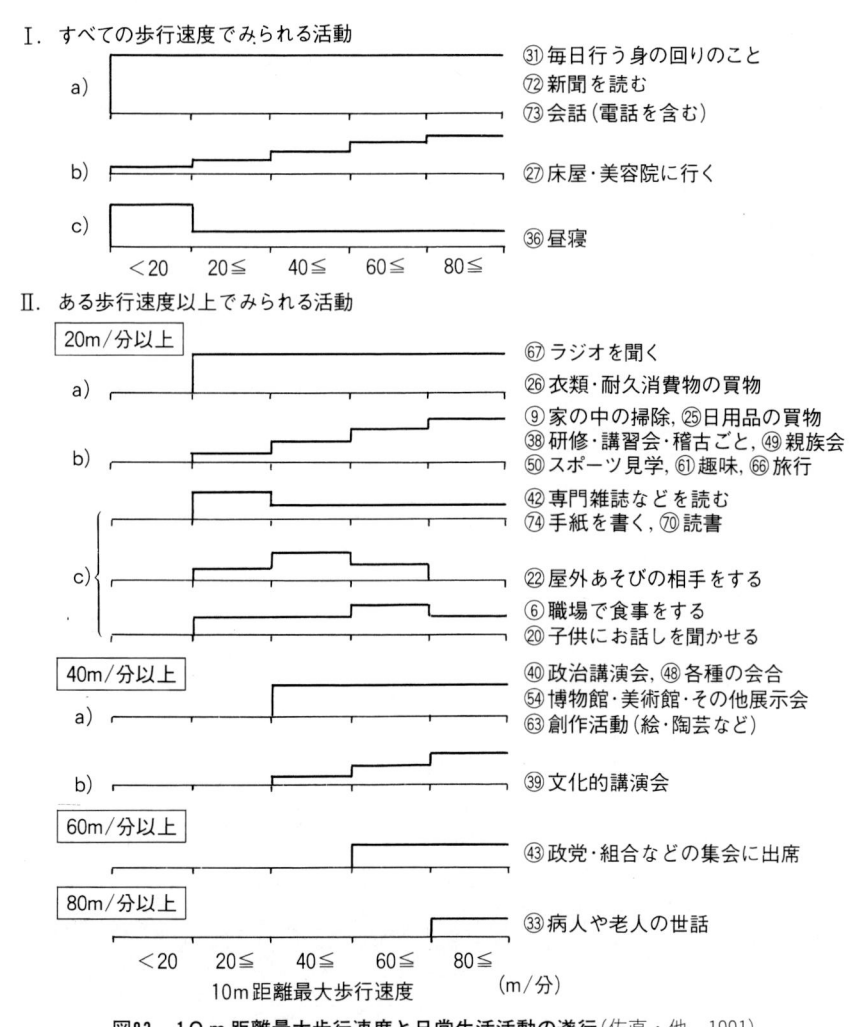

　　　　<20　20≦　40≦　60≦　80≦ (m/分)
　　　　10m距離最大歩行速度

図83　10m距離最大歩行速度と日常生活活動の遂行(佐直・他　1991)
　　　○番号は表46の活動項目の番号を示す．

## III. リハビリテーションの進め方

くつろぐなどの10項目．
- 家庭内地位は家の中の仕事，庭仕事(世帯主，主婦，子供が高頻度)，クリーニング・電気修理の依頼(単身者で高頻度)，芝居・演芸会・音楽会に行く，室内ゲーム(祖父母，単身者で高頻度)などの8項目．

以上のように個々の活動は，主に歩行能力のような身体的要因によって決定される項目，性別や家庭内地位による役割，年齢が関わっているものなど社会文化的な要因によって決定される項目に分けられる．脳卒中の主要な障害は片麻痺によってもたらされる歩行や麻痺手の運動動作能力の低下ではあるが，社会文化的な要因で決定される活動は運動動作能力では説明することはできない．

### (3) 役割遂行調査

役割とは家族や地域などの社会集団のなかで位置している社会的地位(立場)に対して，周辺の人々が命令あるいは要求・期待している一定の行動様式や態度のことである．人間は他者から自己に寄せられている役割期待を意識し，それと自らがある特定の社会的地位を占めていることによって自己に課している行動様式，すなわち役割観念(意識)とを照合させて，その時々に行うべき役割行動を決定し，それを行うことによって役割を果たしている．障害の重度化に伴い，自分が行うべきとしている役割遂行が不可能になる場合には，役割観念と役割遂行の間に不一致が起こる．役割観念と役割遂行との間にずれがあると役割葛藤が生じるとされる．これは心理社会的負担を大きくする原因のひとつとなる．これも標準化された調査方法はないが図84のように具体的活動について回答させる方法が簡便なものとして使用できる(中村 1983)．

脳卒中の発病前，発病後での役割変化は，患者の家庭内地位により異なる．たとえば，世帯主の家庭内役割は，主婦に比して，簡単な大工仕事，親戚つ

(1) 一般に家庭では掃除は誰がやるのが一番よいと思いますか

| 1. わたし | 2. 夫 | 3. 妻 | 4. 息子 | 5. 娘 |
| 6. 父 | 7. 母 | 8. 婿 | 9. 嫁 | 10. その他(　　) |

(2) 現在お宅ではどなたがなさっていますか

| 1. わたし | 2. 夫 | 3. 妻 | 4. 息子 | 5. 娘 |
| 6. 父 | 7. 母 | 8. 婿 | 9. 嫁 | 10. その他(　　) |

(3) ではあなたが病気になられる前はどなたがなさっていましたか

| 1. わたし | 2. 夫 | 3. 妻 | 4. 息子 | 5. 娘 |
| 6. 父 | 7. 母 | 8. 婿 | 9. 嫁 | 10. その他(　　) |

食事の支度・掃除・洗濯・買物・大工仕事・証書類の管理・近所づきあい・親戚づきあい，などについて調査する．

**図84　家庭内役割行動調査表**(中村　1983)

きあいを除けば，もともと少ないのだが，発病後はこれらの役割が他者に移行している．しかし，家の中の掃除，食事の支度，洗濯などは他者から移ってきているものもある．主婦では洗濯を除き多くの役割行動，とくに日用品の買物，証書類の管理，近所つきあいが他者に移行しているが，他者から主婦に移ってきているものはない(図85)．祖父の地位にある者では，世帯主に比して多くのもので他者に役割行動が移っており，しかも患者自身の役割遂行の減少だけでなく，配偶者である健常の祖母の多くも家事などの役割が他者に移っている．祖母の地位にある患者でも役割の変化がみられるが，その減少の度合は主婦に比して大きい．家族の一員が発症することにより，患者本人および他の家族間で役割行動の再構築が行われる(佐直　1986)．

［佐 直　信 彦］

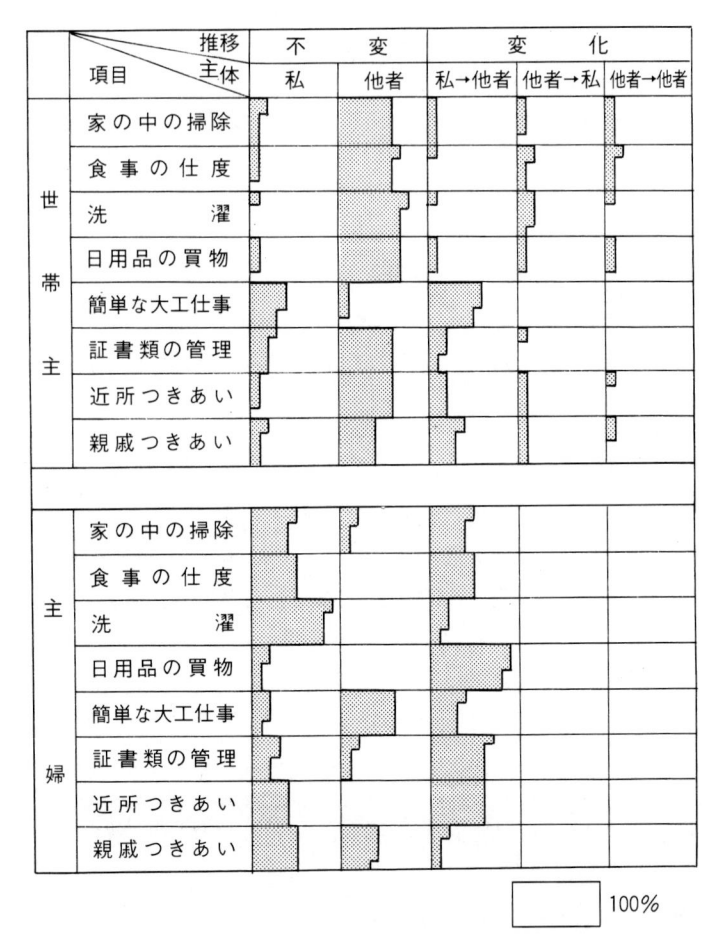

図85　発病前後の家庭内役割の変化：世帯主，主婦(佐直　1986，一部改変)

## 6）心理検査
### （1）心理検査法一般
#### i）心理検査のカテゴリー

リハビリテーションに有用な心理検査として，Cushman et al.（1995）は320種類を挙げている．それは次のようなカテゴリーからなる．
- 障害に対する反応と対処
- 機能的状態
- 神経認知機能のベッドサイド・スクリーニング
- 行動評価
- 痛みと痛み行動
- 家族機能と社会的支援
- 職業的興味と適性
- 身体障害者のパーソナリティと精神病理
- 神経心理検査
- 障害（欠損）に対する意識性

これらの検査は狭義の心理にとどまらず，障害者の適応に関する家族や社会面の評価を含む包括的なものである．しかし，ここに含まれる大多数の検査は，わが国では容易には利用できない．なぜなら，外国で作られた検査は単に日本語訳すれば使えるわけではなく，改めてその信頼性と妥当性を検証することが必要だからである．

#### ii）心理検査の概要

現在，入手可能な主な心理検査の中で，脳卒中患者の評価に有用な検査を表66に示す．

知的機能レベルを測定する検査は，痴呆などの高齢患者を健常高齢者からスクリーニングする目的で作成されたもので，実施が簡便であることがその特徴である．標準化された知能検査は知的能力をさらに詳細に把握するために実施され，知能指数を算出するほか，能力特性をプロフィールとして表示する．また，特殊な知能検査として，言語を用いず，視知覚課題を媒介として知的能力を測定するものもある．

性格・人格検査における質問紙法とは，短い文からなる質問項目に「はい」，「いいえ」，「わからない」などの形式で答えさせるもので，実施および結果の判定が容易であり，スクリーニングに適する．投影法は，多義図形やあいまいな情景画を提示して，その自由連想を答えさせ，潜在的な傾向を知ろうとする．このため実施および結果の判定には熟練を要し，かつ主観的要素が入り込む．脳卒中患者に投影法を用いることは少ないが，患者の内面に踏み込み，情報を得たいときに投影法は有効である．作業検査法は，簡単な作業検査課題を与えて，その反応から性格特性を知ろうとする．反応に患者の意図

## 5. 機能評価

表66 成人用心理検査一覧

| 分類 | 検査名 | 概要 | 所要時間 | 発売元 |
|---|---|---|---|---|
| 知的機能レベル | HDS-R(改訂版長谷川式簡易知能評価スケール) | わが国で開発され最も広く使用されている痴呆スクリーニング検査で，9つの設問からなる．言語性検査に偏るが，MMSE と高い相関がある． | 10～15分 | ―― |
| | MMSE(ミニ・メンタル・ステート) | 国際的に使用されている知的機能のスクリーニング検査で，11項目からなる．ただし最後の2問は任意性が高い．MMS(NE)は非言語性項目を補った改変版である． | 10分 | ―― |
| 知能 | WAIS-R成人知能検査 | 言語性6尺度，動作性5尺度からなり，プロフィールとIQが得られる標準知能検査で，信頼性が高い． | 20分 | 日本文化科学社 |
| | 日本版レーヴン色彩マトリックス検査 | 非言語性の簡易知能検査で，3セット(1セット12問)36問からなる． | 20分 | 日本文化科学社 |
| | コース立方体組み合わせテスト | 非言語性の簡易知能検査で，WAIS-Rの積木問題に類似している． | 60～90分 | 三京房 |
| 性格・人格 | YG性格検査 | 抑うつ性など12尺度，全120項目からなり，プロフィール表示と性格類型の判定ができるが，虚構性尺度を欠く． | 40分 | 竹井機器工業 |
| | MPI(モーズレイ性格検査) | 内向性―外向性尺度と神経症尺度の2次元座標により性格特性を表示する． | 20分 | 誠信書房 |
| | MMPI(ミネソタ多面人格目録)新日本版 | 妥当性尺度4，臨床尺度10，計550項目からなる代表的性格検査で，標準得点によるプロフィール表示により性格特性だけでなく異常性の判定も行う． | 90～120分 | 三京房 |
| | ロールシャッハ・テスト | 10枚の左右対称あいまい図形に対する反応から，人格の諸側面および自我機能などを明らかにする．検査者には高度な熟練が求められる． | 50分 | 日本文化科学社 |
| | SCT(文章完成テスト) | 単語ないし未完の短文を与え，それに続けて自由に文章を完成させる．実施は容易だが，結果の解釈には熟練を要する． | 50分 | 金子書房 |
| | P-Fスタディ(絵画欲求不満テスト) | 線画による欲求不満(フラストレーション)場面を提示して，自由に反応させ，攻撃の方向と型などから反応を分類する． | 20分 | 三京房 |
| | 内田クレペリン精神検査 | 1桁数字の連続加算作業を休憩を挟んで2回行い，平均作業量，誤り，休憩効果などを算出し，作業曲線を描く．その曲線を判定し，作業から見た性格特性を推定する． | 30分 | 日本精神技術研究所 |
| 不安・うつ状態 | MAS(顕在性不安検査) | 顕在性不安項目50と虚構性尺度項目15で構成され，明らかに意識される不安の程度を測定する． | 20分 | 三京房 |
| | STAI(状態・特性不安検査) | 状況に依存し変化する「状態不安」20項目と，不安を感じやすい性格傾向としての「特性不安」20項目をそれぞれ測定する． | 10分 | 三京房 |

## III. リハビリテーションの進め方

| | | | | |
|---|---|---|---|---|
| | SDS(自己評価式抑うつ性尺度) | うつ症状の因子分析に基づいて抽出された20項目を4段階で自己評定し，うつ状態のスクリーニングを行う． | 15分 | 三京房 |
| 神経症・精神健康 | GHQ精神健康調査票 | WHO版に準拠して作られた神経症の発見や症状把握に有効な検査で，60項目版のほか30項目と28項目の短縮版がある． | 10〜20分 | 日本文化科学社 |
| 行動特性 | ABS適応行動尺度 | 日常生活自立に必要な技能(10領域)の測定と，行動異常や不適応行動(13領域)の測定の2部構成で，児童用と成人用がある． | 60分 | 日本文化科学社 |
| 神経心理 | ベントン視覚記銘検査 | 10枚の幾何図形のパターンの記銘力を再生の成績から評価する．3系列あるので，認知と記憶を分離して調べるのが望ましい． | 10分 | 三京房 |
| | BGT(ベンダー・ゲシュタルト・テスト) | 9枚の図形やパターンを1枚の紙に模写させ，視覚認知や構成能力を評価する． | 10分 | 三京房 |
| | ルリア神経心理学的検査法 | 高次機能の系統的評価を行うテスト・バッテリー．日本語訳だが日本版ではないためそのままの実施には問題がある． | — | 医歯薬出版 |
| | Wechsler Memory Scale-Revised | 言語・非言語の記憶課題から記憶指数を求める．日本版なし． | 50分 | Psychol Corp (USA) |
| | Wisconsin Card Sorting Test | 色，形，数からなるカードを分類(概念学習)させ，抽象的思考や保続を評価する．前頭葉損傷に敏感とされる．日本版はないが，非言語検査なので実施可能． | 30分 | Psychol Corp (USA) |
| | Rey Complex Figure Test | レイの複雑図形を用いた視空間能力と視空間記憶の測定検査で，模写，即時再生，遅延再生の3セッションからなる．日本版はないが，非言語検査なので実施可能． | 45分(遅延時間含む) | Psychol Assess Resources (USA) |

的操作が入りにくく客観的である反面，限られた性格特性しか把握できないなどの短所もある．

　不安・うつ状態を測定する検査は，質問紙法の性格・人格検査の一種であるが，とくに神経症や抑うつ傾向のスクリーニングを目的に実施される．

　行動特性の検査は，患者が環境の要請にどの程度うまく応えることができるかを測定する．観察者が評定する行動の範囲は，ADLから対人関係などの社会的技能を包括し，さらに逸脱行動・異常行動までを含む．これを表す概念が適応行動である．

　その他の検査の主なものは神経心理学的検査である．国際的な検査およびテストバッテリーは多数あるが，わが国では入手しにくかったり日本語版がないものが多く，新たな開発や導入が望まれる．表66に挙げたベントン視覚記銘検査やベンダー・ゲシュタルト検査は，以前ほど使われることは少なく，代わって，幾何学図形や家などの線画の模写，線分二等分テストや線分抹消テスト，錯綜図の弁別など簡便な検査がよく使われる．これらは標準化の手

## 5. 機能評価

続きを踏んでいないが，神経心理学的症候を定性的にとらえることができる．

### （2）主要な検査の内容

#### i) HDS-R(改訂版長谷川式簡易知能評価スケール)

1974年に開発された長谷川式簡易知能評価スケール(HDS)は，痴呆患者のスクリーニング検査として，わが国では広く使用されてきた．HDS-Rはその改訂版である(加藤・他 1991)．

HDS-Rは図86に示す9つの設問からなる．各設問とも正答がえられたときに得点を与える．この得点を合計し，30点満点で評価する．総得点が20点に満たない場合には痴呆が疑われ，精査が求められる．20点を基準とした場合，実際に痴呆の人が本検査によって痴呆と分類される感度(sensitivity)は0.90，痴呆のない人が本検査によって痴呆なしと分類される特異性(specificity)は0.82である．なお，旧版であるHDSでは，得点によって知能

| 1 | お歳はいくつですか？（2年までの誤差は正解） | | 0　1 |
|---|---|---|---|
| 2 | 今日は何年の何月何日ですか？　何曜日ですか？<br>（年月日，曜日が正解でそれぞれ1点ずつ） | 年<br>月<br>日<br>曜日 | 0　1<br>0　1<br>0　1<br>0　1 |
| 3 | 私たちがいまいるところはどこですか？<br>（自発的にでれば2点，5秒おいて家ですか？　病院ですか？　施設ですか？<br>のなかから正しい選択をすれば1点） | | 0　1　2 |
| 4 | これから言う3つの言葉を言ってみてください．あとでまた聞きますのでよく覚えておいてください．<br>(以下の系列のいずれか1つで，採用した系列に○印をつけておく)<br>　1：a) 桜　b) 猫　c) 電車　　2：a) 梅　b) 犬　c) 自動車 | | 0　1<br>0　1<br>0　1 |
| 5 | 100から7を順番に引いてください．(100-7は？，それからまた<br>7を引くと？　と質問する．最初の答が不正解の場合，打ち切る) | (93)<br>(86) | 0　1<br>0　1 |
| 6 | 私がこれから言う数字を逆から言ってください．(6-8-2, 3-5-2-9<br>を逆に言ってもらう，3桁逆唱に失敗したら打ち切る) | 2-8-6<br>9-2-5-3 | 0　1<br>0　1 |
| 7 | 先ほど覚えてもらった言葉をもう一度言ってみてください．<br>(自発的に回答があれば各2点，もし回答がない場合以下のヒントを与え正解で<br>あれば1点)　a) 植物　b) 動物　c) 乗り物 | | a：0　1　2<br>b：0　1　2<br>c：0　1　2 |
| 8 | これから5つの品物を見せます．それを隠しますのでなにがあったか言ってください．<br>(時計，鍵，タバコ，ペン，硬貨など必ず相互に無関係なもの) | | 0　1　2<br>3　4　5 |
| 9 | 知っている野菜の名前をできるだけ多く言ってください．<br>(答えた野菜の名前を右欄に記入する．途中で詰まり，<br>約10秒間待っても答えない場合にはそこで打ち切る)<br>0～5＝0点，6＝1点，7＝2点，8＝3点，9＝4点，<br>10＝5点 | | 0　1　2<br>3　4　5 |
| | | 合計得点： | |

図86　改訂版長谷川式簡易知能評価スケール(HDS-R)

## III. リハビリテーションの進め方

低下の重症度区分が示されていたが，改訂版ではそのような区分は設けられていない．この理由として，本検査だけで痴呆やその重症度を診断することは危険であることがあげられる．

| NO | 項目 | 質問内容 | 得点 |
|---|---|---|---|
| 1. | 見当識 | 「今日は何年何月何日ですか？」<br>「この病院は何という病院でどこにありますか？」 | /3<br>/2 |
| 2. | 記銘 | 「これから物の名前を三つ言いますから，よく聞いて下さい．— りんご，自動車，帽子 — さて，何と言いましたか？」<br>（注）3回を限度として正答を得るまで続ける．初回で全部できたら，3点，2回目は1点，3回目は0点． | /3 |
| 3. | 注意，暗算 | 「100から7ずつ引いて下さい」<br>93，86，79，72，65（減算5回目まで） | /5 |
| 4. | 想起 | 「さきほどあげた三つの物の名前を思い出していってみて下さい」 | /3 |
| 5. | 呼称 | （時計を示して）「これは何ですか？」<br>　　　　　　　　　　（鉛筆でも同様に） | /2 |
| 6. | 復唱 | 「これから言う文章を覚えて，あとで復唱して下さい」<br>「もしも」や「しかし」や「そして」が多すぎる． | /1 |
| 7. | 聴覚的理解 | 「これから言う通りのことをして下さい．<br>（紙を取り出す）この紙を取って，二つに折り，床に落して下さい」 | /3 |
| 8. | 視覚的理解 | （文を示して）「これを声に出して読んで，それから書いてある通りにして下さい」 | /2 |
| 9. | 書字 | 「あなたの名前を書いて下さい」（見本なし） | /1 |
| 10. | 図形模写 | 「この図形をまねして描いて下さい」 | /2 |
| 11. | 視覚認知 | a.「これと同じものはどれですか？」<br>b.「この模様がかくれている絵はどれですか？」<br>c.「折って立方体を作った時，黒いところが隣り合わないのはどれですか？」 | /3 |

計 /30

図87A　Mini-Mental State(MMS)-Narugo Edition（中村・他　1991）

## ii）ミニ・メンタル・ステート（MMSE）

　HDS-R と同様に，知的機能レベルを簡便にスクリーニングできる検査として，Folstein et al.（1975）による MMSE（Mini-Mental State Examination）がある．MMSE は意識障害の経時変化を追う目的から作られ，見当識の部分に全配点の3分の1が与えられるほか，言語性課題が大半を占めるため，失語症患者は得点しにくく，無視のある患者でも高得点をとることがある．

　MMSE に視空間機能をみる課題の追加など一部改良を加えたのが MMS(NE)である（図87A, B）．両検査とも短時間（約10分）で実施することができ，結果は30点満点で示される．MMS(NE)の得点は患者の障害の重さと発症からの期間によって異なる（図87C）．また回復後に到達する水準は患者の病前の知的レベルにも関係する．

　得点から判断される臨床像は，

　①10点未満：覚醒レベルの低下，重度の失語症，痴呆など．急性期を除けば，この得点域の患者の機能回復は身辺処理動作の自立まで至らないことが多い．

　②10点以上20点未満：覚醒レベルの低下でも，中等度から軽度の失語症で

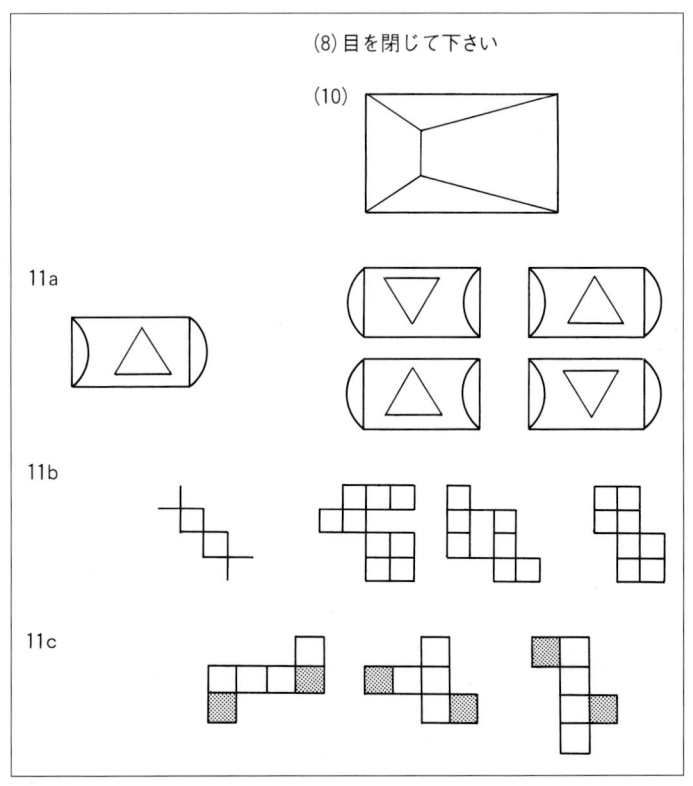

**図87B　MMS(NE)で使われる文と図形**（中村・他　1991）

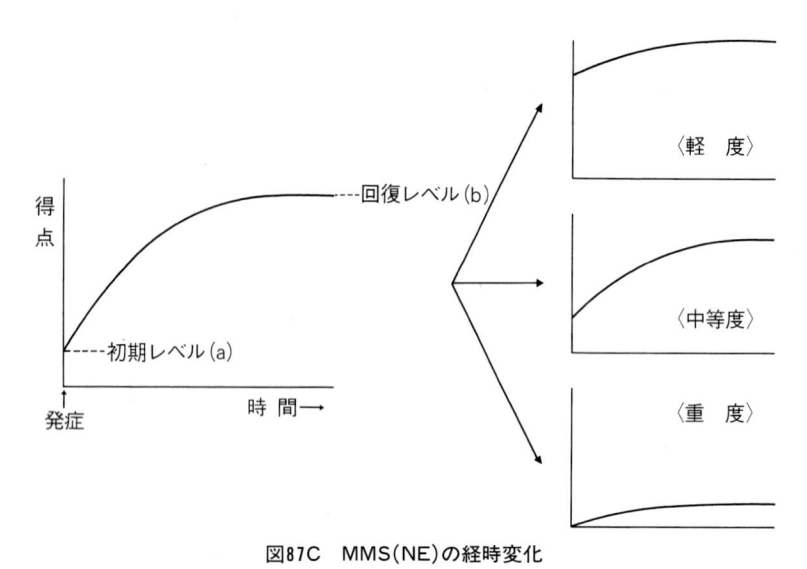

## III. リハビリテーションの進め方

**図87C　MMS(NE)の経時変化**
a, bは障害の重症度に依存するが、bについては25点以上は正常とみなしてよい．

も示しうる得点域だが、一般に過渡的状態（回復期あるいは緩慢な衰退期）を示唆する．

　③20点以上：軽度の知的機能低下から正常下限を含む．25点未満は高齢者を除けば軽度低下と判定してよい．

　MMS(NE)はWAISやSLTAとも高い相関をもつが、感覚運動系諸検査との相関は低い．また入院時5点未満あるいは25点以上の場合、経過を追っても得点はほとんど変化しない．MMS(NE)得点は種々の要因に左右されやすく一意性をもたないが、変化には比較的敏感であり、脳卒中からの回復過程の指標となる．

　脳卒中患者におけるHDS-RとMMS(NE)の得点の相関はきわめて高く（r=0.87）、また、WAIS-Rの全検査IQとHDS-Rの相関は0.61、MMS(NE)との相関は0.69といずれも有意であることが確かめられている（Hosokawa et al. 1994）．

### iii) WAIS-R 成人知能検査

　WAIS-R（Wechsler Adult Intelligence Scale-Revised）は、世界中で広く用いられている知能検査であり、その日本語版（品川・他　1990）はわが国唯一の成人用知能検査である．その特徴は、IQが言語性と動作性に分けて表示されることである．言語性は左半球機能を、動作性は右半球機能を反映すると解釈され、WAIS-Rは神経心理学的検査としても価値がある．

　言語性と動作性尺度はそれぞれ下位検査をもち、そのいくつかは局所徴候に敏感である（表67）．ただし、その場合は検査プロフィールに顕著な凹凸がなければならない．低く平坦なプロフィールは非特異的な知能低下を意味する．

表67 WAIS-Rの構成と局所機能との対応

| 尺　度 | 下位検査 | 記号 | 測定内容[a] | 大脳半球部位[b] |
|---|---|---|---|---|
| 言語性<br>(Verbal) | 一般的知識 | I | 教養，長期記憶 | |
| | 一般的理解 | C | 実践知識，社会的判断 | |
| | 算数問題 | A | 集中力，算数 | 左頭頂葉 |
| | 類似問題 | S | 関係づけの抽象的思考 | 左側頭葉 |
| | 数唱問題 | D | 注意，集中力，短期記憶 | 左前頭葉，左頭頂葉 |
| | 単語問題 | V | 語彙，流暢な表現 | |
| 動作性<br>(Performance) | 符号問題 | DS | 無意味学習の速度と正確さ | |
| | 絵画完成 | PC | 視覚記憶と注意 | |
| | 積木問題 | BD | 抽象的パターンの構成 | 左頭頂葉，右頭頂葉 |
| | 絵画配列 | PA | 社会的状況の説明，順序づけ | 右前頭葉，右側頭葉 |
| | 組合せ問題 | OA | 具象画の再構成 | 右頭頂葉 |

a) Zimmerman et al. 1973　　b) McFie, 1975

WAIS-Rで得られるIQに関して基本的なことは，
- 偏差IQであり，これは同年齢集団における個人の位置を表わす．
- 母集団の3分の2がIQ85～115に分布し(正規分布)，IQ<70の割合は約2％である．
- $|VIQ-PIQ|\geq 13$ならば，言語性と動作性の間に有意な差があるとみなしてよい．一般に左半球損傷ではVIQ<PIQ，右半球損傷ではVIQ>PIQとなる．

減退指数(DQ)は患者の新しい課題に対する学習能力や，新しい場面に対する適応能力の目安として有用である．DQは次式で求められる(Zimmerman et al. 1973)．

$$DQ = (Hold - Don't\ Hold)/Hold = \{(I+V+PC+OA) - (S+D+DS+BD)\}/(I+V+PC+OA)$$

〈I，V，PC，…については表67参照〉

Holdとは知識・経験に基づいて判断する能力で，結晶性知能と呼ばれ，加齢により緩やかに低下する．Don't Holdとは知的な柔軟性ないし問題解決に必要な能力で，流動性知能と呼ばれ，児童期から青年期を頂点に急速に低下する．両者とも知能の一般(g)因子と考えられ，それぞれgc，gfと略記される．gcは獲得性でgfは生得性という説もある．加齢と共にDQ値は1に近づくが，脳卒中になって「頭がかたくなった」場合も同様である．これはDon't Holdのほうが脳損傷の影響を受けやすいためである．ただし，すべての下位検査で低い評価点しかえられないときやプロフィールが平坦なときは，DQの算出は意味がない．

### iv) Y-G性格検査(矢田部ギルフォード性格検査)

質問紙法による性格検査の代表的なものとして，Guilford et al. が考案した人格目録をもとに矢田部・他が作成したY-G性格検査がある．この検査で

## III. リハビリテーションの進め方

は，120の質問項目をもとに因子分析によって抽出された12の性格特性が下位尺度として測られる．大学・一般用のほか3種類があるが，それぞれ実施手続きは同じである．被験者は，それぞれの項目について「はい」，「いいえ」，「？（どちらでもない）」のなかから一つの答を選択する．結果は，A～Eの5つの系統別に得点化され，それをもとに性格特性のプロフィール判定を行う．Y-G性格検査は虚構尺度がないので，被験者の態度により回答が歪められても，そのことを確認できない短所がある．

### v) ロールシャッハ・テスト

ロールシャッハ・テストは投影法による人格・性格検査の代表といえる．投影法検査は，①SCT（文章完成テスト）のように言語的な手がかりをもとに自由連想により記述させるもの，②HTPテストのように「家，木，人」の自由描画を求めるもの，③本検査のように多義的であいまいな図形やTAT（絵画統覚検査）のように情景画を提示して，思い浮かんだことを口頭報告させるものなどの3つのタイプがある．

本検査は，Rorschachによって考案された，インクのしみのような左右対称の無意味図形の図版10枚（無彩色図版5枚，有彩色図版5枚）を用いる．実施は，まず図版を提示し何にみえるかを問い（自由反応段階），すべての図版に対する反応をえた後，各反応について反応領域，決定因，反応内容を確定するための質問をする（質問段階）．結果の解釈は「まとめの表」に基づいて行うが，各項目の数値等が一義的に解釈仮説に結びついているわけではないので，検査者の熟練が要求される．

### vi) 内田クレペリン精神検査

内田クレペリン精神検査は，Kraepelinの連続加算法の実験的研究をもとに，内田がわが国において独自に性格検査として確立したものである．隣り合った一桁の数字どうしを加算する作業を連続的に行い，1分ごとに新しい行へと移る（図88）．15分作業―5分休憩―15分作業の3相からなり，前期15分（すなわち15行分の加算作業が行われる）と後期15分のそれぞれで作業量の曲線が得られる．精神的に健康な人が平常時に行った作業量曲線には一定の傾向が示され「健康者常態定型曲線」と呼ばれる．結果の解釈はこの「健康者常態定型曲線」からはずれている程度と作業量段階に基づいて行われる．

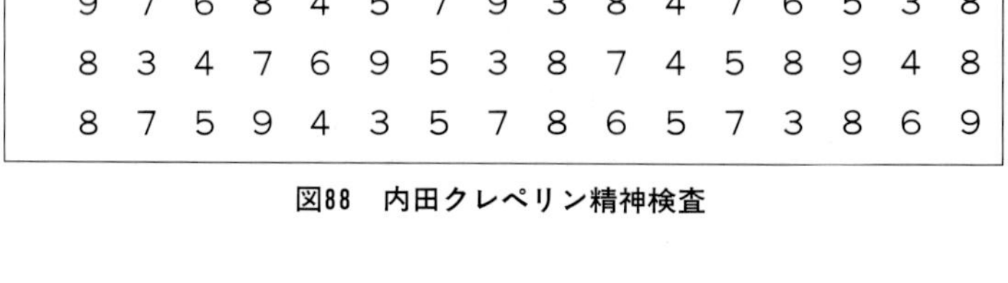

```
サキ 5 7 8 6 5 4 9 6 8 5 3 4 8 9 4 7
  → 2 5 4 1 9 3 5 4 3 8 7
    6 5 4 7 8 6 4 8 9 4 7 4 6 8 7 6
    9 7 6 8 4 5 7 9 3 6 4 7 6 5 3 8
    8 3 4 7 6 9 5 3 8 7 4 5 8 9 4 8
    8 7 5 9 4 3 5 7 8 6 5 7 3 8 6 9
```

**図88 内田クレペリン精神検査**

的確な判定には相当の訓練を要するものであるが，数量的評価法などの判定の客観化を目指した研究も行われている．性格特性との関連については議論が分かれるところであり，慎重に判断すべきである．本検査の遂行には注意や覚醒水準が大きく関与していると考えられ，これらの機能について参考となる資料をえることもできる．

### vii) SDS（自己評価式抑うつ性尺度）

SDS（Self-rating Depression Scale）は，Zungにより考案された，患者自身の評定によって抑うつ性を測定する尺度である．脳卒中患者のうつ状態の評価に用いることができるが，行動観察や他の検査などの諸情報との比較によって評価することが重要である．この検査は20項目からなり，各質問項目に対し「ない，たまに」，「ときどき」，「かなりのあいだ」，「ほとんどいつも」のいずれかを選択し，それぞれ1点から4点が与えられる．粗点は最低20点，最高80点となり，得点が高いほどに抑うつ性が強いことを表す．手引きによれば，健常群，神経症群およびうつ病群の平均得点±標準偏差は，35±12，49±10，60±7である．

### viii) STAI（状態・特性不安検査）

STAI（State-Trait Anxiety Inventory）は，Spielbergerの不安の特性・状態モデルによる新しい不安尺度である．ある状況における一時的な情動反応である状態不安（Form X-1, 20項目）と，特定の状況に対して不安な態度で反応する傾向の個人差である特性不安（Form X-2, 20項目）を測定する．高不安と判定する目安は，状態不安では男女とも42点以上，特性不安では男性44点以上，女性45点以上である．

### ix) ABS 適応行動尺度

ABS（Adaptive Behavior Scales）は，Nihiraが1969年にAAMD（米国精

**表68　ABS 適応行動尺度**

第1部

| 行動領域 | 下位領域 |
|---|---|
| I．自立機能 | A食事，B排泄，C清潔，D容姿，E衣類の手入れ，F衣服の着脱，G移動，H一般的自立機能 |
| II．身体的機能 | A感覚機能，B運動機能 |
| III．経済的活動 | Aお金の取り扱いおよび予算生活，B買物 |
| IV．言　　語 | A話すことと書くこと，B理解，C一般的言語発達 |
| V．数と時間 | |
| VI．家　　事 | A掃除と洗濯，B台所仕事，C一般的な家事 |
| VII．仕　　事 | |
| VIII．自己志向性 | A動作ののろさ，B自発性，C持続性，D計画性，E自己志向性（一般） |
| IX．責任感 | |
| X．社会性 | |

第2部

A暴力および破壊的行動
B反社会的行動
C反抗的行動
D自閉性
E常同的行動と風変わりな癖
F適切でない応対の仕方
G不快な言語習慣
H異常な習慣
I自傷行為
J過動傾向
K異常な性的行動
L心理的障害
M薬物の使用

神薄弱学会；現在はAAMR)から出版したものであり，本検査はその日本語版である．Nihiraは，Lelandが述べた，①人が自ら機能し，かつ自立して生活することのできる度合い，②年齢相応の行動，③臨界状況での行動，の3つの側面からなる適応行動の構成概念をもとにしている．ABSには児童用と成人用の2種があり，ともに2部構成である．第1部は日常生活自立に必要と考えられる10の行動領域における技能や習慣を測定するもの，第2部は行動異常に関係した不適応行動を測定するものである(表68)．

[細川　徹・西田　充潔]

## 7) 言語機能の評価
### (1) 運動性構音障害の評価
脳卒中による運動性構音障害の評価は2側面から行う．

#### i) 発声発語器官の検査
口頭指示あるいは模倣により発声発語器官の基本的運動を行わせたり，発語に関連のある動作を行わせたりして，そのときの器官の対称性，筋力，運動範囲，協調性，不随意運動などを記載する(表69)．発声発語器官の形態や感覚障害，反射についても調べる．

#### ii) 構音および韻律(プロソディ)の検査
復唱，音読あるいは自発話のなかで母音や子音が正しくいえるか，そのときの発話速度，リズム，抑揚などはどうか，について分析・記載する(表70)．韻律障害とは，ことばのリズム，抑揚，声の高さ，強さなどの異常をさし，構音検査と平行して評価できるが，患者の住む地域の特殊性も考慮しつつ，別個に取り上げて対比させるのもよい．

構音および韻律の特徴をよく反映する検査に，構音の交互運動検査がある．神経学的検査の前腕回内回外交互運動を，構音に応用したものである．話し言葉の特徴を整理する際には，福迫・他(1983)による聴覚印象による評価表を用いると便利である(図89)．そこでは声質，声の高さと大きさ，話す速度，話し方，共鳴・構音そして全体について5段階評定を行うようになっている．

### (2) 失語症の評価
失語症検査は目的・用途から三つに大別される．

#### i) 選別検査(スクリーニング・テスト)
短時間に大まかな言語機能を調べて，失語症の有無や重症度を判定する．

#### ii) 総合的失語症検査
「聴く」，「話す」，「読む」，「書く」などの領域ごとに言語機能を詳細に調べ，得点やプロフィールから失語症の重症度や型を明らかにする．また，言語治療プログラムの指針となり，回復レベルを予測するための詳細な情報を提供する．

## 5．機能評価

**表69　構音障害検査法（その1）発声発語器官の機能**

| 項　目 | | 動　　　作 |
|---|---|---|
| 呼　　吸 | | 普通に息を吸う，吐く，深く息を吸う，息をこらえる． |
| 発　　声 | | 声を出す，一定の声を出し続ける． |
| 構音器官の運動 | 頰 | ふくらます，へこます，一側のみふくらます． |
| | 下　顎 | 開く，閉じる，左右に動かす，咀嚼運動をする． |
| | 口　唇 | 閉じる，丸める，突き出す，横に引く． |
| | 舌 | 突き出す，引く，左右の口角につける，上下の唇につける，巻舌にする． |
| | 軟口蓋 | アー（持続発声）と言う，ア，ア，ア……と断続的に言う． |
| 関連運動・動作 | | 吸う，嚙む，飲み込む．<br>強く吹く，弱く吹く．<br>口笛を吹く．<br>ため息をつく．<br>咳払いをする．<br>うがいをする．<br>歌をうたう． |

注：それぞれの運動・動作に関しては，対称性，筋力，運動の範囲，速度，正確さ，協調性などに留意してみる．その他，歯の欠損，感覚障害の有無，反射についても調べておくとよい．

**表70　構音障害検査法（その2）構音および韻律の検査**

| 項　目 | 内　容 | 例 |
|---|---|---|
| 単音節 | V[a]&CV[b]音節 | い，え，あ，お，う，ぱ，ば，きゃ，じゅ，た，と，さ，し，ず，だ，ち，つ，り，ふ，か，ご |
| 2音節 | VV&VCV音節 | あお，うえ，あぱ，いぱ，あぶ，いみ，あた，あつ，いじ，あちゃ，いり，いざ，うか，えご |
| 単語 | 2音節以上<br>（簡単～複雑） | やま，えび，ぱん，たい，かお，ふろ，からす，ひよこ，じかん，ぎゅうにゅう，ゆきだるま． |
| 短文 | 2文節～7文節の文章 | 靴をはく，子供が学校へ行く，<br>トンネルを出ると海が見えました． |
| 物語 | 300字程度の文章 | ある日，北風と太陽が力比べをしました．<br>旅人の外套を脱がせた方が勝ちということに……． |
| 自由会話 | ─── | ─── |
| 構音の交互運動検査 | CV音節の繰り返し<br>CVCV　　〃<br>CVCVCV　〃 | ①パパパ……，②タタタ……，③カカカ……．<br>①パタパタパタ……，②パカパカパカ……．<br>①パタカパタカ……，②カタパカタパ……． |

注：語，文に関しては音読と復唱の差の有無に留意．構音の交互運動検査に関しては速度，リズム，音の歪みに注意して評価する．
　　a）V（vowel）は母音，　b）C（consonant）は子音

239

## III. リハビリテーションの進め方

患者名 ＿＿＿＿＿＿＿＿＿＿ 歳 男・女 　評価年月日 ＿＿＿＿＿＿＿

音声サンプル(文・繰り返し音) ＿＿＿＿＿＿ 　評　価　者 ＿＿＿＿＿＿＿

注意：
1) 各項目の評価に当っては，正常な場合を"0"とし，最も重症な場合を"4"とする．ただし，明瞭度は正常な場合を"1"，最も重症な場合を"5"とする．
2) さらに，各患者の年齢，性に留意して評価する．
3) 音声サンプルは，評価項目の各カテゴリー，すなわち音質，声の高さ・大きさ，話す速さ，話し方，共鳴・構音，全体評価，について少なくとも1回以上聞き，評価を行う．つまり，1人の音声サンプルを少なくとも6回聞くことが望ましい．

|  | | 項　　　目 | 異常の程度(0：正常，±4：最も重症) | 備　考 |
|---|---|---|---|---|
| 声質 | 1 | 粗　糙　性 | 0　2　4 | |
| | 2 | 気　息　性 | | |
| | 3 | 無　力　性 | | |
| | 4 | 努　力　性 | | |
| 声の高さ・大きさ | 5 | 高さの程度 | 低 -4 -2 0 2 4 高 | |
| | 6 | 声の翻転 | | |
| | 7 | 大きさの程度 | 小 ———— 大 | テープの場合，評価不要 |
| | 8 | 段々小さくなる | | |
| | 9 | 大きさの変動 | | |
| | 10 | 声のふるえ | | |
| 話す速さ | 11 | 速さの程度 | 遅 -4 -2 0 2 4 速 | |
| | 12 | 段々速(遅)くなる | 遅 ———— 速 | |
| | 13 | 速さの変動 | | |
| 話し方 | 14 | 音・音節がバラバラにきこえる | 0　2　4 | |
| | 15 | 音・音節の持続時間が不規則にくずれる | | |
| | 16 | 不自然に発話がとぎれる | | |
| | 17 | 抑揚に乏しい | | |
| | 18 | 繰り返しがある | | |
| 共鳴・構音 | 19 | 開　鼻　声 | 0　2　4 | |
| | 20 | 鼻漏れによる子音の歪み | | |
| | 21 | 母音の誤り | | |
| | 22 | 子音の誤り | | |
| | 23 | 構音の誤りが不規則におこる | | |
| 全体評価 | 24 | 異　常　度 | 0　2　4 | |
| | 25 | 明　瞭　度 | 1　3　5 | |

**図89　話し言葉の特徴**(福迫・他　1983)

### iii）掘り下げ検査

　特定の言語機能，たとえば聴覚的理解に限定して，その内容を掘り下げる目的をもつものや，失語以外の言語障害（発語失行や運動性構音障害など）との鑑別を目的とするものなどがある．このほかに，実際にコミュニケーション行動を営む際に示す能力を評価するための検査（CADL検査）があげられる．小児の領域では発達をみるさまざまな検査があげられよう．表71に諸検査の一覧を示す．

### （3）標準失語症検査（SLTA）とWAB失語症検査

　失語症検査の中で最も広く用いられているのは標準失語症検査（SLTA）（日本失語症学会　1997）である．全体は「聴く」，「話す」，「読む」，「書く」，「計算」の5大項目からなり，下位項目数26，問題総数208で，結果は各下位項目ごとの得点とそのプロフィールで表わされる（図90）．失語症をモダリティごとに総合的に捉えることができるのが特徴である．ただし，失語指数のような簡略な指標はなく，かつ「計算」を除いて大項目ごとの代表値も得られないことから，回復過程もプロフィールそのもので比較しなければならない．このため大項目ごとに正答数の割合を％表示する方法も便宜的に用いられる．プロフィールから判定される失語の重症度は図91を基準としている．型の判定は分類法に依存するので，それぞれの定義に従ってプロフィールから読み取ることになる．

　WAB失語症検査（WAB失語症検査作製委員会　1986）は「自発話」，「話し言葉の理解」，「復唱」，「呼称」，「読み」，「書字」，「行為」，「構成」の8つの下位検査からなり，言語的側面と行為や構成，視覚認知などの非言語的側面を含む．音声言語の下位検査の得点からは失語指数が算出でき，それによって失語症の改善や増悪が捉えやすくなっている．また，認知，行為などを含めた大脳皮質指数をも算出できる．下位検査の得点分布から，ブローカ失語，ウェルニッケ失語などの古典分類を試みているのも，大きな特徴である．

## III. リハビリテーションの進め方

**表71 失語検査・言語発達検査一覧**

| 分類 | 検査名 | 検査の概要 | 所要時間 | 発売元 |
|---|---|---|---|---|
| 選別検査 | シュール・笹沼失語症簡易検査 | シュールの簡易検査をもとに，聴く，話す，読む，書くの4つの言語機能をみる． | 50分 | 市販されていない |
| | 失語症簡易検査（養育院版） | 失語症の有無や型，重症度などを短時間で検査 | 30分 | 八重洲リハビリ |
| 総合的失語症検査 | SLTA（標準失語症検査） | 標準化されている，聴く，話す，読む，書く，計算の5つの大項目と26の下位項目よりなる．プロフィール表示により失語の有無，型，重症度をとらえる． | 2時間 | 新興医学出版社 |
| | WAB失語症検査 | Kertesz(1979)のWABの日本語版．自発話・話し言葉の理解・復唱などの6つの言語的側面と行為・構成の2つの側面から評価する．失語症のタイプと失語指数，大脳皮質指数がわかる． | 口頭言語部分1時間以内 | 医学書院 |
| | 失語症鑑別診断検査（老研版） | ミネソタ失語症鑑別診断検査の日本版として開発された． | 2時間 | 八重洲リハビリ |
| | ITPA言語学習能力診断検査[b] | 心理言語的機能を回路，過程，水準の3つの次元よりとらえる． | 1時間30分 | 日本文化科学社 |
| | PICA | 16の多段階評価尺度を採用し，日常生活の言語反応を詳細に記載． | | Consult. Psychol. Press (USA) |
| | 重度失語症検査 | 重症失語症者が対象．導入部と3つのパートからなる．Part I～IIIは標準化されている．必要パートのみの実施が可能で，言語・非言語両領域に渡り治療的手掛かりを得る | 言語課題(III) 50分． | 協同医書出版社 |
| 掘り下げ検査・その他[a] | トークンテスト | 形，大きさ，色の組み合わせからなる20枚のフダを操作させ，聴覚的理解をみる． | 20分 | 市販されていない |
| | 100語呼称検査 | 日常的な具象名詞100語を呼称させ，%で表示． | 1時間 | 市販されていない |
| | 環境音認知検査 | 電話のベルなど12種の環境音について6つの絵から選択． | 20分 | 市販されていない |
| | 絵画語彙発達検査[c] | 語彙の聴覚的理解を測定し，語彙発達年齢を表示． | 20分 | 日本文化科学社 |
| | 失語症構文検査 | 失語症の構文能力をみる． | 40分 | |
| | 教研式新読書力診断検査 | 小学校低学年，中学年，高学年，中学校用がある． | — | 図書文化社 |
| | Functional Communication Profile | 日常生活に役立つコミュニケーション行動の評価を目的とする． | 30分 | 市販されていない |
| | CADL（実用コミュニケーション能力検査） | 言語・非言語を含めた実用的なコミュニケーション能力を評価するのが目的．日常のコミュニケーション活動を模擬的に行いながら検索する． | 1時間30分 | 医歯薬出版 |

注：a）このなかには鑑別診断の精度を高めるためにさらに掘り下げて行われる検査などを含めた．
　　b）適用年齢は3歳0か月～8歳11か月．聴覚一音声と視覚一運動の2つの回路，受容，連合，表現の3つの過程，自動，表象の2つの水準から評価する．言語学習年齢(PLA)の表示が可能．
　　c）適用年齢は3～10歳．

## 5. 機能評価

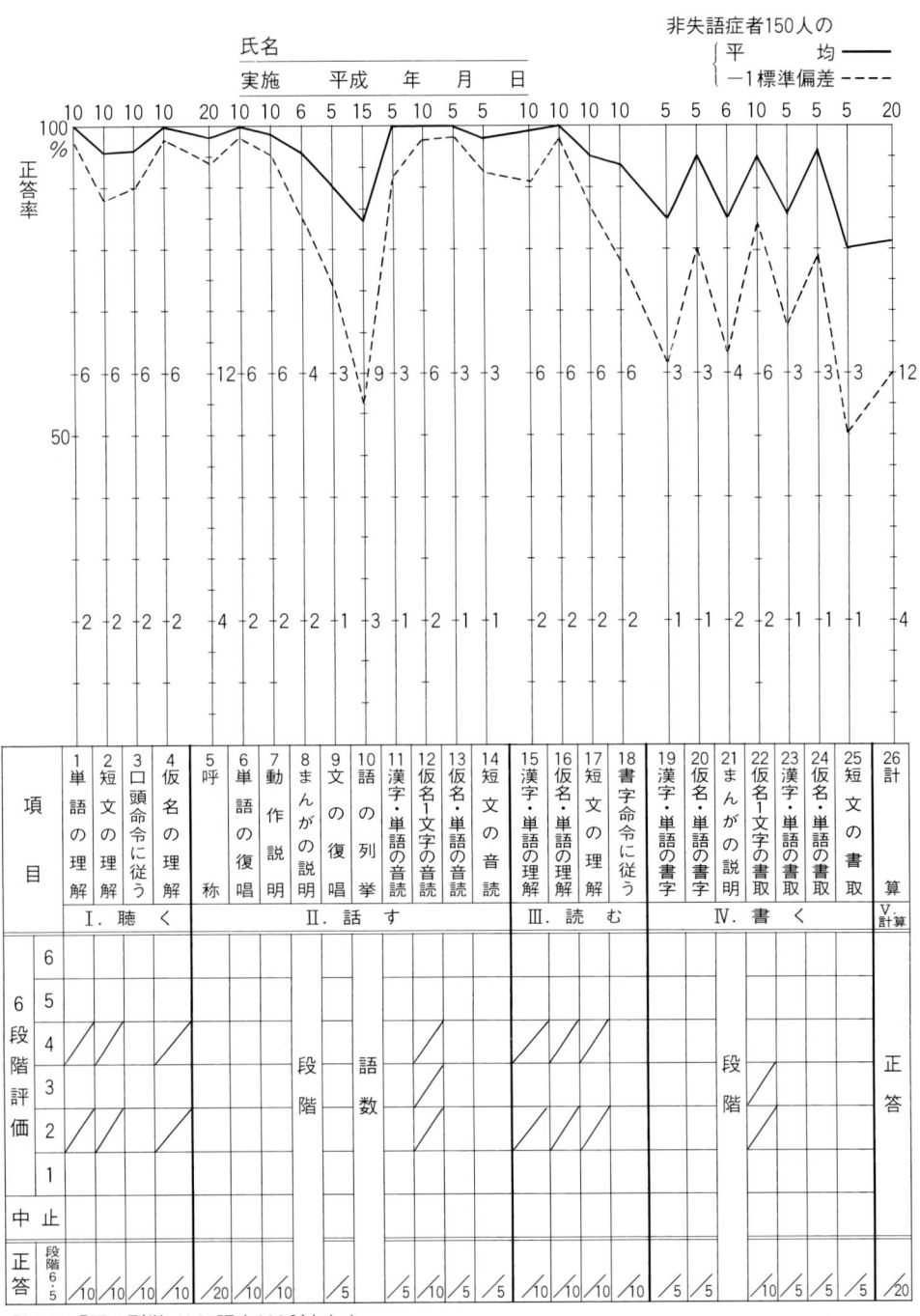

図90 SLTA(標準失語症検査成績)

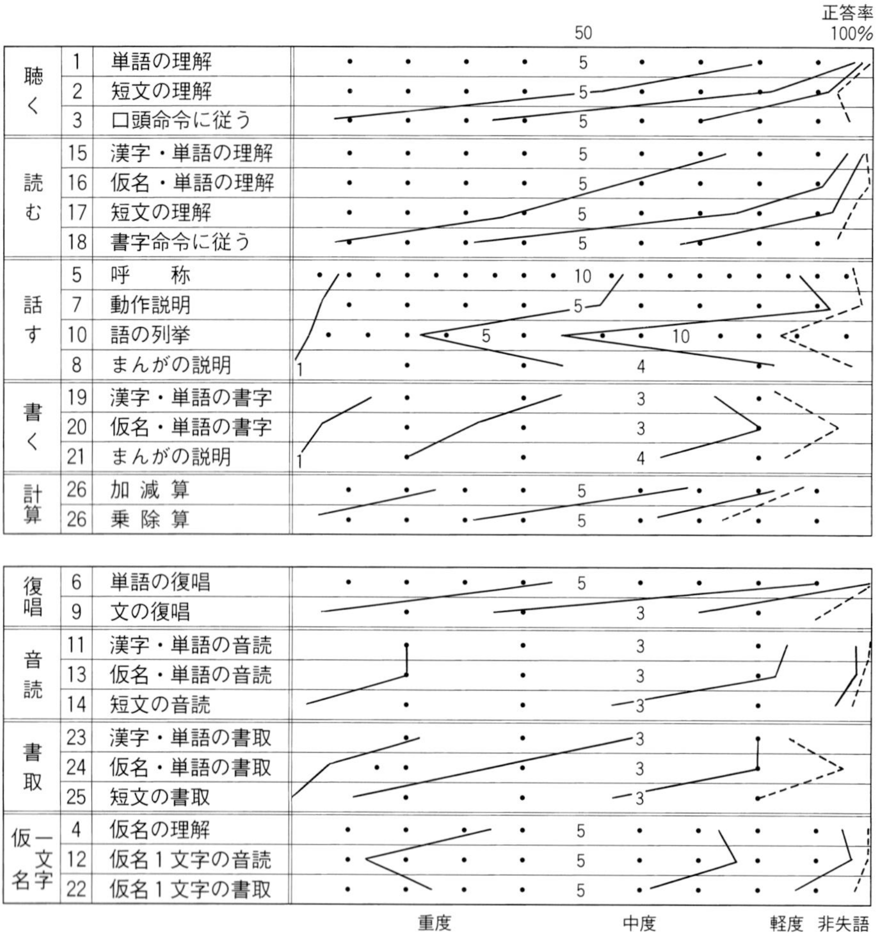

## III. リハビリテーションの進め方

図91 標準失語症検査成績による重症度判定

註：右から順に非失語症者および失語症軽度，中度，重度，各群の平均正答数(率)を折れ線で示した．

### （4）実用コミュニケーション能力検査（CADL 検査）（綿森・他 1990）

　　日常の自然な状況下で実際に示すコミュニケーション能力をみるのが目的で，検者と被験者との間でロールプレイをしながら進める．言語反応に限らず，身振り，指差し，描画などによる代償反応も評価されるので，実態に即したコミュニケーション能力を明らかにすることができる．1～5の5段階評価が行われる．

［細 川 惠 子］

# IV

# リハビリテーション手技の実際

# 1 運動・動作障害の治療

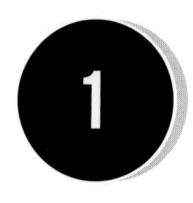

　脳卒中による運動・動作障害に対する治療は，主として理学療法と作業療法によって行われる．各種の療法で用いられている手技を理解する前に注意すべき事項を掲げておく．

　①治療は医師や看護婦が行ってもよいが，各専門職が行うのを原則とする．

　②発達的アプローチでは，全身の動作で用いられる運動パターンを発達順序に従って高めるための治療は理学療法士，上肢を中心とした諸活動およびそれらに必要な姿勢調節や精神活動の治療は作業療法士が主に担当する．リハビリテーション的アプローチでは，前者は起居・移動動作であり，後者は身辺処理動作が中心になる．

　③治療・訓練の対象（たとえば，関節可動域や運動パターン，協調運動）と手技との対応は一対一ではなく，多対多の対応となっている．関節可動域訓練は関節拘縮の予防や除去だけを目的とするのではなく，正常な運動パターンの再獲得のための運動感覚入力を与えることにもなっている．また，訓練中の皮膚への刺激や他動運動を通じて中枢覚醒レベルを高める．他動運動から自動運動へと移行するにつれて，患者の心理面にも好ましい影響を与える．他方，治療手技としては，理学療法士や作業療法士による直接的な他動運動，患者が自分で滑車・ループを用いて試みる自己介助運動，さらにサンディングやその他の作業活動を利用することもある．

　④理学療法や作業療法は一連の過程であり，状況に応じて療法士は諸問題を巧みに統合して最適な治療手技を選択し，実施する．そのため，医師はあまり細部にはとらわれず，発達的アプローチであれば発達レベルの指示，リハビリテーション的アプローチであれば杖歩行あるいは食事動作の自立などの指示でよい．

　⑤リハビリテーション過程において，刻々と変化する治療にかかわる重点事項をチーム・スタッフで共通にしておく．(a)関節可動域と筋力，(b)知覚運動技能，(c)認知・言語技能，(d)対人関係・社会的技能の区別が役立つ．(a)が重点であれば，理学療法と平行して，作業療法でもそれに対応する作業活動を利用するように指示する．どのような作業活動を選択するかについては，禁忌事項に注意して，作業療法士が決定すればよい．

## IV. リハビリテーション手技の実際

### 1）ポジショニング

ポジショニング（positioning）とは，ベッド上やその他の場面で姿勢を他動的に定めることである[注1]．褥瘡や関節拘縮・変形などの予防，痙縮の軽減を目的とする．

(i) **背臥位における構え**（図92）
(ii) **側臥位（健側下）における構え**（図93）
(iii) **側臥位（患側下）における構え**（図94）
(iv) **腹臥位における構え**（図95）
(v) **長座位における構え**（図96）
(vi) **車椅子における構え**（図97）

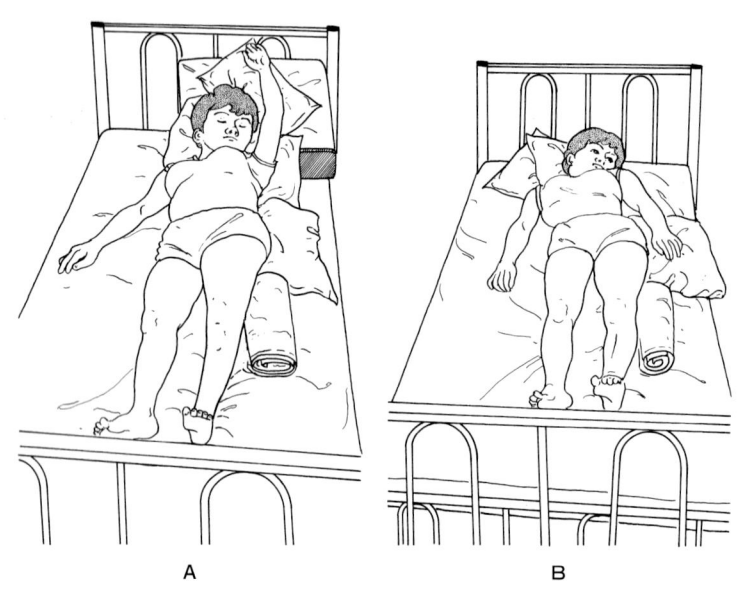

**図92　背臥位における構え（左片麻痺）**

頭部・体幹は一直線にするか，患側を凸に保つ．顔面を患側に向け，顎は軽くひかせる．

患側上肢は肩甲帯を前方に突出させ，肘関節伸展位で頭上へ挙上させるか（A），体幹側におく（B）．

手指は伸展位，手関節はやや背屈位とする．

患側下肢では膝の外側へタオルのロールを入れて股関節外旋を防ぐ．股・膝関節は伸展位（わずかに屈曲させる）とする．

足部は中間位とし，足部にふとんの重みが加わらないようにする．

---

注1）姿勢（posture）は身体各部位の相対的位置（構え attitude）と身体軸と重力方向（体位 position）で記載される．

1. 運動・動作障害の治療

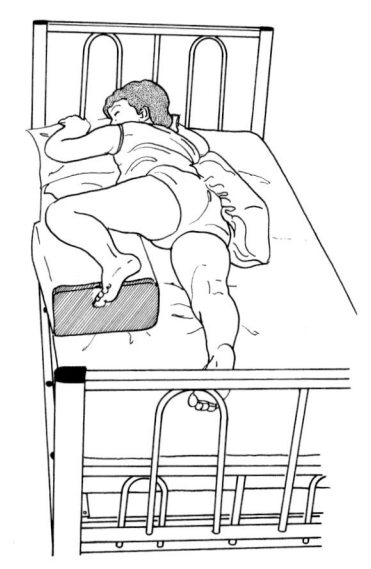

**図93　側臥位(健側下)における構え**

　頭部・体幹・健側下肢は一直線にする．ベッドが沈み込んで患側体幹が凹に屈曲するときは，マットの下に板を入れるか，体幹の下に枕を入れて患側体幹を伸展させる．

　患側上肢は肩甲帯を前方へ出し，肩関節90°屈曲位，軽い外旋位とする．肘関節は軽い屈曲位，手指は伸展位，手関節は軽い背屈位とする．

　患側下肢は股・膝90°屈曲位で枕の上に置く．足関節は底屈位にするが，足先の垂れた内反位にならぬよう注意する．

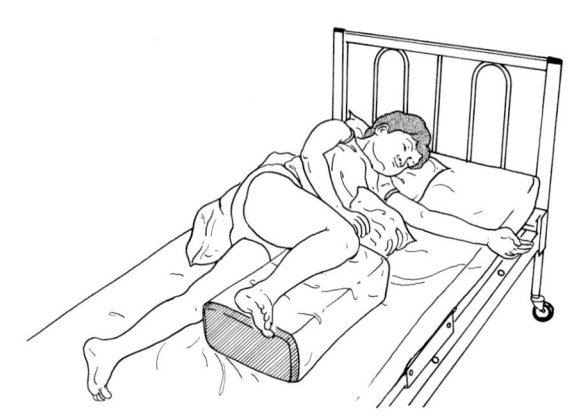

**図94　側臥位(患側下)における構え**

　頭部・体幹・患側下肢は一直線に保つ．

　患側上肢は肩90°屈曲位，肘伸展位として前腕を回外して十分前方へ出す(とくに肩甲骨，肩が前方に出るようにする)．

　患側下肢は股を伸展位，膝は軽い屈曲位とする．足関節は軽い底屈位とする．

　健側下肢は股90°屈曲位，膝90°屈曲位，足関節底屈位とする．

249

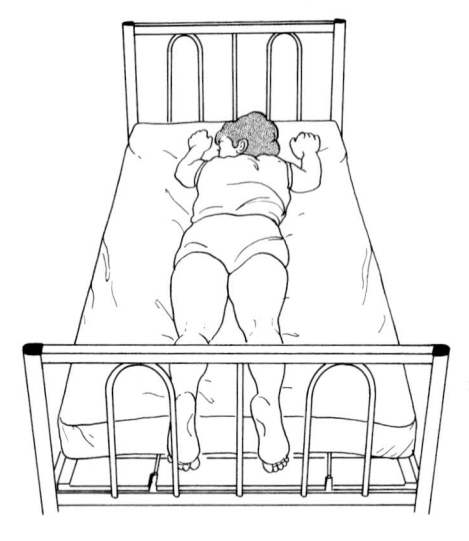

# IV. リハビリテーション手技の実際

**図95 腹臥位における構え**
顔面は患側に向け，顔の下に胸の厚さのタオルを入れる．
体幹は一直線，または患側を凸とする．
両下肢は股関節軽度外転・内旋位，膝関節伸展位とし，足部はマットからはずして足関節を背屈位にする．
両上肢は肩関節屈曲位，肘関節伸展位で挙上させる．

A

B

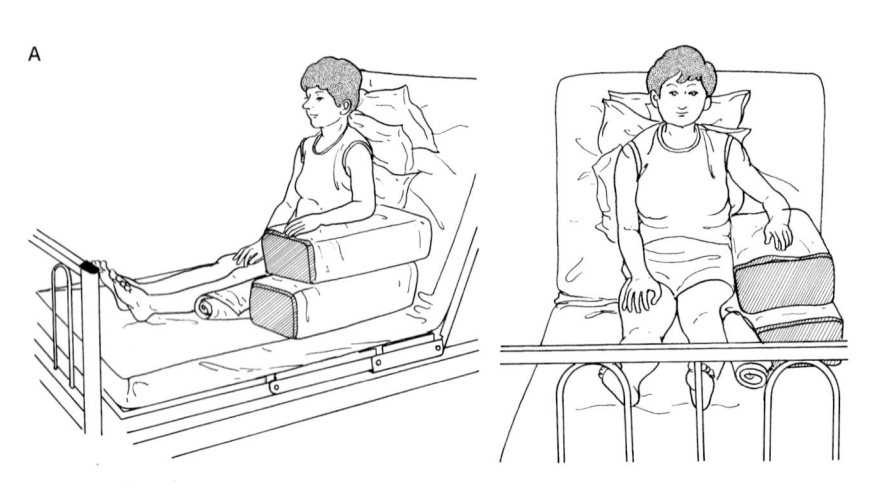

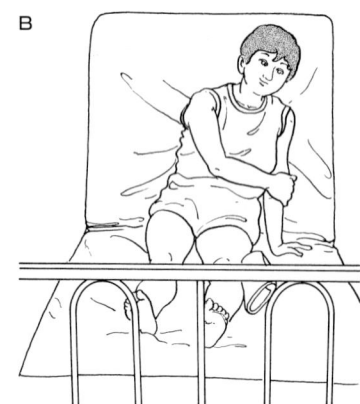

**図96 長座位における構え**
頭部・体幹は垂直位，両股関節は90°屈曲位とする．
膝外側にタオルのロールを当てがい，股関節は内外旋中間位にする．両膝関節は伸展位にする．
患側上肢は枕やオーバーテーブル上に置き，肩関節内外旋中間位，前腕はやや回内位とする（A）．ときには手掌を体幹の横に指先が外方を向くようにしておき，肘関節は伸展位とする（B）．

250

1．運動・動作障害の治療

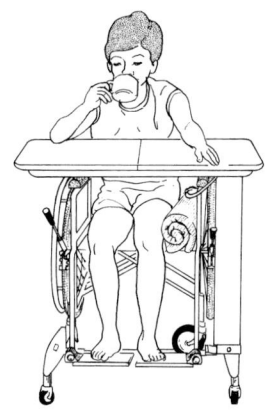

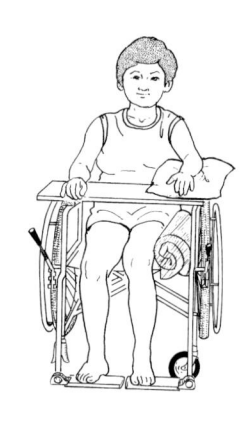

**図97 車椅子における構え**
腰部が背もたれにつくまで深く腰掛ける．
頭部・体幹は垂直位を保つ．
下肢は左右とも内外旋・内外転中間位として，股・膝・足関節90°屈曲位とする．足底は床またはフットプレートにつける．
患側上肢はオーバーテーブル上や枕の上に置き，前腕を前方に向ける．

## 2）関節可動域訓練

脳卒中患者は筋緊張異常などにより特徴的な異常姿勢をとりやすい(図98)．放置すれば関節拘縮・変形，浮腫，運動痛などが起こる．これらを予防・矯正し，正常関節可動域を維持，獲得するために関節可動域訓練を行う．

### (1) 原　　則

①四肢全関節について訓練する．患側だけでなく健側の関節可動域の維持も重要である．
②疼痛の生じない範囲で，できるだけ関節可動域全域にわたって，ゆっくりと滑らかに動かす．
③完全麻痺のときには他動的に行い，麻痺の改善に伴い自動介助運動に移行する．運動パターンの訓練を通じても行われる．
④各関節5～10回の運動を行う．関節拘縮・変形が生じている場合は，関

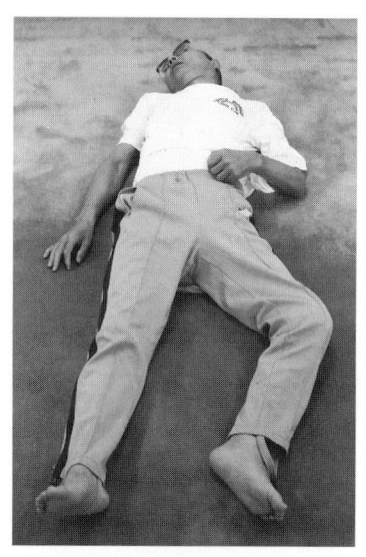

**図98 片麻痺患者の異常姿勢**
左片麻痺では，顔面は右を向く．左上肢は肩の後方突出，肘関節屈曲位，前腕回内位，手・手指関節屈曲位をとりやすい．左下肢では股関節屈曲・外旋・外転位となり，膝関節屈曲位，内反尖足位をとる．

251

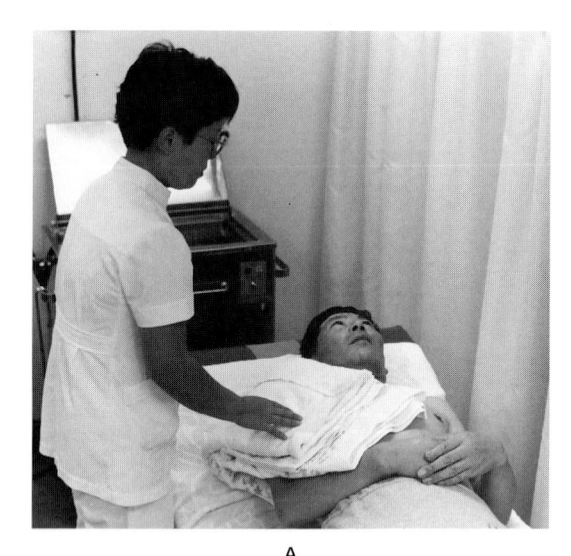

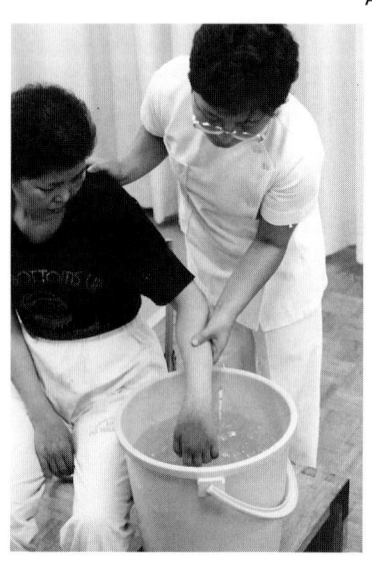

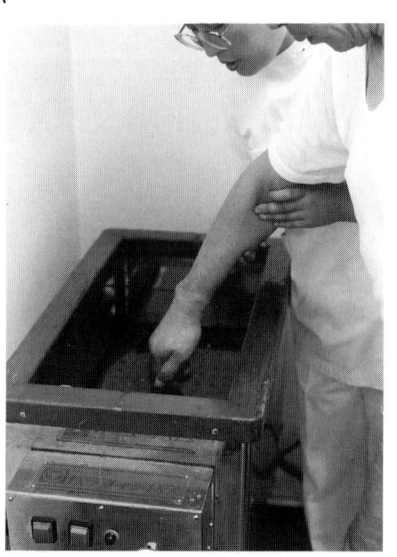

## IV. リハビリテーション手技の実際

**図99　物理療法**

A：ホット・パック：罨布袋（パック）を温水中で70〜80℃に加熱し，それをタオルにくるんで患部に当てて温める．

B：コールド・バス：氷水の中に手足を直接浸す．15〜20秒間入れたら出し拭いて乾かす．これを5〜6回繰り返す（皮膚が赤くなるまで）．

C：パラフィン浴：50〜55℃の液状パラフィン内に治療部位を浸し，すぐに取り出す．放置すると皮膚にパラフィンのうすい膜ができる．これを7〜10回繰り返す．刷毛で患部に反復塗布してもよい．

節可動域が拡大するまで訓練する．この過程を1日2回は繰り返す．
⑤疼痛・痙縮が強いときには，関節可動域訓練の前にそれらの軽減をはかる．ホット・パック，コールド・バス，パラフィン浴などを用いる(図99)．
⑥筋短縮に対しては筋伸張法を行う．
⑦亜脱臼がある場合(患側の肩関節に多い)は正常な位置にもどしてから行う．

### (2) 手　　技

脳卒中患者で拘縮が生じやすい関節について他動的関節可動域訓練を示す．

(i) **肩関節**(図100，101)
(ii) **肘関節**(図102)
(iii) **前腕**(図103)
(iv) **手関節と手指**(図104)
(v) **股関節**(図105〜108)
(vi) **膝関節**(図109，110)
(vii) **足関節**(図111)

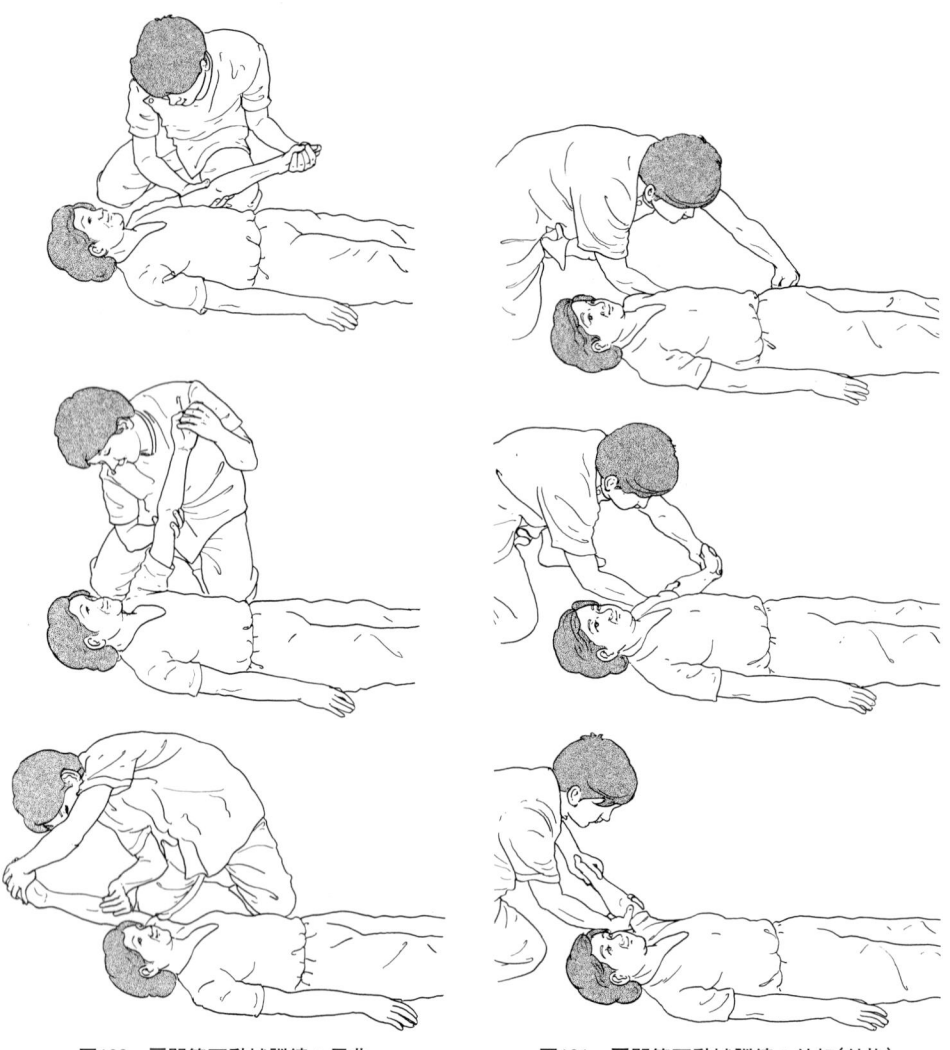

## IV. リハビリテーション手技の実際

**図100 肩関節可動域訓練：屈曲**

上肢を体幹側においた肢位より開始する．

肘関節伸展位・手関節中間位・手指伸展位とし，肩関節を内外旋中間位で上腕が耳介につくまで屈曲（前方挙上）させる．肩甲帯は十分前方に突出させて行う．

最大に屈曲した状態で他動運動を停止させた後，伸展方向へ動かし，元の肢位にもどる．

**図101 肩関節可動域訓練：外転（外旋）**

屈曲と同様，上腕が耳介につくまで肩関節を外転する（外転運動に外旋運動を伴う）[注2]．

---

注2）脳卒中後に比較的早期から肩甲下筋の攣縮による肩内旋位拘縮が起こる．そのため，肩外旋の関節可動域訓練は重要となる．背臥位で上腕を体幹につけ，肘90°屈曲位として，肘を支点に手先を外方へ回旋させてもよい．

1．運動・動作障害の治療

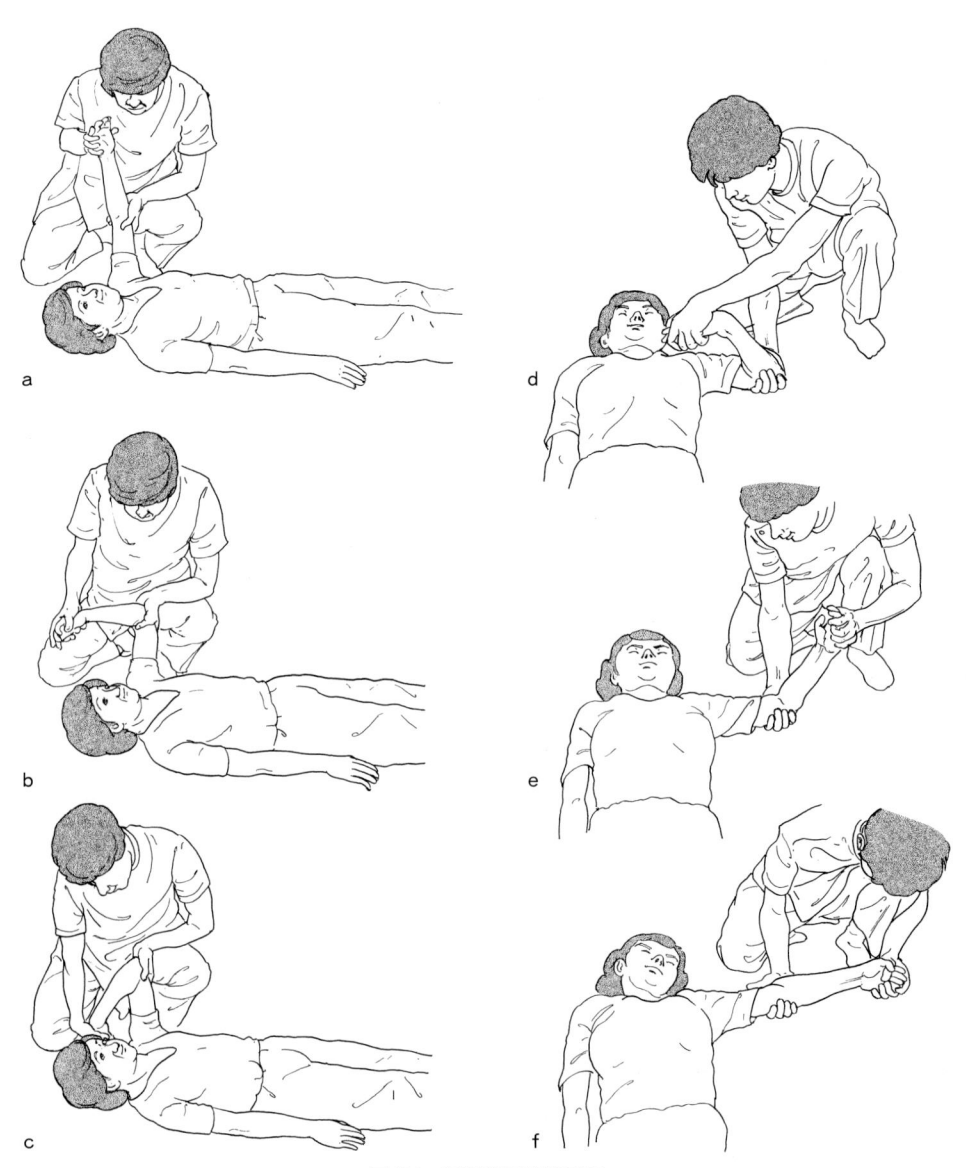

**図102　肘関節可動域訓練**
肩関節は基本肢位，90°屈曲位（a〜c），90°外転位（d〜f），180°屈曲位のいずれかに固定する．
前腕回外位で肘伸展位から手掌が同側肩に届くまで肘関節を屈曲させる．
最大屈曲位で停止させた後，肘関節伸展を行い開始肢位へもどす．
上腕三頭筋の短縮があるときは，肩関節90°屈曲位または180°屈曲位で行う．
上腕二頭筋が短縮している場合は，肩関節基本肢位または90°外転位で行う．
運動速度は筋伸張反射を誘発（他動運動中に抵抗が高まる）しない範囲とする．

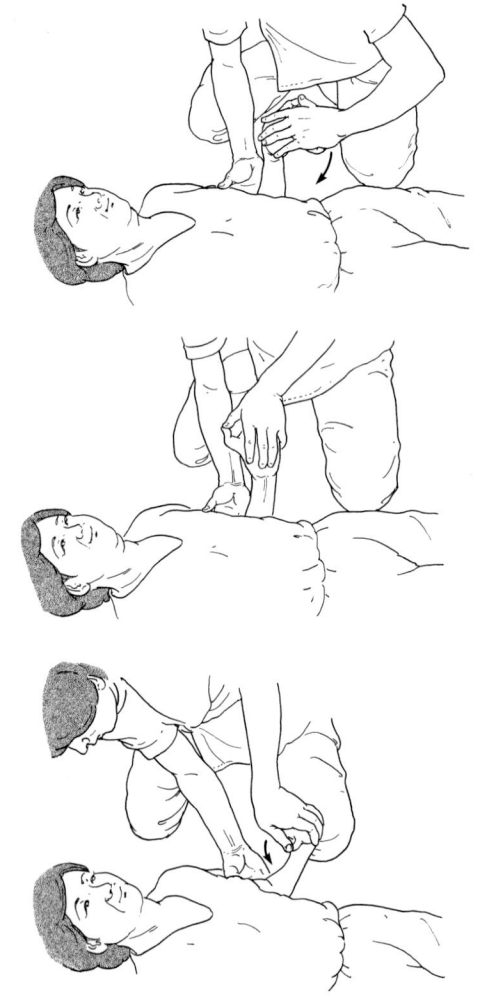

# IV. リハビリテーション手技の実際

**図103 前腕回内・回外可動域訓練**
肩関節基本肢位，肘関節90°屈曲位に固定する．
手関節背屈，手指伸展，母指外転位で前腕を回外させる．
最大回外位で停止させた後，回内させる．

1．運動・動作障害の治療

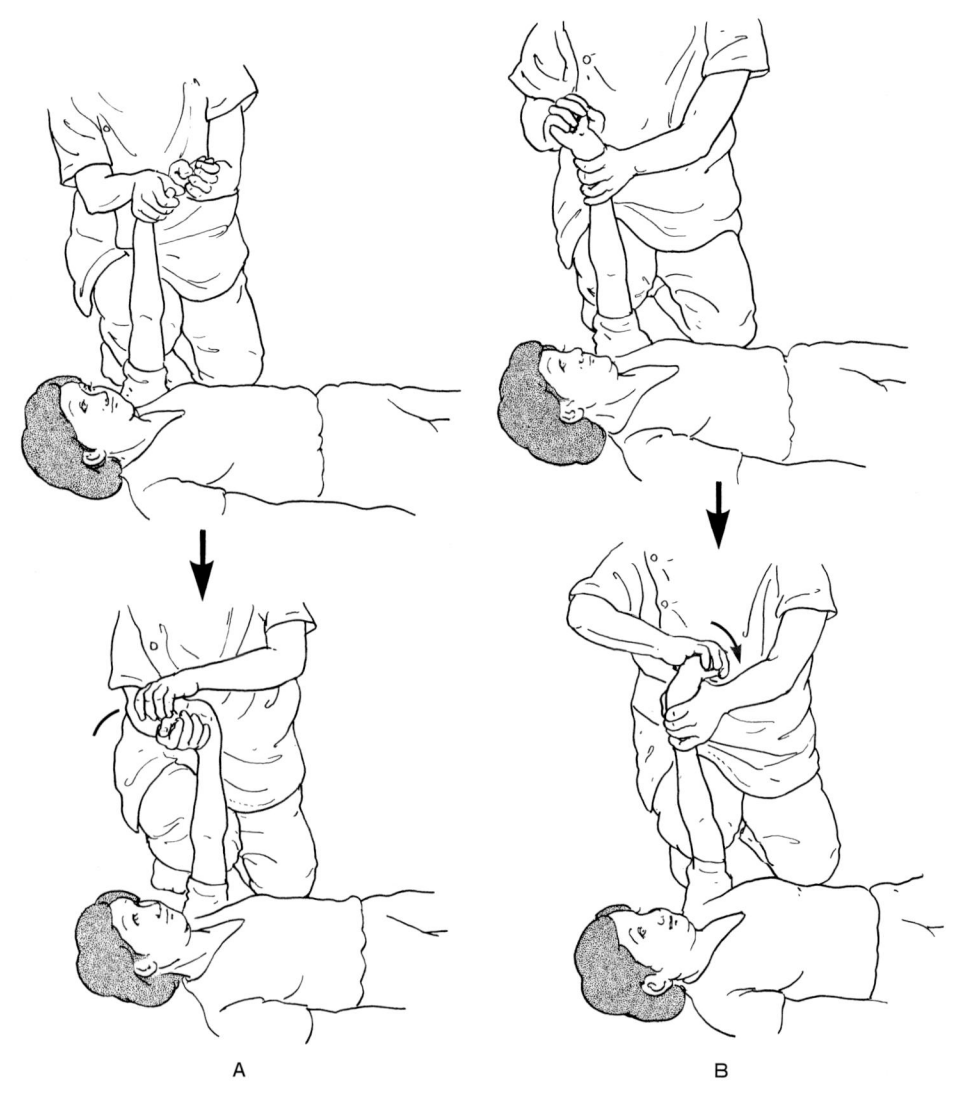

A　　　　　　　　　　　　　　　　B
**図104　手関節と手指の関節可動域訓練**
肩関節90°屈曲位，肘関節伸展位に固定する．
手指伸展位，母指伸展・外転位で手関節を背屈させる（A）．
最大背屈位になったら，手指屈曲位，母指屈曲・内転位として手関節を掌屈させる（B）．
これらは前腕回外位，回内位で行う．

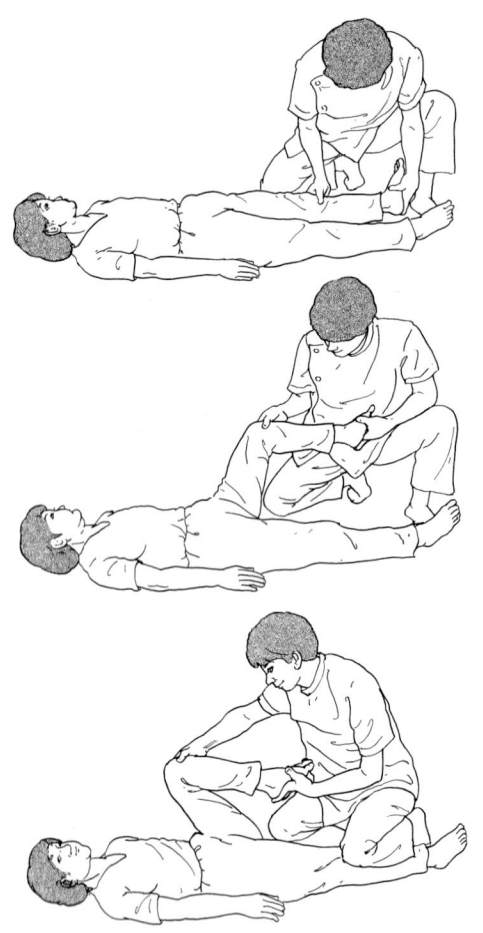

## IV. リハビリテーション手技の実際

**図105 股関節可動域訓練：膝関節屈曲位での屈曲**
　背臥位，両下肢基本肢位から開始する．
　股関節内外転・内外旋中間位で股関節・膝関節を屈曲させて膝を胸に近づける．対側下肢は基本肢位で固定しておく．
　完全に屈曲したら，元の肢位にもどす．

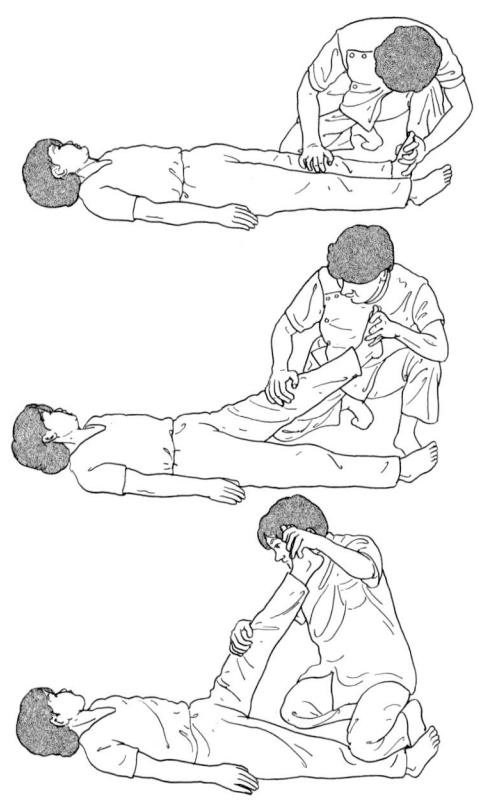

**図106 股関節可動域訓練：膝関節伸展位での屈曲**
　ハムストリングス（膝関節屈筋群）の短縮がある場合に用いる．
　膝関節伸展位，足関節背屈位で股関節屈曲を行う．
対側下肢は基本肢位に固定しておく．

1．運動・動作障害の治療

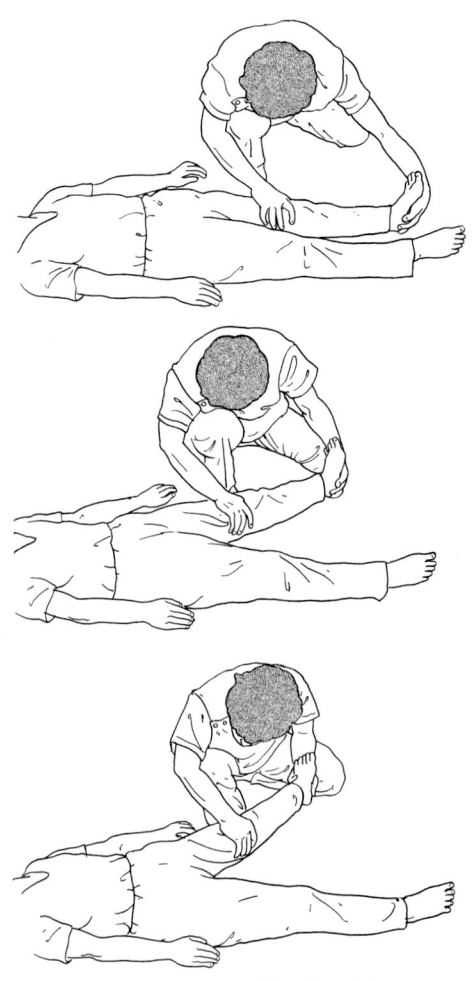

**図107　股関節可動域訓練：外転**
　膝関節伸展位で股関節を内旋・外転させる．足は背屈・外反させる．
　45°以上外転したら元にもどす（股関節の運動は外旋・内転となる）．

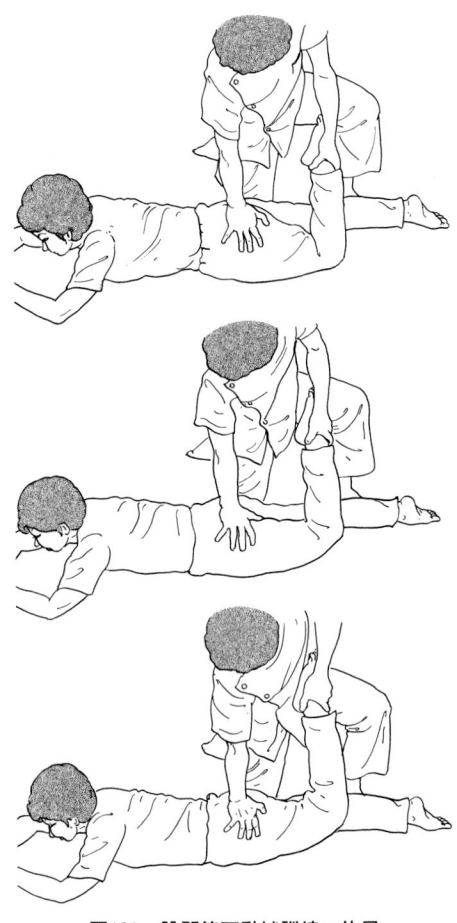

**図108　股関節可動域訓練：伸展**
　腹臥位，または側臥位で行う．
　骨盤を固定し，膝関節屈曲位で股関節を伸展させる．
　腸脛靱帯の短縮がある場合は外旋・内転を加える．
　外旋位拘縮に対しては股関節伸展位で内旋・外転を加える．

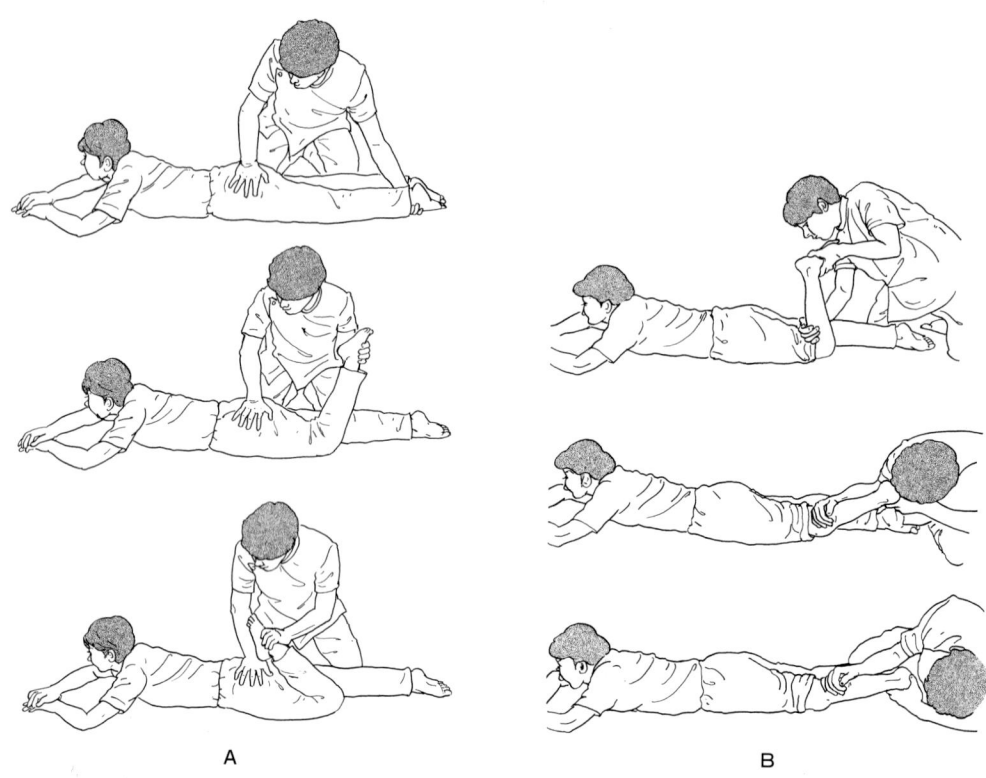

## IV. リハビリテーション手技の実際

**図109 膝関節可動域訓練**

腹臥位，または側臥位で行う．
股関節伸展位で殿部を固定して膝関節を屈曲させる(A)．
膝関節最大屈曲位で停止させた後，膝関節伸展を行う．
屈曲拘縮が強く，膝関節で下腿の後方偏位がある場合は，大腿の長軸方向へ牽引しながら膝関節を伸展させる(B)．
変形が強い場合はターンバックル式矯正膝装具(図110)を用いる．

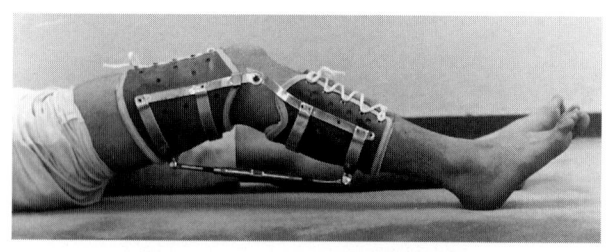

**図110 ターンバックル式矯正膝装具**

膝装具の後面にターンバックルが取りつけられている．ターンバックルのネジを回すことにより，膝継手の角度が変わる．徐々に膝継手の角度を変化させ，膝関節の変形を矯正する．

1．運動・動作障害の治療

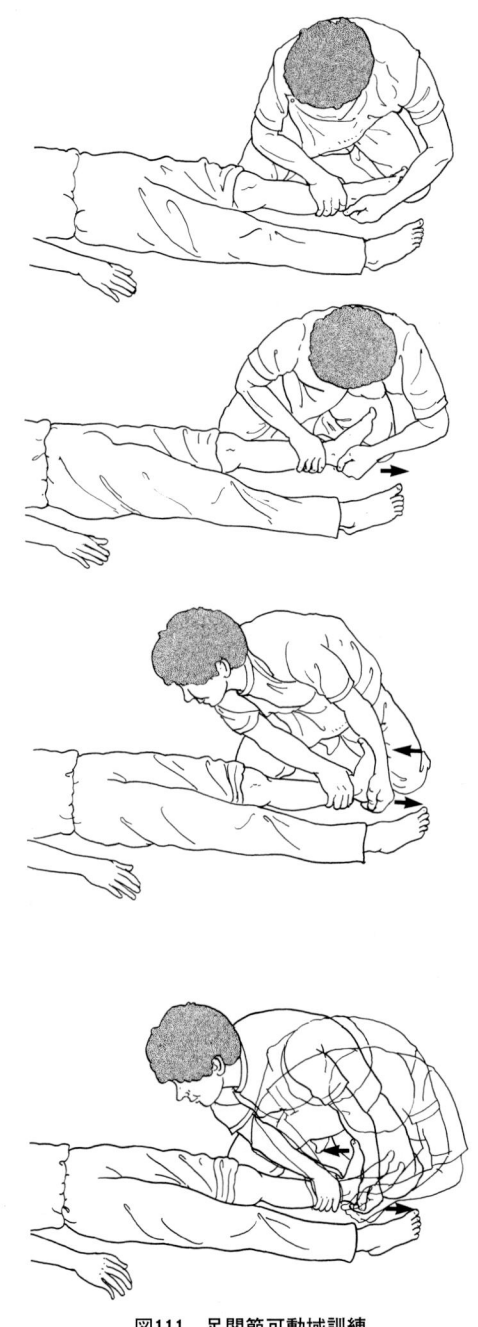

**図111　足関節可動域訓練**
足関節は内反・尖足変形を起こしやすい．
膝関節を伸展位に固定し，踵骨を足底に向かって引き下げながら足関節を背屈させる．
足はやや外がえしにする．

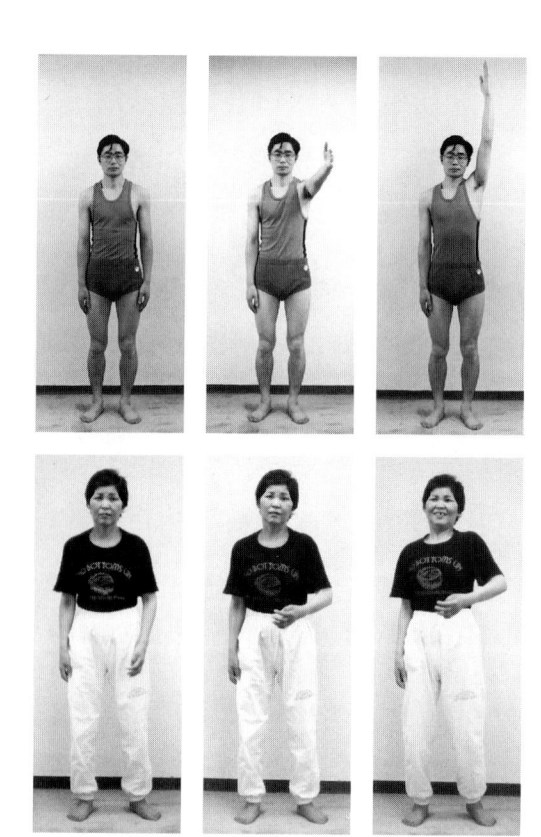

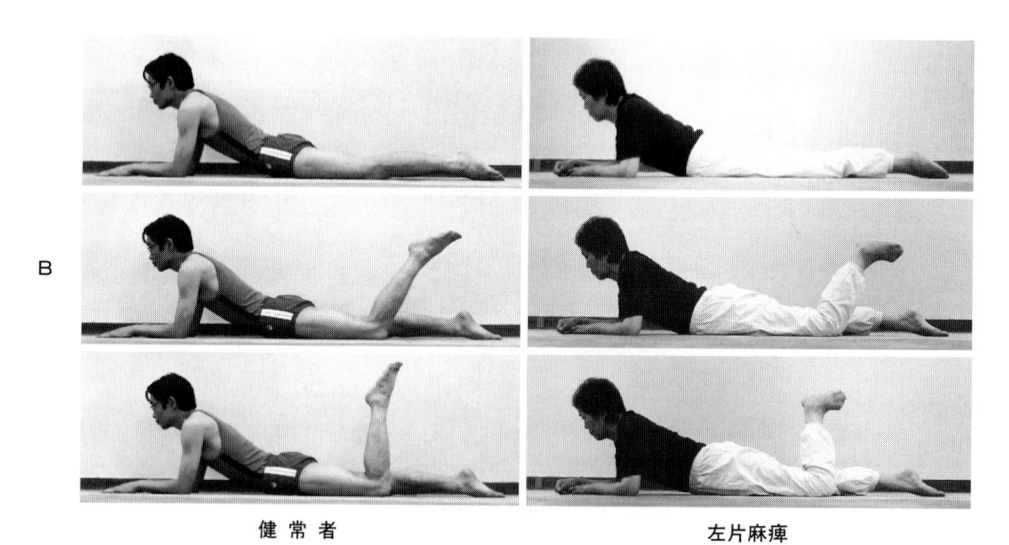

## Ⅳ. リハビリテーション手技の実際

**図112 共同運動パターン**

A．上肢前方挙上：健常者は肘関節伸展位，前腕中間位で上肢の前方挙上が可能である．片麻痺患者では肘関節屈曲，前腕回外，肩甲帯の後方・上方への偏位を伴う．

B．膝屈曲：健常者は足関節底屈位のまま膝屈曲を行う．片麻痺患者では股関節外転・外旋・屈曲，足関節背屈を伴う．

## 3) 運動パターンの治療

　脳卒中にみられる姿勢・運動の異常は運動パターン[注3]の障害としてとらえることができる．患側では可能な運動パターンが制限され，各肢のいくつかの関節が同時に屈曲・伸展する定型的パターン（共同運動パターン）をとる（図112）．背臥位からの立ち上がり動作，移動動作は幼児期にみられる動作パターンで行われ，動作の効率も低下する（図113）．

### (1) 原　　　則
#### i ）操　作　法
　はじめに患者に正常の運動パターンを伝える．これは他動運動を用いて行う．健側から行い患側へうつる．ついで患者に随意的な運動を行わせ，理学療法士が介助を加える（自動介助運動）．運動方向を導いたり，体重支持を介助し，異常な運動パターンの出現を抑制する．介助を徐々に減らし，可能になったら患者だけで運動を繰り返させる（自動運動）．

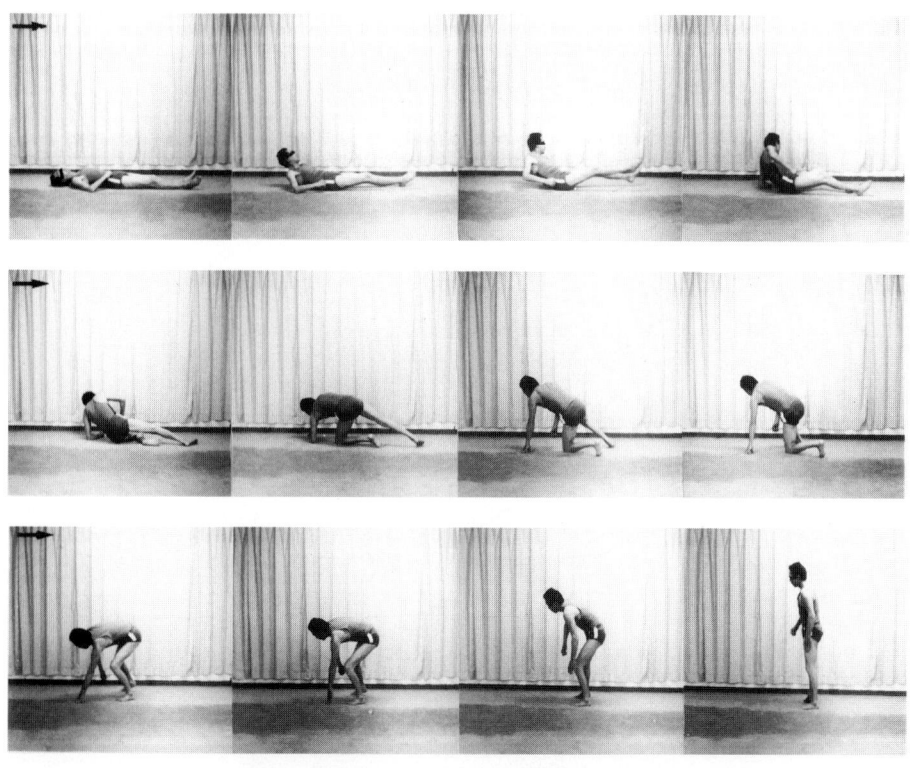

**図113　背臥位からの立ち上がり動作（右片麻痺）**
立ち上がりに高ばい位を用いている．1歳児の立ち上がり動作に相当する．

---

注3) 身体運動時の各関節運動の組合せを運動パターンという．

## IV. リハビリテーション手技の実際

### ii) 関節運動の組合せ

① すべての関節(上肢:肩－肘－手,下肢:股－膝－足)を同時に同一方向に動かしてはならない.

② 1関節の運動から訓練する.他関節は関節運動の方向と反対方向の肢位に保持する.たとえば股関節伸展運動に際しては膝関節屈曲位,足関節底屈位に保持する.

③ ついで関節を自由に動かせるように訓練する.他の1関節を一定の位置に保持して2関節をそれと反対方向へ動かす.たとえば,股・膝関節の屈曲－伸展運動を行う場合,足関節は背屈位に保持させたまま,股関節屈曲－膝関節伸展運動,股関節伸展－膝関節屈曲運動を行う.

④ 最後に3関節すべてを組み合わせた運動を行う.

⑤ 股・肩関節は自由度3の関節であり,運動の組合せに一定の法則がある(図114).足部・足関節にも組合せに一定の法則がある.正常では足関節背屈には外がえし,底屈には内がえしが伴う.

### iii) 四肢の運動パターン

四肢の運動パターンの選択は以下の順に行う.

① 両側対称:上肢または下肢のいずれかを左右同時に同一方向へ動かす.

② 片側:片側上肢または片側下肢だけを動かす.

③ 両側交互:両側の上肢または下肢のいずれかを左右交互に動かす.片側を動かし,次に対側というように動かす.片側の運動時に他側は静止している.

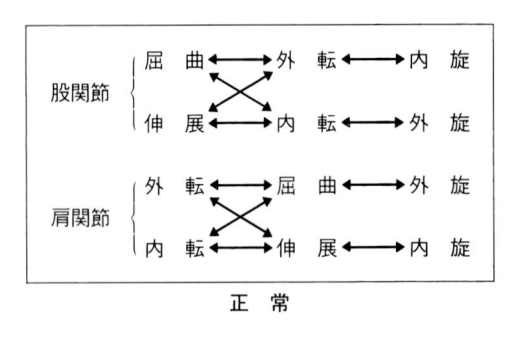

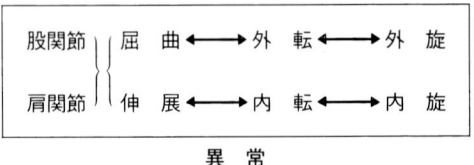

図114 肩・股関節の運動の組合せ

④両側相反：両側の上肢または下肢のいずれかを左右同時に反対方向に動かす．

⑤対角線交互：片側上肢と対側下肢を同時に同一方向に動かす．残りの上下肢は静止している．次に逆に行う．

⑥対角線相反：片側上肢と対側下肢を組み合わせ，左右を同時に逆方向へ動かす．

iv）起居動作

背臥位から立位になる動作では，幼児期に行う動作パターンから始め，患者の運動パターンの獲得とともに発達した動作パターンへと移行する．

v）自動反応の治療

運動パターンの治療には自動反応も利用される．正しい刺激と応答運動パターンの介助によってバランス反応，連鎖反応を引き出し運動パターンを改善させる．自動反応を用いる治療は容易から困難へと進める．

①支持基底：広→狭．
②支持点：4点→3点→2点→1点．
③重心位置：低→高．
④重心移動の距離：小→大．
⑤重心移動の速度：遅→速．

(2) 手　　　技（左片麻痺患者を例とする）

(i) 寝返り（図115, 116）
(ii) 背臥位から片肘立ち位へ（図117）
(iii) 片肘立ち位から座位へ（図118）
(iv) 座位バランス（図119）
(v) 座位から四つばい位へ（図120）
(vi) 四つばい位バランス（図121）
(vii) 四つばい位から高ばい位へ（図122）
(viii) 高ばい位から立位へ（図123）
(ix) 座位から膝立ち位へ（図124）
(x) 膝立ち位から片膝立ち位へ（図125）
(xi) 片膝立ち位から立位へ（図126）
(xii) 立位バランス（図127）
(xiii) 歩行（図128）
(xiv) 上肢の随意運動パターン（図129）
(xv) 下肢の随意運動パターン（図130）

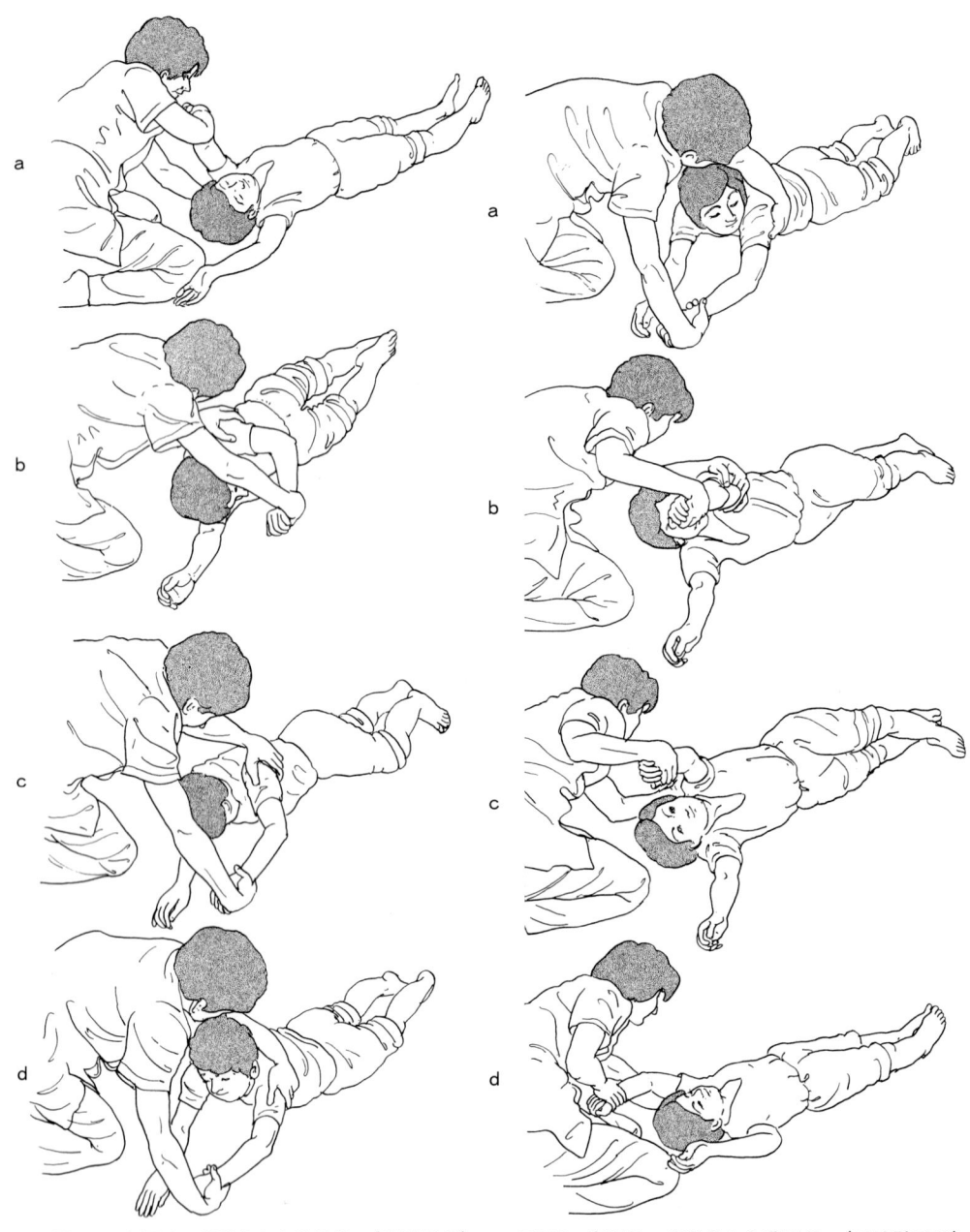

## IV. リハビリテーション手技の実際

**図115 寝返り：背臥位から腹臥位へ（時計回り）**
a：患者は顎を引き，顔を右に向ける．
b：頭部の動きに続いて，左肩甲帯－左骨盤帯－左下肢の順で床から離れるように体幹を回旋する．
c：左骨盤帯が回旋してきたら，左上肢・肩甲帯をゆっくり床へおろす．
d：左骨盤帯－左下肢の順で回旋させ，腹臥位とする．

**図116 寝返り：腹臥位から背臥位へ（反時計回り）**
a：患者は顔を左に向け，頸部を伸展する
b：ついで左肩甲帯－左骨盤帯の順で床から離れるように回旋する．
c：左骨盤帯が回旋したら，左肩甲帯，左上肢をゆっくり床におろす．
d：その後，左骨盤帯－左下肢の順に回旋させ，背臥位とする．

1．運動・動作障害の治療

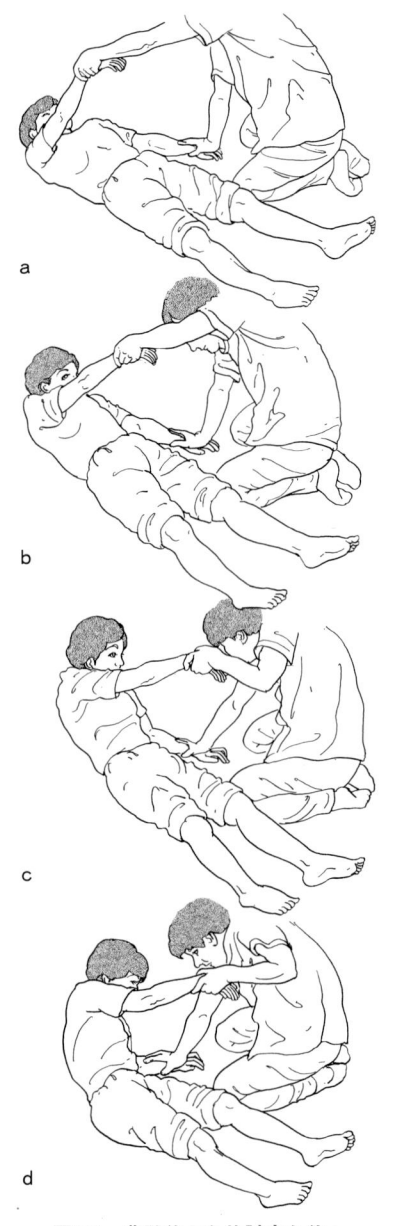

**図117　背臥位から片肘立ち位へ**
a：患者は顎を引いたまま顔を左肩のほうへ向ける．
b：患者の右肩甲帯を体幹の対角線方向に沿って左へ引き上げる．
c：上半身を分節的に左に回旋させながら前屈させて起こす．
d：左肩甲帯を左斜め前方へ引き上げ，左肘で体重を支持させる．
　片肘立ち位から背臥位への運動パターンも逆の操作によって行う．

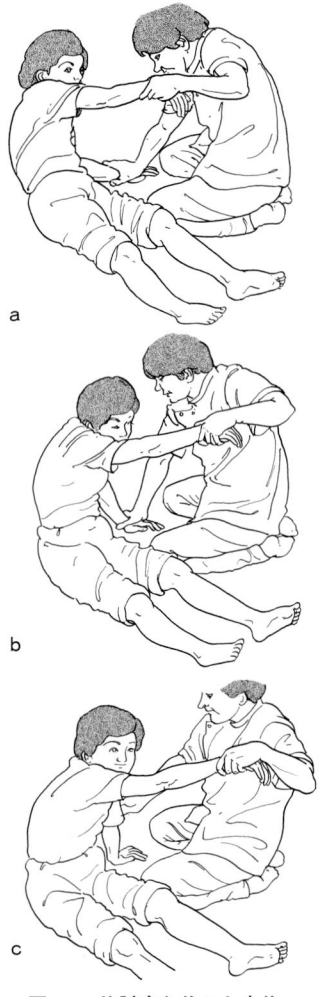

**図118　片肘立ち位から座位へ**
a：左片肘立ち位の場合，顔面を右前方に向けてから，左肩甲帯を軽く前内方へ引き上げる．
b：右肩甲帯を右前方へ引き上げる．
c：体幹の回旋を解きほぐしながら上半身を垂直位まで引き起こし，長座位となる．
　逆の操作により座位から片肘立ち位になる．

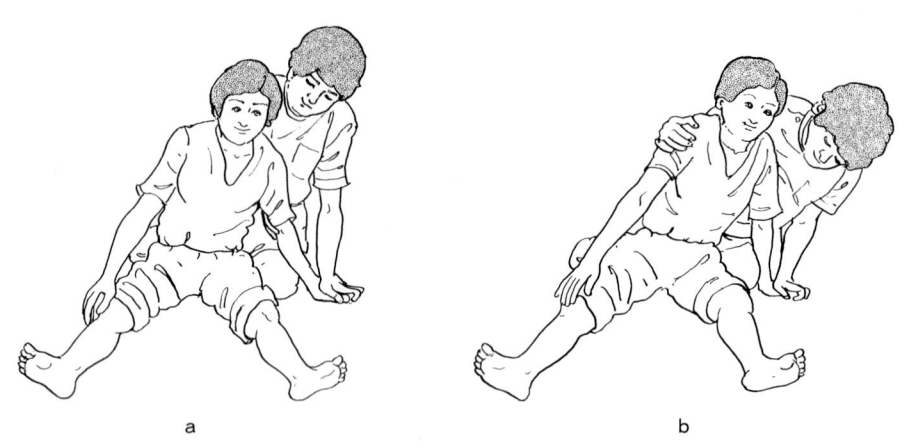

## IV. リハビリテーション手技の実際

**図119　座位バランス**
a：長座位の姿勢で患側手を床につき，肘関節伸展位，手関節背屈位，手指伸展位，母指外転位とする．
b：体重を移動させ，上肢で一部体重を支持させる．この後，体重を元の状態に移動する．
　この操作を反復する．この操作は座位バランスとともに，患側上肢の支持性の強化にも役立つ．

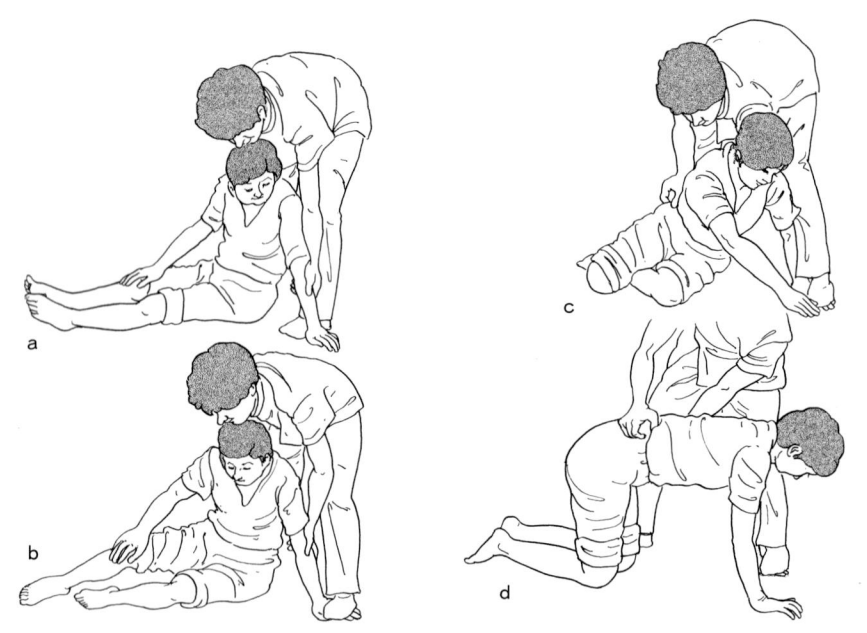

**図120　座位から四つばい位へ**
a：長座位から左側(患側)の手を床につけ，体重を一部支持する．
b：膝屈曲，体幹をやや回旋させて横座り位となる．
c：顔面を左に向け，肩甲帯を左回旋し，体幹を回旋させる．骨盤帯を引き上げながら回旋する．
d：右手，右下腿が床についたら両手，両膝に均等に体重を加え，四つばい位となる．
　これも逆の操作を行う．

1．運動・動作障害の治療

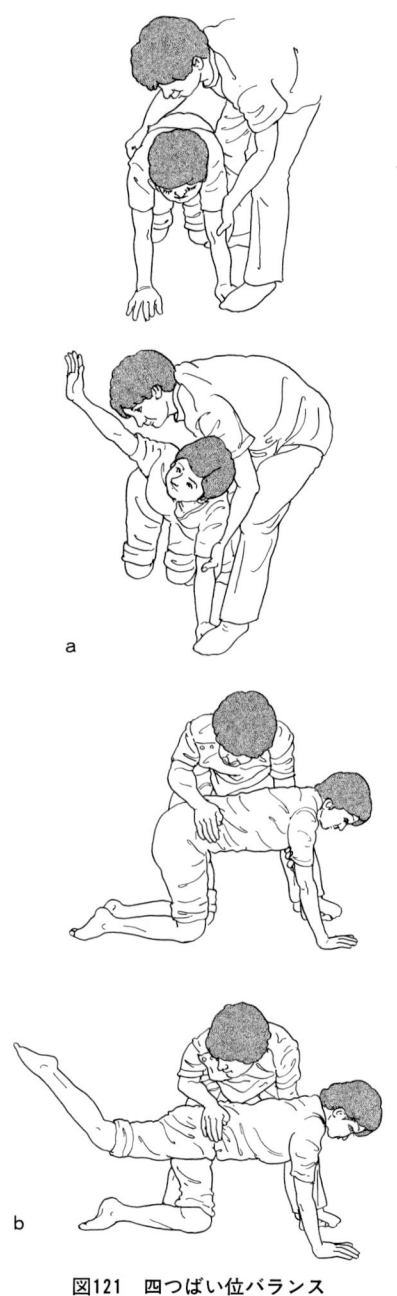

**図121 四つばい位バランス**
　四つばい位をとらせ，一側上肢（a）または一側下肢（b）を挙上させる．その姿勢を保持させる．重心移動の能力と四肢の支持力強化にも役立つ．

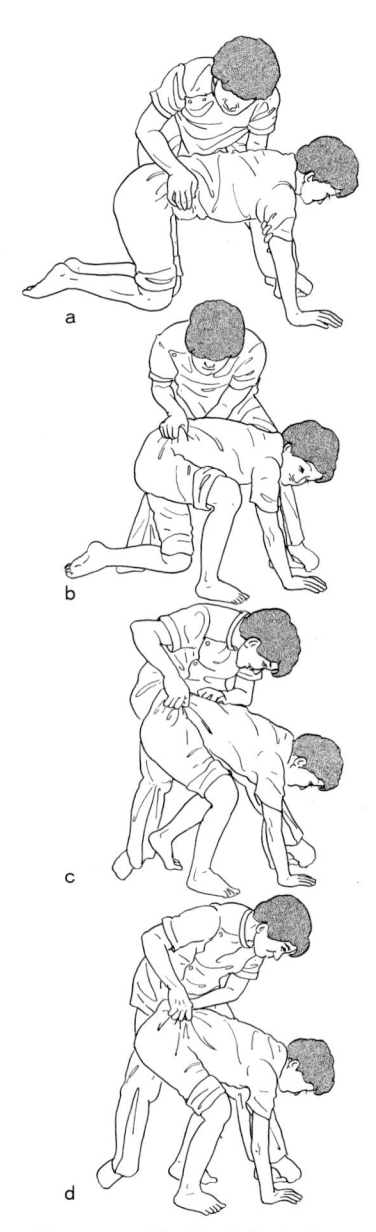

**図122 四つばい位から高ばい位へ**
a：四つばい位．
b：骨盤帯を引き上げて右下肢（健側）を前へ踏み出す．
c：両上肢と右下肢に体重を移動し，左骨盤を十分に引き上げて左下肢（患側）を前へ踏み出す．
d：高ばい位となる．
　逆の操作も行う．

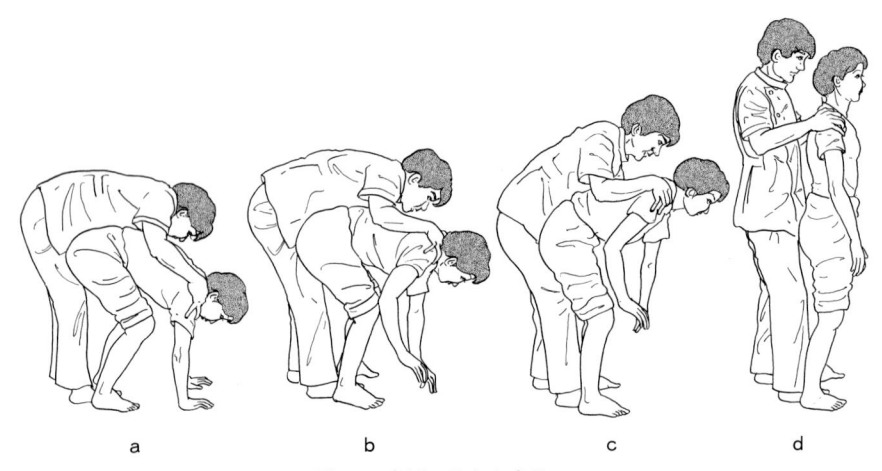

## Ⅳ. リハビリテーション手技の実際

図123　高ばい位から立位へ
a：高ばい位.
b：骨盤を後方へ引いて重心を後方へ移動する.
c：左右非対称に上肢を床から離し，頸部，体幹と股，膝の順に伸展する.
d：立位となる.
　逆の操作も行う.

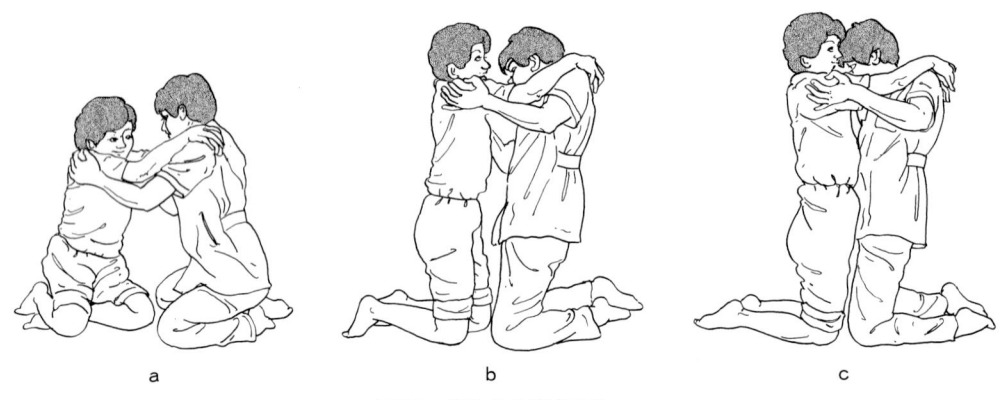

図124　座位から膝立ち位へ
a：横座り位となる.
b：体幹を左へ回旋・屈曲させて骨盤を左前方へ引き上げる.
c：体幹・股を伸展させながら両下肢に体重が加わるようにする.
　逆の操作も行う.

1．運動・動作障害の治療

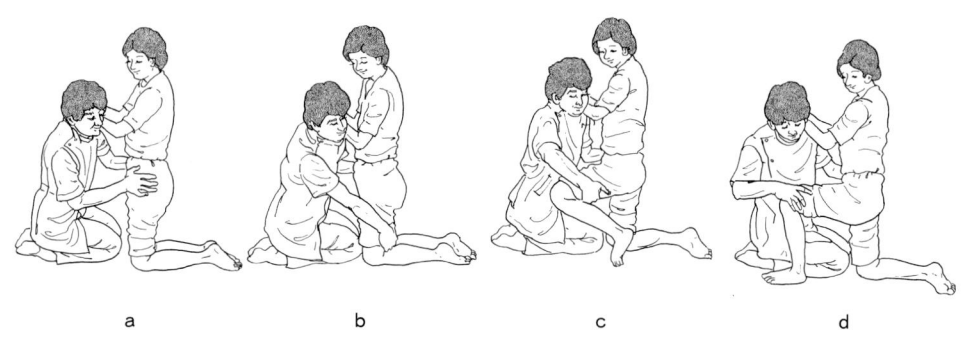

図125　膝立ち位から片膝立ち位へ
a：膝立ち位で体重を右側へ移す．
b．c：左下肢を前に出す．
d：左股・膝90°屈曲位で，踵から足底を床につけて体重を加える．
　逆の操作も行う．

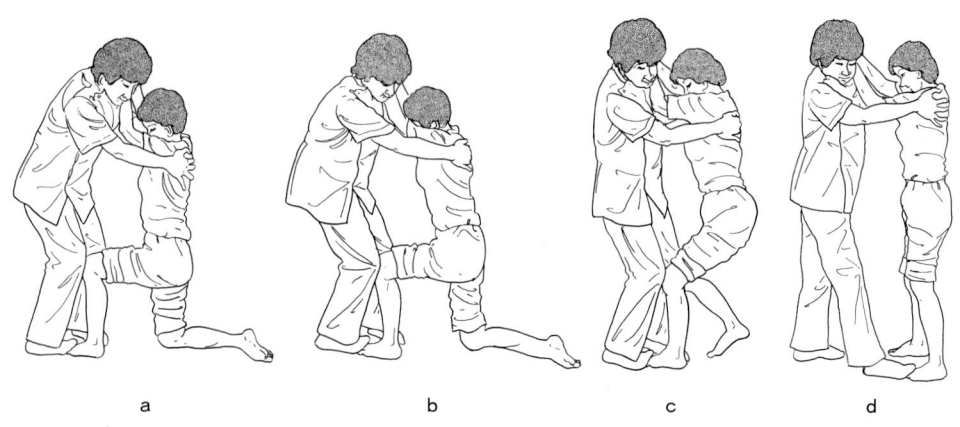

図126　片膝立ち位から立位へ
a：片膝立ち位（左下肢前）．
b：骨盤帯を前方に移し，体重を左下肢に加える．
c：両側骨盤を左前方へ引き上げながら左下肢を伸展する．
d：骨盤を前方に移しながら右下肢を前方へ踏み出し，立位となる．
　逆の操作も行う．

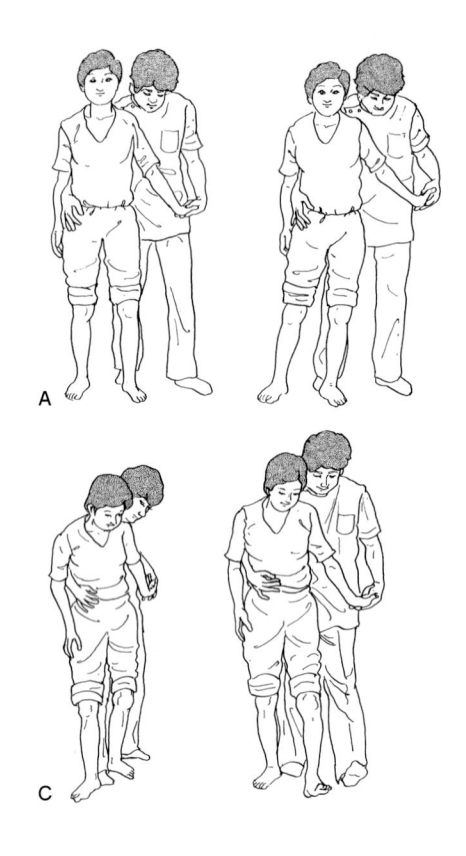

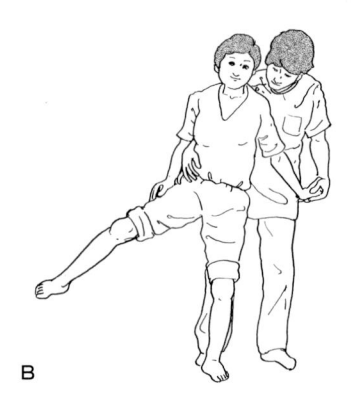

# IV. リハビリテーション手技の実際

### 図127 立位バランス

患者は骨盤帯を左方向へゆっくりずらし，左下肢に体重を移動する．この姿勢を保持させる．その後，骨盤帯を右方向へ移し元の姿勢にもどる(A)．
片足立ちもさせる(B)．
ついで踏み直しの訓練も行う．右下肢で体重支持させた後，骨盤帯を左後方へずらし，左下肢を左後方へ踏み直す．骨盤帯を左前方へずらし，左下肢の前方への踏み直しも行う(C)．

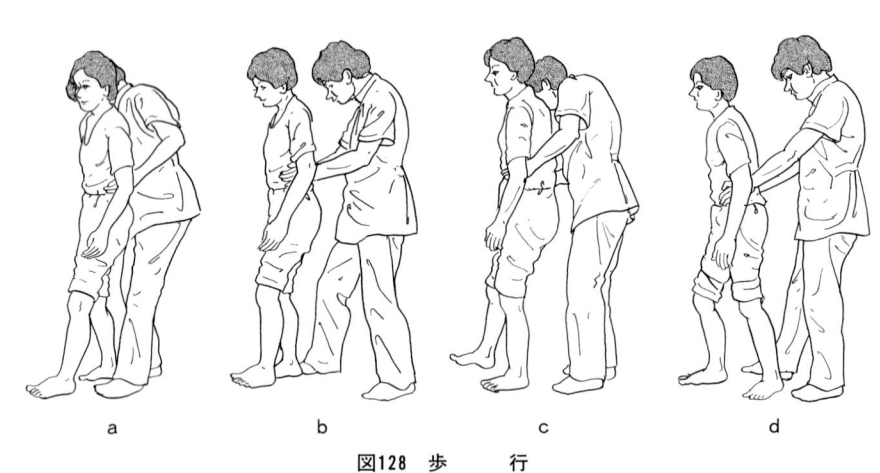

### 図128 歩　行

a：右下肢で体重を支持して，バランスをとる．
b：骨盤帯を前方へずらして左下肢を踏み直す．
c：左下肢で体重を支持する．
d：右下肢の踏み直しを行う．
　これを交互に繰り返す．
　踏み直しを行う下肢と同側の上肢は後方へ，対側の上肢は前方へ振る．
　骨盤帯と肩甲帯が反対方向へ回旋して体幹に回旋運動が起こる．

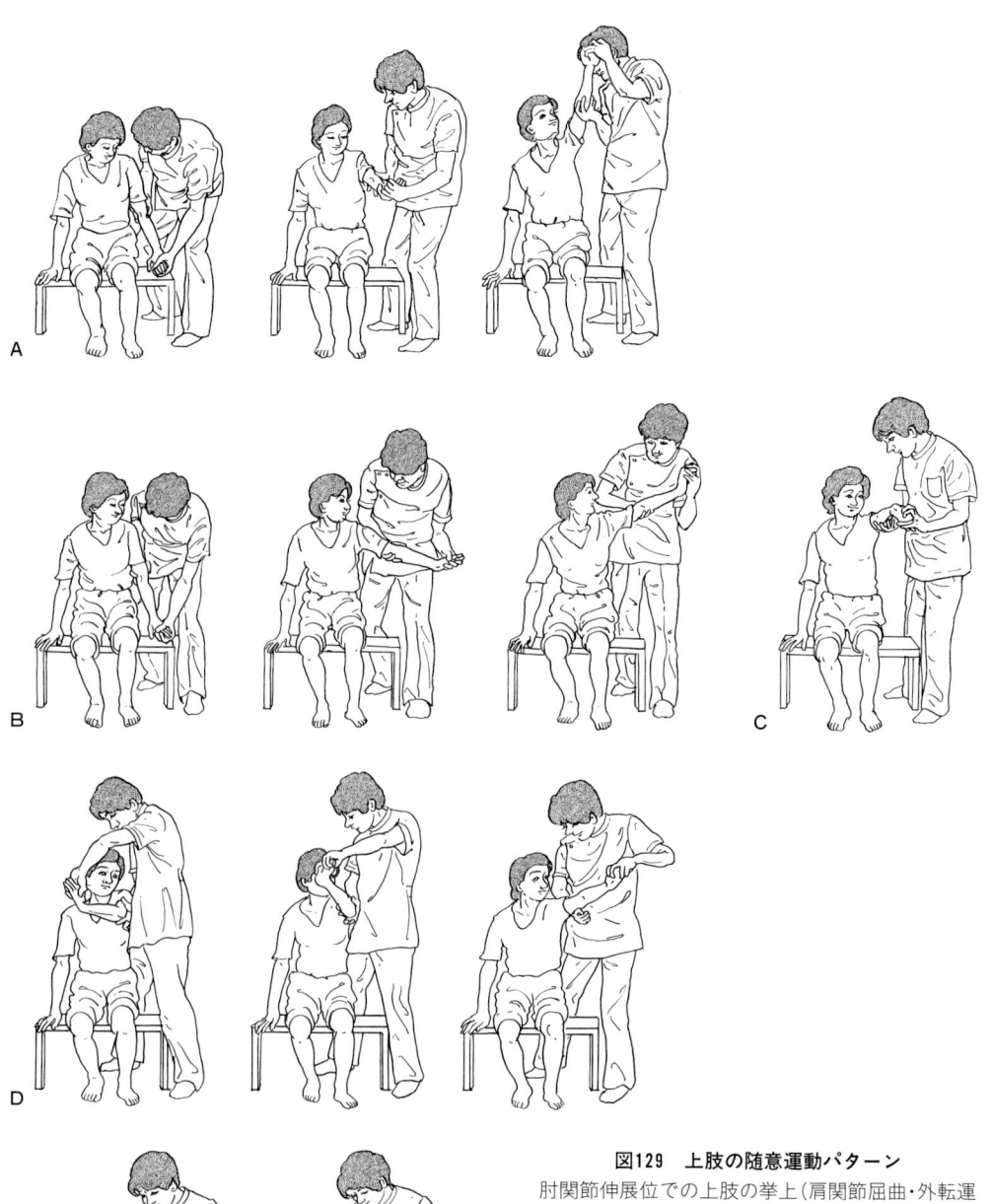

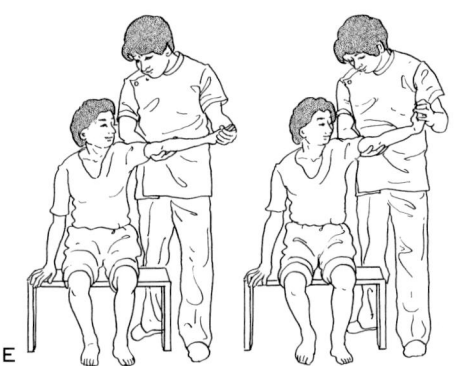

1．運動・動作障害の治療

**図129 上肢の随意運動パターン**
肘関節伸展位での上肢の挙上（肩関節屈曲・外転運動）が基本である．
肘関節伸展位・手関節背屈位・手指伸展位で肩関節の屈曲（A）と外転（B）．
外旋を伴う屈曲（C）と外転．
上肢挙上位での肘関節伸展（D）．
上肢挙上位，手指伸展位での手関節背屈・掌屈（E）．
さらに上肢挙上位で手指伸展，屈曲を行う．
これらの運動は座位だけでなく，臥位や立位でも行う．

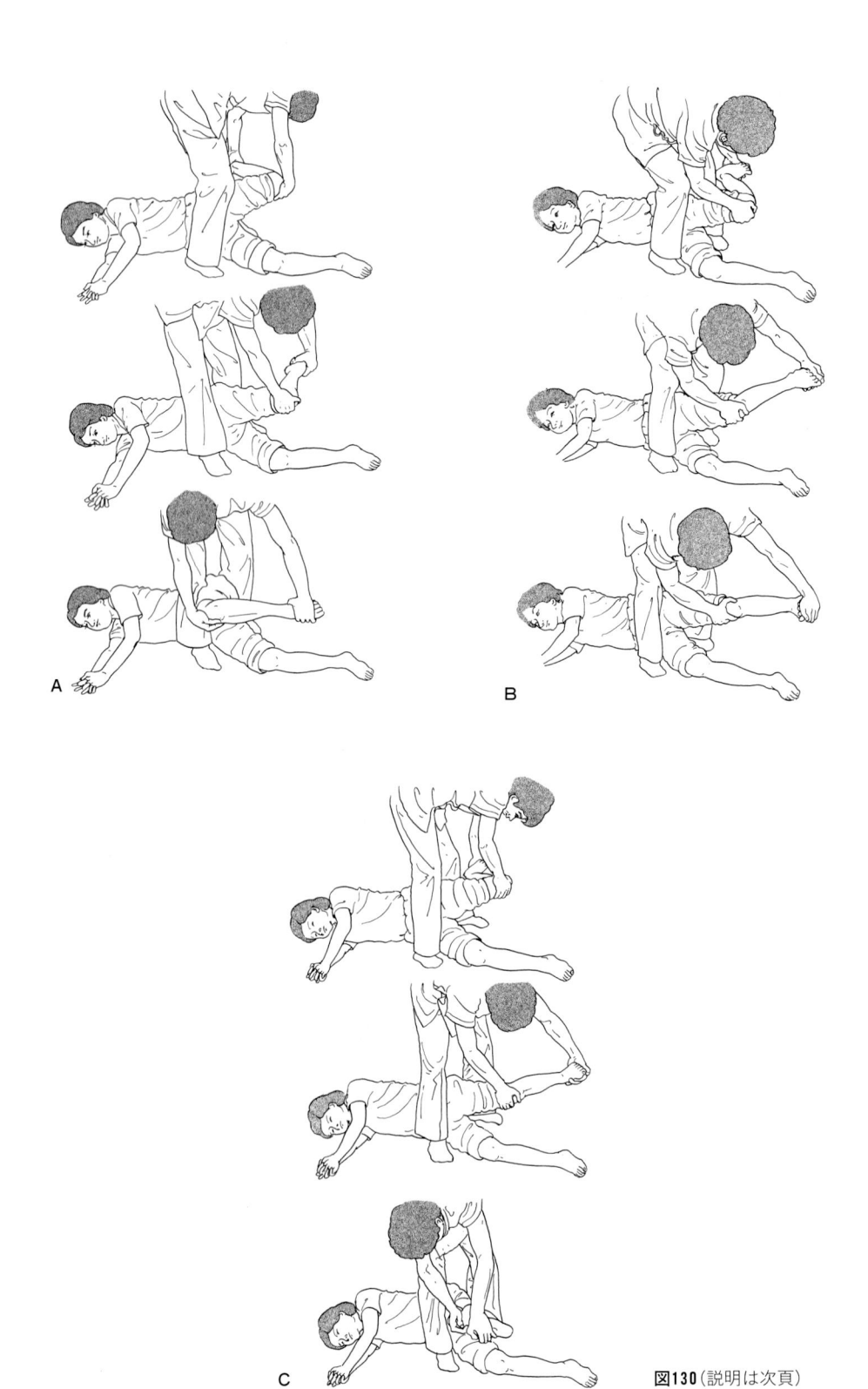

# IV. リハビリテーション手技の実際

A    B

C    図130（説明は次頁）

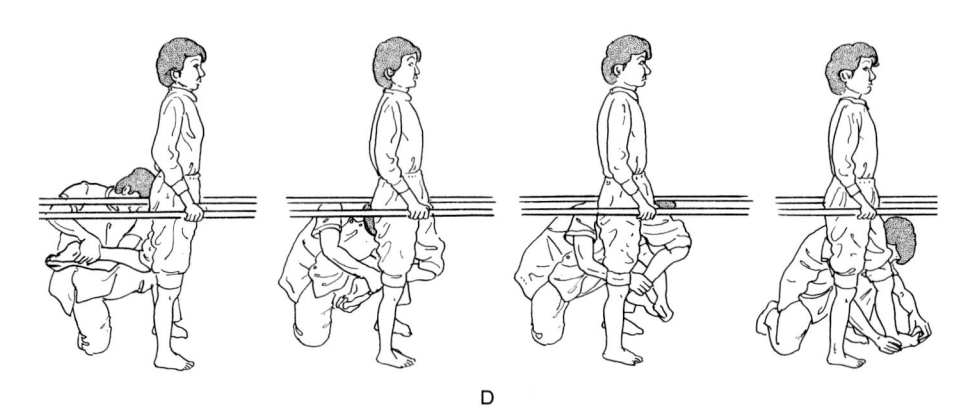

**図130 下肢の随意運動パターン**

　患者を側臥位として，膝関節90°屈曲位，足関節底屈位に保持したまま股関節を屈曲させる．運動が停止したら伸展を行う（A）．
　次に股関節伸展位，足関節背屈位に保持したまま膝関節を伸展させ運動を停止させた後，屈曲させる（B）．
　足関節背屈位で股関節屈曲と膝関節伸展を同時に行う．運動停止後，足関節底屈位に変えて股関節伸展，膝関節屈曲を行う（C）．
　これらの運動は側臥位だけでなく，背臥位や平行棒内立位でも行う（D）．

## 4）起居・移動動作

　基本的な運動パターンの治療を行っても，起居・移動動作の獲得が困難な患者では代償機能を用いたり，環境整備によって，これらの動作を自立させる．各動作は左片麻痺患者を例として説明する．

- (i) **寝返り**（図131）
- (ii) **起座**（図132）
- (iii) **いざり**（図133）
- (iv) **車椅子からベッドへ，ベッドから車椅子へ**（図134）
- (v) **車椅子の操作**（図135）
- (vi) **床からの立ち上がり**（図136）
- (vii) **杖歩行**（図137）
- (viii) **下肢装具**（図138）
- (ix) **階段昇降**（図139）

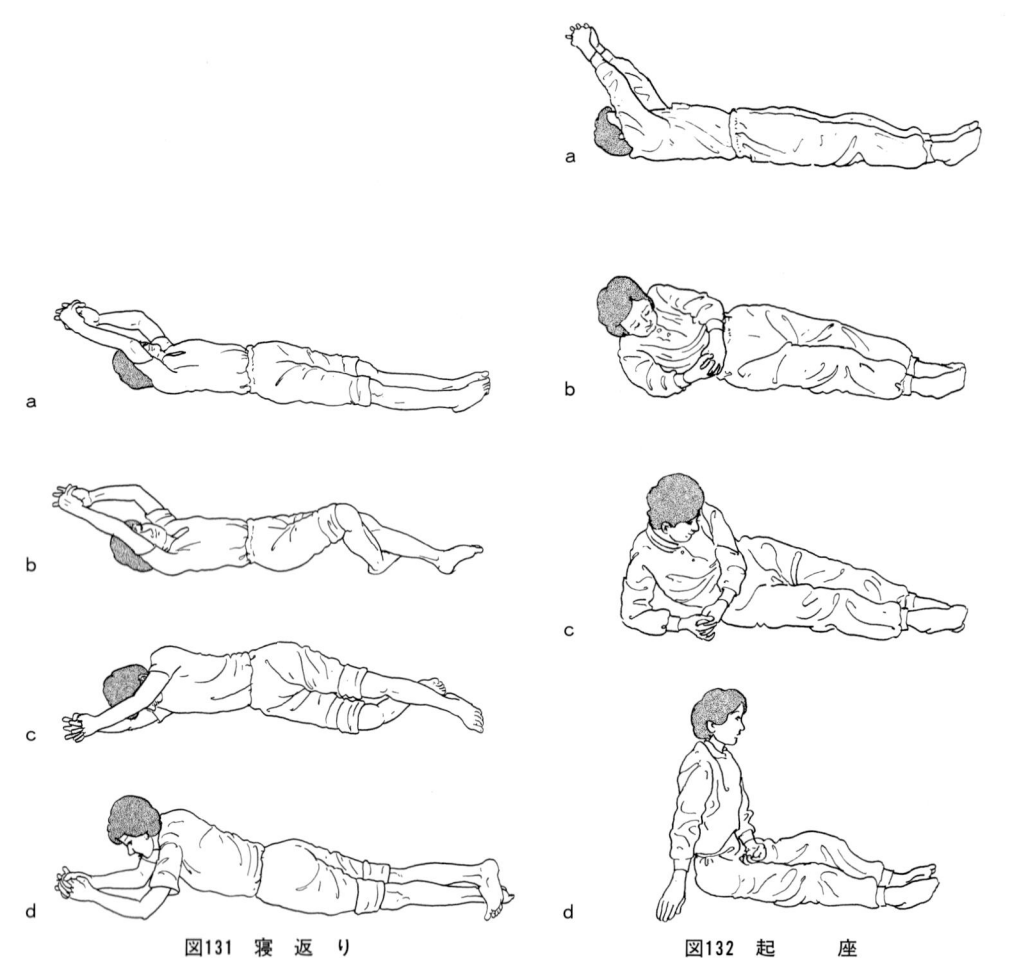

## IV. リハビリテーション手技の実際

**図131 寝返り**
a：両手を組んで上肢を頭上へ挙上させる．
b：右足を左膝窩部にいれる．
c：両上肢を右方へ動かし，頭部と肩甲帯を右回旋させる．
d：両膝を軽く屈曲させながら右へ向け，体幹も右へ回旋させて腹臥位となる．
　腹臥位から右上肢で床を押し，体幹を左へ回旋させ背臥位にもどる．

**図132 起座**
a：両手を組んで上肢を左頭上へ挙上させる．
b：両上肢を体幹の右側の床に向かって，体幹を横切って動かす．
c：右方へ上半身が回旋・屈曲したら，右肘と前腕で上半身を支え，片肘立ち位となる．
d：右上肢で上半身を押し上げ，横座り位や長座位になる．

1. 運動・動作障害の治療

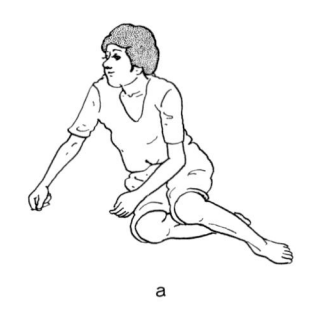

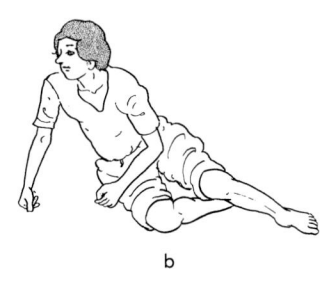

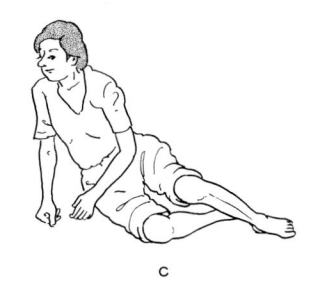

**図133 いざり**
a：横座り位で右手を体幹からやや離して床につく．
b，c：右下肢で床を押しながら体幹を右に引きつける．
　　この動作を繰り返し床上を右方へ移動する．
　　座位バランスの悪い患者では右肘立ち位で行う．

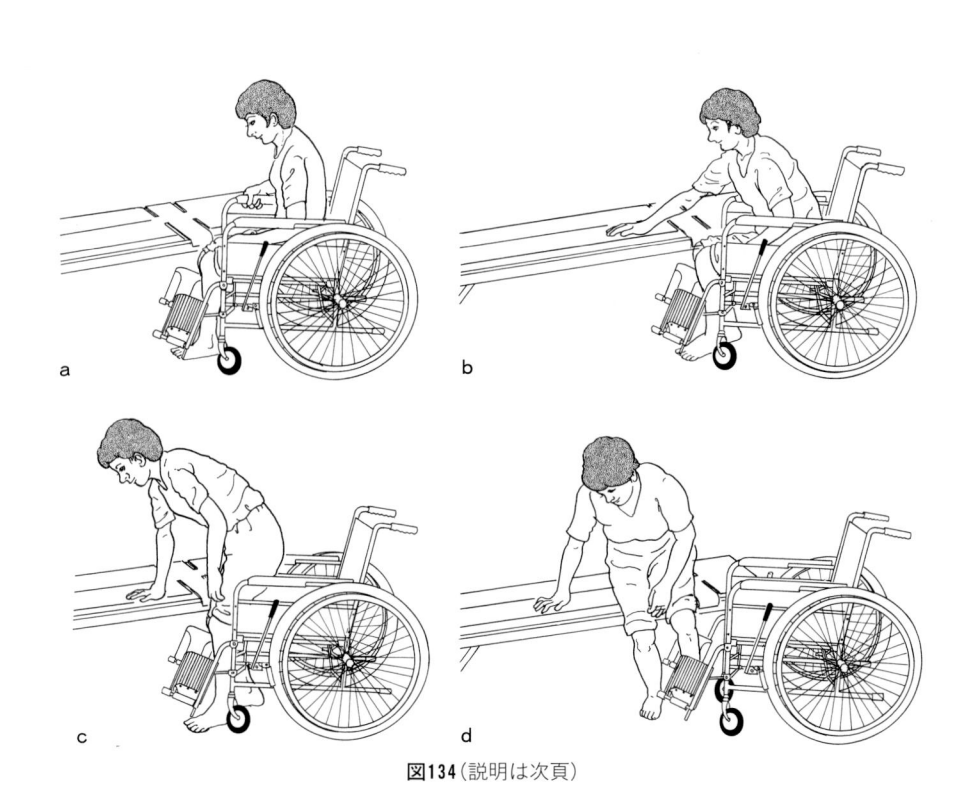

図134（説明は次頁）

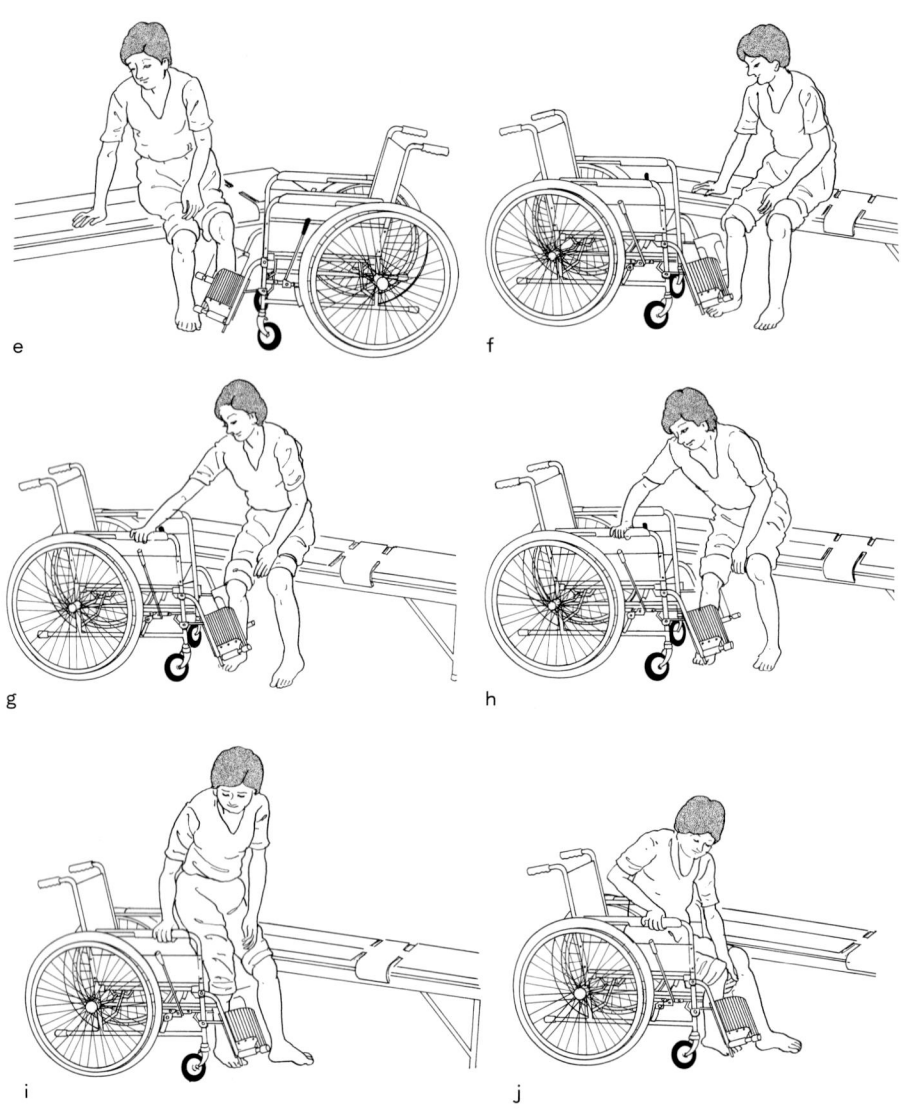

## IV. リハビリテーション手技の実際

**図134 車椅子からベッドへ，ベッドから車椅子へ**

車椅子からベッドに移る．
　車椅子の右側をベッドの中央につけ，斜めに位置してブレーキを掛ける．
a：両足はフットプレートからおろし，床にしっかり足底をつける．
b：ベッドに右手をのせ上半身を右前方に傾ける．
c：右手と両足に体重をかけ，車椅子の座席から腰を上げる．
d：腰を右に回旋させる．
e：ベッドに腰をおろし，端座位となる．
　ベッド端座位から車椅子に移る．
f：車椅子を患者の右側に斜めにおく．ブレーキを掛け，フットプレートは上げる．
g：両足を床にしっかりつけ，右手で車椅子の肘かけを握る．
h：右手と両足で体重を支持して腰を上げる．
i，j：腰を右へ回旋させて車椅子に着座する．

1．運動・動作障害の治療

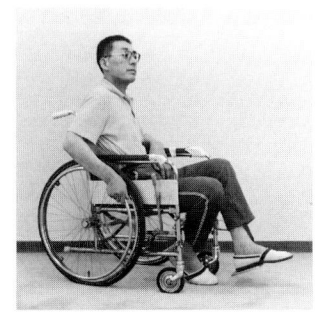

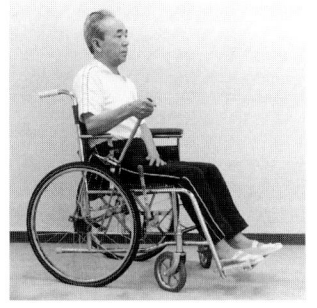

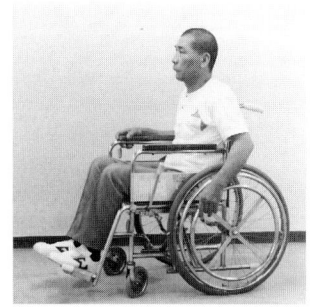

**図135　車椅子の操作**
車椅子は歩行不能の患者に用いる．低床型で健側の上下肢を用いて駆動する（A）．
または片手駆動型で健側上肢だけを用いて駆動する（B，C）．

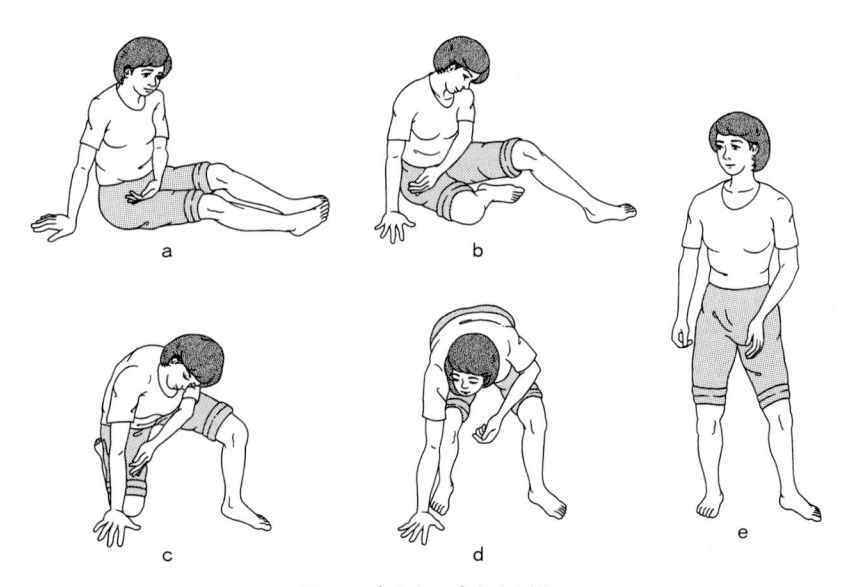

**図136　床からの立ち上がり**
a，b：長座位から右下肢を屈曲（股関節屈曲・外転・外旋，膝関節屈曲）する．
c：右手，右膝，左足底で体重を支持して腰を上げる．
d：右手，左足底で体重を支持し，右足底を床につけた高ばい位となる．
e：両足底に体重をかけ，右上肢を床から離し，上体を起こして立位となる．

*279*

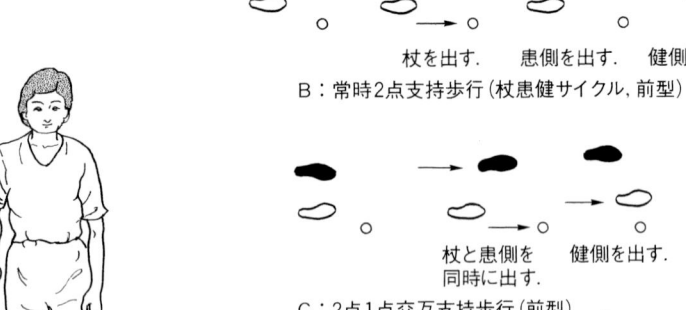

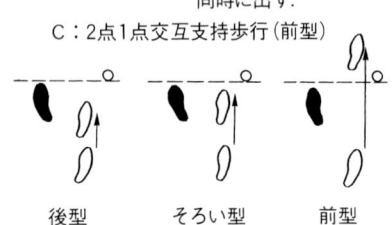

## IV. リハビリテーション手技の実際

杖を出す. 患側を出す. 健側を出す.
B：常時2点支持歩行（杖患健サイクル，前型）

杖と患側を　健側を出す.
同時に出す.
C：2点1点交互支持歩行（前型）

後型　そろい型　前型
A：杖の長さ調節　　D：常時2点支持歩行の健側の着地による3型

**図137　杖　歩　行**

杖の長さは常用の履物をつけて立位となったときの大転子の高さに合わせる（A）．
杖と両足の運び方は以下の順序で行う．
1）常時2点支持歩行：杖→患側→健側の順に動かす．バランスの安定性はよいが，歩行速度は遅い（B）．
2）2点1点交互支持歩行：杖・患側同時→健側の順に動かす．バランス制御を必要とするが，歩行速度は速い（C）．
患側足部に対し健側が踏み出す前型，健側が患側に並ぶそろい型，健側が患側より先に出ることのない後型に分類できる．後型から前型になるにしたがって患側股関節伸展，体幹回旋を必要とするが，1歩の踏み出す歩幅は長くなり，歩行速度は速く，正常歩行に近づく（D）．
立位バランスの悪いときは杖先が4脚や3脚になったものを用いる．

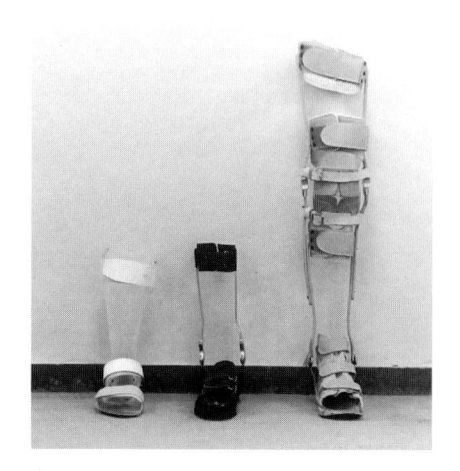

**図138　下 肢 装 具**

麻痺，内反尖足などで患側肢立脚相の支持性が悪いときに下肢装具を用いる．脳卒中の初期には訓練（治療）用としても利用される．立位・歩行訓練の際には支持性を増して，痙縮を予防する．下肢装具の代表的なものは長下肢装具（LLB：金属支柱つき装具で膝・足・足指関節を固定），短下肢装具（SLB：金属支柱つき装具で足・足指関節を固定），プラスチック製短下肢装具（AFO：プラスチックなどの合成樹脂で製作）などである．現在，脳卒中の下肢装具には大部分プラスチック製短下肢装具が使われている．
左：プラスチック製短下肢装具
中：短下肢装具
右：長下肢装具

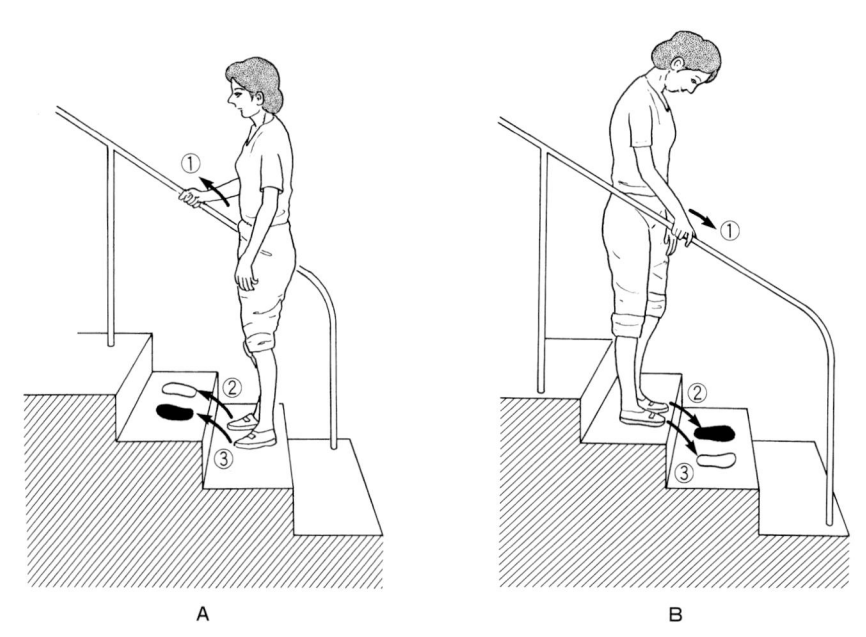

**図139 階段昇降**
　はじめは手すりを使用する．昇りは右手を1段高い所に持ちかえ，右足(健側)，次に左足(患側)を上げる(A)．
　降りるときは右手を1段低い所に持ちかえ，左足，次に右足を下ろす(B)．
　患側の痙縮が強く股関節内転位となる場合，左足が1段下に届かないために右足から下ろすこともある．バランスを崩しやすいので注意を要する．
　杖を用いて行うときも順序は同様である．

## 5) CAGTプログラム

　CAGT(computer-assisted gait training)プログラムは脳卒中片麻痺患者を対象として開発されたプログラム学習法である．その原理を以下に示す．
　①脳卒中の運動機能障害の回復は予測可能なパターンを示すことから，各患者の回復過程が比較できるプロフィールを作成することは可能である(Partridge et al. 1987)．
　②歩行速度は重複歩距離と歩行率によって決まるが，できるだけ速く歩いた(最大歩行速度)時の重複歩距離と歩行率は健常者や脳卒中患者では各人に固有の値となる(伊東・他　1985；Nakamura et al. 1985)．
　③最大歩行速度時の「重複歩距離×歩行率＝歩行速度」を指標に利用すると，脳卒中患者の最大歩行速度の改善は予測可能なパターンを示す(Nakamura et al. 1988)．
　CAGTプログラムの要約を記す．
　「脳卒中機能回復予測ソフト：RES-4(SR-1000)」(酒井医療)をインストールしたパソコンを利用するとよい．ただし，手計算によっても実行できる．

## IV. リハビリテーション手技の実際

**図140 CAGTプログラムにおけるコンピュータ画面**
A：最大歩行速度と歩行率（歩行率は最大歩行速度が約23 m/分を境に変わる）
B：最大歩行速度と重複歩距離
回帰直線は58名（208試行）のデータで構成されている．
　　a：y＝2.95x＋26.7　　　r＝0.75
　　b：y＝0.73x＋78.1　　　r＝0.67
　　c：y＝0.0109x＋0.296　r＝0.90

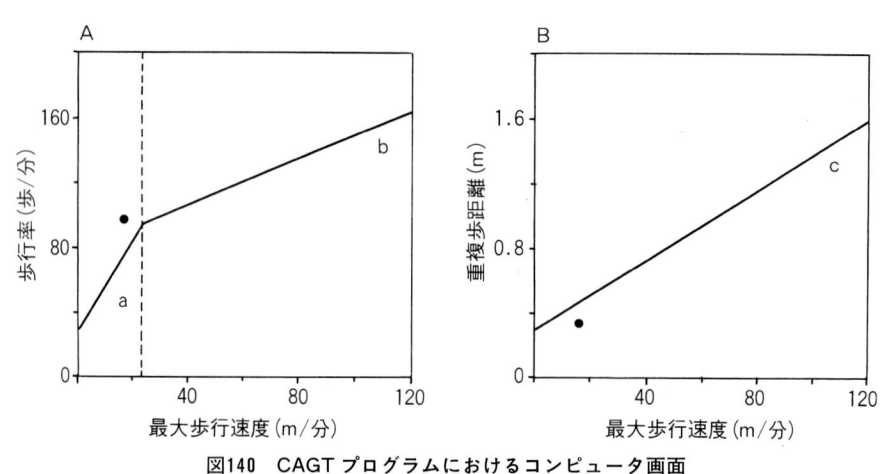

① 10 m距離をできるだけ速く歩いたときの所要時間と歩数を計測する．3～5回の試行から最も速い記録をデータとする．
② パソコン上，「歩行機能予測データ」項目を選択して，歩行路の距離，歩数と所要時間を入力する．コンピュータ画面には，患者58名（208試行）のデータから作られた基準値（ライングラフ）と合わせて，最大歩行速度（m/分）と歩行率（歩/分）および最大歩行速度と重複歩距離が表示される（図140）．
③ 理学療法士はコンピュータ表示を患者に示しつつ説明する．患者の歩行結果を基準値と比較して，修正すべき歩行周期変数（重複歩距離か，歩行率か）を伝える．図140では，患者の最大歩行速度は16.3 m/分，歩行率は96.2歩/分，重複歩距離は0.34 mである．基準値と比較して，重複歩距離が短いことになり，当面の訓練目標は歩行率を低下させずに，重複歩距離を伸ばすことにある．その結果，歩行速度は速くなる．

### (1) 歩行訓練の実際
#### i) 立位保持
　　歩行訓練は立位保持が可能であることが前提となる．座位保持ができて，立位保持が不能である状態は麻痺側下肢の支持力低下と立位バランスの不安定性が関与する．具体的には重心動揺が大きい，支持基底内での随意的な重心位置の移動距離が少ないという特徴を示す．これらの立位保持に必要な生体力学的要因を検討し，以下の訓練を行う．

①下肢の支持力低下には足関節に短下肢装具，必要に応じて膝関節の固定装具を用いて，立位保持の訓練を行う．
②立位バランスの不安定性には立位における支持基底を広くするために，両足の間隔を広くする．平行棒や手すり，杖なども用いる．

ii) 歩 行 率

歩行率を高めるには，原則的には患者の自動運動を利用するが，以下の点について自動介助運動を十分に行うことが大切である．

①一歩を速く歩み出すように指示する．
②麻痺側に内反足や尖足があり，支持脚に体重が十分に加わらない場合：正常な足の運動パターン（足関節背屈）を，平行棒における歩行運動（一歩の踏み出し）を用い，自動介助運動で遊脚相の遊脚中期から減速期にかけて行う．運動の速さを次第に増し，同時に介助量を減らしてゆく．
③立脚相の初期に麻痺側下肢が伸展（膝関節は過伸展）して，骨盤が前方へ移行せず，麻痺側への体重移動が円滑に起こらない場合：重心が麻痺側に加わるように下肢帯（骨盤帯）を誘導する．はじめは②と同様にして，平行棒内で一歩の動作を利用した訓練とする．その後，操作を加える部位を上肢帯（肩甲帯）として，体幹の回旋運動を自動介助運動として行い，円滑な重心移動を誘発する．これらの動作を反復して訓練するため，平行棒や手すりを利用して，患者自身も自動運動で行う．
④立脚中期に膝関節の過伸展を伴う後方突伸があり，重心線の前方移動を妨げる場合：平行棒内で麻痺側を前に一歩踏み出した姿勢をとり，麻痺側下肢に体重を加えつつ，足関節の背屈運動と膝関節屈曲運動を自動介助運動で行う．なお，実際の歩行に際しては短下肢装具を要することが多い．

iii) 重複歩距離

患者の自動運動を用いるのが第一であるが，以下の訓練も加える．なお，10 m 距離最大歩行速度が 40 m/分以上になれば，歩容の非対称性の矯正にも心掛けるとよい．少なくとも非対称性を増強しないような注意が必要である．これらは原則的には口頭指示で行う．

①一歩を大きく踏み出すように指示する．
②初期に非麻痺側が十分前方に出せない場合：前方に目標（白線など）を記しておく，あるいは台や階段のステップに一歩を載せる方法もある．この訓練法は麻痺側の支持力の改善にも役立つ．
③歩行時，麻痺側股関節の伸展が不十分な場合：非麻痺側による片脚支持の姿勢（手すりなどを利用してもよい）をとり，麻痺側の股関節を伸展方向にストレッチする．
④非麻痺側骨盤が十分に前方突出しない場合：多くは体幹回旋が不十分であり，上肢帯や下肢帯に操作を加えた自動介助運動で矯正する．

## IV. リハビリテーション手技の実際

⑤歩行運動の反復練習の回数を多くする．疲労しやすい場合，1回の訓練時間や歩行距離を短くして，休息をおいて反復し，1日に行う練習の回数は多くする．日々の歩行移動距離が次第に増加するよう指導する．心肺フィットネスと下肢筋力の増加がえられ，重複歩距離の増加，歩行速度の向上が起こる．

### (2) 双曲線関数による最大歩行速度の回復予測

脳卒中後の運動機能の回復に関する多くの研究は，発症後早期の機能的利得は大きく，時間経過につれて次第に利得は減少し，機能レベルは一定値に達する(いわゆる負加速曲線)ことを示唆している．たとえば，CAGTプログラムによる歩行訓練を受けた患者87名について，最大歩行速度を訓練開始から7週間，毎週1回記録し，8ポイントのデータから発症からの期間と最大歩行速度との関係を双曲線関数によって近似した場合，統計的に有意な結果が65名(75％)で得られている．ただし，初回検査において最大歩行速度が実用歩行レベルに近い値，60 m/分以上の患者には適用できない．それ以下の患者群では，通常の歩行訓練を行った患者群よりもCAGTによる訓練を受けた患者群のほうが有意の近似値を示す患者の割合が多い．なお，予測値の上限は100 m/分である．それ以上の予測をすることは精度の低下を招く．

双曲線は $y = A - B/x$ で示される．$y$ は最大歩行速度(m/分)，$x$ は発症からの期間(週)，$A$ と $B$ は定数である．近似にはパラメータ $A$，$B$ を定めればよい．実用的には5ポイント(4週間のデータ)程度のデータをうるため，訓練開始時，その後は毎週1回の記録を行う．これらを用いて双曲線回帰式を求める．具体的には逆数変換を行い，その後に直線回帰式を求める(図141)．「脳卒中機能回復予測ソフト：RES-4(SR-1000)」を利用するとよい．

発症後の長期臥床によって廃用症候群に陥った場合，神経学的な機能障害は軽度であっても，初回測定時の最大歩行速度は低い患者がいる．その多くは訓練開始後1〜2週で最大歩行速度は急速に改善するが，その後はあまり変化しない(図142)．そのような患者では，5ポイントのデータでは有意の双曲線関数近似が成り立たないことが多い．

早期からリハビリテーションを受けた場合，最大歩行速度は訓練開始後4週間のデータを用いて，

①訓練開始後12週までの最大歩行速度を予測できる．
②12週以内に実用レベル(60〜80 m/分)に達する患者では，その時期までとする．最大100 m/分を限度とする．
③12週以内であれば，ある任意の時期における最大歩行速度を計算によって求め，予測することができる．

近似が成立する場合，パラメータ $A$，$B$ によって以下の事項が検討できる．$A = 80$，$B = 321$ を代入したモデルを図143に示す．$A$ は漸近線であり，到達可能な最大歩行速度である．$A/2$ は到達可能な最大歩行速度の1/2の歩行

1．運動・動作障害の治療

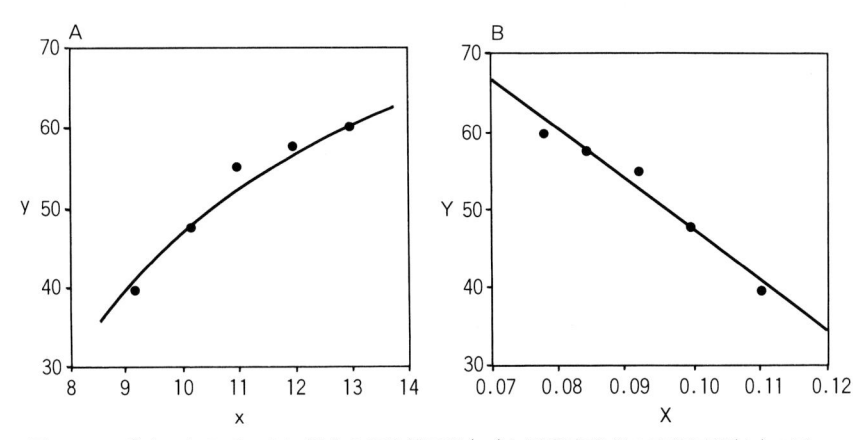

**図141　5ポイントのデータに対する双曲線回帰(a)と逆数変換後の直線回帰(b)の例**
x：発症からの期間(週)，y：MWS(m/分)
5ポイントのデータは(x, y)＝(9.1, 39.7), (10.1, 39.7), (10.1, 47.6), (10.9, 55.1), (11.9, 57.7), (12.9, 60.0)である．
　a：y＝111.5－643.8/x
　b：Y＝111.5－643.8X(X＝1/x)
　$R^2$＝0.96
（中村・他　1997）

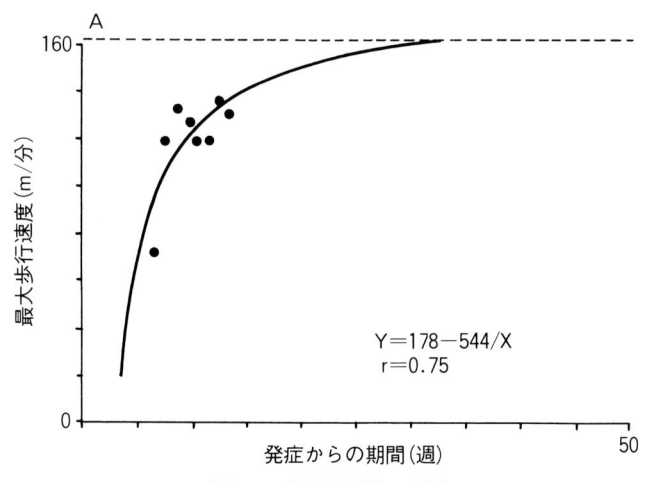

**図142　廃用症候群の症例**
訓練開始直後1～2週の最大歩行速度は著しく改善するが，その後の利得はわずかである．
（中村・他　1997）

速度であり，2 B/Aは最大歩行速度がA/2となる時期を示す．A-√Bおよび√Bは双曲線の接線がy＝x＋cとなる点であり，この時期には1週間の最大歩行速度の利得が1m/分である．この時期以前は週ごとの利得は1m/分以上，以後は1m/分以下となる．
　図144にパラメータの意味づけを示す．上段ではA＝80として種々のB値を

*285*

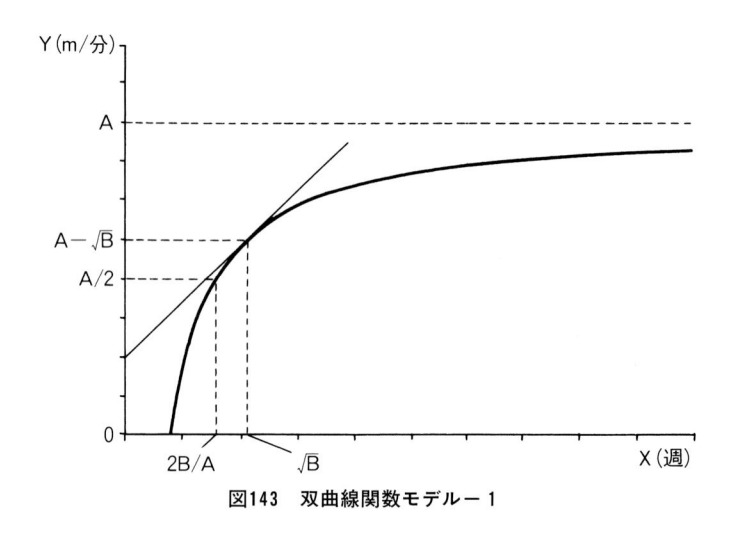

## IV. リハビリテーション手技の実際

図143 双曲線関数モデル-1

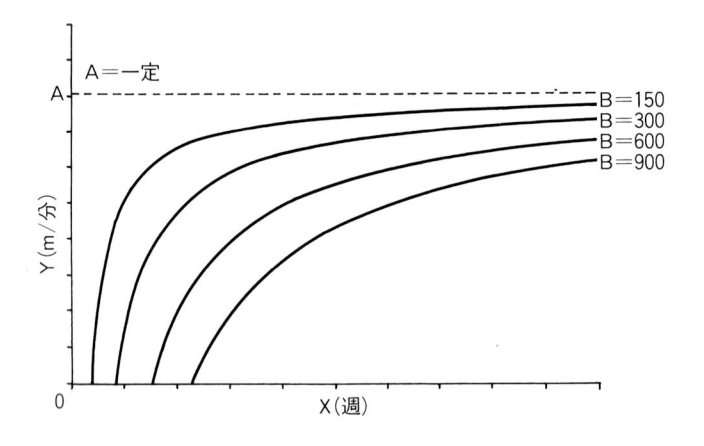

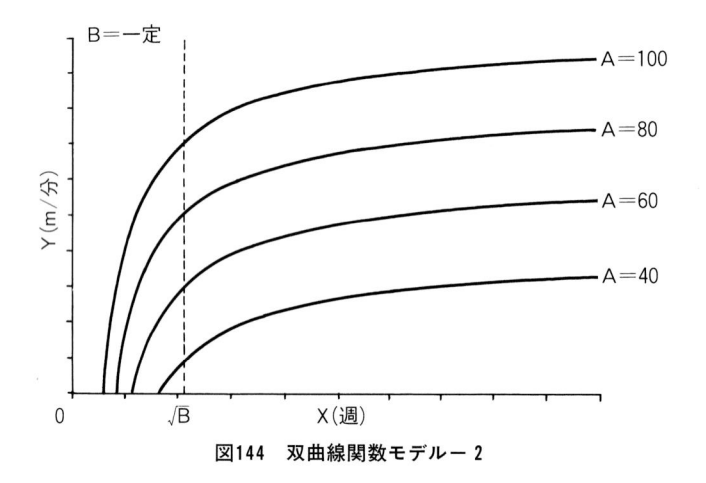

図144 双曲線関数モデル-2

表72 MWSの双曲線関数のパラメータA, Bの決定因（重回帰分析）

| |
|---|
| 従属変数：A，B，2B/A |
| 独立変数：年齢，身長，体重，感覚障害，発症からの期間，最大歩行速度初期値，膝伸展トルク初期値 |
| A＝0.97(A-IK)＋71.203($R^2$＝0.40) |
| B＝86.126(TSO)＋5.358(A-IK)－291.552($R^2$＝0.53) |
| 2B/A＝1.405(TSO)－0.118(IV)＋4.33($R^2$＝0.81) |

A-IK：患側膝伸展トルク初期値，TSO：発症からの期間（週），IV：最大歩行速度初期値

与えている．B値が大きいほど歩行障害は重度であり，週当たりの最大歩行速度の利得は少ない．下段はB＝321としてA値を変化させてある．A値が大きいほど，到達できる最大歩行速度は高く，回復期間は短くて済む．表72に双曲線関数による近似が成立した65名でえられているパラメータの決定因を示しておく．

［中村　隆一・半田　健壽］

## 6）上肢・手動作
### （1）課題選択の原則

上肢機能の回復，向上には具体的な課題遂行を利用する作業療法が行われる．

課題遂行には操作者（患者）と対象（課題）が関係する．ある課題が遂行できるか否かは患者の制御能力に依存する．そして制御能力は，①素質と技能，②練習，③作業場面，に影響される．患者は技能が著しく低下した状態にある．治療は具体的課題と作業場面の操作および練習により技能を向上させ，制御能力を高めることを目的とする．

上肢・手動作の治療の主要対象は，①関節可動域，②知覚運動技能，③認知技能，であり，それぞれのレベルを高めるような配慮がされる．各項目には作業療法における課題選択のうえでいくつかの原則がある．

#### i）初 期 治 療
発症初期には非特異的にすべての技能が低下している．多くの場合，4～6週以内に個別の技能低下が明らかになる．その時期までに重点的に治療すべき技能を定めておく．それ以前は続発性合併症の予防，神経学的回復の促進，覚醒レベルの上昇を中心とした治療を行う．

#### ii）関節可動域
①具体的な課題の遂行を通じて行う．
②初期の運動は肩・肘・手関節の運動を組み合わせたものを利用する．次第に個別の関節運動へと重点を移す．

## IV. リハビリテーション手技の実際

　③らせん対角線方向の運動を主とする．
　④手先に視線を向けさせ，将来の目と手の協応の準備をする．

### iii）知覚運動技能
①神経学的回復（8〜12週）以後にも感覚障害の多くは残存するが，知覚技能の向上はおこる．
②個々の筋力を回復させるのではなく，運動パターン（肩・肘・手関節運動の組み合わせた動き）の回復を目的とする．
③患者の技能レベル判定には課題遂行の結果だけでなく，動作の過程の分析が大切である．
④訓練の重点は，ⓐフォーム（手順，パターン），ⓑ正確さ，ⓒ速さ，ⓓ適応性（場面の変化など），ⓔ持久性，の順序に従う．
⑤課題遂行に必要な上肢の運動では，近位の運動から始め，次第に遠位へと重点を移す．ⓐ動くこと，ⓑ種々の肢位に保持することの順に行う．手指の運動が不能なら，訓練用装具を利用することもある．
⑥課題の選択は運動発達の順序で行う．
⑦動作は単純から複雑へと変化させる．以下の要素がある．
　　ⓐ　要素的動作に必要な運動パターンは単純から複雑へ（集合運動から分離運動へ）
　　ⓑ　動作の連合[注4]は連続動作から同時動作へ
　　ⓒ　一動作の所要時間は短いものから長いものへ
　　ⓓ　平面の運動から空間の運動へ
　　ⓔ　移動距離は小から大へ
　　ⓕ　目と手の協応をあまり要しないものから要するものへ

### iv）認知技能
作業課題は以下の順に変化させる．
①簡単から複雑へ（簡単とは，ⓐ連続する要素的動作の数が少ないこと，ⓑ同時動作のないこと，ⓒ患者にとって習慣的動作であること，など）
②注意の集中時間は短いから長いへ
③対象はひとつから選択を必要とするものへ
④患者が習慣としていた活動から新しい活動へ

---

注4）人間の動作では，身体の種々の部位が同時に，あるいは継時的に異なる要素的動作を行うことが多い．これを動作の連合（motion combinations）という．動作の連合状態は以下のものに分けられる．
連続動作（consecutive motions）：身体の同一または異なる部位が重複したり，休止したりすることなく，連続して動作をひとつひとつ行っていくもの．
結合動作（combined motions）：二つ以上の動作が身体の同一部位を用いて同時に行われるもの．
同時動作（simultaneous motions）：二つ以上の動作がそれぞれ異なる身体部位によって同時に行われるもの．
複合動作（compound motions）：結合動作と同時動作が複合したもの．

1．運動・動作障害の治療

　　これらの点を考慮して作業療法プログラムを作成し，具体的な課題，作業場面の設定を行う．
　　作業場面とは，
　　　①病棟内，作業療法室などの空間
　　　②1人～数人などの人間環境
　　　③午前，午後などの時刻
　　　④壁に向かって，壁を背にして，端・中央など空間内での位置
　　　⑤対象の配置（レイアウト）
　　　⑥道具，装具，自助具の有無
などである．

### （2）治療的作業課題
#### ⅰ）二次的障害の予防と神経学的回復の促進
　　発症初期には非特異的にすべての技能が低下しているため，作業課題は個別の技能を細かく問題とするよりも，全体的な活動性の向上を中心に考えて選択する．身体を動かさないためにおこる麻痺側上肢の腫脹や痛みの発生，筋短縮，患側を無視した身体図式の固定化を予防することが必要である．同時に随意運動の回復に備えて，正しい運動パターンを運動感覚として獲得すること，中枢覚醒レベルを高めることも意図して行う．具体的には身辺処理動作のうち可能な動作，患側上肢を視野のなかにいれる，両側運動，簡単な知覚運動課題などを行う（図145～148）．

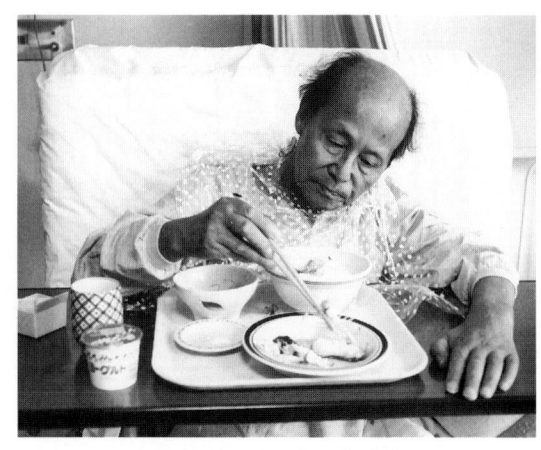

**図145　食　　　事（左片麻痺）**
ギャジベッド上座位，オーバーテーブル使用．健側手を使って一人で食べる．この他，顔を拭く，歯を磨くなど，身辺処理動作の可能な部分を早期より行わせる．

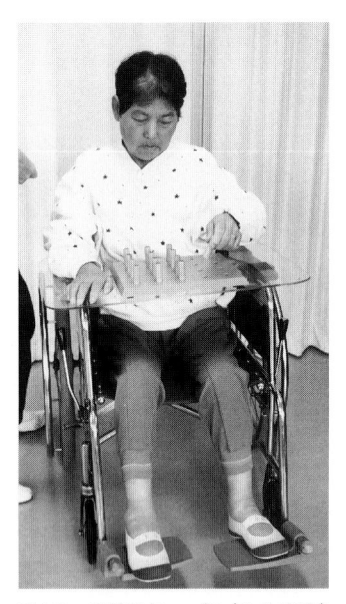

## IV. リハビリテーション手技の実際

**図146 車椅子テーブル(右片麻痺)**
簡単にとりはずしのできる台をつける．台の寸法は車椅子駆動を妨げない程度の大きさとする(ここでは足元がみえるようにアクリル樹脂板を使用)．台上に患者の両上肢をのせる．これにより座位姿勢が正しく保たれ，手の浮腫を予防すると同時に患側上肢・手を見ることもできる．また視覚運動課題もテーブル上で容易に行える．

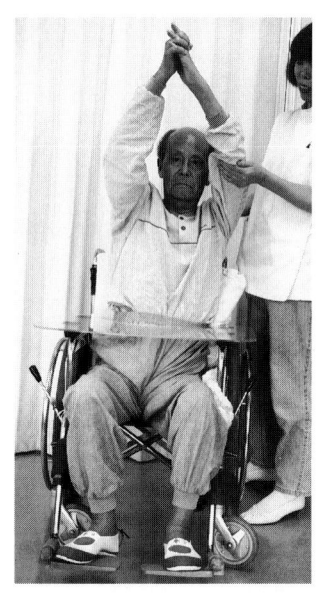

**図147 組み合わせた両上肢の挙上運動(左片麻痺)**
患側の母指が外側になるように指を組み合わせ，両手を一緒に肘伸展位で挙上する．これを繰り返し行う．痛みのない関節可動域を維持するとともに，麻痺した手の知覚・認知，座位バランスを促す．

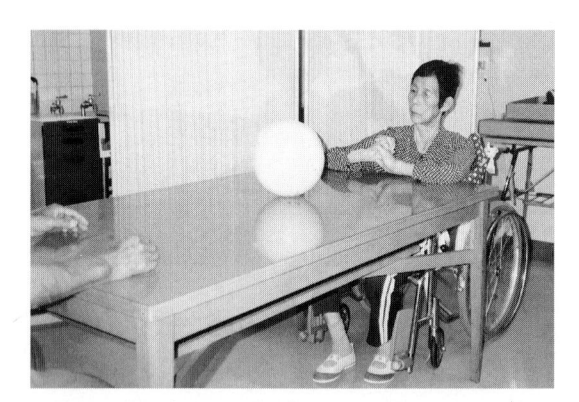

**図148 組み合わせた両手でボールを押し，ころがす(左片麻痺)**
組み合わせた上肢は前腕をテーブル上にのせ，対座した相手が転がしてきたボールを押し返させる．相手の掛け声やボールの速さに合わせて反応することで，患者の中枢覚醒レベルを高め，注意集中をはかる．

ii）関節可動域訓練

　患側上肢では肩関節屈曲，外転，外旋に運動制限のおこることが多く，拘縮や痛みを伴うこともある．肘関節伸展制限，手関節伸展制限，MP関節伸展位拘縮，IP関節屈曲位拘縮なども生じやすい．これらを発症初期からの関節可動域訓練によって予防する．訓練は同時に随意運動の発現，分離運動の促通も意図して行う．また随意運動がなく廃用手レベルであっても更衣動作や手の衛生管理の支障とならないように関節可動域の維持を図ることが必要である．上肢関節可動域の維持や拡大には，サンディング，机上ワイピング，組み合わせた両手で輪をポールに入れる，棒体操などの作業課題や装具を利用する（図149〜154）．

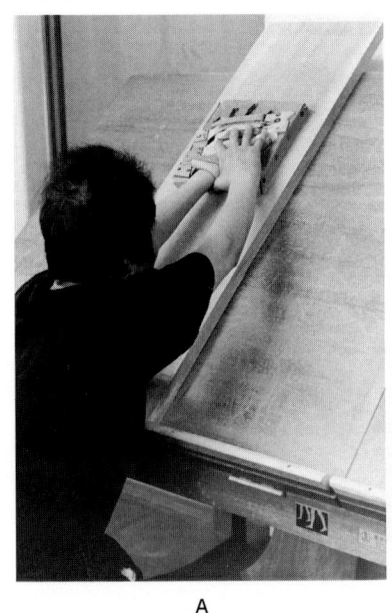

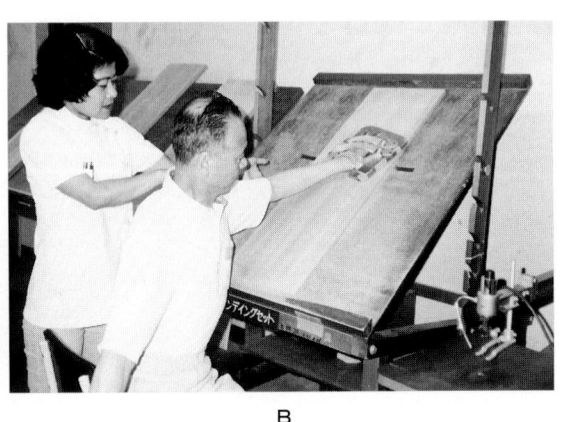

図149　サンディング

　A．肩屈曲の自己介助運動(左片麻痺)：随意運動のみられない上肢・手指の場合，手型のボードに手指を母指外転位，指伸展位で固定する．その手背に健側手を重ねて両手同時の押し上げ運動を行う．健側の力をかりて，体幹の前屈と重みも利用して，患者一人でも行うことができる．
　B．肩外転の運動(左片麻痺)：サンディング板の傾斜角度は徐々に増してゆく，肩外転方向に行う場合には体幹を前傾し，肩後方突出，肘屈曲になりやすいため，肩の前方突出と肘伸展を介助，正しい運動パターンで行う．

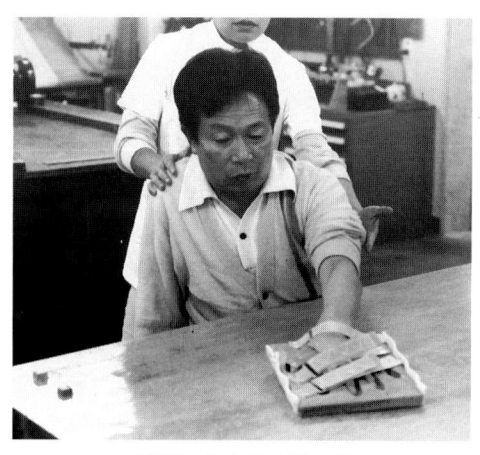

## IV. リハビリテーション手技の実際

**図150 机上ワイピング**
　手型のボード（裏面にフェルト布地を張る），あるいは折りたたんだタオルを用い，机上を拭く動作を行う．運動の方向は肩屈曲位で水平内・外転運動，肩・肘の屈伸運動がある．体幹の代償運動，異常運動パターンに注意し，患者の自動運動を促す．

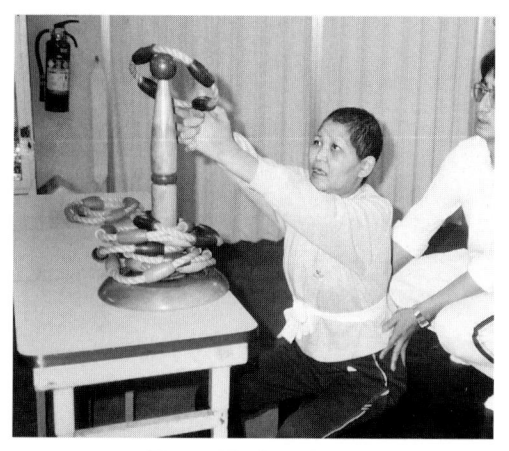

**図151 両手組み輪入れ**
　患側母指が外側になるように両手指を組み合わせ，健側の母指と示指とで輪をつかみ，上肢を伸ばしてポールに輪を入れる．ポールは椅子座位で体幹が軽度前傾する程度の前上方に置く．患側の足底を床につけるように注意して行う．両側運動により関節可動域維持をはかる．患側上肢の運動感覚の入力，座位バランスの安定も促す．

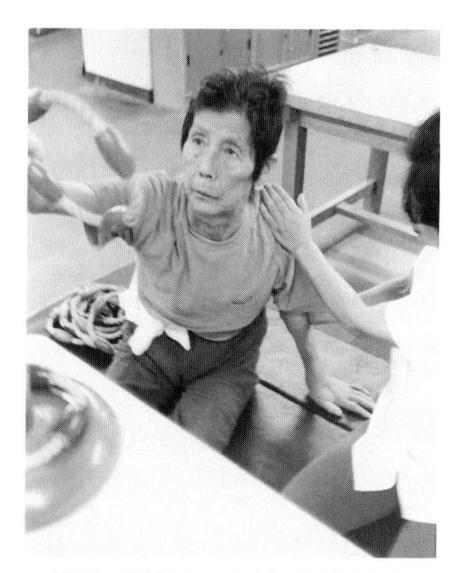

**図152 患側上肢で支持して輪を入れる**
　患側上肢を肩前方突出・外転・外旋位，肘伸展位，指伸展位で支持し，健側の手で輪を入れる．ポールは患側の斜め前上方に置く．体幹を十分に回旋して患側殿部に体重を移動させ，支持した手にも体重が加わるようにする．

1．運動・動作障害の治療

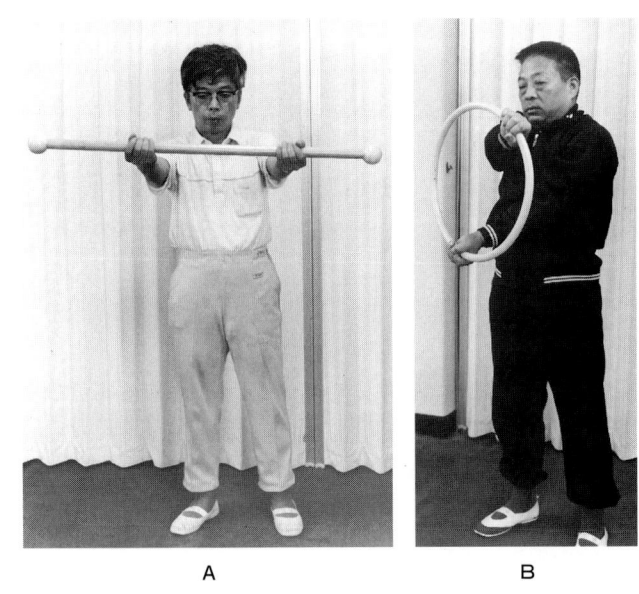

図153　棒 体 操
　A．棒を用いた運動（左片麻痺）
　B．輪を用いた運動（左片麻痺）
　棒や輪を両手で握り，肩・肘・前腕・手関節の運動を十分な運動範囲が得られるように行う．短縮した筋の伸張と分離運動パターンの確立を促す．

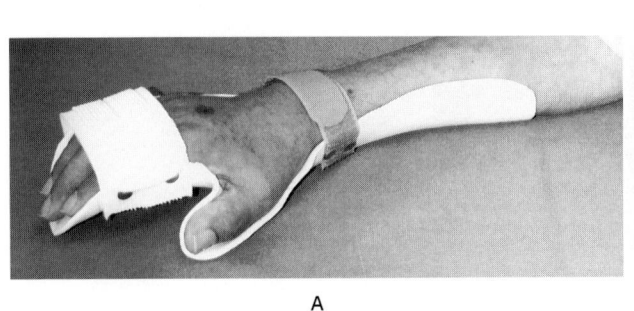

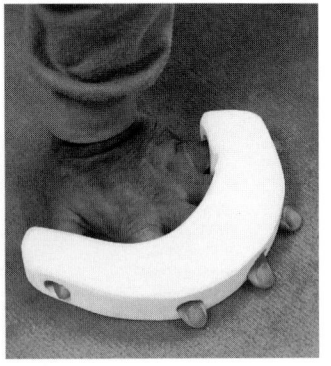

図154　スプリント
　A．母指外転，手関節伸展位保持
　B．指開排位保持
　弛緩性麻痺では手の腫脹や指伸展位拘縮を起こす一群がある．拘縮予防には他動的関節運動を行うことが必須である．屈筋の痙縮が強く，母指内転・指屈曲傾向を示す手に対してはスプリントを装着して拘縮を予防する．

293

## IV. リハビリテーション手技の実際

### iii) 知覚運動技能
#### (i) 要素的動作の訓練

上肢と手の動作にはいくつかの要素的動作がある．その基本は，ⓐ手をのばす(reach)，ⓑつかむ(grasp)，ⓒ運ぶ(move)，ⓓ定置する(position)，ⓔはなす(release)，である．訓練はこれらの要素的動作を正しい運動パターンで，十分にしかも持続してできるようにすること，さらに具体的操作における実用性の獲得を目標に行う．

指や手で対象物を操作するためには，肩・肘・手関節の多種類の組み合わせ運動が必要である．また手指の運動は肩や肘の肢位と独立してできなくてはならない．患側上肢の運動は型にはまったパターンで数も少ない．手を動かす意図が働くと過剰な努力が入り，上肢全体の筋緊張も高まり，屈筋共同運動パターンに支配される．異常運動パターンが固定化される前に，正しい運動パターンの感覚情報を入力することから始める．

#### a．上肢の動作

肩，肘にわずかな随意運動が出現した時期には，①腕の重みを除く，②両側運動，③患側手に体重を負荷する，などによって，随意運動，支持性の確立を促す．さらに肩・肘・手の分離した運動を十分に持続して可能にするため，④重力や抵抗に抗する運動，も利用する（図155〜159）．

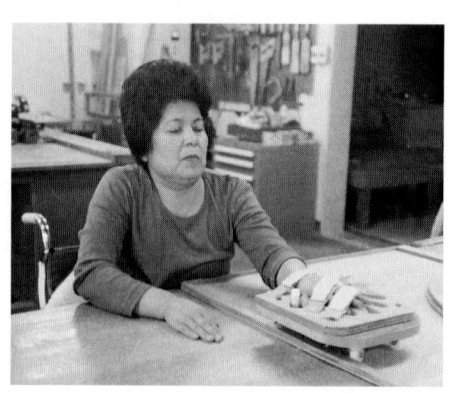

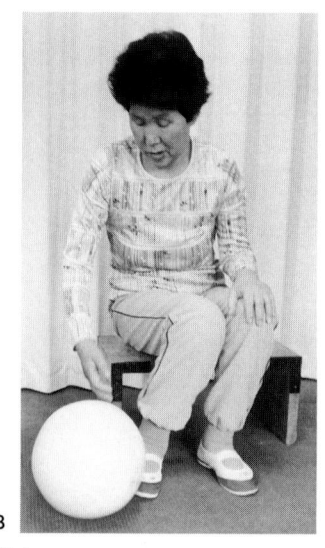

**図155　腕の重みを除く**

A．スケーターボード（左片麻痺）：随意運動が出現しはじめた時期には，わずかの力で動かせるキャスター付き手型のボードを利用する．机上にて，①肘伸展位で肩の水平内・外転，②肩屈曲位で肘屈伸，③肩水平内転－肘伸展と肩水平外転－肘屈曲の組み合わせ運動，などを行う．初期には運動の方向，軸となる関節の固定，肘伸展位保持に介助が必要である．

B．ボール転がし（右片麻痺）：低い台に腰かけ，腕の振りを利用して床上のボールを転がす．初めは置かれたボールで行う．次に動いてくるボールにタイミングを合わせて押し返す練習をする．

1．運動・動作障害の治療

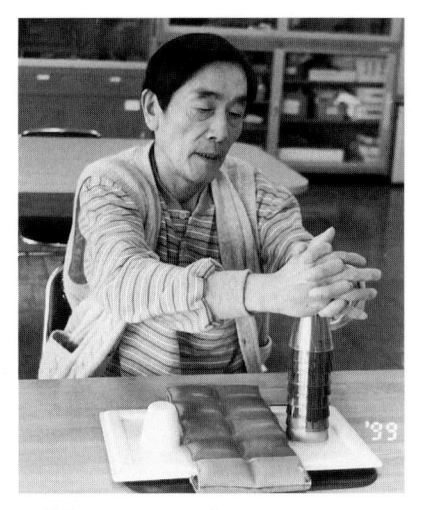

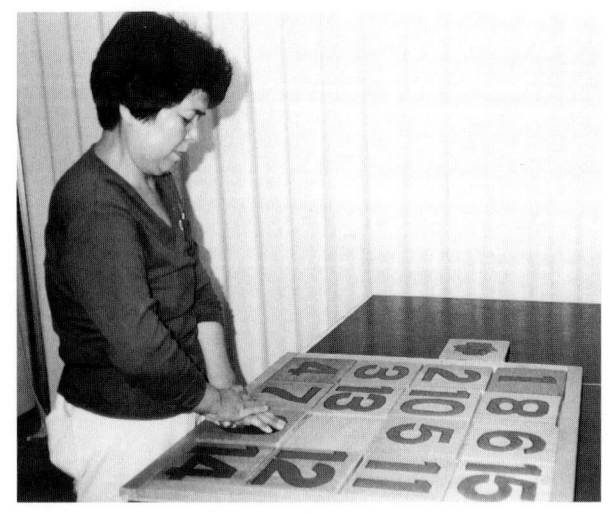

**図156　両側運動**
健側と一緒に動かすことで患側の随意運動を促通する．
　A．アクリルプラスチックコーンの移動(左片麻痺)：患側母指が外側にくるように組合せた両手の掌部でコーンをはさみ，運び移す．移動は平面上で前後，左右方向に行う．
　B．大型15ゲーム(左片麻痺)：数字板上に患側手を指伸展位でのせ，健側手を重ね合わせる．数字板を押して移動させ，1～15の順に並べかえる．

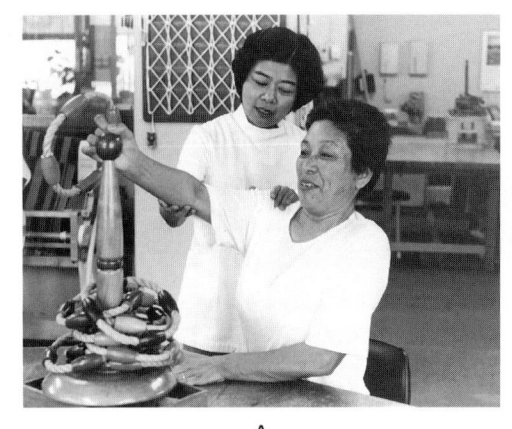

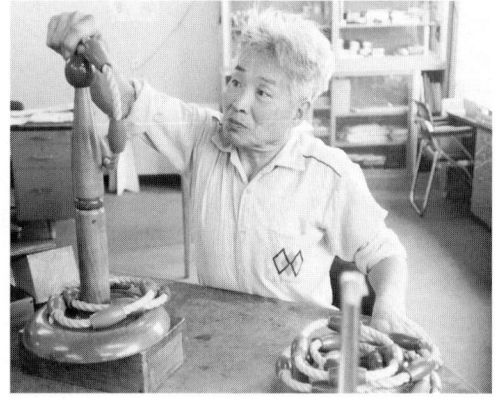

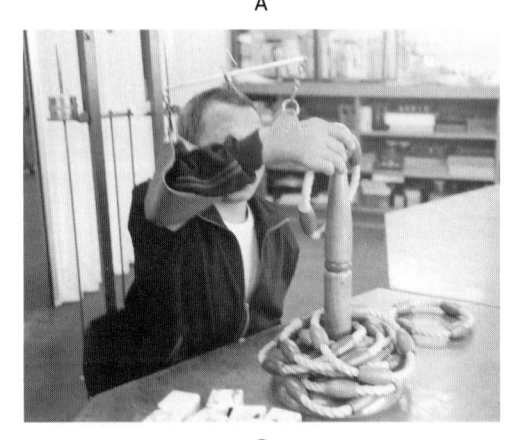

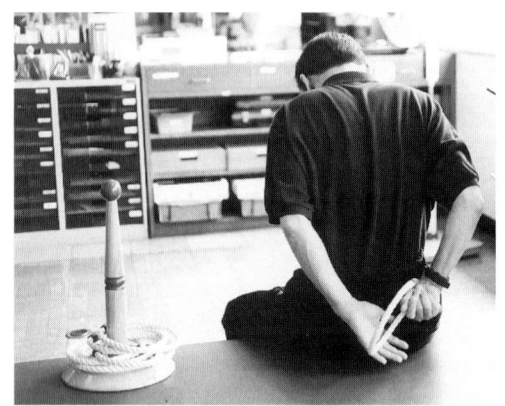

## IV. リハビリテーション手技の実際

**図157 机上輪入れ**

　把持した輪をポールに入れる動作には上肢と手の分離した運動パターンと上肢を空中に静止して保持する筋力が必要である．正しい型で輪をつかませ，机上で肘を伸展させる．その肢位を保つように患者に意識させながら上肢を挙上し，輪を入れる．

A：セラピストの介助により正しい運動パターンの学習を促す．肩の後方突出・外転，肘屈曲を起こさない程度に肩と肘を支え介助する．介助量は運動パターンをみながら徐々に減らしてゆく．

B：介助量が減少してきたら自力で行う．ポールの位置・高さを変えることで肩屈曲の適応性を高め，1回の練習量を増やしてゆく．またポールに輪を入れるとき，肘伸展・前腕回内のパターンから肘伸展・前腕回外のパターンへと変化させる．

C：上肢の挙上にはサスペンジョンスリングを使用することもある．

D：患側で輪を持ったあと背中に両手を回して，輪を健側に持ち替えポールに入れる．反対に健側から患側へ持ち替えるのも同様に行う．これにより肩伸展，肘屈曲，前腕回外の運動パターンを促す．

1．運動・動作障害の治療

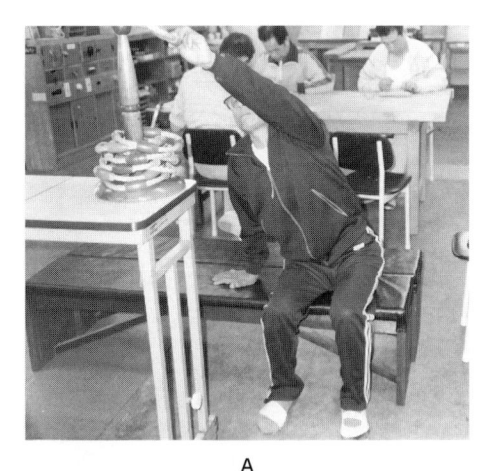

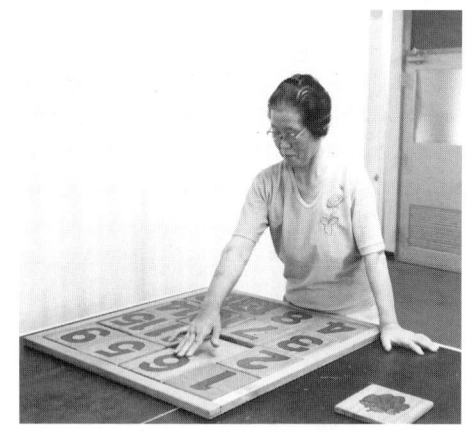

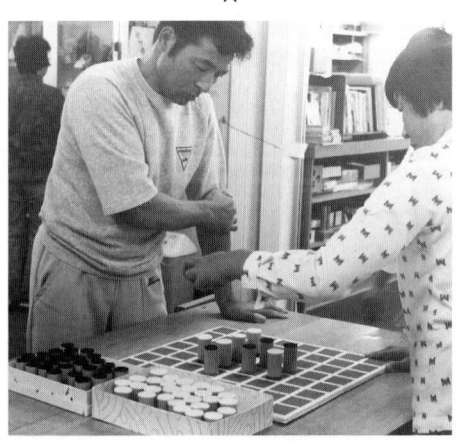

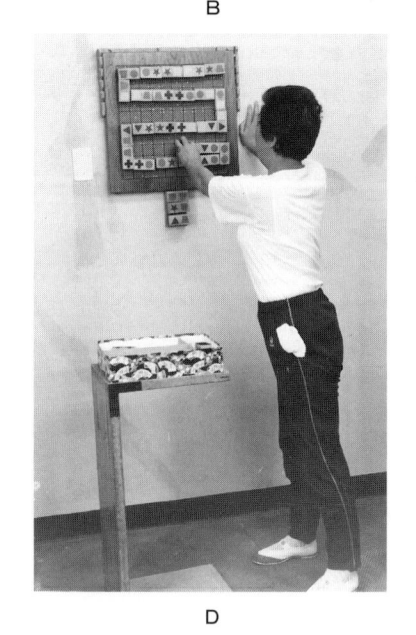

**図158　上肢伸展支持**
　A．輪入れ(右片麻痺)
　B．15ゲーム(左片麻痺)
　C．オセロゲーム(左片麻痺)
　D．ドミノゲーム(右片麻痺)

　身体の横へある程度離れた位置に手掌をおき，肩前方突出・外転・外旋位，肘伸展位，指伸展位で支持する．対側上肢の活動に伴って，体幹運動と患側上肢への体重支持が起こるように器具を配置する(A，B，C)．
　この他，肘伸展位保持を促すために上肢を挙上して壁などに手掌をつけて行う(D)．

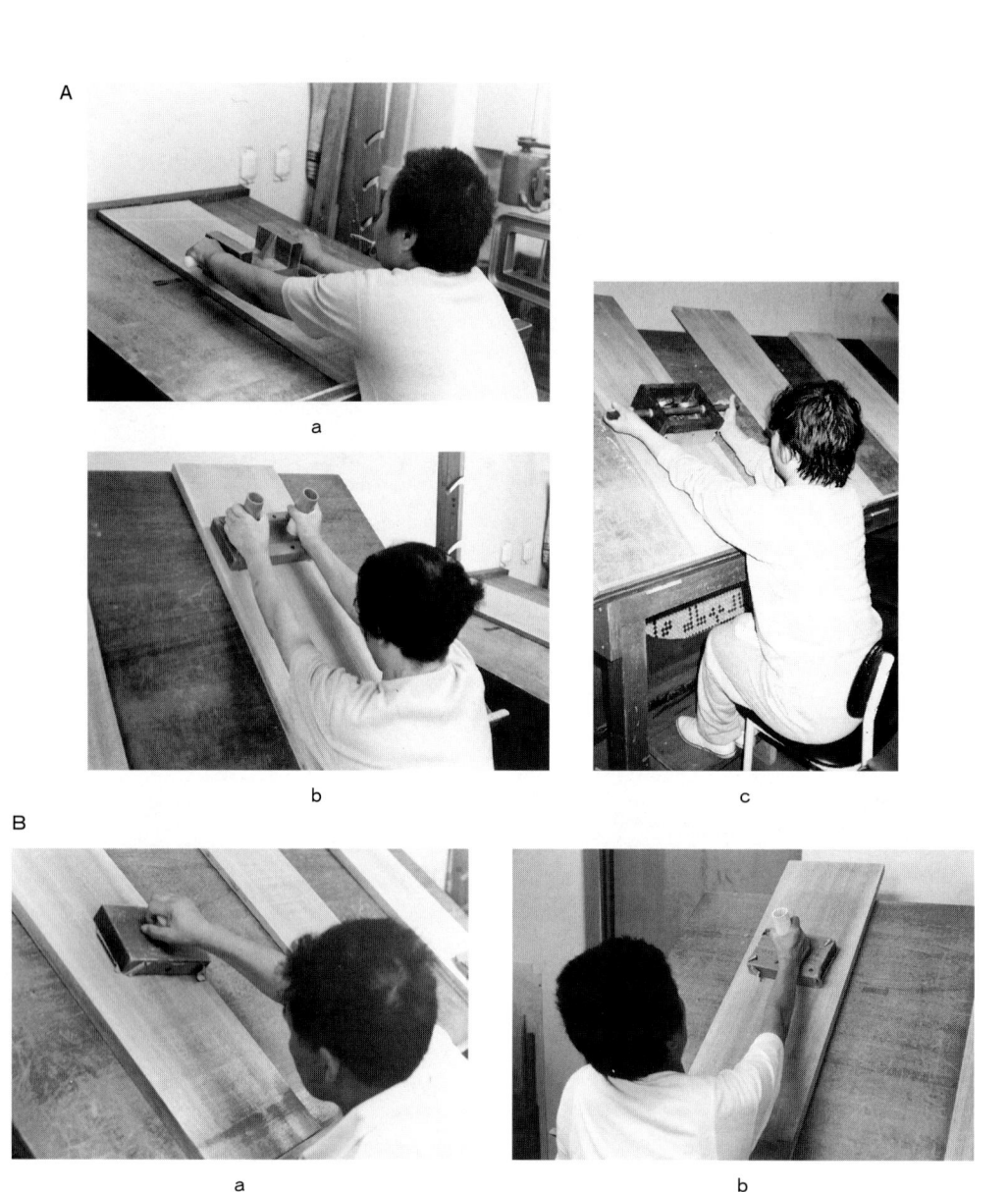

## IV. リハビリテーション手技の実際

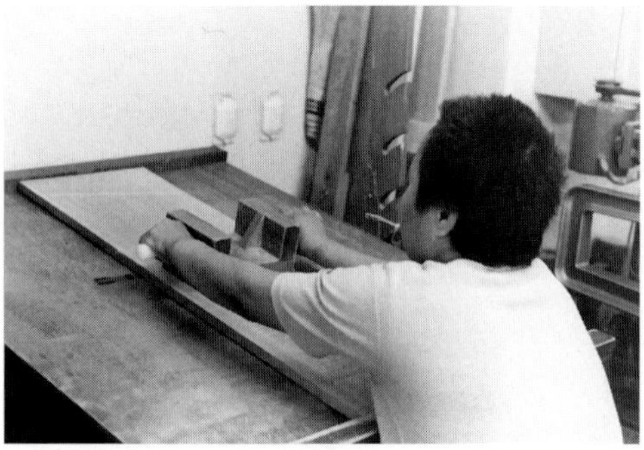

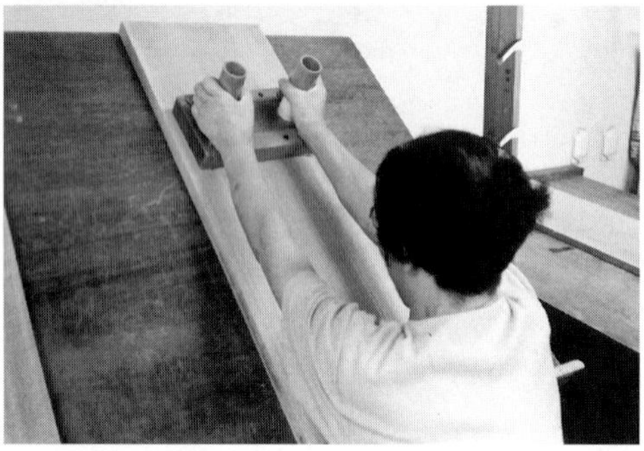

**図159 サンディング**

腕と手の分離した運動パターンを促すためにサンディングブロックを利用する.
　A．両手用ブロック：握りは前腕回内位（a），中間位（b），回外位（c）へと変化させる．
　B．片手用ブロック：握りは前腕回内位（a），中間位（b）へと変化させる．
　片手，両手のいずれにおいても正しい運動パターンを介助指導して，速度はゆっくりと行わせ，患者に運動感覚を意識させる．腕の屈伸に伴い握りが不完全になりやすいため，肘伸展・手背屈の運動パターンを確実に行わせる．サンディング板は水平面から傾斜面へと変化させる．

1. 運動・動作障害の治療

### b．手の動作

　手指にわずかな随意運動が出現すれば，つかみ，つまみの練習を行う．練習の条件は物体の型，大きさ，重さ，空間の位置と正確さの程度などにより変化する．手の動作には上肢の肢位安定性が不可欠なため，初期からかなりの時期まで上肢の重みに対する支えを必要とすることがある．介助量は徐々に減らしてゆく（図160～167）．

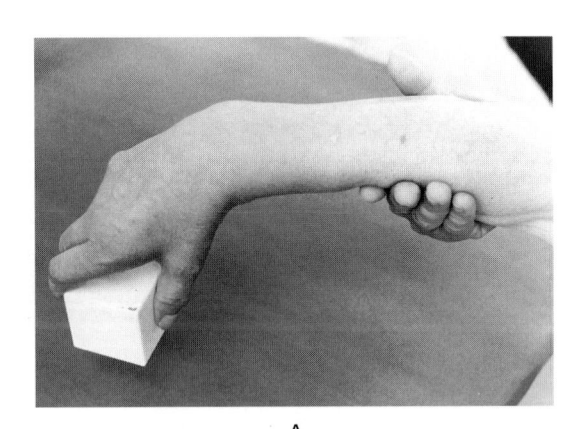

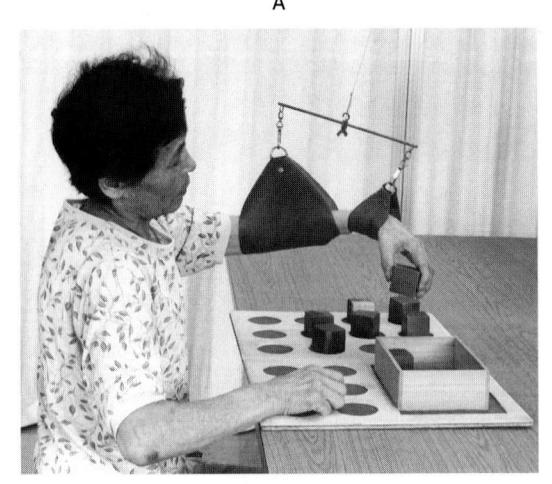

**図160　ブロックのつかみ・はなし**
　ブロックのつかみ・はなしと運びの練習を行う．軽いプラスチックの立方体から木製ブロックへと進める．初めは前腕回内位で母指と他指とを対向する面にあて，つかむ（A）．保持できたら指の力を脱いてはなす．次いで，少し運び，大きめの箱にはなして落とす．過剰な努力をしない程度にセラピストは介助する．サスペンジョンスリングを用いても同様に練習する（B）．牽引重錘は異常運動パターンが出ない範囲で減らしてゆく．

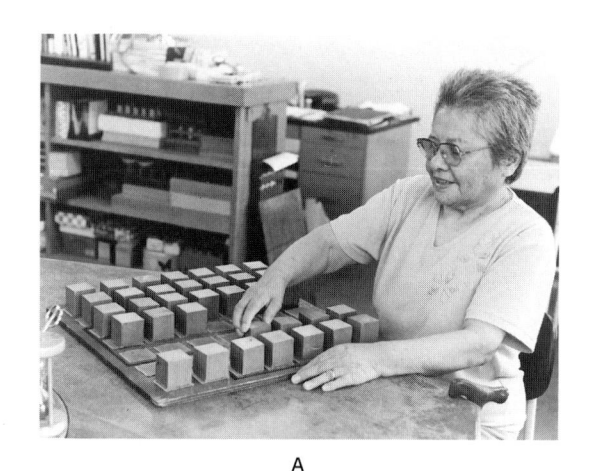

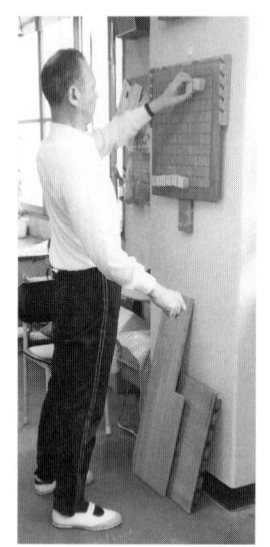

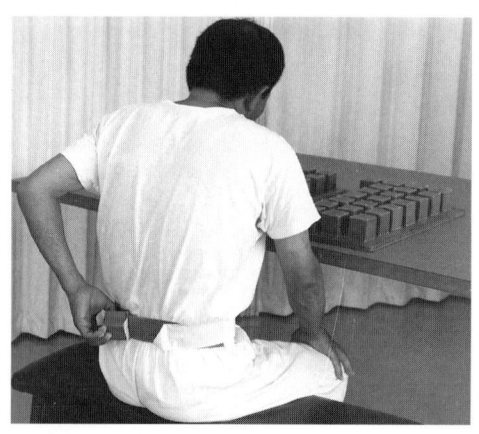

## IV. リハビリテーション手技の実際

**図161　ベルクロ付ブロック**

腕と手の分離運動を促すためにベルクロテープをはったボードとブロックを使用する．ベルクロテープの抵抗を利用して，つかむ，運ぶ，定置する，はなすの動作を確実にする（A）．ボードを垂直面にして行い，上肢の前方挙上位保持も促す（B）．また，ベルクロテープをはりつけた腰ベルトを用い，机上のブロックを健側手でとり背中のベルトにはりつけ，そのブロックを患側手ではがして机上のボードに定置する．逆の方向へも同様に行う（C）．肩伸展，肘屈曲，前腕回外の組合せ運動パターンが要求される．

1. 運動・動作障害の治療

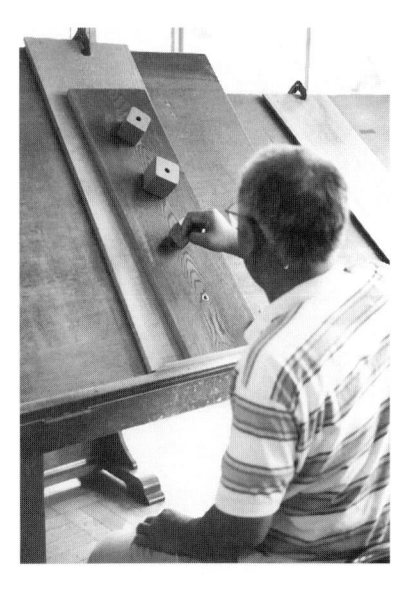

**図162 ねじ付ブロック**
ブロックのねじを回してボードからはずす，逆につける動作を練習する．つかみ・はなしの動作に前腕の回内・回外運動を組み合わせた反復動作である．

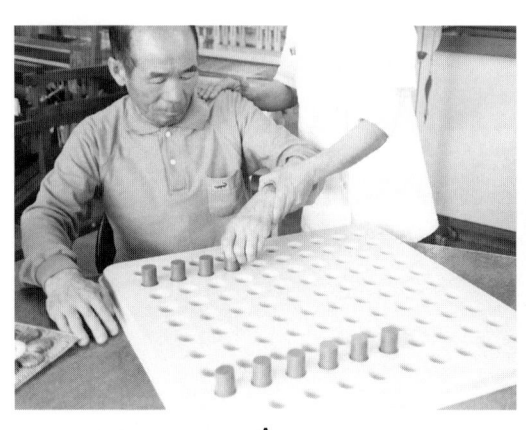

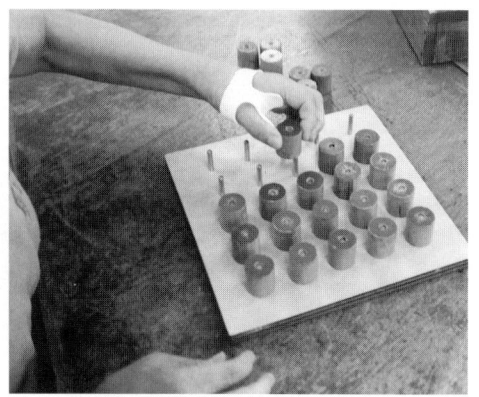

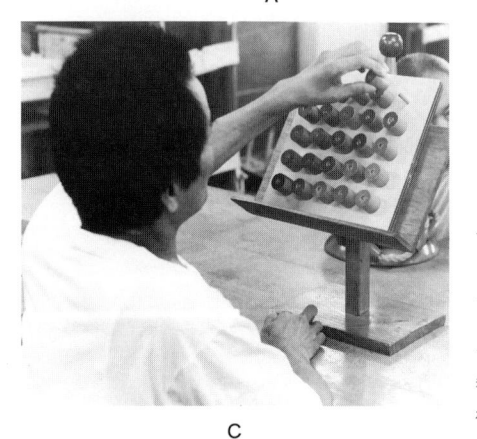

**図163 ペグボード（木製ペグ）**
つまみ，運び，定置，はなすの一連の動作を練習する．セラピストは肩・前腕部の制御を介助し，過剰な努力が入らないように注意させて練習を行う（A）．ペグが小さくなると母指の屈曲傾向を示す．必要なら母指対立装具を装着してパターンの矯正をはかる（B）．つまんだペグを裏返してボードの釘にさす練習では，裏返すとき指を使った持ち替え動作が必要になる．またボードを書見台などにのせて行うと上肢の前方挙上と保持も組み合わせて練習できる（C）．

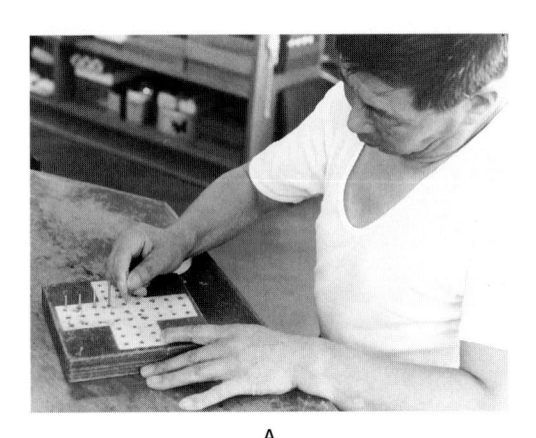

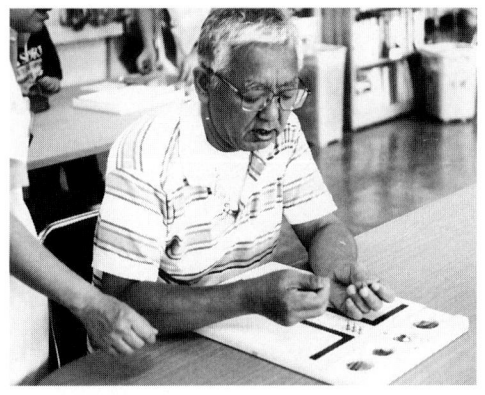

## IV. リハビリテーション手技の実際

**図164 ペグさし（金属製ペグ）**

　皿に入っているペグの中から1個をつまみ上げる．穴にさすときペグを縦に持ち替える動作が要求される（A）．異なる形状の物体を両手を用いて組み合わせ，保持しながらボードにさす（B）．目と手の協応は高度となり，手指の技能向上を促す．巧緻性を必要とする指先での操作のため，感覚障害があると著しく困難となる．

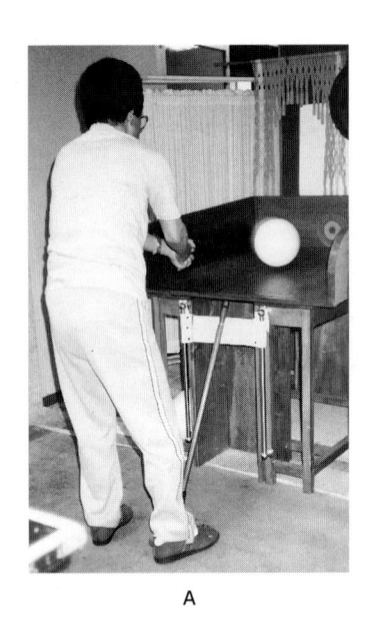

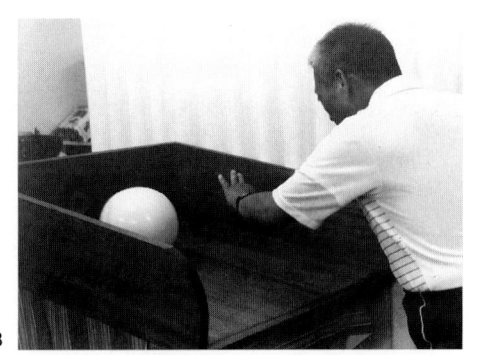

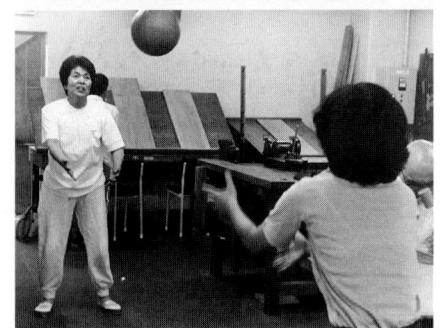

**図165 治療用遊具（ボール）**

　ある程度の強さと速さでボールを打つ課題は，壁に当たって戻ってくるボールに応じた肢位をすばやくとり，連続して打ち返すことが要求される．両手を組んで行う（A），患側片手で行う（B）ことができる．
　ボールの投げ・受けの練習（C）はビーチボールやバレーボールなどを利用し，セラピストが速さや方向に変化をつけて投げてやり，適応能の向上をはかる．

## 1. 運動・動作障害の治療

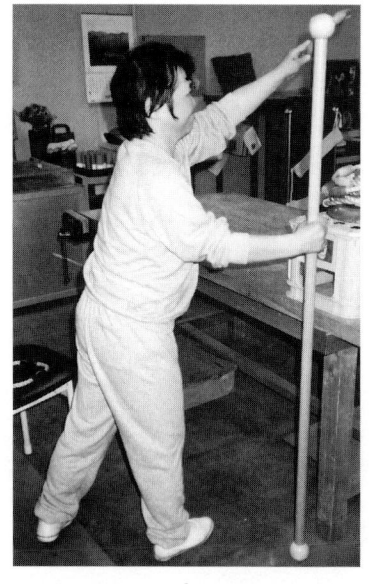

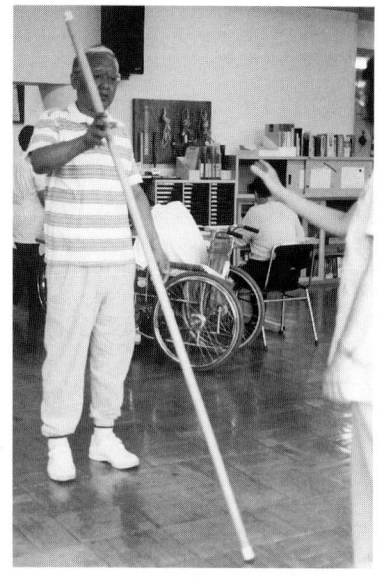

**図166 体操用棒**
　立っている体操用棒を把持しての輪入れ(A)は，棒が倒れないように持続した肘伸展位保持が必要になる．立てた状態を保ちながら相手に向けて棒を放ったり，反対に相手が放ってきた動いている棒をつかむ練習(B)は，腕と手の分離したすばやい運動が要求される．

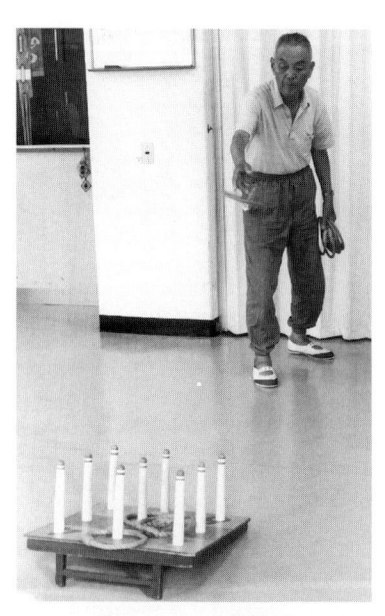

**図167 デッキ輪投げ**
　上肢・手の伸展運動パターンを速く，正確に行う練習として，ターゲットは固定されているので利用しやすい．ゲームとして行えば，立位バランス，歩行などの全身動作や得点の計算なども要求される．

## Ⅳ. リハビリテーション手技の実際

### （ⅱ）動作の連合の訓練

　日常生活場面における上肢と手の動作では，ⓐ両腕で物を抱えたり，ⓑ片手に物を持ち，他側の手でそれに操作を加えたり，ⓒ両側の上肢，手を同時に用いる，など要素的動作の連合が必要である．回復した機能のレベルに合わせた作業活動を通して知覚運動技能の向上を図り，上肢と手の動作をより確実なものにする（図168～171）．同時に日常生活活動の中で具体的な使用を指導してゆく（図172）．

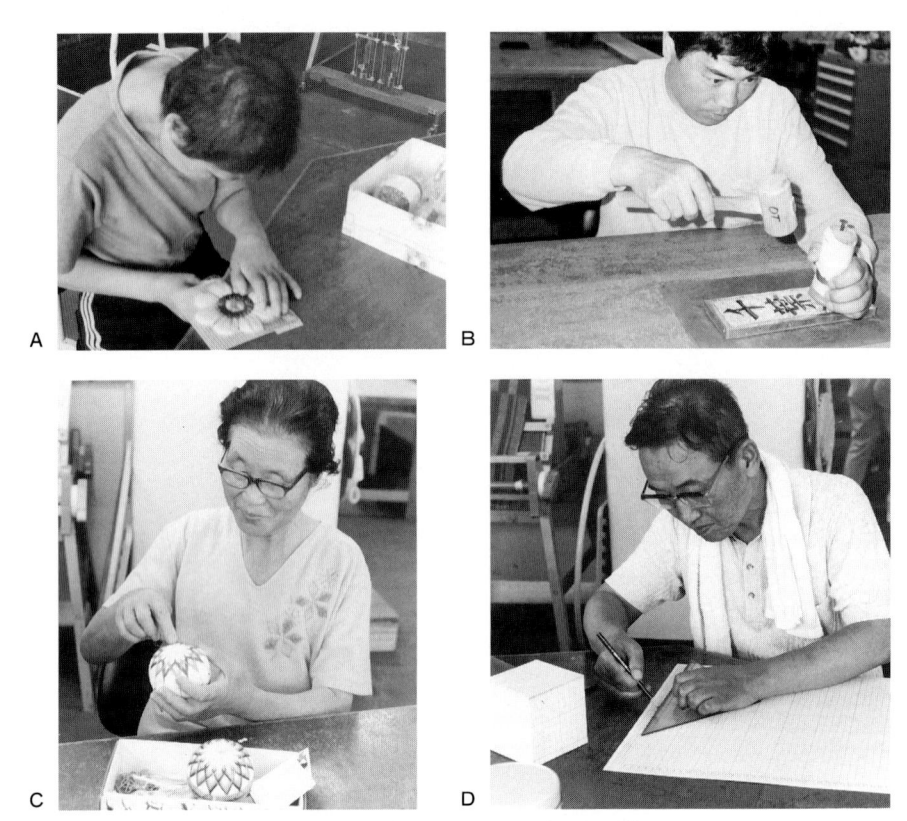

**図168　患側手を押さえ・固定として使用**

　腕の支持性がある程度あれば，早期より患側手を押さえや固定として用いる作業を利用して，同時動作を行う．

　A．レーシング：プラスチックネットにアンダリア糸を編みつけている．基板には簡単な模様になるように穴をあけた革，板などを用いることもできる．患側手の押さえとしての使用は比較的早期から行える．

　B．銅板細工：打ち出し用の釘を太くして患側手でつかみ保持している．前腕中間位の固定が要求される．健側手は適当な力で打つ必要があり，両手の協応によって患側手の保持も促される．

　C．手まりつくり：母指と他指の先端掌部を用いて手まりを保持して行う．両手動作により針の動きに対応した患側手の動きが促通される．

　D．作図：患側手は定規や紙の押さえとして使用．線を引く，字を書くなどの動作は正確さが要求されるため，十分な手部での固定が必要になる．

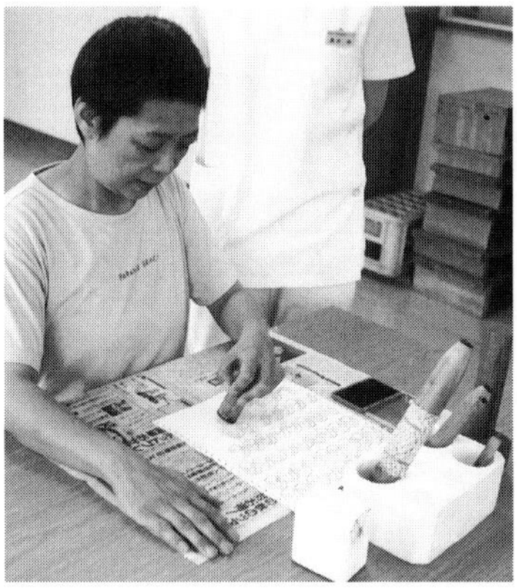

1．運動・動作障害の治療

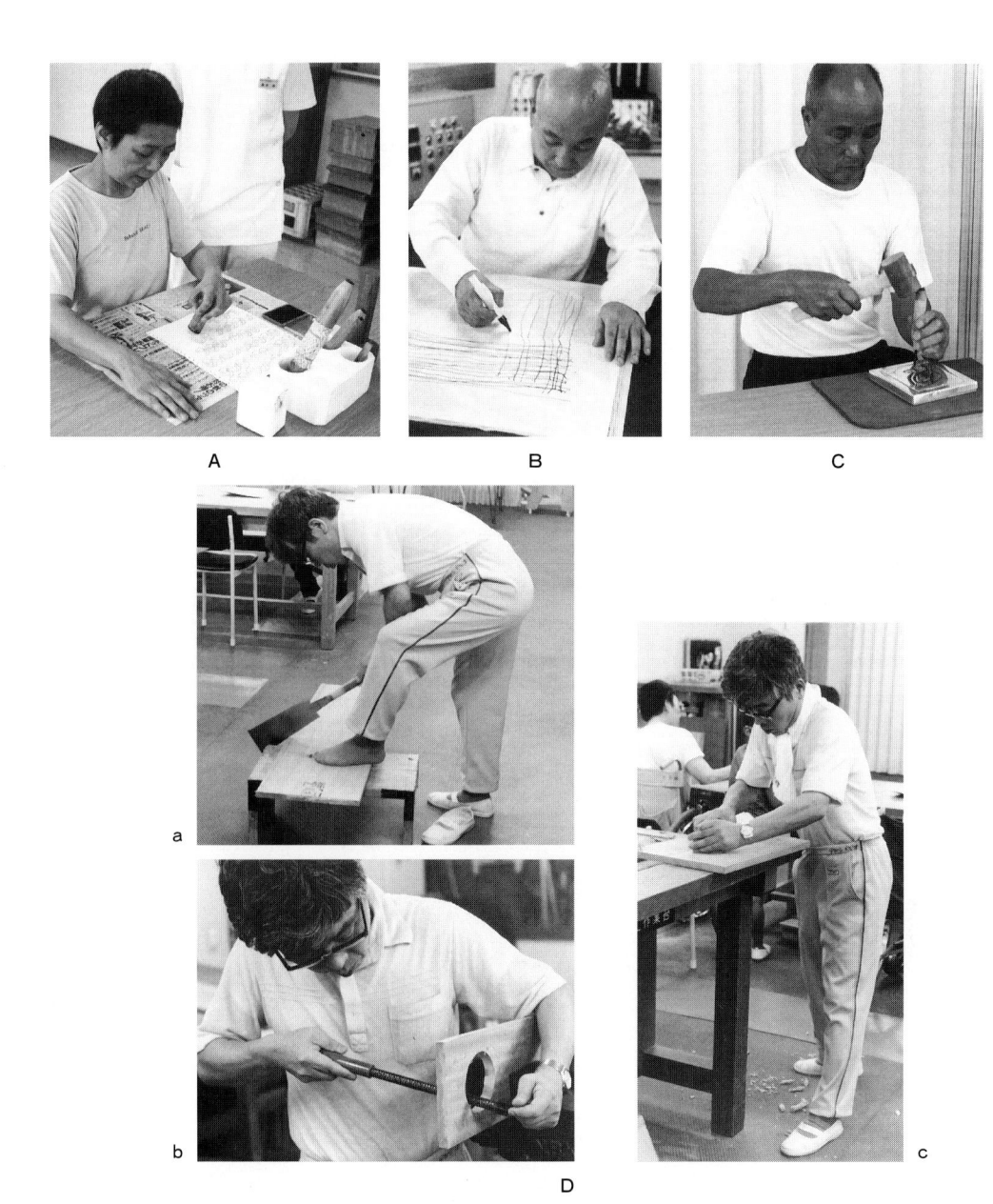

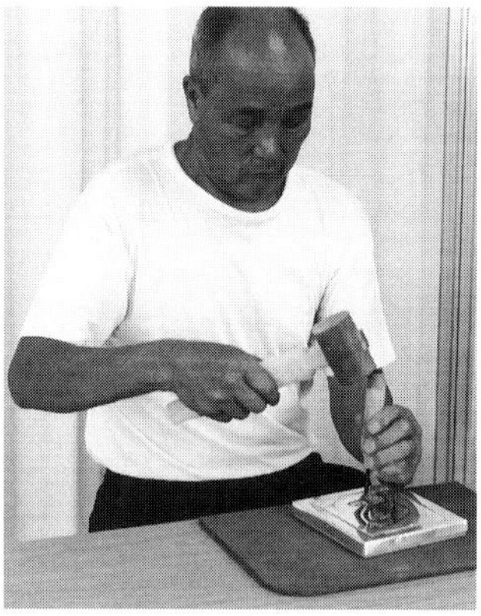

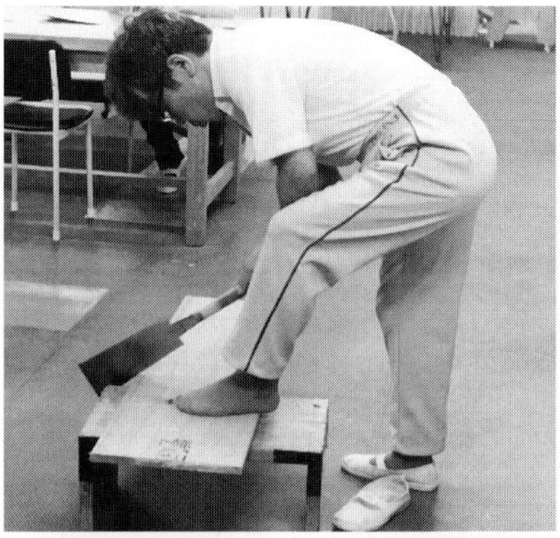

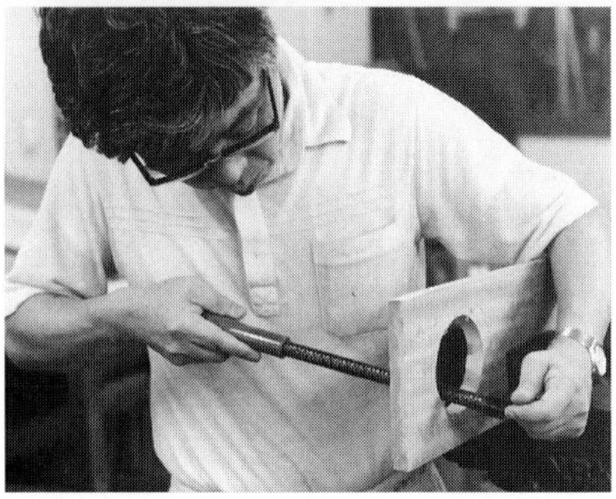

**図169 繰り返しの動作を利用**
　物をつかんで保持し，上肢の動きで操作することにより実用的使用を促す．
　A．ゴム印スタンピング：初めは長めの太い柄のゴム印を筒握りで保持して押す．ゴム印のサイズは大から小へと変化させる．
　B．線描き：握りやすく太くしたフェルトペンを用いて，縦，横，斜めの線をかく．必要ならペンを手装具に固定したり，腕の支えにサスペンジョンスリングを利用して行う．
　C．銅板細工：木槌を打ちつけるとき肩と肘の代償運動になりやすい．手関節の伸展運動を意識して行わせ，手関節屈伸による運動パターンで練習する．
　D．木工：鋸引き（a），やすりかけ（b），鉋削り（c）など木工道具の操作は押す，引く，叩くなど動作の反復があり，力を必要とする上肢と手の協調した運動が促される．

305

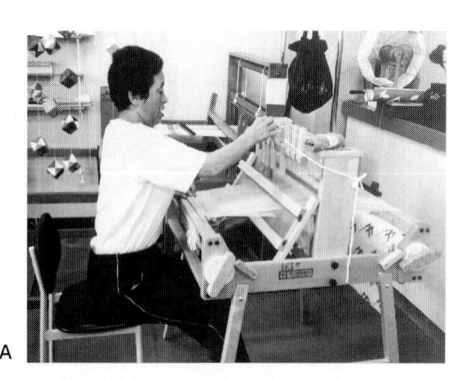

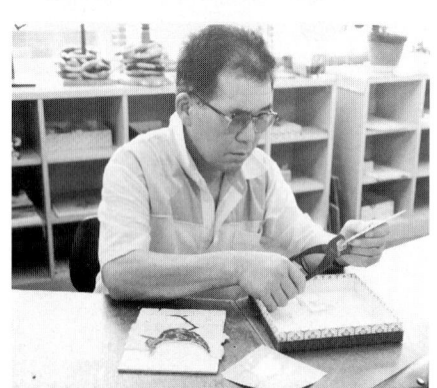

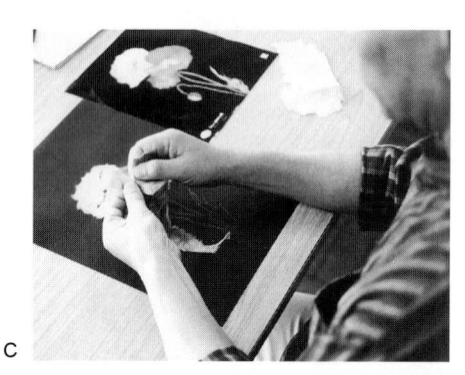

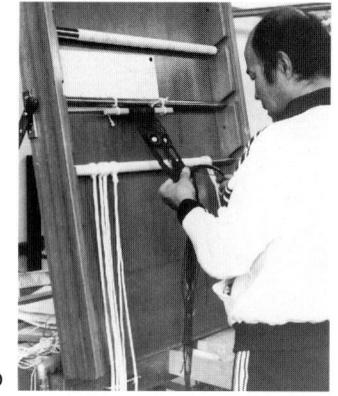

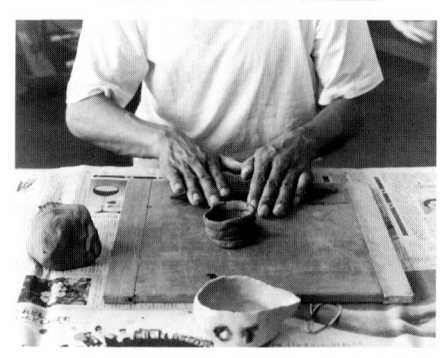

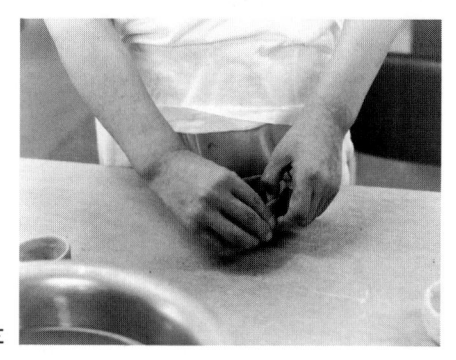

## IV. リハビリテーション手技の実際

**図170 両手動作で複合的に行う**

A．機織り：綜絖の入れかえ，杼を通す，筬で打ち込むという一連の操作を繰り返す課題で，操作は順序が規定され，両手同時の動作が必要である．

B．タイルモザイク：下絵作成，切断，はりつけ，目地入れの下位作業があり，種々の技能が含まれる．タイルの切断，はりつけの工程は同時進行で反復し，知覚運動技能の向上を促す．

C．和紙のちぎり絵：模様に合わせた形に和紙を両手指でつまみちぎって，糊で台紙に貼りつけ作画する．手指巧緻性，目と手の協応が要求される．

D．マクラメ手芸：結び作業の工程は紐の結び方の理解と両手の巧緻動作が必要で，知覚運動・認知技能レベルの高い課題である．

E．陶芸：陶芸は作業区分の数が多く，自由度があり，複雑な課題である．成型作業は柔らかい素材を扱うため，ひも作り（上），つまみ出し（下）のいずれも適度な力の制御が要求される．

1. 運動・動作障害の治療

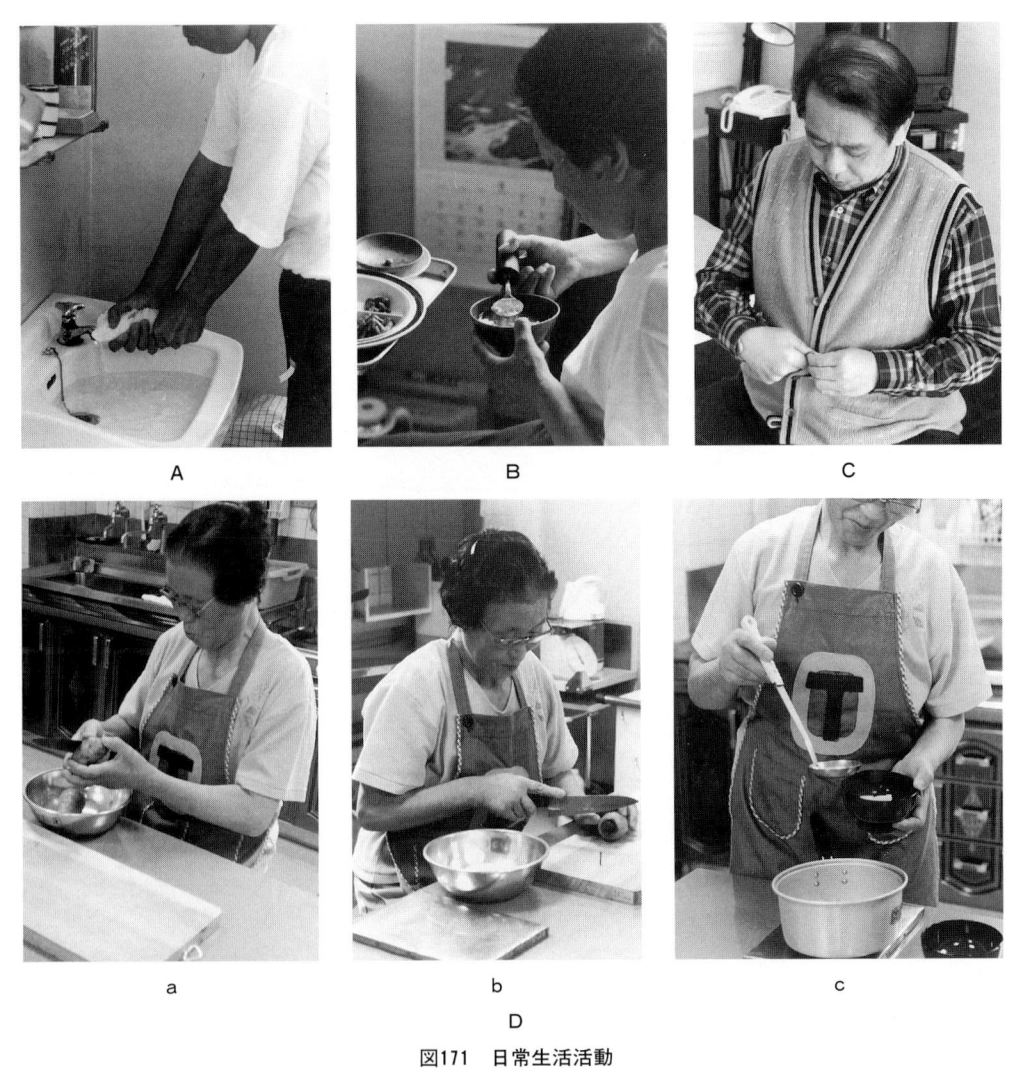

図171 日常生活活動
A．タオル絞り(右片麻痺)
B．食事(右片麻痺)
C．ボタンはめ・はずし(右片麻痺)
D．調理(左片麻痺). 野菜の皮をむく(a), 野菜を切る(b), 茶碗を持つ(c)
具体的に日常生活活動(A, B, C)や家事動作(D)のなかで患側手を使うように指導してゆく.

## IV. リハビリテーション手技の実際

### iv）認知技能（課題遂行）

日常生活の多くの課題は習慣化，自動化した場合を除いて，その遂行過程には言語的処理，注意力，記憶力などの機能を必要としている．このため認知機能の低下があれば，ひとつひとつの動作は可能でも必ずしも一連の動作を順序立てて遂行して，ある課題を完成できるわけではない．

課題はいくつかの下位課題から成り立つ階層構造をもっている．ひとつの課題は一連の操作から成り立ち，その順序が固定して自由度のないもの，一部の順序は逆転が可能なもの，さらには一部の操作は他の操作で代替できる自由度の高いものなどがある．

訓練は階層構造の段階数が少なく，自由度の低い単純な課題から段階数の多い，あるいは自由度の高い複雑な課題へと進め，遂行能力の向上を図る．

### （ⅰ）重度障害

重度失語症，中枢覚醒レベルや知的機能の低下が著明な患者では習慣化した日常生活活動を行うにも混乱を示し，遂行能力は著しく劣る．訓練は連続する要素的動作の数が少ない，注意の集中時間が短い簡単な課題を利用する（図172～176）．

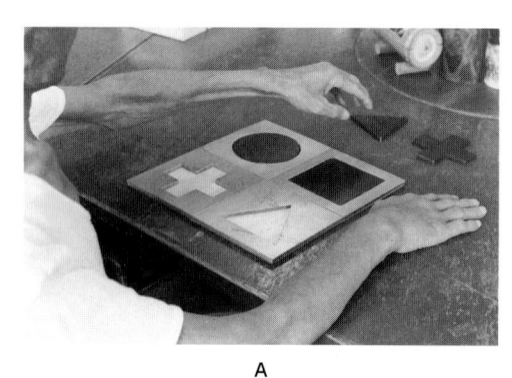

A                                   B

**図172　はめ絵（パズル）**

簡単な形や絵をはめ合わせる課題．1個をひとつの形に合わせるもの（A），数個を組み合わせてひとつの形にするもの（B）がある．
A．形合わせ：丸，三角，四角などの形を1個対1個から始め，選択肢の数を増やしてゆく．身近な果物や動物の絵の形合わせもある．
B．はめ絵：人形の頭，体，手，足などの身体部分を組み合わせるもの，ピース数の少ないジグソーパズルなどを利用する．あらかじめはずした脱落部分を埋めることからはじめる．1個から数個，全体へと進め，ピースの呈示も1個対1個から徐々に選択肢を増やし，全体を順序立てて組み合わせられるようにする．

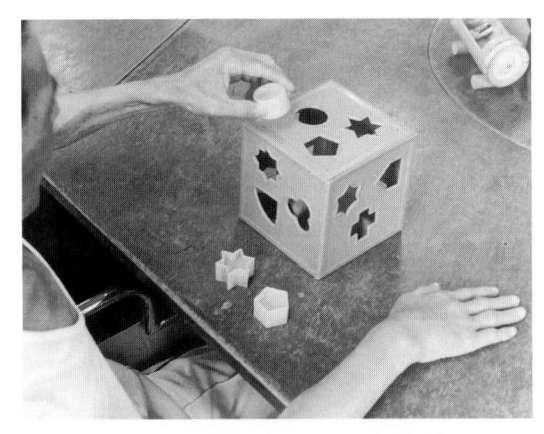

**図173 パズルボックス**
正六面体の各面に3種の形の穴があり，それに適合する形のブロックを選んでボックスに入れる課題．手順は，①ひとつの面の3種の形に合うブロックを探して入れる，②箱をまわして次の面を出す，の反復である．①に対してはブロックの呈示数を少から多へと変化させる．②は箱をまわす方向を決めること，一周して4面が終わったら残る2面を出すこと，が要求される．

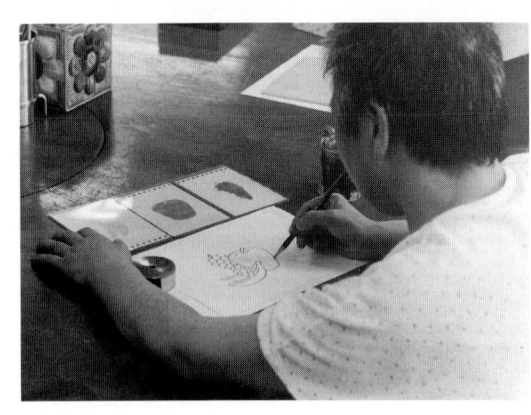

**図174 塗 り 絵**
簡単な形のひとつの絵を一色で塗ることから始める．次第に数個の絵や分割図形を多色で塗り分ける課題へと進める．見本の絵を真似て塗り分ける場合，手順には，①一色の色鉛筆をとり，それと同色の絵(図形)を探して塗る，②塗る絵(図形)を先に決め，それと同色の色鉛筆を探して塗る，がある．どちらの手順にするかを決めて進める．写真は果物3種を1個ずつ描いた絵を見本に，一枚に描かれた3個の果物の絵を塗り分ける課題．

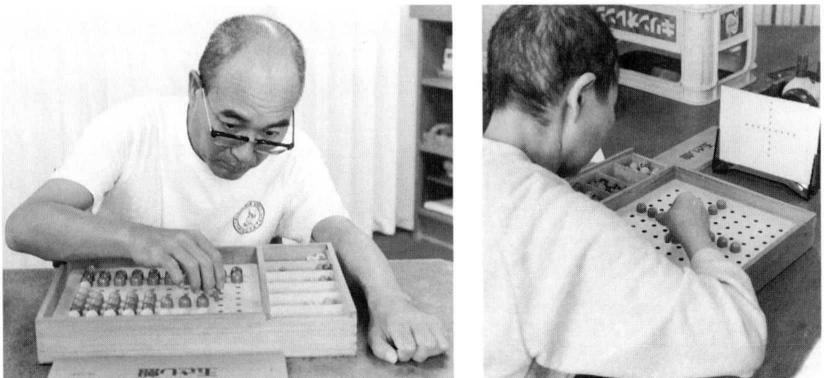

A　　　　　　　　　　　B

**図175 玉 さ し**
ボードには仕切りのある箱に色別に入れた6色の玉とさし込み穴100個(10×10)がある．1個の玉を順次さして，横，縦，斜めなど1列に並べる．一色からはじめ，多色へ(A)．デザインカードを見てボードに再生する．各方向の単列から複数へ，さらに交差や色の組合せなど複雑なデザインカードへ進める(B)．半側無視や不注意がみられる患者の場合，玉を入れた箱の位置を患側に配置して注意を促す．

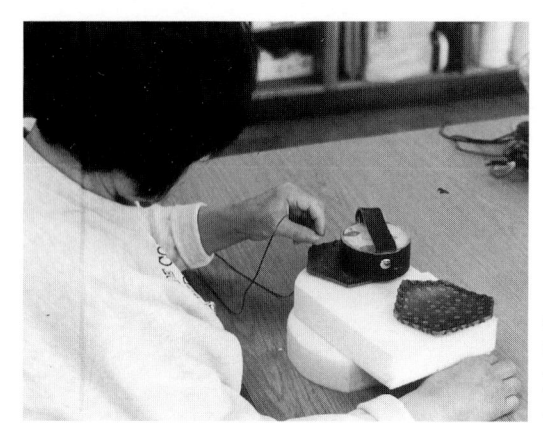

## IV. リハビリテーション手技の実際

**図176 レーシング**
穴あきの基板(皮革・板)に糸を巻つける動作の繰り返しによる課題．針の持ち替え，裏と表を間違えないで進むことが必要である．レーシングした基板は敷物や壁飾などの作品に仕上げる．

### (ⅱ) 中等度障害

ひとつひとつの動作が可能でもいくつかの連合動作になると順序立てて遂行できないことがある．具体的な課題遂行にはある程度の注意の集中・持続が必要である．完成までの期間が短い，簡単な作業から始める．興味や関心を高め，動機づけをはかることで，注意の集中や持続が促される．日常生活活動を課題とする場合，部分に分けて練習し，その後に各部分のつなぎを練習し，一連の動作として遂行できるように練習する．初めから一段階ずつないでゆくと最後の段階までゆくのに時間がかかり，それに耐えられず中断してしまうような場合には，全過程の最後の段階のひとつ前まで介助し，最後の段階の動作を患者に行わせ，その動作ができるようになったら，次には最終より2段階前まで介助し，残りの2段階を練習するというように，少しずつ段階を増やし最終的には全過程を一人で行えるようにする(図177〜180)．

A　　　　　　　　　　　　B

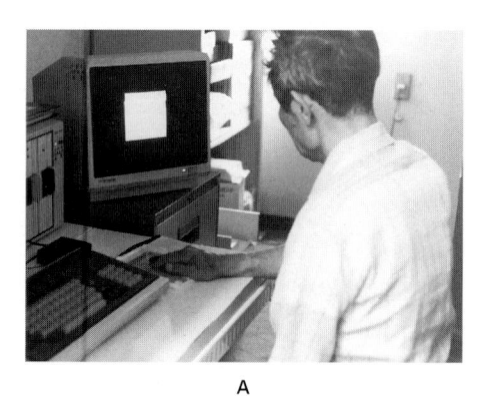

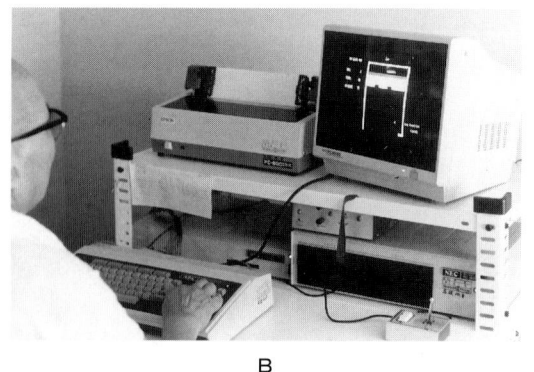

**図177 パソコンゲーム**
画面をみながらキーボードやジョイスティックを操作して応答する課題．注意集中が要求される．ゲームの内容は，①反応の速さを競う(A)，②予測の速さと正確さを競う(B)，③ルールの理解と運用を競う，などに区分される．

1．運動・動作障害の治療

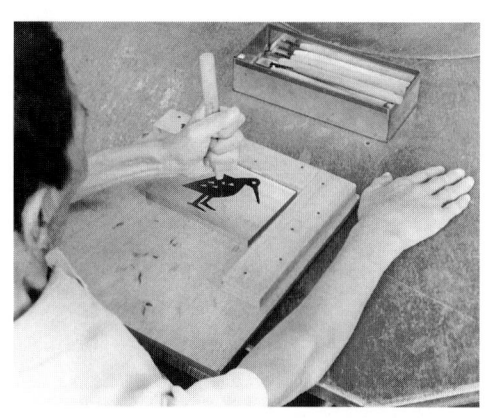

**図178 木版画**
　作業は下絵作成，転写，彫り，刷りの下位作業に区分される．主として用いる課題は動作を繰り返す"彫り"の工程で，どこをどのように彫るかという認知技能が要求される．転写した版木の絵に色を塗り，図と地の識別を助けることも必要である．写真は絵の部分を黒く塗って背景との区別を容易にしてある．"刷り"の工程は異なる動作の数が多く，手順の混乱をおこしやすい．

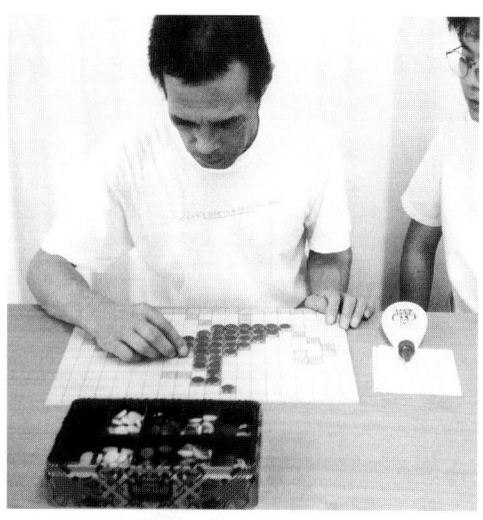

**図179 タイルモザイク**
　適当な大きさ，形に切断したタイルを組み合わせ，並べて作画する課題である．
　①下絵は簡単な絵や方眼模様にする，②下絵に色を塗っておく，③円形や方形の小タイルを使う，④切断しやすいビニールタイルを使う，などの操作変更で課題遂行を容易にすることができる．ここでは色を塗った方眼模様に建築用丸タイルを貼りつけている．

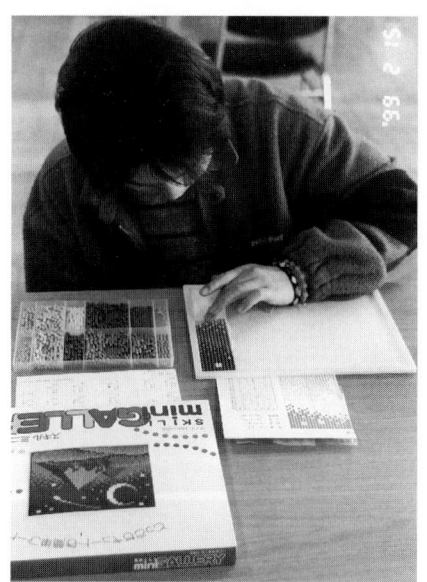

**図180 ビーズ細工**
　図案の模様にしたがって色ビーズを粘着シートの基板に並べて作画する課題．図案はビーズの色が記号で表示してあるため，記号とビーズ色を照合し，正しく基板の位置へ並べることが要求される．あらかじめ図案に色を塗る，あるいはビーズ容器にその色の記号を貼りつける，ことで導入しやすくなる．

*311*

## IV. リハビリテーション手技の実際

### (ⅲ) 軽度障害

日常生活活動は自立しても新しい場面になると混乱を示し，行動の適応，独立性に欠けることがある．作業の段階数が多く各工程で自由度の高い複雑な課題へと進め，状況に応じた選択，計画，実行する能力の向上を図る（図181, 182）．

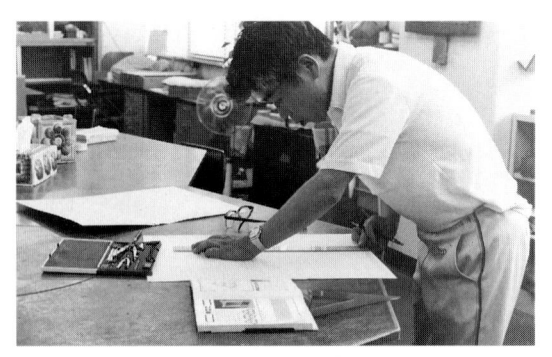

**図181 木 工**

木工は設計，加工，接合，塗装の下位作業から構成され，各作業で種々の技能が要求される．作業手順は，接合と塗装を入れ替えたり，要素作業のなかで墨つけ，鋸引きと鉋削りとを入れ替えたりすることができる．一枚の板で作る接合の工程がないハンガーのような単純なものから，箱，本棚など複雑なものまで作品の選択により難易度を変化させることが可能である．ここでは作品"傘立て"の製図，本をみて行っている．

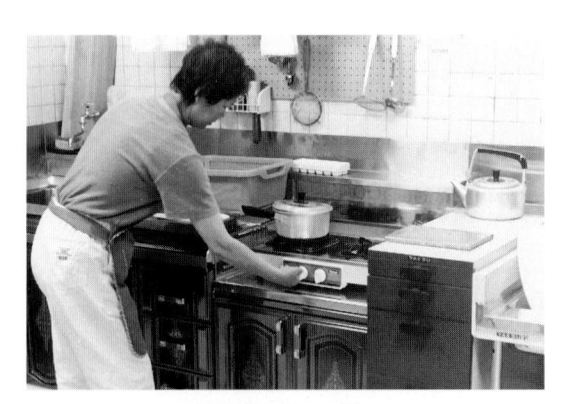

**図182 調 理**

調理を中心とした食事に関する家事作業は，準備，調理，後片づけの下位作業に区分される．準備作業には，献立を決める，材料を見積もる，買い物をするなど，調理作業には計量，洗浄，解凍，細分，成型，混合，加熱など，後片づけ作業には道具や食器の洗浄，乾燥，炊事場の整備などが含まれる．下位作業の部分的実施から全体へ，あるいはどのような料理を作るかによって調理作業を簡単から複雑へ調整する．

## (3) MFS回復プロフィールを利用した治療プログラム

　脳卒中発症後3か月までは機能的利得が大きいが，その後の変化はほとんどないか，あったとしても機能的利得は少ない(森山・他　1990a)．したがって，発症初期の段階でいかに効率良く訓練を行うかが一層重要になる．以下に示すMFS回復プロフィールを利用した治療プログラムを用いることにより，回復初期の機能的利得は高まり，治療期間の短縮が可能である(森山・他1990 b c )．

　この治療プログラムは脳卒中後の上肢運動機能回復が予測しうる一定のパターンに従うという前提で計画されている．すなわち，①随意運動の出現は近位から遠位へ，②筋活動は持続性から相動性へ，③集合運動から分離運動へ，の3軸を原理としている．MFS回復プロフィールは，患者120名のMFTの32サブテストの通過率から回復順序を求め作成されている．通過率の高いサブテストがより早く出現する運動・動作であり，通過率が低くなるほど出現するのが遅い．MFS回復プロフィール用紙(図183)の中項目ごとに表示された階段状の実線がその項目の標準値である．

### i ) MFS回復プロフィール利用の手順

　上肢機能訓練は各週ごとのMFTに基づいて計画した作業療法プログラムにより行う．以下の手順により進める．

① MFTを行った後，MFS( 0〜32の粗点を使用)を求め，それを構成するサブテストの可能数を各中項目ごとにプロフィール用紙に記入する．「パソコンソフト(RES-4)：上肢機能」を利用する場合は，32サブテストの各々についてその結果(可：1，不可：0)を入力することにより，自動的にプロフィールが表示される(図184)．

② 記入したポイントが基準値の実線上か，実線より高いか，低いかを各中項目ごとに調べる．

③ 基準値より低い項目があれば，それが回復の遅れた機能である．

④ 次回からの訓練は基準値より低い項目の機能回復を主目的とした治療プログラムにより行う．

　図184に例示した患者の経過を以下に示す．

　患者は60歳，男，脳出血(左片麻痺)で，発症から治療開始までの期間は7週である．初回MFSは38(粗点12)であり，基準値より高い項目は「上肢の前方挙上(FE)」の1項目で，その他は基準値である．1週目はMFS44(粗点14)で，基準値より高い項目は「上肢の側方挙上(LE)」，低い項目は「手掌を後頭部につける(PO)」の各1項目で，他の項目は基準値である．2週目になると「手掌を後頭部につける(PO)」は基準値に達し，すべての項目が基準値となっている．3週目のMFSは63(粗点20)と改善し，この時点では「つまみ(PI)」の1項目が基準値に達していない．臨床所見は肩・肘・前腕の組合せ運動パターンによる運動域が狭く，保持力も弱いこと，母指と示指を使ったつまみ

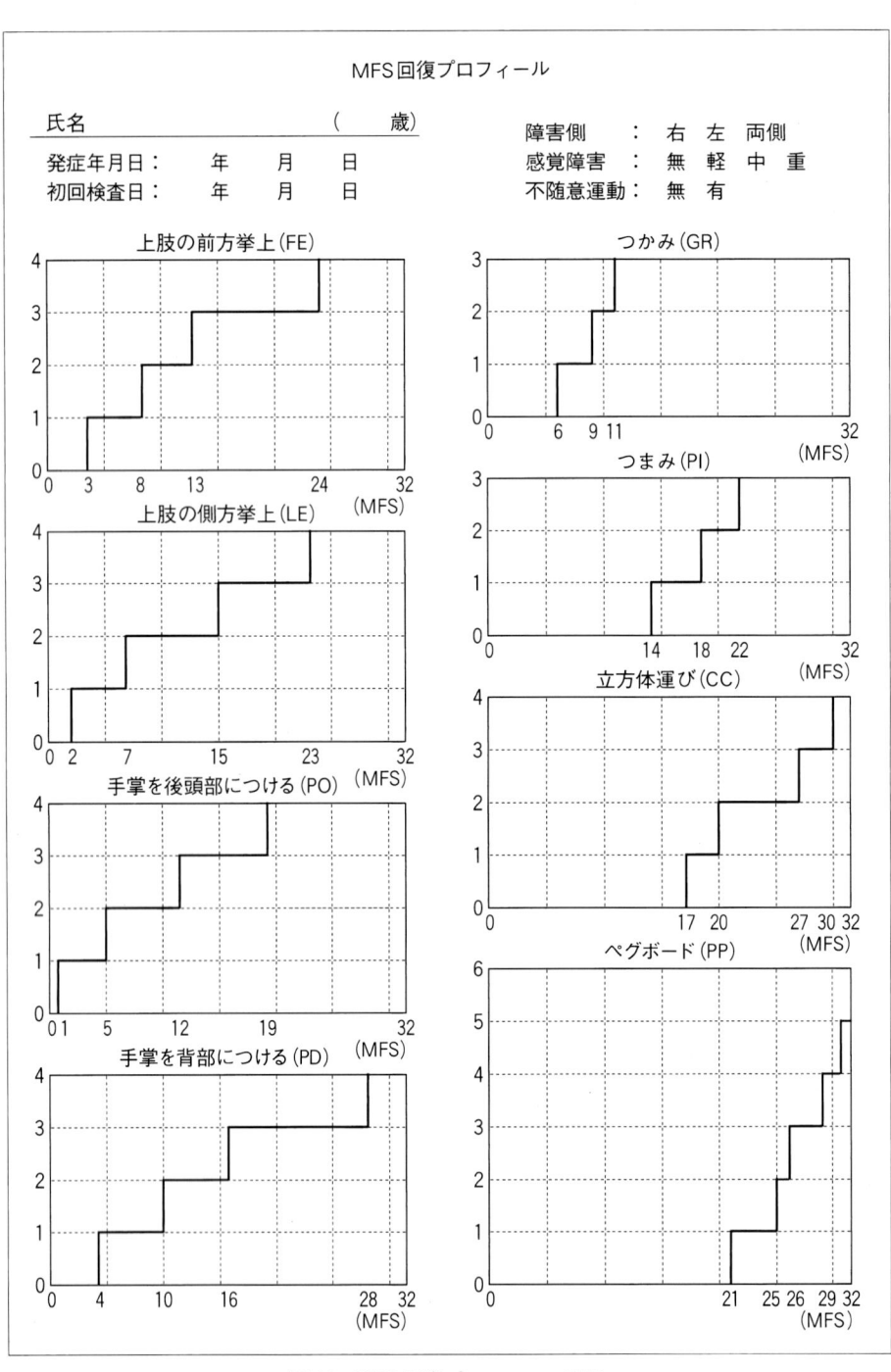

## Ⅳ. リハビリテーション手技の実際

図183 MFS回復プロフィール用紙

1．運動・動作障害の治療

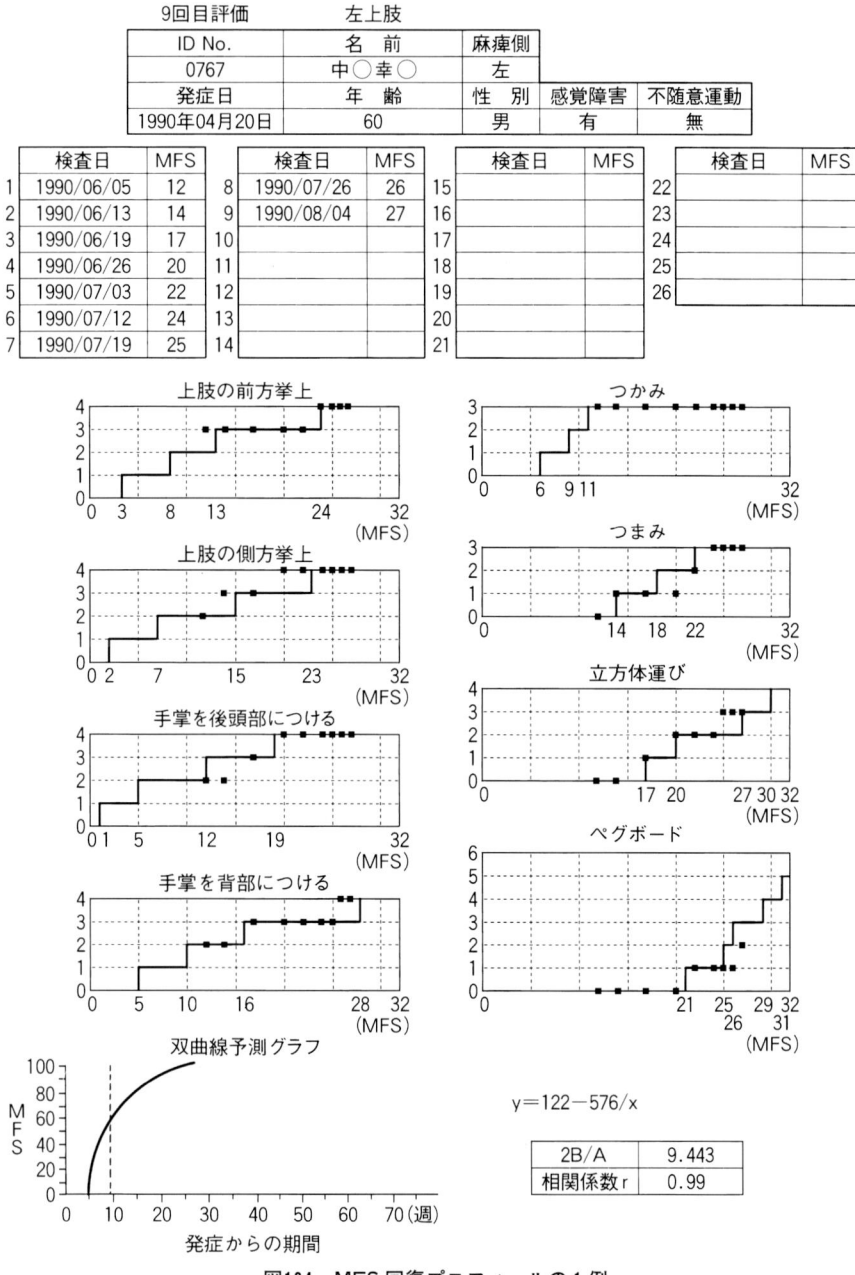

| 9回目評価 | | 左上肢 | |
|---|---|---|---|
| ID No. | 名　前 | | 麻痺側 |
| 0767 | 中○幸○ | | 左 |
| 発症日 | 年　齢 | 性　別 | 感覚障害 | 不随意運動 |
| 1990年04月20日 | 60 | 男 | 有 | 無 |

| | 検査日 | MFS | | 検査日 | MFS | | 検査日 | MFS | | 検査日 | MFS |
|---|---|---|---|---|---|---|---|---|---|---|---|
| 1 | 1990/06/05 | 12 | 8 | 1990/07/26 | 26 | 15 | | | 22 | | |
| 2 | 1990/06/13 | 14 | 9 | 1990/08/04 | 27 | 16 | | | 23 | | |
| 3 | 1990/06/19 | 17 | 10 | | | 17 | | | 24 | | |
| 4 | 1990/06/26 | 20 | 11 | | | 18 | | | 25 | | |
| 5 | 1990/07/03 | 22 | 12 | | | 19 | | | 26 | | |
| 6 | 1990/07/12 | 24 | 13 | | | 20 | | | | | |
| 7 | 1990/07/19 | 25 | 14 | | | 21 | | | | | |

$y = 122 - 576/x$

| 2B/A | 9.443 |
|---|---|
| 相関係数 r | 0.99 |

**図184　MFS 回復プロフィールの1例**

上段：MFT 検査日と MFS 一覧表
中段：MFS 回復プロフィール．縦軸は各中項目サブテストの遂行数．横軸は MFS(合計得点：満点32で表示)．階段上の実線は各項目の基準値．
下段：双曲線予測グラフ．
　例示の患者は60歳，男性，脳出血(左片麻痺)，発症から治療開始までの期間は7週．訓練期間は8週間．初回から9回までの MFS を表示．
(中村・他　1997)

## IV. リハビリテーション手技の実際

| 氏名　中○幸○ |
|---|

| 課題 | 1週 | 2週 | 3週 | 4週 | 5週 | 6週 | 7週 | 8週 | 9週 |
|---|---|---|---|---|---|---|---|---|---|
| 両手組み輪入れ | ○ | ○ | ○ | | | | | | |
| 患側支持輪入れ | ○ | ○ | ○ | | | | | | |
| 自己介助サンディング（手型使用） | ◎ | ○ | | | | | | | |
| 机上輪入れ | ○ | ◎ | ◎ | ○ | ○ | ○ | ○ | ○ | ○ |
| ブロック移し（サスペンジョンスリング使用） | | ○ | ○ | | | | | | |
| 片手サンディング | | | ○ | ○ | ○ | ○ | ○ | ○ | ○ |
| ベルクロ付きチェッカー移動 | | | | ○ | ○ | ○ | ○ | ○ | ○ |
| ゴム印スタンピング | | | | ◎ | ◎ | | | | |
| 円筒ペグ裏返し | | | | | | ◎ | ◎ | ◎ | ○ |
| 機織り | | | | | | ○ | ○ | ○ | |
| ひもかけ | | | | | | | | | ◎ |
| 折り紙 | | | | | | | | | ○ |
| 電卓計算 | | | | | | | | | ○ |

図185　各週ごとの作業療法プログラム
◎：主プログラム，○：従プログラム
（森山・他　1994）

動作が確立していないこと，指先の表在・深部感覚障害(中等度)があること，があげられる．これらの結果から4週目の主目標は上肢の運動範囲と保持力をより確実にし，母指と示指を使ったつまみ動作を確立させることで，課題は，①机上輪入れ(肘伸展位での上肢の挙上と手指伸展)，②片手サンディング(ブロックは回内・回外中間位握りとし，40度の傾斜板で前方へ押しあげる)は3週目に続けて行い，③ベルクロ付きチェッカーに母指と示指を対向位に保持させてつかみ，チェッカーをひきはがし運ぶ，④ゴム印スタンピング(指先を使ったつまみの保持と定置)を追加する，である．

　本症例の訓練開始から終了(退院)までの8週間の作業療法プログラムは図185の通りである．退院時のMFSは84，ペグボード(PP)は前週より改善しているが，基準値より低い．機能的に手指動作が可能で左手としての使用ができるレベルに達し，患者は職業の米穀集荷業の仕事を始める季節になったことも考えあわせて退院を希望，入院治療は終了している．

### ii）双曲線回帰式の求め方とMFSの予測

　発症後1年未満の脳卒中片麻痺患者の上肢機能をMFTによって4週ごとに評価した場合，MFSの経時的変化は多くの患者で双曲線関数を用いて近似が可能である(森山・他　1990ab)．
　双曲線関数($y=A-B/x$)による近似にはパラメータA，Bを定めればよ

い．それには最小限，時期の異なる2ポイントのデータがあればよいことになる．しかし，実用的な利用には5ポイントのデータが望ましく，MFTは上肢機能訓練の開始時，およびその後は毎週1回行い，4週にわたって記録するのがよい．これにより得られた5ポイントのデータ(MFS)を用いて双曲線回帰式を求める．実際には逆数変換を行った後，直線回帰式を求める．以下に2名のデータを示す．

双曲線は$y=A-B/x$によって示される．ここで，y：MFS，x：発症からの期間(週)，A，Bは各人の固有な定数となる．統計計算(相関)が可能な電卓を用いて，データを入力するが，このとき，データxは逆数($z=1/x$)に変換する．直線回帰計算を行い，a，b，rを求める．

### 症例1：脳出血(1998-04-13発症)

| [検査月日] | [発症からの期間：x] | [逆数：z] | [MFS：y] |
|---|---|---|---|
| 初回：1998-05-23 | 5.7週 | 0.175 | 0 |
| 1週：1998-05-31 | 6.9週 | 0.145 | 6 |
| 2週：1998-06-08 | 8.0週 | 0.125 | 13 |
| 3週：1998-06-15 | 9.0週 | 0.111 | 13 |
| 4週：1998-06-21 | 9.9週 | 0.101 | 16 |

①直線回帰式($y=a-bz$)
　$y=38-218z$　($r=0.984$　$p<0.01$)

②双曲線回帰式($y=A-B/x$)
　$y=38-218/x$　($r=0.984$　$p<0.01$)

### 症例2：脳梗塞(1998-04-29発症)

| [検査月日] | [発症からの期間：x] | [逆数：z] | [MFS：y] |
|---|---|---|---|
| 初回：1998-06-27 | 8.4週 | 0.119 | 19 |
| 1週：1998-07-03 | 9.3週 | 0.108 | 25 |
| 2週：1998-07-11 | 10.4週 | 0.096 | 38 |
| 3週：1998-07-17 | 11.3週 | 0.089 | 44 |
| 4週：1998-07-24 | 12.3週 | 0.081 | 44 |

①直線回帰式($y=a-bz$)
　$y=108-750z$　($r=0.977$　$p<0.01$)

②双曲線回帰式($y=A-B/x$)
　$y=108-750/x$　($r=0.977$　$p<0.01$)

MFSの経時的変化が双曲線関数によって近似できた患者51名を用いた重回帰分析の結果，寄与率はそれほど高くないが2B/Aは発症からの期間と初回MFSによって説明される($R^2=0.662$)．2B/Aは回復可能なMFS最大値の1/2になる時期を表す．下の式に発症からの期間(TSO)と初回MFS(IV)

を代入すれば，到達可能な MFS の1/2になる時期を上肢機能訓練開始時に推定できる．

$$2B/A = 1.082 \times TSO - 0.153 \times IV + 5.909$$

前述の症例2の場合，TSO(8.4)とIV(19)を代入すると，

$$1.082 \times 8.4 - 0.153 \times 19 + 5.909 = 12.1 (週)$$

となる．

今後4週で機能回復は上限の1/2に達することになる．現在のところ訓練によってかなりの改善が期待できる．

### ⅲ）MFS と作業種目の関連

MFS 回復プロフィールを利用した治療プログラムは，正常機能に向かって過去の多くの患者が示した平均的回復順序にできるだけ沿った変化を促す方法である．この方法により治療を行った患者群に用いられた作業種目について分析した結果を図186に示す(森田・他　1995)．使用された作業は9種目で，訓練器具を用いた作業種目は3～5の段階づけが，手工芸1には2，手工芸2には5，手工芸3には13の種類があり，作業種目とその実施方法はMFSレベル(表73)に対応した変化を示す．

その変化を作業特性からまとめると，
①介助による腕の運動，
②腕の運動と粗大なつかみ・はなしや保持との組合せ，
③肩・肘・前腕・手関節の協調運動，
④抵抗に抗するつかみとつまみ，
⑤両手の協調動作，
⑥より巧緻性を要するもの，速さを要するものへ，
となる．

表73　MFSの区分とサブテスト

| 区　分 | 1 | 2 | 3 | 4 | 5 | 6 |
|---|---|---|---|---|---|---|
| MFS | 0～5 | 6～11 | 12～17 | 18～22 | 23～28 | 29～32 |
| サブテスト出現順序 | PO1 | LE2 | FE3 | PI2 | LE4 | PP4 |
| | LE1 | FE2 | PI1 | PP1 | FE4 | CC4 |
| | FE1 | GR2 | LE3 | PO4 | PP2 | PP5 |
| | PD1 | PO2 | PD3 | CC2 | PP3 | PP6 |
| | GR1 | PD2 | CC1 | PI3 | CC3 | |
| | | GR3 | PO3 | | PD4 | |

FE：腕の前方挙上　　LE：腕の側方挙上　　PO：手掌を後頭部へ
PD：手掌を背部へ　　GR：つかみ　　　　PI：つまみ
CC：立方体運び　　　PP：ペグボード
*MFS区分は，可能となるサブテストの順序を運動機能回復過程と対応させ6区分したものである．

# 1．運動・動作障害の治療

| MFS区分(粗点) | 0〜5 | 6〜11 | 12〜17 | 18〜22 | 23〜28 | 29〜32 |
|---|---|---|---|---|---|---|
| 例数 | 32 | 39 | 30 | 40 | 53 | 27 |
| 輪 | ▲▲ | ▲▲▲ | ▲▲▲ | ▲▲▲ | ▲ | |
| 　前方へ | | | | | | |
| 　　自己介助(両手組) | **** | **** | * | * | | |
| 　　自動介助(ヘルプアーム) | ** | ***** | *** | | * | |
| 　　自動(介助なし) | | | **** | **** | * | |
| 　後方へ | | | | *** | * | |
| 患側上肢支持 | ▲▲ | ▲▲ | ▲▲ | ▲ | ▲ | |
| 　(肘伸展位での体重移動) | | | | | | |
| サンディング | ▲▲ | ▲▲ | ▲▲ | ▲▲▲ | ▲▲▲ | ▲▲▲ |
| 　自己介助 | **** | ***** | **** | ** | | |
| 　自　動 | | * | ** | *** | **** | *** |
| 　抵　抗 | | | | ** | ***** | **** |
| ブロック | ▲ | ▲ | ▲▲ | ▲▲▲ | ▲▲▲ | ▲ |
| 　前方へ | | | | | | |
| 　　自動介助(木製ブロック) | *** | *** | | | | |
| 　　自動(木製ブロック) | | | ** | | | |
| 　　抵抗(ベルクロ付きブロック) | | | *** | ****** | *** | |
| 　後方へ：ベルクロ付きブロック | | | | * | **** | *** |
| 　回内・回外：ねじ付きブロック | | | | | ** | *** |
| ペグボード | | | ▲ | ▲▲ | ▲▲▲ | ▲▲▲ |
| 　木製ペグ | | | | | | |
| 　　大($\phi$30mm) | | | *** | | | * |
| 　　小($\phi$15mm) | | | | * | *** | |
| 　金属製ペグ($\phi$5mm) | | | | ** | *** | **** |
| 　組み立て(ワッシャー,環,ピン) | | | | | ** | **** |
| 治療用遊具 | | | | | ▲ | ▲▲ |
| 　バレーボールの投げ受け | | | | | * | |
| 　体操用棒のつかみ・はなし | | | | | * | |
| 　デッキ輪投げ | | | | | | ***** |
| 手工芸1 | ▲ | | ▲ | ▲ | | |
| 　レーシング | | | | | | |
| 　　基板の押え,保持 | *** | | * | * | | |
| 　銅板細工：釘の保持 | | | ** | | | |
| 手工芸2 | | | ▲ | ▲ | ▲▲▲ | ▲▲ |
| 　ゴム印スタンピング | | | ** | * | **** | * |
| 　線描き・色塗り | | | * | ** | ** | * |
| 　機織り用整経 | | | | | * | * |
| 　鋸引き | | | | | | |
| 　銅板細工(打ち出し) | | | | | | * |
| 　電卓・ワープロ | | | | | | |
| 手工芸3 | | | | | ▲ | ▲▲▲ |
| 　和紙のちぎり絵　折り紙　　　タイルモザイク　木版画 | | | | | | |
| 　ネットレーシング　機織り　　ビーズ細工　　　陶　芸 | | | | | | |
| 　木型作り　　　　マクラメ手芸　ペーパーフラワー　刺し子手芸 | | | | | | |
| 　革細工 | | | | | | |

▲25％以上　　▲▲50％以上　　▲▲▲75％以上　　*10％

**図186　MFS区分毎の作業種目の割合**

　MFS区分ごとに行われていた作業種目の割合(実施率)が25％以上，50％以上，75％以上のものを図示．

　例数：脳卒中片麻痺患者48名を対象に，各患者の1週ごとのMFS(粗点0〜32を使用)を1例とし，最高8週までのMFSを列挙(同じMFSが2週以上続いた場合の同一MFSは1例として扱う)した数．

　作業種目：1例ごとに実施したすべての作業を，段階づけが明らかであったものは段階別に列挙，手工芸については患側手が物の押さえや保持として行っているものを手工芸1，動作の繰り返しを利用しているものを手工芸2，両手動作で複合的に行っているものを手工芸3としている．

(森田・他　1995, 一部改変)

## IV. リハビリテーション手技の実際

## [付] 支持的作業療法

### (1) 心理的支持

患者はさまざまな心因反応を示す．適切なチーム・アプローチは反応を和らげ，心理的再適応を促す．特別な対応を必要とするいくつかの問題が残ることがある．

#### i) うつ状態の持続

言葉による励ましや説明を避けて，具体的に「できること」を積み重ねることが役立つ．失語，身体障害が重度で心理的落ち込みが大きく，まったく訓練にのらなかった患者がリハビリテーション的アプローチによる歩行経験を契機に他部門の訓練にも意欲を示すようになることもある．作業療法での課題は患者にとって親しみがあり，興味や関心をもって受け入れることができるもので，ある程度の努力で満足感や成功感が味わえるものを選ぶ．初期には短時間に完成する作品がよい（図187）．

#### ii) 身体機能回復への固執

運動麻痺の回復が限界に達しても障害受容ができない患者には，本人が納得できるように一定期間の徹底的な機能訓練を行う．また現有の能力で可能な活動の遂行を通して自信をつけるようにする．仕事や趣味など病前に習慣化，自動化していた活動は，これに必要な諸技能が保持されやすく，方法や用具を工夫することで遂行できることも多い．失ったものへ固執していた関心を，同好の趣味グループへの参加や新たな趣味活動の開発へと援助してゆく．

#### iii) 活動性の低下

入院という慣れない生活環境のなかで臥床しがちな患者，能力低下が重度でただぼんやりしている時間が多くなりやすい患者には活動性向上をはかる必要がある．能力に合った活動を行って過ごす時間を多くする．本人が興味，関心をもって積極的に取り組めるものになることが望ましい．退院後も楽しみとして続けられるように家族にも働きかけ，指導する（図188，189）．

2．運動・動作障害の治療

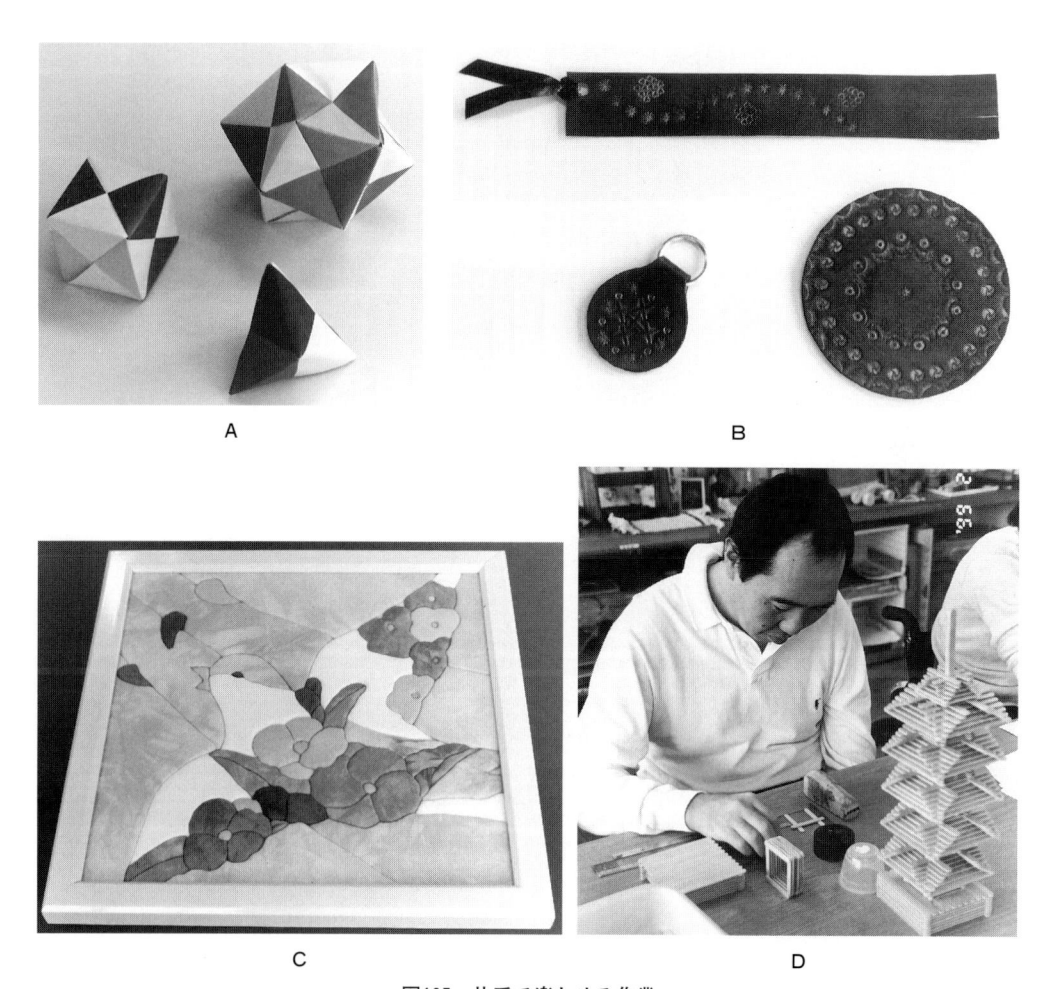

**図187　片手で楽しめる作業**
A：折り紙．簡単な部分品を折って組み立てるサイコロや薬玉
B：革細工．刻印と染色だけで仕上げる栞，コースター，キーホルダー
C：モザイクアート（東芸KK）．発砲スチロールの上に描かれた絵に沿ってナイフで切り込みを入れ，和紙または布をはめ込む．
D：スティック細工（MM企画）．スティックを木工ボンドでつけ組み立てる．簡単なものから複雑なものまで種々の造形がある．

## IV. リハビリテーション手技の実際

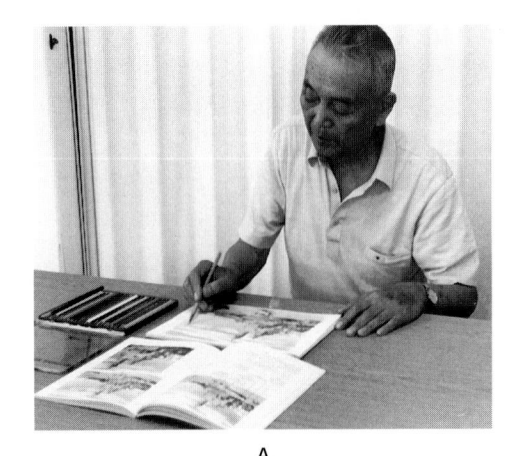

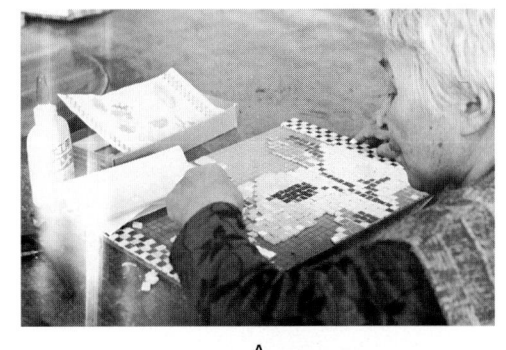

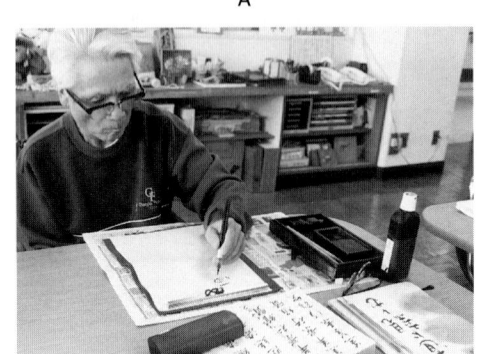

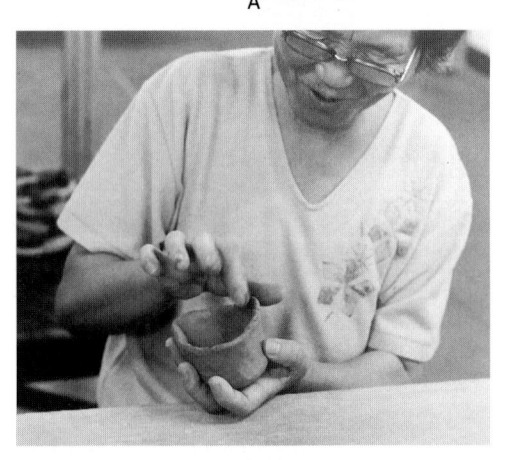

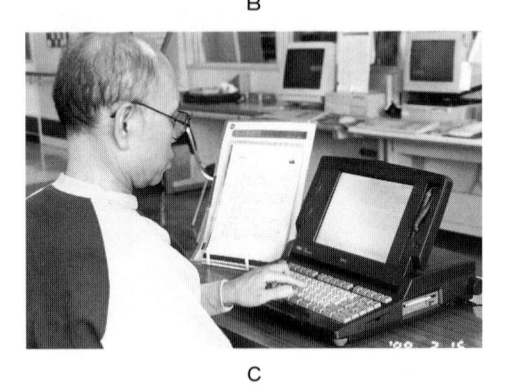

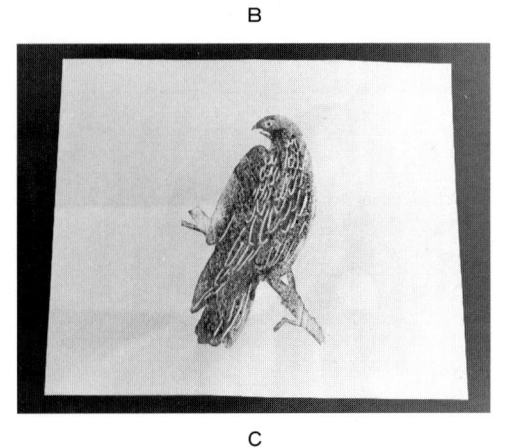

**図188 趣味として行える作業**
A：絵の模写．ここでは「色鉛筆の技法」のテキストをみて，色づけしている．関心が高まれば水彩画，油絵などの絵画へ進める．
B：書道．病前にも行っていた活動であれば，楽しみとして左手の練習も兼ねて行える．
C：ワープロ．新たな技能を学習するのは余暇活動としても楽しく続けることができる．

**図189 出来上がりが楽しめる作業**
A：タイルモザイク．目地を入れて仕上げると作品が急に生き生きとして見栄えがよくなる．
B：陶芸．形が少々ゆがんでいても施釉して焼き上げると，それなりに味わいのある作品になる．
C：版画．「刷り」の段階で意図した効果が現れる．

## 2．運動・動作障害の治療

### （2）対人関係技能

　感情・情動の障害がある患者や対人関係がうまくとれない患者は，そのために治療・訓練に支障を生じたり，退院後の家庭生活や社会生活を円滑に行えない．

　急性期には，医学的管理が中心であるため，患者は活動に介助を受けることが多く，またコミュニケーション障害があれば一層心理的依存の状態になりやすい．病室を個室から大部屋に変えたり，訓練場面でも支持的対応から次第に対人接触の機会を増加させるように配慮する必要がある．集団訓練の形態をうまくとりいれ，自己表現をする，役割をもつ，協力し譲り合うなどの機会をもうける．患者同士が組んで一緒に行う柔軟体操や互いに号令をかけ合って行うグループ体操，ひとつの作品を分担して共同製作する作業や数人が同席して行う同一作業，まったく違う作業を同じテーブルを囲んで行うなどがある（図190）．対人関係技能の向上にゲームの効用は大きい．一定の規則に従って行われるゲームは，自分の思いどおりにいくこともあれば，その逆もあり，自己の行動を調整したり修正したりしなければならない．目的達

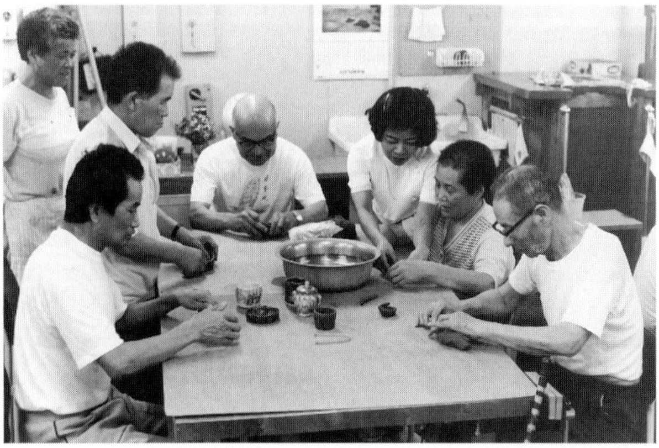

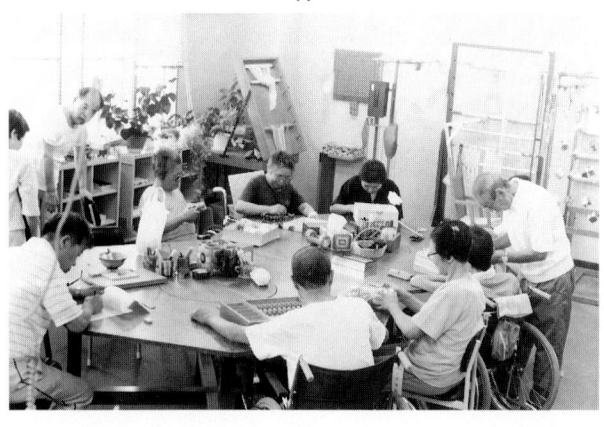

**図190　グループ作業**
A：陶芸作業．数人が同席して同種の作業を行っている．
B：机上作業．ひとつのテーブルを囲み，多様な作業を行っている．

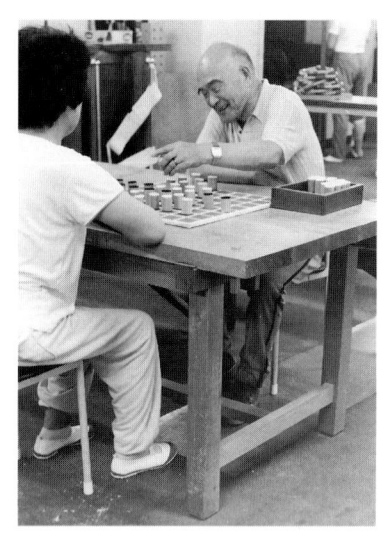

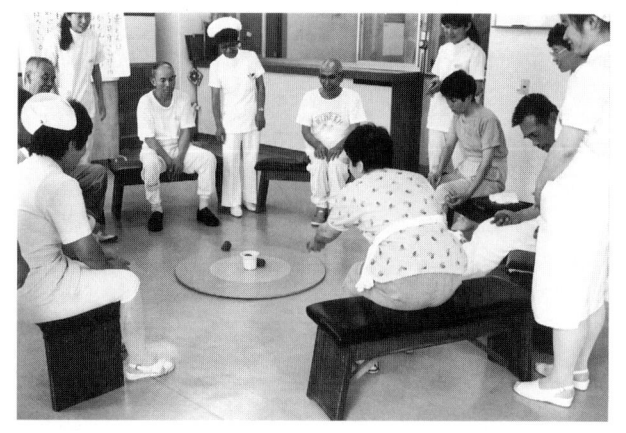

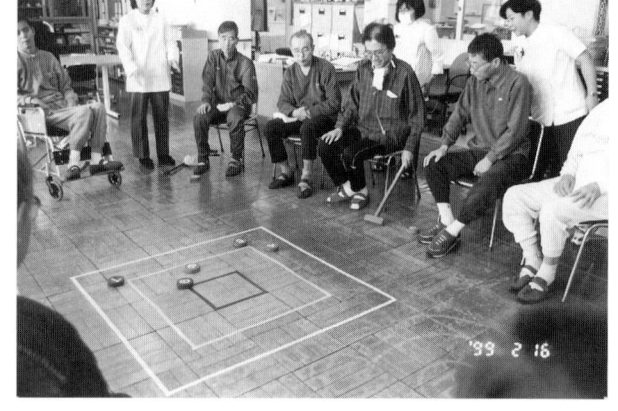

## IV. リハビリテーション手技の実際

**図191 ゲーム**
A：オセロゲーム
B：数人で得点を競う
C：チームを組んで得点を競う

成のために精神的・身体的活動が促されると同時に，対人関係，役割，規範などの社会的技能を身につける機会が与えられる．ゲームにはオセロや将棋，卓球のように二人で勝負を競うもの，輪投げやトランプなど複数の患者で競技するもの，ゲートボールのようなチームを組んで競争するものなどがある（図191）．

[森山 早苗]

# 2 日常生活活動

## 1）身辺処理（セルフケア）

　セルフケアの自立はリハビリテーション医療の主要な目的のひとつである．急性期から適切に対応して，できるだけ早期に自立できるよう指導する．
　指導内容には，
　①日常的環境で各動作が遂行できるように諸技能を高める，
　②能力に応じて効果的に機能できるように生活環境を調整する，
の2面が含まれる．
　運動，認知などの機能障害が重度な場合には，諸動作を病前と同じ方法では行えなくなり，動作の工夫，自助具や福祉機器の活用，家屋改造，適切な介助が必要になる．訓練室での練習と合わせて生活場面での練習，習慣化が必要である．セルフケアの自立は心理的退行や心身の活動性低下などの二次障害の予防にも役立つ．在宅生活では心身の活動性維持の手段としても有用である．
　指導に当たっては次のことに留意する．
　①病棟看護婦，家族，作業療法士などの関係者が同じ方法で指導するように統一する．
　②難しい部分は介助して一連の動作を完了させ，成功感が味わえるようにする．
　③少しずつ介助を減らし，自立を促してゆく．
　④十分な時間を与え，急がせない．
　⑤退院後の生活を想定して，継続できる方法で指導する．
　⑥介助が必要な場合は適切な介助方法を家族にも指導して，家庭生活へとつなげる．
　⑦必要な家屋改造については早めに対応して，円滑に在宅生活に移行できるようにする．

### （1）食　　　事（図192）

　ベッド上ギャッジアップ60°程度での座位保持を目安に，健側手を使って自分で食事をするように促す．座位訓練の進歩に合わせて，ベッド上端座位や車椅子座位で行うようにする．オーバーテーブルやカットアウトテーブルを用いて，適切な姿勢が保持できるようにセッティングする．

## Ⅳ. リハビリテーション手技の実際

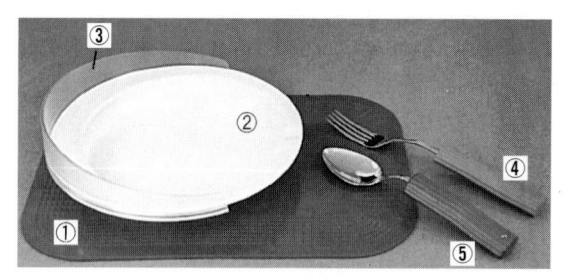

図192 食事用具
①滑り止めマット
②すくいやすい皿：皿の一方は浅く対側は深くなっている
③フードガード：普通の皿に取りつけて，食物をすくいやすくする．
　上肢協調運動障害が強いときには，図のようにすくいやすい皿に取
　りつけると効果的である．
④⑤チューブ状のスポンジを柄に取りつけたスプーンとホーク

　利き手が患側の場合，麻痺が比較的軽度で患者に意欲があれば，握りやすく工夫した柄のスプーンやフォーク，ホルダー付箸，割り箸などを段階的に使い分ける．非利き手でスプーンやフォークを使って食べる場合には，すくいやすく工夫された食器やフードガード，滑り止めマットなどが必要なこともある．非利き手での箸の使用は，実際に食事をする前に基本パターンの練習が必要なことが多い．

### （2）整　　容(図193，194，195)

　意識がはっきりしてきたら，おしぼりで顔を拭くことから始め，歯磨き，ひげ剃り，整髪などを徐々に進める．洗顔には小さなタオルや洗顔ブラシを，健側の手を洗うには吸盤付ハンドブラシを，ひげ剃りには電気カミソリを使う．移動手段が車椅子の場合には，車椅子対応の洗面台が必要になる．健側

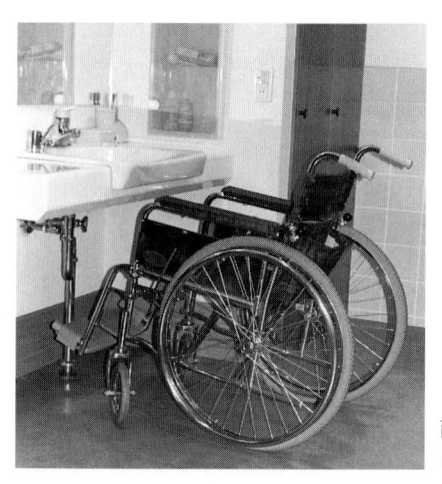

図193 車椅子対応の洗面台
　膝や車椅子のフットレストが洗面台にぶつからず，体を十分近づけることができる．

2．日常生活活動

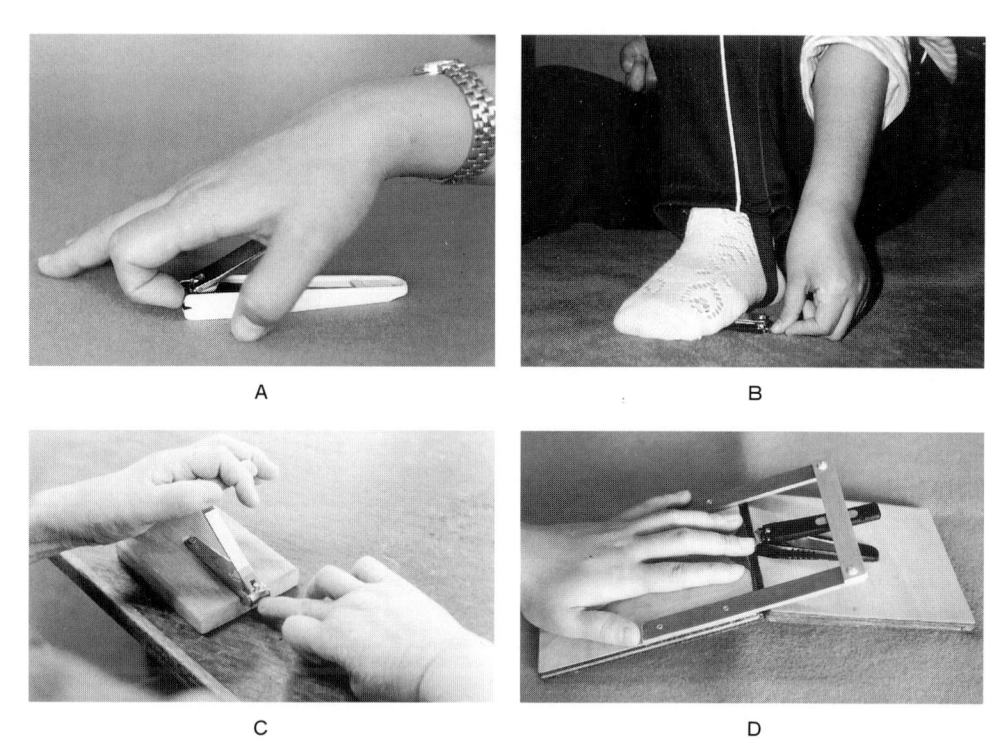

図194　健側の爪切り
A．片手で切る．
B．大きな爪切を足で操作する．
C．粗大運動のできる麻痺側の手で押す．
D．手掌で下に押すと爪が切れる爪切り．

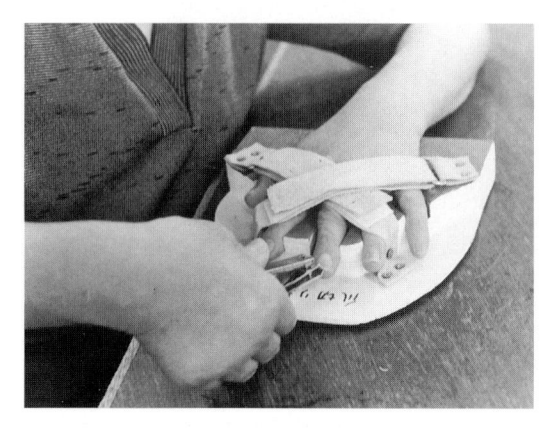

図195　患側の爪切り
手指を伸展位に固定する台を使って切る．

の手の爪は片手動作や足による操作で切ったり，粗大運動のできる患側の手で爪切りを押して切る．片手で切りやすく工夫された自助具もある．患側の手指が屈曲してしまって爪がうまく切れない場合には，手指を伸展位に保つ固定台が役に立つ．

## IV. リハビリテーション手技の実際

### （3）更　　衣（図196）

　　介助に協力して体を動かす，ボタンをかけるなど，できることから自分で行うように指導する．片手動作では，基本的には着衣は患側から，脱衣は健側から行う．前開き上衣を脱ぐときは，患側の肩の部分を先にはずしてから

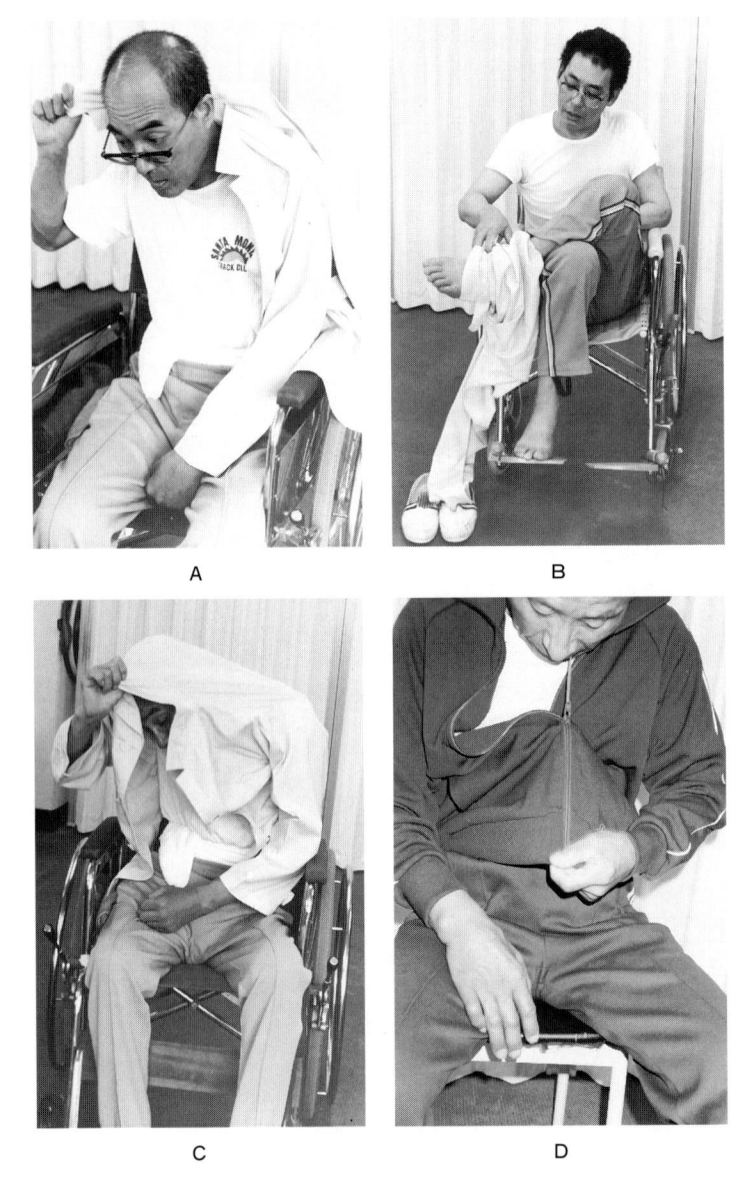

図196　更　衣
A．前開き上衣を着る．
B．ズボンをはく．
C．襟を引っ張って前開き上衣を脱ぐ．
D．ひもを使ってファスナーを引き上げる．

行うが，うまくはずせないときは，かぶり型と同様に頭越しに襟を引っ張って脱ぐ．衣服はゆったりした伸縮性のある素材のものが着脱しやすいが，中間に着るシャツやブラウス類の素材は滑るもののほうがよい．留め具は大きめのボタンにして，オープンファスナーには麻痺側の指や口でも引っ張れるようにリングや紐をつける．服の前後左右が判別できない場合は目印をつける．

　下衣の着衣は，座位バランスが不十分なうちは，長座位で両脚を通してから背臥位になって殿部を引き上げる．ベッド端座位が安定してきたら，端座位で両脚を通してから背臥位になって殿部を引き上げる．立ち上がり，立位バランスともに安定してきたら端座位や椅子座位で両脚を通してから立ち上がって殿部を引き上げる．立位での下衣の上げ下ろし練習は排泄動作の自立にも役立つ．

### （4）排　　　泄 (図197)

　介助して座位が保てるようになったら，ベッドサイドで手すり付ポータブルトイレを使って排泄する．介助して車椅子に乗れるようになったらトイレへ行って行う．腰掛け便器や手すりが必要なことが多い．手すりは便器に腰掛けたとき健側になるほうの壁にL字型のものがあると使いやすい．はじめはズボン・パンツの上げ下ろし，お尻を拭くなどに介助が必要なことが多い．歩行が不安定なとき，車椅子を使用するときは段差の解消，介助が必要なときには介助スペースも考慮した改造をする．家屋改造ができないときは，和式便器にかぶせて腰掛けて使う据え置き式便座やポータブルトイレの利用も検討する．夜間のみポータブルトイレや尿瓶を利用して介助量の軽減を図ることが必要な場合もある．

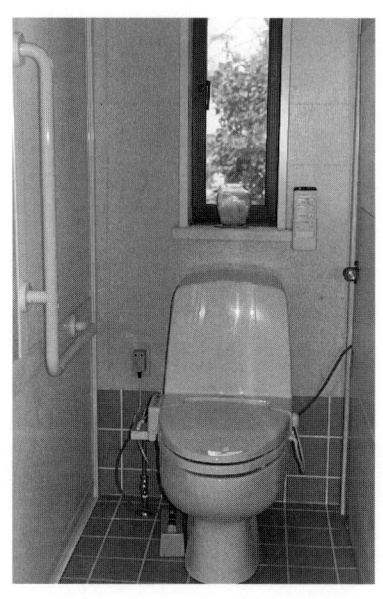

図197　L字型手すりを取りつけたトイレ

## Ⅳ．リハビリテーション手技の実際

### （5）入　　浴（図198）

　　浴室への出入りには段差の解消と手すりの設置が必要なことが多い．脱衣所と浴室の段差解消では，排水が脱衣所に流れ込まないようにU型排水溝を設けてグレーチングで蓋をする．脱衣所と浴室の段差が大きく，なおかつ浴槽が高すぎるときは，すのこの高さで調節することもできる．浴室内の手すり設置は浴室の構造からくる制限が大きい．立位での浴槽への出入りが困難な場合は，腰掛けて出入りする．床からの高さが40〜45 cmの半埋め込み型で縁に腰掛けられるスペースのある浴槽が使いやすい．腰掛けるスペースがないときは浴槽と同じ高さの腰掛けやバスボードを利用する．入浴は介助が必要なことが多いので介助スペースも考慮して器具を選ぶ．シャワー浴ですませることも検討する．

　　洗体には腰掛けが必要なことが多い．背中洗いにはループ付タオルや柄付ブラシが役に立つ．健側の腕は大腿部に広げたタオルにこすりつけて洗う．タオルは水道の蛇口や手すりに引っかけて絞る．

　　移動手段は介助歩行と車椅子併用，入浴動作一部介助レベルで自宅退院した右片麻痺，男性(45歳)のADL指導の経過を示す．

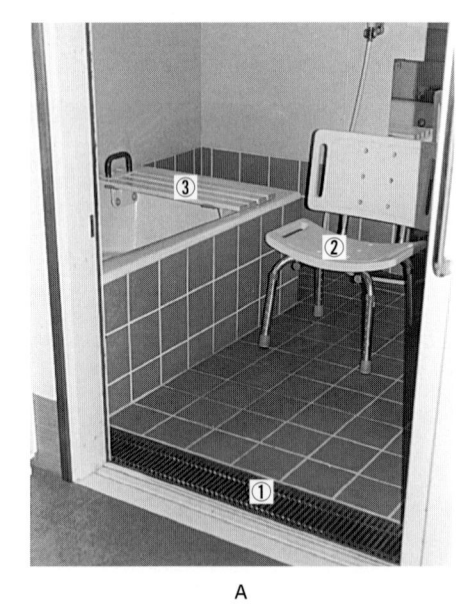

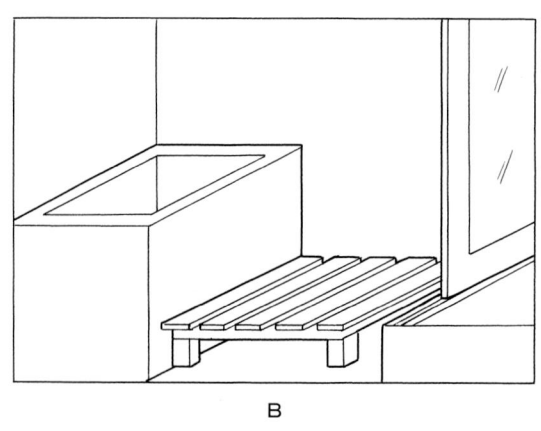

図198　浴　　室
A．①グレーチング
　　②シャワー椅子
　　③グリップ付のバスボード
B．すのこを利用した段差解消

[症　　例]
　1998年1月8日左被殻出血で発症．某医にて減圧開頭術，気管切開術を施行された．3月上旬に気管切開口閉鎖後，経口摂取開始．4月14日訓練目的で当院へ転入院した．
　〈入院時の状況と治療方針〉
　右上下肢は随意運動なし．寝返りと座位保持が可能で体幹・下肢の運動年齢8である．準備されれば食事と歯磨きができるだけで尿便失禁もあり，バーセル・インデックス(BI)は10である．自発語はなく，Yes, No の応答は不明瞭で保続が出現し，右半側身体および視空間への不注意も認められた．簡単な非言語的課題の理解にも時間がかかったが，理解できた課題への取り組みは熱心であった．ケース・カンファレンスでは更衣，排泄動作自立で家庭復帰することを目標に，PT では早期に下肢装具を作成して起立訓練を開始すること，OT と看護婦は連携して ADL の個々の動作の指導と習慣化を図ることが確認された．
　〈経　　過〉
　1月目：食堂，洗面所までの車椅子移動，上衣の着脱練習，定時排泄を中心に指導．
　2月目：時間をかければ上衣の着脱が可能，車椅子駆動が可能となり BI は40．
　　　　ベッド端座位で足を通してから臥位になって引き上げという方法でズボンの着脱練習開始．
　3月目：ズボン着脱が一部介助で可能になり，尿便失禁の回数も減少して BI は45．
　4月目：病室，訓練室間の車椅子移動自立．立位でのズボンの上げ下ろし練習を開始．屋内移動手段を介助歩行と車椅子の併用と予測した環境調整の検討を開始した．
　5月目：移乗，更衣が自立し，失禁は夜間に時々みられる程度に減少して BI は60．自宅のトイレと浴室に手すりを設置し，バスボードとシャワー椅子，ベッドを用意して外泊を2回試みた．車椅子移動でトイレ動作は監視レベル，入浴は移動と浴槽への出入り介助で可能なことが確認され，9月30日に退院した．

## 2）起居，移動

　起居，移動は日常生活活動を遂行するための基本的動作といえる．理学療法士によって指導された基本動作を，病棟生活や作業療法場面で生かして起居，移動能力の向上，日常生活への定着を図る．家屋改造の必要性とその程度は，最終的に獲得が予測される実用的移動手段に合わせて行う．

## IV. リハビリテーション手技の実際

　　床からの立ち上がりが困難な場合は，介助のしやすさも考慮してベッドを利用する．ベッドの高さは縁に腰掛けたとき足底が床に着く程度とする．腰掛けたときの安定性がよく，立ち上がりも容易である．ギャッジアップ機能のあるベッドは背もたれ座位を保つのに便利である．起きあがりに介助を要する場合は，電動ギャッジベッドを利用することで起きあがりを自立させることができる．頭部と足部が別々に角度調整でき，ベッドの高さも調整できるほうがよい．固定性のあるベッド柵は立ち上がりやポータブルトイレへの移乗の支持に利用できる．マットは適度な弾力性のあるものを選択する．

　　屋外移動が自立か介助かに関わりなく，通院やデイ・サービスセンターの利用，機能訓練事業への参加をはじめ，散歩や買い物などに自らが外出しやすいためにも，移動入浴サービスなどを受けやすくするためにも，敷地内の通路や出入り口の整備を行う．門から玄関，玄関から廊下への段差が大きいときは，移動能力に応じてスロープ，階段，手すりなどを設置する．出入りは玄関にこだわらず，縁側に車椅子昇降機を取りつけたり，テラスの段差を解消して出入りするなどの方法も検討する．出入り口に履き物を脱ぎ履きするための腰掛けを用意すると便利である．車椅子使用者では，出入り口の開口幅，廊下幅は75 cm以上，できれば90 cmが必要である．扉は歩行，車椅子を問わず引き戸が扱いやすい．室内の床は段差を取り除くことが望ましいが，大がかりな改造ができない場合，敷居程度の段差には断面が楔形の板を設置する．歩行が不安定なときは段差のあるところや扉の開閉をするところに手すりをつける．家屋改造ができない場合には畳に布団で，いざりを移動手段にした自立も検討する．

### 3) 家　　　事

　　活動内容は患者の年齢，性，生活環境によって異なるが，一人暮らしにも共通するものとして，衣・食・住に関する実際的な作業と管理がある．これらを遂行するには，ある程度安定した移動能力，コミュニケーション能力，管理・運営能力などが必要である．これらに問題が残るときは家族や周囲の者の理解と協力が必要になる．部分的にでも家事を行うことは，家庭での役割を持つこと，活動性を維持することに役立つ．個々の動作では物の運搬や固定に問題が生じることが多いので，基本的な動作の工夫，自助具や便利な市販品の利用について指導する．体力にあわせて仕事量や一日のスケジュールを調整する．

#### (1) 調　　　理

　　火気，熱湯，刃物，食品などを取り扱うので，安全および衛生面への配慮がとくに要求される作業である．どのような配慮が必要かは訓練を通して認識を高めてゆくが，問題が残る場合には，危険を伴う作業は家族やヘルパーなどの援助者と一緒に行うように指導する．本人，家族ともに「できない」

と決めつけてしまうことが多いので，何ができ，何ができないあるいは危険なのか，一連の作業を通して評価，指導を行う．台所は足元に物を置かないように片づけて通路を確保すると同時に，手を伸ばせばつかまったり物を置いたりできる位置にテーブルなどを設置できるとよい．椅子も用意して下ごしらえなどは腰掛けて行う．

### ⅰ）材料や食器の洗浄（図199）

ジャガイモなどの泥のついた野菜は，流しの角や洗い桶の縁に押しつけてたわしでこすって洗う．流しに取りつけた吸盤付フックにたわしをかけておいて，野菜のほうをこすりつける方法もある．包丁は流しに置いてスポンジでこすって洗う．食器は洗剤入りのぬるま湯につけておいてから洗い，水切りかごに入れて自然乾燥させる．食器洗乾燥機の利用も検討する．拭くときは大きめの布巾を二つ折りにして包むようにして拭く．

### ⅱ）材料の準備（図200）

ジャガイモやリンゴなど丸いものの皮むきは，材料を半分に切って切り口を伏せて包丁で行う．非利き手でも練習により可能になることが多い．胡瓜など細長いものは，まな板の端に材料を固定する板を取りつけておいて皮むき器でむくか，野菜調理器を使う．薄切り，千切り，ささがき，おろしなども野菜調理器を使う．野菜調理器は厚手の濡れ布巾を敷いて固定する．

### ⅲ）加　　　熱（図201）

ガス器具は立ち消え安全装置付を使用する．電気クッキングヒーターをはじめとする各種電気調理器，電磁調理器，ハロゲンコンロ，電子レンジなどの利用も検討する．大量の熱湯や熱い油は運ばないですむように作業手順を工夫する．麺類や野菜をゆでるときはボイルバスケットを利用する．菜箸がうまく使えないときは調理用トングを利用する．魚を裏返したり，揚げ物を

A　　　　　　　　　　　B

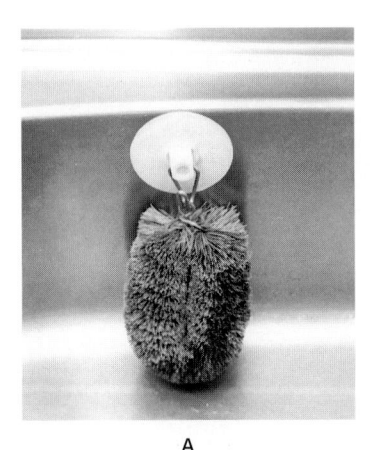

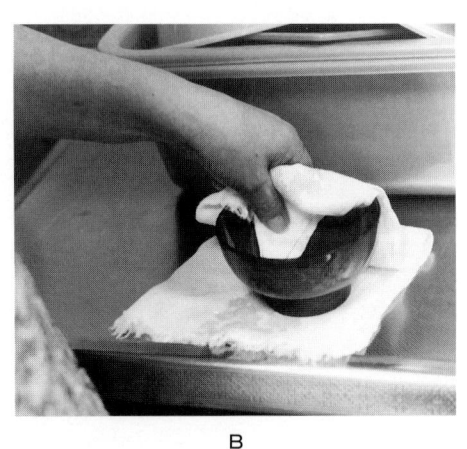

**図199　材料や食器の洗浄**
A．吸盤付きフックにたわしをかけて流しに取りつける
B．片手での食器拭き

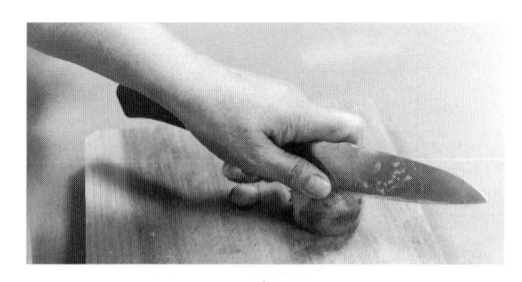

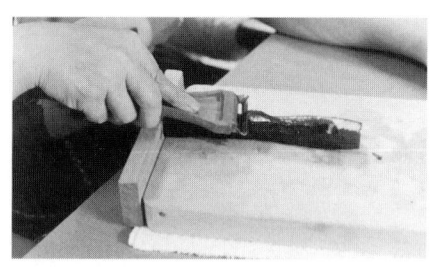

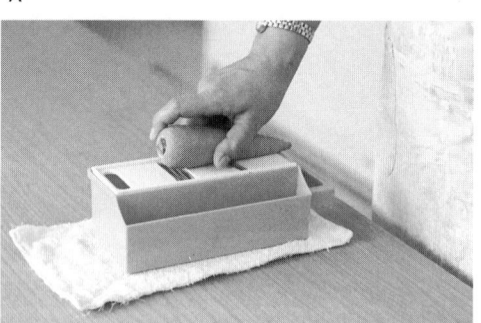

## IV. リハビリテーション手技の実際

**図200　材料の準備**
A．包丁でむきおろす
B．固定板を利用して皮むき器を使う
C．野菜調理器で皮をむく．濡れ布巾を敷いて調理器を固定して使う

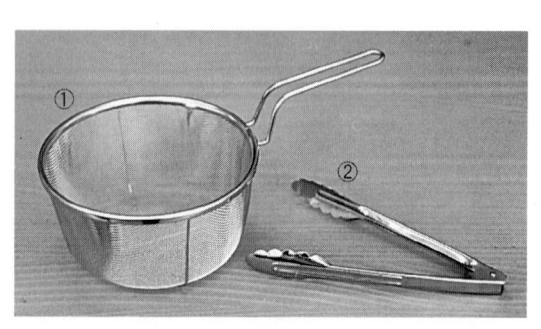

**図201　ボイルバスケットとトング**
①ボイルバスケット：あらかじめ鍋にセットしておいて湯を沸かし，麺類や野菜をゆで，バスケットごと引き上げる．
②トング：図のようなリーフ型のものが使いやすい．

油から引き上げたり，パスタなどを盛りつけたりに役立つ．鍋は片手鍋が使いやすい．

### iv) 用具の固定（図202）

少なくなった鍋の中身を玉杓子ですくったり，泡たて器を使うためにボールや鍋を傾けたいときは，ざるや一回り大きい鍋などを利用する．片手で取り扱いにくいラップやホイルは専用のホルダーで冷蔵庫の側面などに固定する．瓶の栓やねじ蓋，缶の蓋などを開けるときは，瓶や缶を引き出しなどに挟んで体で押しつけて固定する．

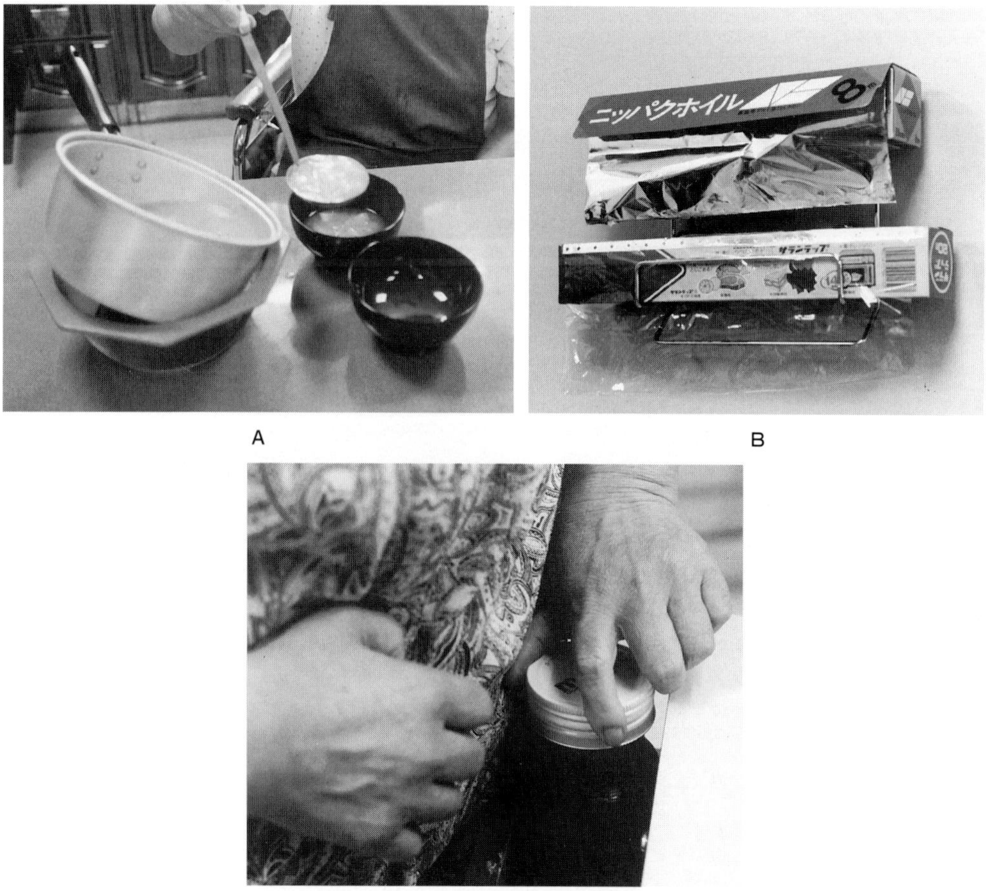

**図202 用具の固定**
A．ざるを利用した鍋の固定
B．ラップホルダー
C．引き出しを利用して瓶を固定し，ねじ蓋を開閉する．

## IV. リハビリテーション手技の実際

### （2）掃除，洗濯，衣類の繕い（図203）

　室内の掃除には電気掃除機を使う．玄関などには短い柄のほうきと手で支える必要がない三ツ手ちりとりなどを使う．雑巾はリース方式のものや使い捨てのものを利用したり，古くなったタオルやシーツを適当な大きさに切っておいて使い捨てにする．

　洗濯はまとめて洗濯機で行う．シャツやブラウス類は食卓の上などでハンガーに掛けてから干す．小物の乾燥には物干しスタンドを利用する．自動乾燥機の利用も検討する．

　ボタン付け，繕い物は布を文鎮で固定したり，アイロン台に待ち針で固定して行う．糸通しは針を針山に立てておいておこなう．玉結びは糸を文鎮で固定して作る．

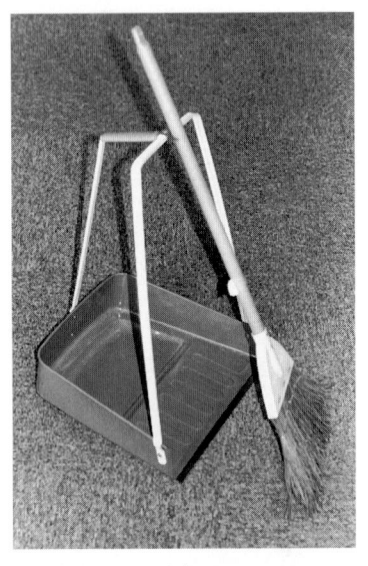

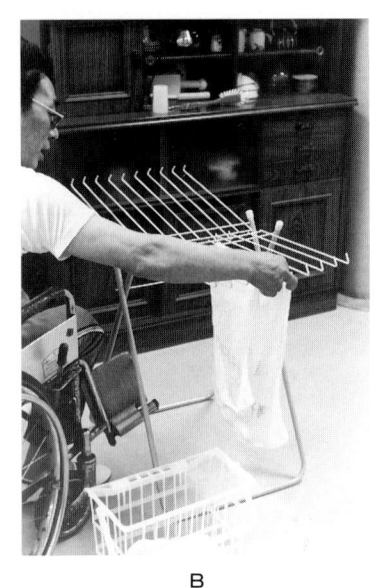

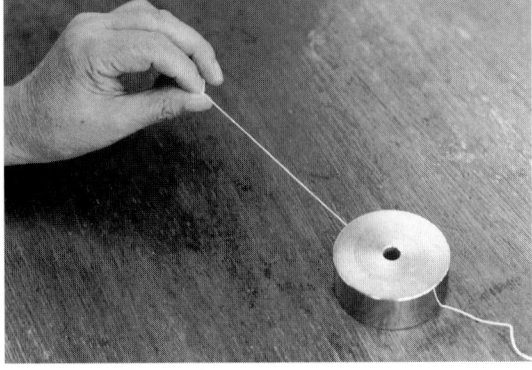

図203　掃除，洗濯，衣類の繕い
A．三ツ手ちりとりと短い柄のほうき
B．スタンド式物干し
C．文鎮を使って玉結びを作る

### (3) 日用品の買物

　一人での買物には，かなり安定した移動能力と運搬能力および金銭管理，コミュニケーション能力が要求される．

　街中の路面はアスファルト，敷石，砂利道などさまざまで，いたるところに凸凹，傾斜，段差がある．さらに自動車，自転車，通行人とのすれ違いもこなさなくてはならない．信号機のある交差点では一定時間内に道路をわたり終わることが要求される．屋内では杖なし歩行が可能であっても，自信がつくまでは杖を使用することを勧める．

　購入した品物の運搬は，杖使用で患側上肢の麻痺が重度な場合はリュックサックが安全だが，量的には制限が大きい．患側上肢の粗大なつかみが可能であれば，シルバーカーを利用できる．配達してくれる店を探しておくとよい．

　ウエストポーチなどを財布代わりに利用すると，片手でもお金が取り出しやすい．失語などでコミュニケーションに問題がある場合でも顔なじみの店を作っておくと，うまく買物することができ，別の店での買物へと発展が期待できる．支払いの金額を音声では理解できなくても数字で示されればわかる場合は，レジスターに表示された金額やレシートで確認する習慣をつける．細かいお金の計算ができない場合には，多めに用意してお釣りをもらう方法もある．

　買物に出かけることが困難な場合，宅配システムやカタログショッピングを利用する，ヘルパーに依頼するなどの方法もある．家に閉じこもった生活にならないよう，家族や友人，ヘルパーなど援助者と一緒に買物を楽しむということも大切である．

### 4) 交通機関を利用しての外出

　自分で車を運転して移動できれば行動範囲は広がる．認知機能に障害がなければ，運転免許試験場などの適性相談を受けて必要な運転用補助装置の設置と運転習熟練習を行う．車椅子移動で，単独でタクシーを利用する場合は車椅子のたたみ方，ひろげ方をタクシーの運転手に説明できるようにしておく．

　鉄道の駅舎ではエレベーター，エスカレーター，階段昇降機などの垂直移動を容易にする機器が設置されるようになってきた．しかし，現状ではこれらの設備がない駅舎のほうが多いので，駅舎内の移動，乗車，降車の介助を駅員に依頼する方法を知っておくとよい．自動券売機での切符の購入や自動改札の通過もとまどうことが多い．混雑する時間帯を避けて練習する．

　バスでは，昇降機付きバスやノンステップバスが運行されるところが出始めているが，まだ一部の地域に限られている．バスのステップの昇降を練習しておく必要がある．

IV. リハビリテーション手技の実際

利用する手段に関わりなく，自分の移動能力と耐久性を理解して，余裕の持てる範囲から試みる．途中で排泄したくなったときにはどこのトイレが利用できるか，疲れたらどこで休憩できるかなども把握して少しずつ行動範囲を拡大する．

[森田　稲子]

## 5）職業前評価・訓練

　　障害の程度，年齢，社会経済的背景によっては，職業人としての基本的資質について，患者の状態と改善の可能性を評価し，潜在能力が発揮できるように訓練を行う必要が起こる．職業的潜在能力としては，一般的能力，手の技能，耐久性，作業習慣，動機づけ，性格・興味，対人関係処理能力などがあげられる．脳卒中患者では身体障害に加えて認知技能や社会的技能が低下し，病前の職業に戻ることが困難な場合も多い．配置転換や転職には本人や家族の職業に対する考え方の切り替えが要求される．表74は麻痺した手の回復訓練に固執した状態で入院したが，徐々に障害を受け入れ，転職に目を向けるようになった患者の職業前評価である．

　　患者は左麻痺の男性，45歳，マグロ漁船船員である．発症から10か月後「左手が使えるようになって仕事にもどりたい」との強い希望で入院した．入院時ADLは歩行レベルで自立，左上肢は屈曲共同運動パターンでの動きがあるが，筋緊張が強く，連合反応が出現し，補助的使用も困難な状態であった．「筋緊張亢進の抑制など，徹底的な左上肢機能改善への働きかけを通じて障害受容を促し，退院後何らかの社会的活動ができるように援助を行う」との方針でチーム・アプローチが開始された．約2か月後，左上肢は共同運動から分離した運動，握った手の脱力（力を抜くこと）が多少できるようになり，連合反応も減少した．作業活動やADL訓練では補助的使用が積極的に試みられた．3か月後頃より家庭に外泊すると炊事や掃除を手伝ってくるようになり，外で働きはじめた妻の代わりに家事をしようか，職業訓練校へ行こうかと考えるようになった．作業療法場面からは表76のように評価された．本人の希望により身体障害者職業訓練校へ入校するための指導を受け，入院から約5か月で退院となった．

[森山　早苗]

表74　職業前評価

| 氏　名 | ○藤　○太○ | 45歳 | ⑱/女 | 学　歴 | 中学校卒業 |
|---|---|---|---|---|---|
| 診断名 | 右視床出血（左片麻痺） | | | 職　業 | マグロ漁船船員（コック長） |
| | | | | 免　許 | |
| 合併症 禁　忌 | なし | | | 興味傾向 | スポーツ，社会的娯楽，家事作業に興味あり |
| | | | | その他 | |

| 生活基本動作の状態 | |
|---|---|
| 移動手段と実用性 | 独　歩 |
| 装具・自助具の必要性 | な　し |
| 食事・排泄の自立度 | 自　立 |

| 評　価　基　準 | |
|---|---|
| 3 | 普通もしくはそれ以上 |
| 2 | 劣る |
| 1 | 極めて劣る |

| | | 3 | 2 | 1 | 特　記　事　項 |
|---|---|---|---|---|---|
| 一般的能力 | 指示の理解　口　頭 | ○ | | | |
| | 　　　　　文　書 | ○ | | | 口頭指示に較べるとやや劣る |
| | 　　　　　図・身振りなど | ／ | ／ | ／ | |
| | 表現力　　口　頭 | ○ | | | |
| | 　　　　　文　書 | | ○ | | |
| | 　　　　　図・身振りなど | ／ | ／ | ／ | |
| | 計　算　力 | | ○ | | 加減算は可，乗算は3桁以上で間違う，除算は不可 |
| | 集　中　力 | ○ | | | |
| | 学　習　能　力 | ○ | | | |
| | 手順・計画性 | ○ | | | |
| | 要　求　水　準 | ○ | | | |
| 作業習慣 | 出　席 | ○ | | | |
| | 時間を守る | ○ | | | |
| | 規則を守る | ○ | | | |
| | 注意深さ・安全への配慮 | ○ | | | |
| | 責　任　感 | ○ | | | |
| | 整　理　整　頓 | ○ | | | |
| | 身だしなみ | ○ | | | |
| 作業耐久性 | 座位耐久性 | ○ | | | |
| | 立位耐久性 | | ○ | | |
| | 心理的耐久性 | ○ | | | |
| | 眼の耐久性 | | ○ | | 細かな作業でちらつき疲れることがある |
| 手の器用さ | 正　確　さ | | ○ | | ｝ 左手の麻痺が高度なため劣る．右手の機能は問題なく，創意工夫も良好． |
| | 速　度 | | ○ | | |
| | 工具類の操作 | | ○ | | |
| 対人関係 | 礼儀正しさ | ○ | | | |
| | 安　定　性 | ○ | | | |
| | 協　調　性 | ○ | | | |

〔総評〕作業習慣，対人関係についてはとくに問題ない．一般的能力としては，文章による表現力，計算力が劣っている．文章の理解もやや劣っているように思われる．左手は物をつかんでいる，押えている程度の機能しか果せず，手の器用さは劣る．以上のことから職業的に可能な作業は限定されると思われる．しかし具体的な作業場面では，左上肢機能低下をうまく代償するような工夫がみられ，課題遂行能力は比較的高い．

IV. リハビリテーション手技の実際

# ③ コミュニケーション障害の治療

## 1）言語治療の流れ

　　コミュニケーション障害の診断と評価，治療は図204のような流れに沿って行われる．損傷部位や合併症などの医学面の情報は医師やカルテから，不安や抑うつ，教育や職業，趣味などの心理社会面の情報は患者とその家族との面談からえられる．こういった情報は病前の言語生活と現在のことばの状態を把握するのに役立つばかりでなく，治療方法の選択や予後の推定にも関わる．コミュニケーションそのものの評価は各種検査を実施することによって行われ，障害の種類，型，重症度，予後の診断がなされる．RES(中村・他1991)は脳卒中患者の機能の予後予測システムであるが，これを用いることによって失語症の改善を数量的，視覚的に捉えることができる．また言語機能以外の情報もうることができるので，訓練目標，方針の設定に役立つ．ケース・カンファレンスでは言語聴覚士だけでなく，ほかのスタッフの意見やデータを総合して，問題点の明確化，ゴールの設定，ゴールへ向けての各パートの方針の確認などがなされる．治療が開始され，再評価が一定期間ごとに行われる．それによって治療方針の修正が随時行われる．治療には患者だけでなく，家族や職場など環境面への働きかけも含まれる．退院時の評価により，目標とその到達度および治療過程に関する総括がなされる．

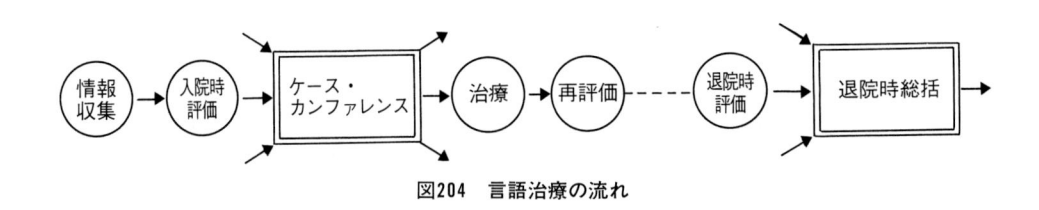

情報収集 → 入院時評価 → ケース・カンファレンス → 治療 → 再評価 ---- 退院時評価 → 退院時総括 →

**図204　言語治療の流れ**

## 2）言語治療の効果
### （1）運動性構音障害

　運動性構音障害は急性期の脳卒中患者にはかなり高頻度にみられるが，構音筋が両側性の支配を受けていることもあって，一過性であったり，短期間のうちに急速に改善するものもある．構音障害の治療は発声発語に関与する筋収縮の誘発にはじまり，筋力増強，筋機能の構築，そして協調へと進む．呼吸・発声・共鳴・構音・プロソディは，いわば自動的に無意識のうちになされる過程であり，これを意識的に行う目的的過程に変換するため，治療効果は患者の知的能力や適応性に左右される傾向がある．訓練は頻回に繰り返し行うのがよく，患者が自発的に反復強化できる体制が組まれるよう指導する．一般に一側半球に限局した病巣による障害の場合は，両側性・多発性のものよりも予後はよいとされる(Duffy　1995)．重度の偽性球麻痺では，全般的な知的機能の低下を伴うことも多く，訓練効果が実際の発話に活かされないことがしばしばである．

　実用的な発話能力を獲得することが困難な場合は，書字やコミュニケーションボード，五十音表，携帯用ミニカナタイプライターなどの代償手段が適用されるが，利き手の麻痺や協調運動障害，学習意欲などによってコミュニケーション効率が左右される．また，軟口蓋挙上装置などの補助具を用いることによって，鼻咽腔閉鎖機能や構音の改善をみたという報告もあるが，負荷がかかってしゃべりにくいと訴えるケースもある．代償手段の効果は候補者の選択に依存する(Hux et al. 1994)．

### （2）失　　　語

　失語治療の効果に関しては，さまざまな要因が関与しており，自然治癒以上のものはないと結論づける研究者もあったが，最近の科学的に統制された研究では，きわめて重度の失語を除いて，訓練内容，期間，時期などが適切である場合には有効であるとする証拠が集まっている(Brookshire　1992)．失語症の予後に影響を与える要因に関しては，表75のようにまとめられる(Benson et al. 1996)．

　①急激な改善は発症から3か月以内にみられ，その後次第にゆるやかになり，6か月から1年でプラトーに達する．しかし，プラトーに達した患者であっても適切な訓練や環境に支えられて，さらに改善がみられることがある．とくに実用的なコミュニケーション能力に関しては，環境の力が大きいといえる．

　②年齢は若いほど改善がよいとされる．脳の可塑性という点から説明できるが，ほとんど正常な言語機能を取り戻したかにみえる小児失語でも，学習障害などが指摘されることはある．

　③限局した病巣ほど改善しやすい．血管支配からみると，分枝閉塞のほう

## IV. リハビリテーション手技の実際

表75 失語の予後に影響を与える要因

| 要因 | 内容 |
| --- | --- |
| 病前の教育レベル・知能・言語能力 | 高いほど課題設定が容易 |
| 発症時年齢 | 若い患者ほど改善がよい |
| 原因疾患および病型 | 脳卒中よりは外傷，梗塞よりは出血，腫瘍はさまざま |
| 損傷部位および範囲 | 側頭・頭頂葉領域を除く限局した領域は良好 |
| 合併症 | 糖尿病，高血圧，心疾患などの合併はないほうがよい |
| 失語の型および重症度 | ウェルニッケ失語よりはブローカ失語，重度よりは軽度がよい |
| 発症から治療開始までの期間 | 短いほど改善の割合が大きい |
| 治療回数・期間 | 多く，長くかけただけ改善の幅大，改善の割合は低下 |
| 治療方法 | 重症度やタイプ，病前の言語生活を十分に配慮した方法 |
| 利き手 | 左利きのほうがよいかもしれない |
| 性 | 男性よりも女性のほうがよいかもしれない |
| 非言語的能力 | 表情，身振り，描画などは補助・代替手段になりうる |
| パーソナリティー | 積極的で意欲があり，適応力に優れた人格は得 |
| 周囲の理解・協力 | 家族やスタッフ総ぐるみの連携のとれた働きかけ |

が基始部のそれより，また，梗塞よりも出血のほうがよいとされる．原因疾患としては外傷性の失語のほうが脳血管性よりもよいとされる．腫瘍はさまざまで，しばしば悪化の傾向をたどる．

④失語の型では，ウェルニッケ失語よりもブローカ失語のほうが課題設定が容易かもしれない．失語プロフィールでみた場合は，理解の改善は流暢性の改善よりもよく，失名辞症候は後々まで残るといわれる．

⑤治療は回数多く，長期にわたりなされたほうが改善の幅が大きくなるが，期間が長くなるにつれ改善の割合は低下する．

⑥利き手では，左利きのほうがよいかもしれない．側性化が曖昧で代償が容易ということかもしれない．また，男性よりも女性のほうがよいかもしれない．

⑦全失語の場合は実用的な言語機能の回復は難しいが，コミュニケーション能力の向上という観点から治療効果をみることができる．その場合，非言語的な能力の活用や周囲の協力が重要な鍵となる．

⑧患者の性格や，周囲の理解・協力も効果を左右する重要な要因となる．

## 3）言語治療の進め方
### （1）運動性構音障害

運動性構音障害にはいろいろな種類があり，それぞれ異なる症候を示すが，これらの種類に依存しない一般的な治療原則を掲げる．

言語音産生は，音声生成のエネルギー源となる呼吸と，音源波形の生成を行う発声の機構，さらに咽頭・軟口蓋・舌・下顎・口唇などによってさまざまな変調を受ける共鳴，構音の機構から成り立っている（図205）．これらの機

図205 言語音産生の機構

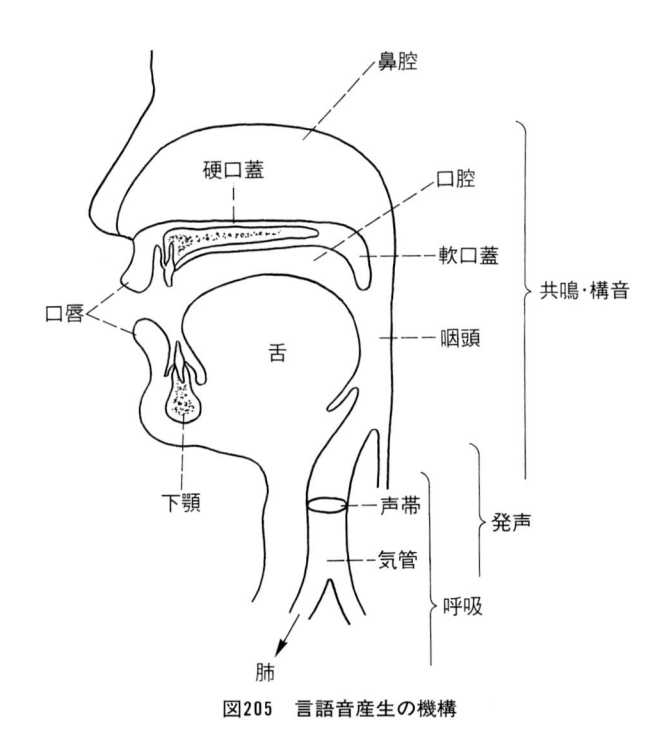

構には100個あまりの筋が関与するが，それぞれの筋は同時にあるいは継時的に働いて，見事に言語音を産生する．治療活動は，こういった言語音産生に関わる器官の運動訓練と，声や構音，プロソディなどの側面にアプローチする話し言葉の訓練の2本立てで，同時並行，あるいは組み合わせて行われる（図206，表76）．

なお，言語音産生にかかわる器官は同時に食事摂取のための器官でもある．嚥下の問題も合わせ持つ場合には，摂食嚥下のアプローチも行う．

実用的な発話が望めない場合や発話以外の手段を併用したほうがコミュニケーション効率が格段に上がる場合は，発話に代わる手段の獲得や活用を指導する．

### ⅰ）発声発語器官の運動訓練

発声発語器官の運動機能の改善がその目的である．まず，異常な姿勢，筋緊張や運動パターンを抑制し，頭頸部の安定を確保する．次に顔面や口唇，舌など発声発語にかかわる器官の個別的な運動を促進し，反復連続する複合的な運動へと進む．障害の性質や重症度に即したプログラムを施行する．リラクセーションや発声発語に関与する部分を規則的に連打したり（タッピング），振動刺激を与えたり，伸ばしたり，氷で冷やしたりするのは，筋緊張を高めたり弱めたりしながら運動の促通，協調をはかる技法である．失調性構音障害のような協調運動の障害には，運動の範囲や方向，速さ，力の配分，タイミングなどの制御を主体とした訓練を行う．

## IV. リハビリテーション手技の実際

```
                    ┌─────────────┐
                    │  実 用 的 発 語  │
                    └──┬─┬─┬─┬────┘
                       │ │ │ │     7 プロソディー
                       │ │ │ │     6 連続構音
                       │ │ │ │     5 ひとつひとつの構音動作
              Ⅳ  ┌──構 音──┐   4 舌の運動の促進
                  └────────┘   3 頬の運動の促進
                       │ │         2 口唇の運動の促進
                       │ │         1 下顎の運動の促進
              Ⅲ  ┌発語のための┐  2 語音産生のための鼻咽腔閉鎖
                  │鼻咽腔閉鎖 │  1 鼻咽腔閉鎖運動の促進
                  └──────────┘
                       │              6 声質の改善
                       │              5 声量増大
              Ⅱ  ┌意識的発声┐      4 声域の拡大
                  └────────┘      3 発声持続の延長
                       │              2 声のon-off変換
                       │              1 発声位の会得
                       │              4 呼気の持続延長
              Ⅰ  ┌発声発語の呼吸┐  3 吸気の保持
                  └────────────┘  2 急速な吸気
                                    1 呼吸運動の拡大
```

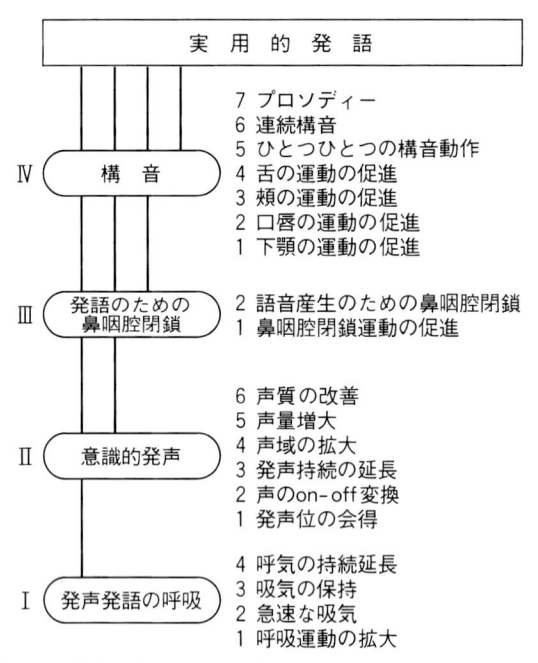

**図206 運動性構音障害の治療活動**(柴田 1975, 一部改変)

**表76 運動性構音障害の治療活動と具体的なテクニック**

|  | 治療活動 | 具体的なテクニック |
|---|---|---|
| 呼 吸 | 呼吸運動の拡大 | 肋骨下部を圧迫する,離す.腋の下から側胸部,上胸部を引き上げる,離す.肩を外転させたり上肢を挙上させる.体幹を支持し,姿勢を矯る. |
|  | 急速な吸気 | 呼気と同時に肋骨下部を圧迫し,次の瞬間離す.呼吸を停止させ,苦しくなったら勢いよく吸気させる.鼻をくんくんいわせて匂いをかいだり,シャックリやすすり泣きの真似をさせる. |
|  | 吸気の保持 | 吸気の後そのままできるだけ長く息を堪えさせる.苦しくなったら,ゆっくりあるいは少しずつ段階的に息を吐く. |
|  | 呼気の持続延長 | ため息をつく.呼気の間,肋骨下部から腹部へかけて圧迫を続ける.吸気のとき体幹を起こし,呼気のときはゆっくり前傾させる.前傾姿勢をとらせながら腹部を圧迫する. |
| 発 声 | 発 声 位 | 深い吸気を導いた後,「アー」と言わせながら肋骨下部から腹部を急速に圧迫する.ため息や欠伸に声を伴わせる.咳払いをさせる.発声を命じておき,甲状軟骨を圧迫,左右いずれかにずらしてみる.頭を後ろに倒して声を出させる.裏声を出す.いろいろな声を出してみる. |
|  | 声のon-off変換 | メトロノームの音などに合わせて断続的に音を出す.これをいろいろな音声(母音,無声子音,CV音節,VCV音節など)で行う. |
|  | 発声持続の延長 | 吸気の保持,呼気の持続延長をはかりながら行う.男性では15秒以上,女性では10秒以上を目標とする. |
|  | 声域の拡大 | 甲状軟骨をずらす.腹部圧迫で腹圧を高める.何かを押したり引いたりしながら声を出す.音階や歌を歌う.音声表示装置でフィードバックする. |

(次頁へ続く)

344

| 共鳴 | 鼻咽腔閉鎖運動の促進 | 舌圧子などで咽頭反射，口蓋反射を誘発する．強く「ア」と言わせながら舌圧子で軟口蓋を後上方へ押し上げる．ろうそくの火を吹き消す，ストローで水をぶくぶくする，吹き流しが揺れるよう吹き続けるなどの hard blowing を行う． |
|---|---|---|
| | 語音産生のための鼻咽腔閉鎖 | 「ア」「イ」や「ス」「シ」(無声)などの持続発声と断続発声を行う．水面にさざ波をたて続ける，ストローでのぶくぶくを静かに続けるなどの soft blowing を行う．軟口蓋や口蓋弓のアイスマッサージ． |
| 構音 | 下顎の運動の促進 | 頤部を保持して他動的に挙上・下制させる，あるいは介助で行う．徐々に自発的開閉，左右，前後の繰り返し運動へと進める．抵抗運動を行う．中間位の保持を，マッチ棒や割り箸などを上下歯間にはさむことで練習する．ガムやするめなどを嚙む． |
| | 口唇の運動の促進 | 突出，まるめ，引き，開閉を他動運動，自動介助運動，抵抗運動で行う．両唇でものをはさみ一定時間保持する．上下歯間にものをはさんだ状態で口唇の開閉を行う． |
| | 頰の運動の促進 | ふくらまし，へこまし，左右を他動運動，自動介助運動，抵抗運動で行う(口唇の閉鎖に留意)．頰を大きくふくらませ口唇を緊張させた後に解放，息を口唇から「プッ」と出す． |
| | 舌の運動の促進 | 突出－後退，挙上－下降，左右などに関して他動運動，自動介助運動，抵抗運動へと進める．ガーゼをあてがって指で引く，舌圧子で押さえるなどして行う．口腔内の感覚を利用して意識させる．下顎の運動と分離させて行う． |
| | ひとつひとつの構音 | 構音の発達に準じて，口腔内断面図をみせたり，実際に構音動作点を舌圧子で示したりしながら行う．各種の音声表示装置を利用してフィードバックする． |
| | 連続構音プロソディ | 母音，子音をさまざまに組み合わせて難易度にそって行う．<br>発話速度を遅くして明瞭度を上げ，異常度を軽減するにはメトロノームに合わせたり，区切りの印をつけて句切りの練習をする．指折りやタッピングなどの動作に合わせて行ってもよい．音読教材の提示範囲と提示時間を統制するのも句切りの練習になる．<br>発話速度を上げ，かつ明瞭度を保つには発話しにくい音の連続構音を徹底的に行う．早口言葉を利用する．<br>アクセント，抑揚は対立させて行う． |

## ii ) 話し言葉の訓練

　話し言葉の訓練は，呼吸から発声，共鳴，構音，そして実用的な発話へと導く過程である．

### （ i ） 呼　　　吸

　安静時の呼吸パターンは吸気相と呼気相の割合が1：1.3位で，1分間の呼吸回数は16〜20回である．一方，発話時には一定のパターンがなく，流動的である．一般に吸気は急速になされ(約0.5秒)，呼気相は吸気の保持も含めて長くのびる．このような発声発語の呼吸パターンを得るべく，呼吸運動の拡大，急速な吸気，吸気の保持，呼気の持続延長がはかられる．肋骨下部の圧迫や振動刺激，抵抗運動，ストローなどで吹くブローイング訓練，メトロノームを用いた呼出訓練などがある．

## IV. リハビリテーション手技の実際

#### (ⅱ) 発　　声

　健常者の場合，発声時，声帯は呼気にタイミングを合わせて発声位をとる．この際の声帯の緊張状態や声帯振動の有無，呼吸器系が空気を押し出す力（呼気圧）などにより，有声・無声の区別，声の高さや強さなど言語的に重要な情報が作り出される．呼吸や喉頭調節に関与する筋の緊張や麻痺・協調運動障害は，起声を妨げたり，声の質や大きさ，持続などに変調をもたらす．治療活動は言語音産生のための意識的な発声を目標に，発声位の会得，声の on-off の切り換え，文レベルの発語を可能にする発声持続，声域の拡大，声量の増大などに関して行われる．

　欠伸，ため息などのリラクセーションや喉頭のマッサージ，バイブレーションなどの技法は過度の緊張を和らげるものとして用いられる．反対に弛緩している場合には，ぐっと力を込めたり，何かを押したり引いたりしながら声を出す(pushing/pulling exercise)こともある．声の高さ，強さ，持続などはピッチイクストラクターなどの視覚的フィードバックを利用してもよい．

#### (ⅲ) 共　　鳴

　語音は鼻腔共鳴を用いる鼻音と，用いないで口腔の過程だけで産する非鼻音とに分けられる．こうした鼻腔・口腔の切り換えは，咽頭および軟口蓋の運動で構成される鼻咽腔閉鎖機能に依存する．この部分に運動麻痺や協調運動の障害があると，鼻咽腔閉鎖機能は低下し，音が鼻にかかる，音量が小さくなる，子音が不明瞭になるなどの症候が現れる．治療活動は鼻咽腔閉鎖運動の誘発，促進，そして言語音産生のためのすばやい切り換えが得られるように行われる．

　舌圧子を用いた介助運動や氷刺激，吹く練習，ものを強く押したり引いたりしながら声を出すプッシング，プリング訓練などを行う．

#### (ⅳ) 構　　音

　構音機構の担い手は喉頭より上の諸器官である．喉頭より口・鼻腔の開口端までの通路は声道と呼ばれる．口唇や舌などにより声道が狭められたり，一時的に閉鎖されたりして言語音が表出される過程（機構）が構音である．治療活動は，これにかかわる諸器官（頬・下顎・口唇・舌など）のどういった運動に種々の言語音が結びつくのかに気づかせ，ひとつひとつの言語音の構え方（図207）と連続構音を指導することである．模倣，音読，連続的復唱などの方法がある．連続的構音が可能になれば，それで口頭によるコミュニケーションは一応確立されたことになる．これにリズムやアクセント・抑揚など，ことばが持つもうひとつの性質（プロソディ，韻律）が加えられると，ことばに表情が出てきて，コミュニケーションがより豊かになる．セラピストが一緒に話したりしながら，間の取り方を外的にコントロールしたり，場面を想定して抑揚や感情表現を練習したりする．

## 3．コミュニケーション障害の治療

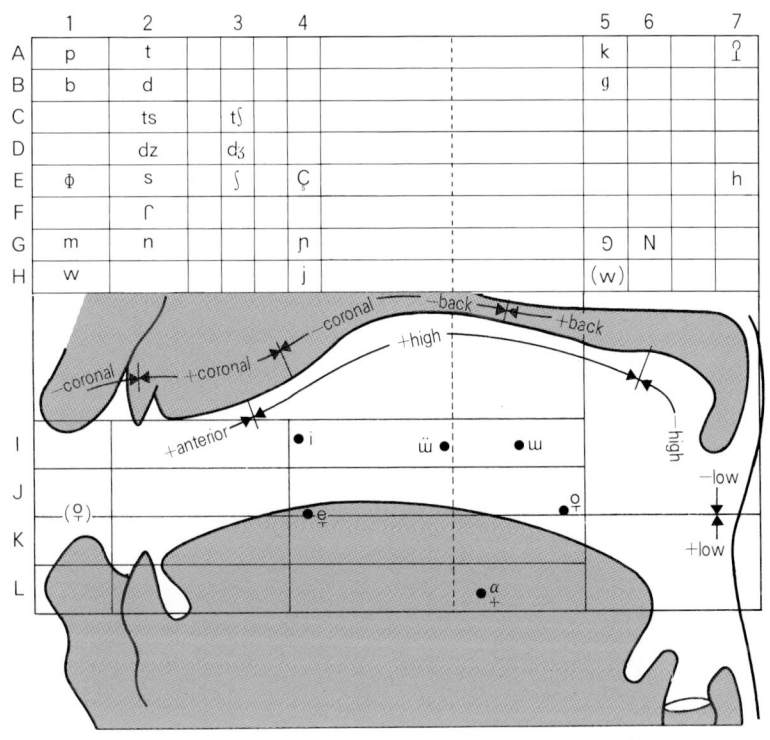

**図207　日本語の母音・子音・半母音—構音場所と構音方法—**

1：両唇音　2：歯音と歯茎音　3：硬口蓋歯茎音　4：硬口蓋音　5：軟口蓋音
6：口蓋垂音　7：声門音
A：破裂音，無声　B：破裂音，有声　C：破擦音，無声　D：破擦音，有声　E：摩擦音，無声　F：弾き音，有声　G：鼻音，有声　H：半母音，有声　I：狭母音　J：半狭母音
K：半広母音　L：広母音　　　　　　　　　　　　　　　　　　（城生　1977，一部改変）

### iii）代替手段の獲得と活用

　実用的な発話が達成できない場合や，発話以外の手段を併用したほうがコミュニケーション効率が格段に上がる場合は，発話に代わる手段の獲得や活用を指導する．書字が容易に行える場合はメモ帳や小型のホワイトボードがすぐに役立つ．運動麻痺が重度の場合は，簡単な身振りや五十音の指差し，コミュニケーションボードの指差しなどが考えられる．市販のワープロや電子手帳をそのまま利用してもよい．なかにはたくさんのキーを操作しなくても，わずかな体の動きで操作可能なものや，誤入力を避けるためにキーボードが工夫されているものもあるので，その人の身体機能に合わせて選択する．サインランゲージが指導される場合があるが，これを用いる患者は訓練された相手としかコミュニケーションができないという重大な問題点があり，選択に当たっては十分考慮すべきである．その他，補助具を用いることによって発話の改善がえられることがある．軟口蓋の挙上を助けるパラタルリフト

(PLP)や，下顎の安定と閉鎖を促すチンキャップなどがある．

## （2）失　　語

　　失語は言語機能の障害であるがそれに止まらない．これにより象徴的コミュニケーション全般にわたる困難が生ずる．コミュニケーションは一人個人の問題ではない．社会的な意味も大きい．失語の回復過程を説明する神経生理学的なモデルが確立していないということもあって，さまざまな視点からの治療仮説が提案されている．背景基盤となる考え方だけではなく，働きかける内容，対象，時期，場所などにより，どのようなレベルの，どのような方法を選択するかといった問題も出てくる．言語聴覚士はこういったさまざまな軸やレベルをダイナミックに組み合わせて多角的な座標を作り，患者ひとりひとりのニーズに合う言語訓練を組み立てる(石坂　1996)．言語訓練を組み立てる上で重要な役割を果たすのがアプローチの仕方やさまざまな手法である．行動主義心理学や神経言語学，認知心理学などの隆盛，電子機器の発達などは治療理論や方法，具体的なテクニックに大きな影響を与えてきた．ここでは現在使用されているいくつかの手法を紹介し，働きかける対象の目指すゴール(コミュニケーションレベル)のちがいによってどのように訓練を組み立ててゆくのかを掲げる．

### i）さまざまな手法
#### （i）伝統的アプローチ
##### a．刺　激　法

　　刺激法とは，質・量ともに制御された適切な感覚刺激を与えることによって機能促通をはかり，言語機能の再組織化をめざすものである．古くから最も広く行われてきた経験的実証的方法で，Wepman に始まり Schuell によって集大成された．適切かつ強力な言語刺激を反復して与える，与えた刺激に対しては何らかの反応を引き出し，選択的に強化する，矯正よりも刺激することなどがその原則で，治療者は臨機応変に患者の言語行動に対処しなければならない．Schuell は聴覚的刺激の重要性を説いている．

##### b．プログラム学習法

　　学習理論の失語症訓練への応用である．刺激法の枠組みのなかで捉えてよいが，刺激の細かい段階づけ，提示方法と反応内容の指定など，はるかに厳密な構成がなされるため，再現性が高くなっている．一般にはティーチングマシンと関連づけてみられがちだが，カード操作やドリル・ノートなどの使用で，しかも言語聴覚士の肉声によって行うことも可能である．失語症訓練では，そのほうが患者の多様な症候にも対処でき，有効である場合が少なくない．

##### c．遮断除去法

　　Weigle によって提唱された方法で，より正常に近い機能を維持する経路に刺激を十分に与えることにより，遮断されていた障害の重篤な経路の回復

をはかるものである．

#### d．脱抑制法

より低次の自動的な言葉や反射的，感情的な言葉を引き出すことにより，それまで抑制されていたより高次の言語機能を解放しようというものである．ほとんど全部の言語機能を喪失したかにみえる重度の失語に効を奏することがある．

#### e．機能再編成法

Luriaのアプローチで，障害された機能に対して同じ機能システム内の保たれた機能を用いることにより機能システム全体を再編成させる機能内再編成法(intrasystemic reorganization)と，障害されていない機能システムを用いて障害されている機能システムを改善させる機能間再編成法(intersystemic reorganization)がある．

### (ⅱ) 要素的アプローチ

#### a．漢字をキーワードにした仮名文字の訓練

仮名文字の想起が困難な場合に，よく保たれている漢字の想起の回路を活用して仮名文字に結びつける訓練法(柏木・他　1978；鈴木・他　1990)である．

#### b．構文訓練

藤田(1996)が失語の構文理解の障害および産生の障害に対して行っている訓練法である．意味構造を統語構造へ写像するマッピングセラピー[注5]の手法や刺激法などを応用して行っている．

#### c．MIT(Melodic Intonation Therapy)

短い発話に誇張した抑揚とリズム，アクセントをつけて言わせることによって発話促進をはかる方法である．右半球が担うプロソディを活用して喚語や構音に働きかける．

### (ⅲ) 認知神経心理学に基づくアプローチ

1970年代にイギリスを中心に開発されてきたアプローチで，治療技法というよりは障害を説明するための理論面(モデル)が目立つアプローチである．治療過程は健常な言語処理モデルに情報を提供する．固有の治療テクニックはないが，より個別的で厳密であり，最近の話題になっている．

---

注5) Lineberger et al. が唱えた失文法の原因仮説にマッピング障害がある．意味内容を統語構造へ写像することの障害で，この過程に対して働きかける方法がマッピングセラピーである．

## Ⅳ. リハビリテーション手技の実際

### (ⅳ) 実用性重視のアプローチ

このなかには非言語的コミュニケーションの使用を積極的に進めるもの，日常コミュニケーション場面への般化を促すもの，家族や周囲の人々の参加を求めたり環境へ働きかけてゆくものなどがある．

#### a．PACE(Promoting Aphasics' Communicative Effectiveness)

自然な会話に基本をおき，言語，非言語を問わず，複数の伝達手段を組み合わせて行う技法である(Davis et al. 1985)．4つの原則がある(表77)．単純な場面構成としては，机上の裏返した情報カードから交互に1枚をとり，どんな手段でもよいから説明して相手に当てさせる方法がある(図208)．

#### b．代替手段による方法

アメリンドコードやVAT(Visual Action Therapy)はジェスチャーを用いる方法である．他にシンボルを用いる方法，描画を訓練するものなどがある．絵や写真の入ったコミュニケーションボード，あるいはコミュニケーションノートを持ち歩いて意思表示をする簡便な方法もある．電子機器を用いる場合もある．

#### c．グループ訓練

同じような障害を持つ患者同士で歌を歌ったり，ゲームをすることによってダイナミックで自由な関わりを持ってゆく．家族や他のスタッフの参加を

**表77　PACEの治療原則**

1. 新しい情報の交換
   話し手は通常聞き手がまだ知らない情報を伝達する．
2. コミュニケーション手段の自由な選択
   情報発信者はどのような伝達手段を選んでもよい．同時に複数の手段を用いてもよい．
3. 会話における対等な役割分担
   治療士と患者の役割は対等であり，交互に情報を発信，または受信する．
4. 情報伝達の成功度に基づいたフィードバック
   伝達方法の上手・下手に言及することはなく，最終的に伝わったかどうかが重視される．

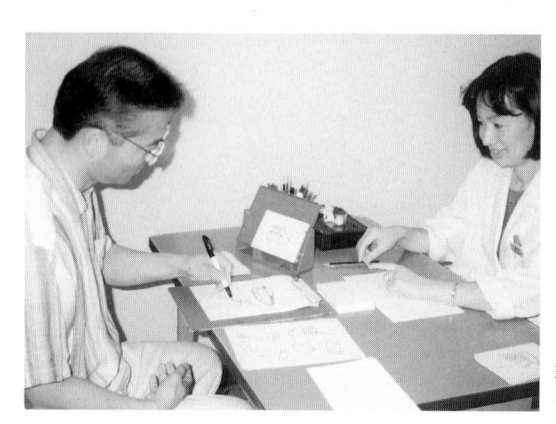

図208　PACEの例
　裏返した情報カードを交互に1枚ずつ取り，絵やジェスチャー，記号などさまざまな手段でそれが何であるかを表現し，相手に当てさせる．

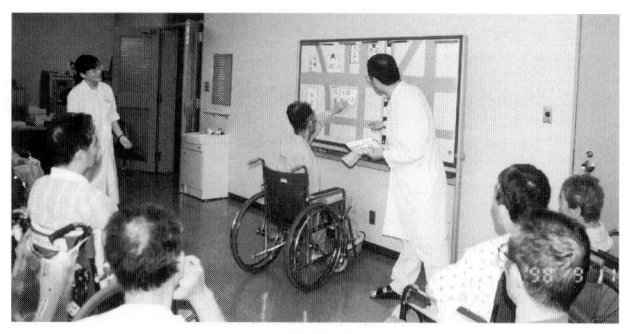

**図209　グループ訓練**
みんなである町の地図作りに挑戦している．「○○の隣りには△△があります」などのヒントをもとにデパートや銀行などのカードを配置してゆく．

求めることもある(図209)．
### ii) 重症度別訓練内容

　失語の訓練に際し，どのようなアプローチ，技法を選択するかは，一人一人すべて異なるといっても過言ではない．個々の患者の障害の状態や重症度に即応し，かつ患者の興味や関心，もともとの言語能力，心理社会的背景そして予後をも考慮したゴールの設定，治療方針の立案，アプローチの導入が行われる．ここでは重症度にそって話しを進めてゆく．言語治療は発症から1～2か月の時点で開始され，約3か月の入院期間を想定する．重症度は言語機能面から3分類し，この分類を一応の目安として言語治療の方針，内容などをあげる．

#### (i) 重　　度
　実用的なコミュニケーション能力がなく，周囲の理解と協力が必須である全失語，ブローカ失語およびウェルニッケ失語の一部を含む．

##### a．コミュニケーション態度の誘発
　重度の場合，患者は意思疎通の意欲を失うか，あるいは全般的知的機能低下などにより，コミュニケーション場面の形成そのものが困難となりがちである．そのため視線の一致，注意の集中といった前提条件を整え，患者を鼓舞し，単純な課題(言語そのものである必要はない)に取り組めるようにすることが第一段階となる(図210)．

##### b．代替手段の使用
　発声や表情，仕草などにより何らかの意思表示を試みる患者には，首振り(Yes/No)やハンドサイン(OKなど)，写真や絵の指さしなどの代替手段を指導する(図211)．周囲の者には，その内容を覚えてもらい，簡単なコミュニケーションができるようにする．

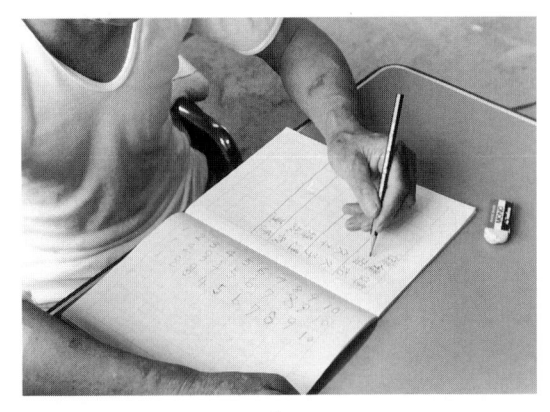

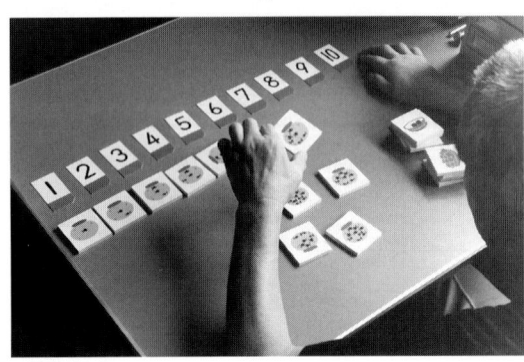

## IV. リハビリテーション手技の実際

**図210 コミュニケーション態度の誘発**
A：模写．数字や家族の名前などを模写している．
B：数．1～10までの数字を理解する．1) 数字カードを順に並べる．2) 1) に積木(金魚などの絵が描いてある)を対応させてゆく．

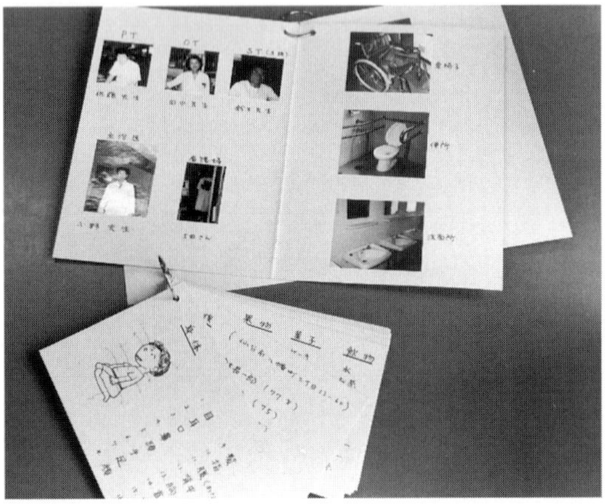

**図211 コミュニケーションボード**
写真や絵，文字を介して互いに情報交換をする(指さす，音読する，ジェスチャーや表情も加える)．

## 3．コミュニケーション障害の治療

### c．簡単な言語情報の操作

単語レベルの理解を促進し(図212)，実物や写真，絵，動作，口形，文字などを適宜に用いて(図213)，場面に合った簡単なコミュニケーションを可能にする．たとえば，挨拶や簡単な数，家族の名前，食卓に並んだものなど，である．どういった手掛りが有効なのか，発語を促すタイミングと発話スピードなどは，家族やスタッフによく理解・協力してもらう．

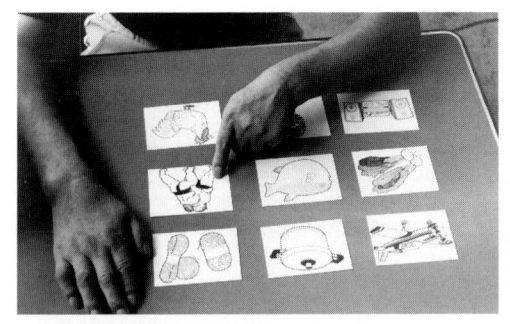

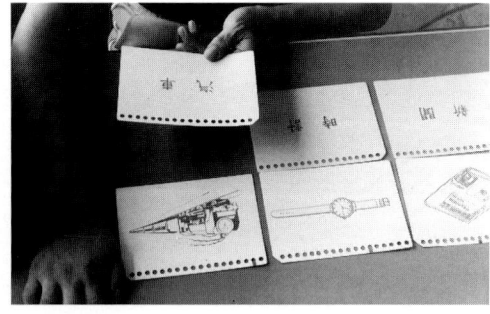

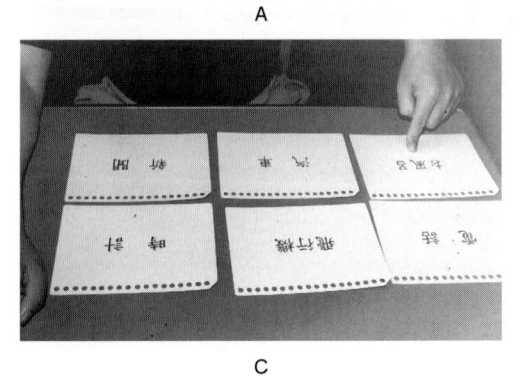

**図212 単語レベルの理解の促進**
A：単語の聴覚的理解．絵カードを提示し，「〇〇はどれですか」と問う．患者はいわれたものを指さす．
B：単語の視覚的理解．絵カードに文字カードを合わせる．
C：文字単語の聴覚的理解．言われた単語に相当する文字カードを指さす．

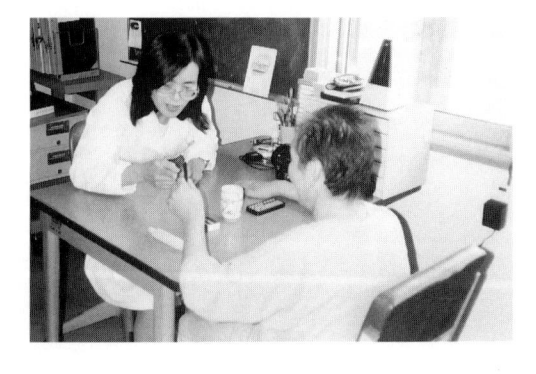

**図213 単語の理解と表出**
1) 名前あるいは用途を聞き，対応する実物を選ぶ．
2) 客体なしのジェスチャーを理解して対応するものを選ぶ．
3) 示された文字カード(漢字/仮名)に対応するものを選ぶ．
4) 復唱で，あるいは語頭音，口形などを手掛かりに呼称する．
5) 実物を使って実際の動作をする．
などを組み合わせて行う．

## IV. リハビリテーション手技の実際

### (ii) 中 等 度

ある程度の言語機能が残存し，聞き手の協力が必要であるが，身近な事柄に関しては会話が成立するブローカ失語やウェルニッケ失語などである．

#### a．操作できる言語情報の増加

聴覚的把持力を伸ばす，名詞・動詞・形容詞などの喚語能力を高める，種々の文型による表現を単純な形で数多く練習する，などが訓練内容となる．書字は病前のレベルや失語症候に合わせて文字の種類や複雑さを決定する．単語の各モーラ[注6]への分解などの音韻操作も行う．これらの訓練には細かいステップを組んだプログラム学習法を導入し，刺激の提示方法や反応のさせ方を統制して行うとよい．ランゲージパルなどの訓練機器も併せて利用する(図214)．

#### b．コミュニケーション活動の促進

コミュニケーションをより円滑で豊かなものとするための方略，手掛りを積極的に使用する．コミュニケーションノートなどで該当語句を探す(図211，215)，音読しながら話す，絵や記号を描く，などにより不十分な部分を補いながら全体のコミュニケーション活動を活発にする．PACE(図208)を導入し非言語的手段を積極的に活用する．

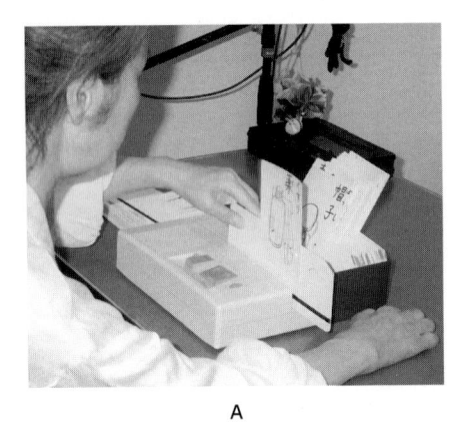

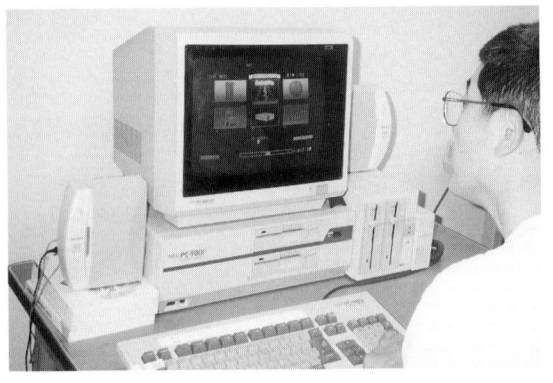

図214 訓練機器
A：ランゲージパルの利用．短文理解の訓練．1) キーワード(絵と文字)をみて，理解を助けながらカード下部のテープに録音されている声(文)を聞いて復唱する，2) 裏面の録音文を音読する．
　ランゲージパルは録音再生装置で，カード式テープ(2トラック)を用いる．カードを挿入し，はずすだけという簡単な手操作だけで，録音されている音を再生して聞くことができるため，重度の失語症患者にも広く利用されている．カードを工夫することにより，呼称や音読，復唱，書き取りなどの練習が可能で，単音から短文レベルまでの教材作成ができる．
B：パソコンの利用．パソコンが出す音声を聞いて，その絵を画面の中から選ぶ．

注6) モーラ(拍)は音節より小さい韻律素単位．日本語では/V/，/CV/，/CSV/，/N/，/Q/が1モーラを構成する．/V/は母音，/C/は子音，/S/は半母音，/N/は撥音，/Q/は促音に相当する．学校/gaQkoo/は4モーラとなる．

3．コミュニケーション障害の治療

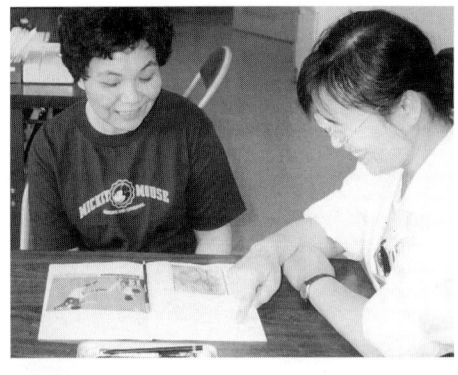

図215　コミュニケーションノート
新聞の切り抜きなどを配して患者自ら作成したノートをみながら自由に会話する．

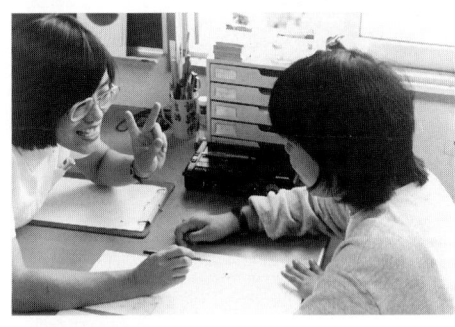

図216　構音訓練
ある特定の音を取り上げ，その音の語中での位置や構音図式，セラピストの口形などをみながら正しくいう．

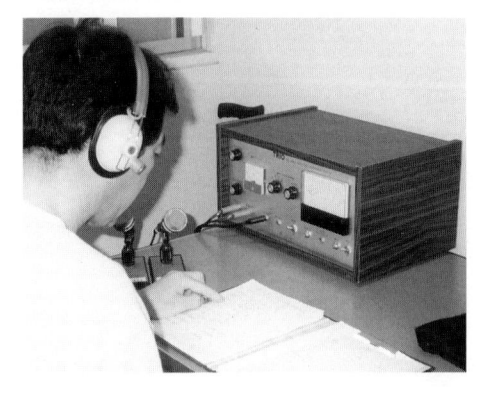

図217　遅延聴覚フィードバックによる訓練
ヘッドフォンからは遅延なしの発語と3～4秒の遅延がかかった発語がフィードバックされる．

c．特定の言語領域や症候に対する特殊なアプローチ
　a）構音訓練：ブローカ失語には構音器官の運動麻痺がないにもかかわらず，特異な構音の障害とプロソディの異常（広義の発語失行）が合併してくる．顕著な場合には構音訓練をする（図216）．訓練には口形，構音図式，文字など，手掛りとなるあらゆる手段を講じる．
　b）聴覚的フィードバック：理解の悪いウェルニッケ失語に適用する．DAF[注7]（図217）やテープレコーダーを用いて発語をフィードバックする．

---

注7）DAF（Delayed Auditory Feedback）遅延聴覚フィードバック．発音した内容を一定時間の遅延で耳にフィードバックする装置．4秒までの遅延時間が設定できる．

355

c）仮名文字の想起：単語や漢字（キーワードになる）の五十音表（図218）と結びつけての仮名文字の想起など，よく保たれている回路との結合から音と文字の一対一対応をはかる．復唱や音読はできるのに音に対応する文字の想起が著しく困難な場合に適用する．

d）失文法に対する訓練：語順，助詞の使用などを可逆文，不可逆文などを用いて指導する．マッピングセラピーが適用されることもある．

| | | | | | | | | | | |
|---|---|---|---|---|---|---|---|---|---|---|
| ん | 鷲（わし） | 蘭（らん） | 山（やま） | 松（まつ） | 橋（はし） | 名前（なまえ） | 田（たんぼ） | 桜（さくら） | 傘（かさ） | 雨（あめ） |
| | | 林檎（りんご） | | 蜜柑（みかん） | 人（ひと） | 西（にし） | 力（ちから） | 塩（しお） | 木（き） | 犬（いぬ） |
| | | 塁（るい） | 雪（ゆき） | 胸（むね） | 風呂（ふろ） | 布（ぬの） | 月（つき） | 寿司（すし） | 栗（くり） | 牛（うし） |
| | | 礼（れい） | | 目（め） | へ | 猫（ねこ） | 天（てん） | 蝉（せみ） | 県（けん） | 駅（えき） |
| | を | 六（ろく） | 夜（よる） | 桃（もも） | 星（ほし） | 野原（のはら） | 虎（とら） | 空（そら） | 子供（こども） | 男（おとこ） |

| | | | | | | | | | | |
|---|---|---|---|---|---|---|---|---|---|---|
| ん | わ | ら | や | ま | は | な | た | さ | か | あ |
| | | り | | み | ひ | に | ち | し | き | い |
| | | る | ゆ | む | ふ | ぬ | つ | す | く | う |
| | | れ | | め | へ | ね | て | せ | け | え |
| | を | ろ | よ | も | ほ | の | と | そ | こ | お |

**図218　仮名文字の想起**

より想起の容易な漢字を手掛かりとして仮名を想起する訓練．次のような手順で行う．

1）円滑に書けて，かつふり仮名をつけた場合に該当する仮名の正確なものを探し，それに基づいて漢字および漢字単語の五十音表を作成する（図上）．
2）漢字の五十音表の上下・左右などの位置関係を完全にマスターする．
3）2）と同時にふり仮名も正確につけられるようにする．
4）雨→あめ→の「あ」という具合に語頭を分離させる形で仮名一文字を想起し，仮名の五十音表を完成させてゆく（図下）．

### (ⅲ) 軽　　　度

日常的会話はほぼ普通に行えるが，やや厳密さに欠け，喚語困難が認められたりする失名辞失語などである．

#### a．操作できる言語情報の厳密化と複雑化

意思疎通が可能であっても，冗長で厳密な理解が難しい場合は，より少ない語数でしかも情報量を高める必要がある．簡単な課題からはじめ，複雑なものへとそれを進めてゆく．促進と抑制の手法があり，後者はウェルニッケ失語に適用される．発話では，単に叙述だけでなく，説明も臨機応変にできるようにする．日記を書かせたり，漫画の筋を書かせたり，課題作文など文章レベルの書字も活発にさせる(図219)．

#### b．言語操作における弱点の克服

操作できる情報内容は豊富だが，話し言葉の滑らかさや仮名文字の操作，語想起，複雑な計算などに依然として障害が残されている場合には，それだけを取り上げて集中的に訓練を行う．

a) 構音・プロソディ：単音，単語，文の順で復唱や音読の反復練習をする．特定の障害音があれば，それについての特別な訓練プログラムも組む．アクセントやイントネーションは対立させて指導する．リズム，抑揚などの指導はMITを応用してもよいし，歌の練習と併せて行ってもよい．

b) 仮名文字の操作：仮名一文字の想起はできるが，語・句・文レベルになると，文字の脱落・逆転・置換・操り返しなどがみられる患者に適用する．語句の分節化(各モーラに分ける)，音韻抽出(特定の音を語句から抽出する)の練習を経て合成へと進める(図220)．

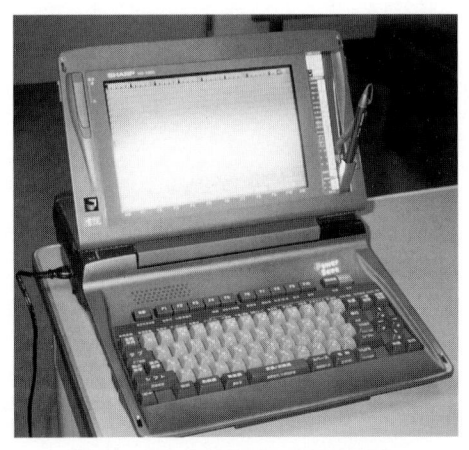

図219　ワープロを用いて文章作成

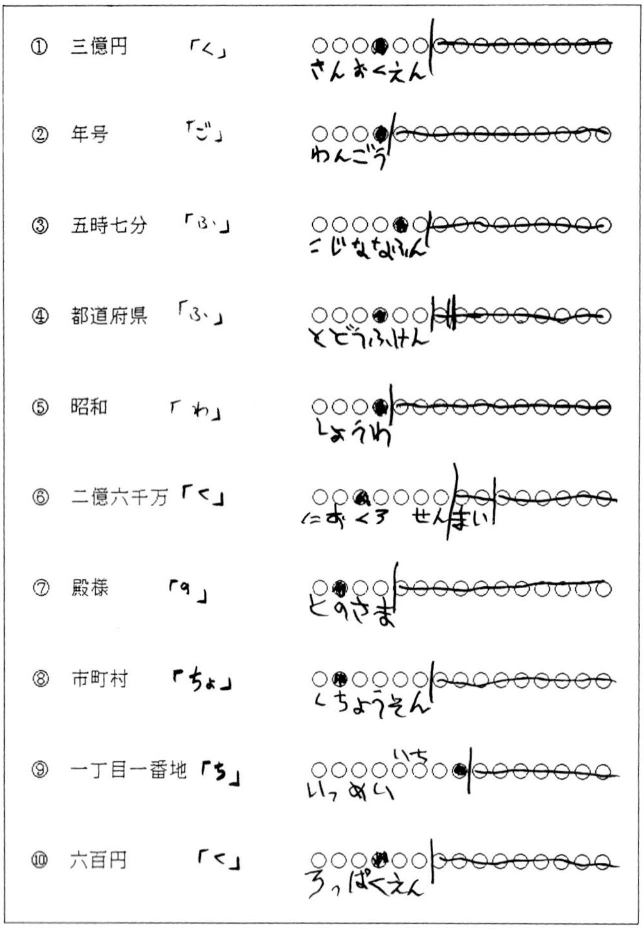

## IV. リハビリテーション手技の実際

**図220A　仮名文字の操作（練習用プリント）**

1) 単語を音読する．
2) 単語がいくつの音（または文字）でできているかを，○の数で示す．
3) 提示された仮名がどの○に該当するかを示す（●）．
4) 仮名文字に置き換えてゆく．

　c）語　想　起：動物や植物，地名，動詞，形容詞など範疇別の想起や，頭に「か」のつく言葉，「た」のつく言葉というように，音を手掛りとした想起など，時間と量，想起する際の方略を考慮しながら行う．しりとり式の想起もよい．

　d）計　　　算：患者の能力に合わせて練習帳形式で行う．小学生用の算数ドリル，珠算問題集などが利用できる．

### (iv) 職業前訓練

　どういった訓練を行うかは，復帰する職業の仕事内容に直接依存する．模擬的に行う，実際に行うなどして，どういった所に誤りが出るのか，仕事量

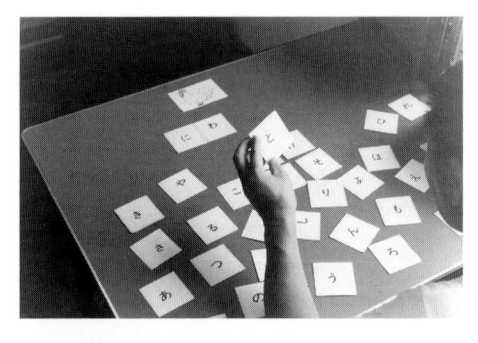

**図220B　仮名文字の操作**
示された絵カードに対応する仮名を選択し，順に配列する．

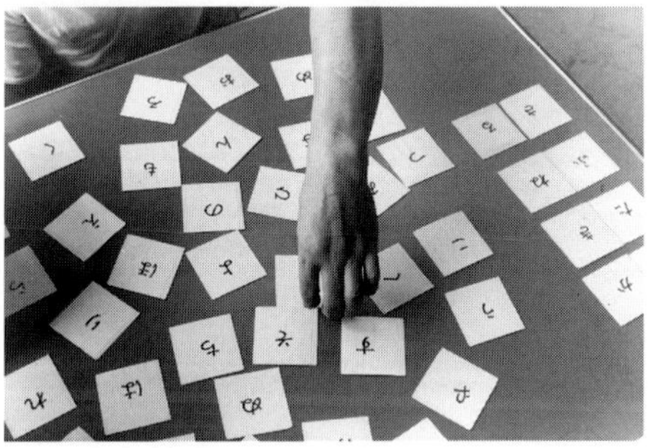

**図220C　仮名文字の操作**
ランダムに呈示された仮名を組み合わせて，単語を作る．この条件は二文字．

や仕事中のコミュニケーションなどを点検する．

［細川　惠子］

IV. リハビリテーション手技の実際

## ④ 嚥下障害の治療

　脳血管障害急性期には約30〜60％と高率に嚥下障害が合併するといわれているが，多くは2週間から4週間以内で自然回復する．慢性期にまで嚥下障害が残存し，嚥下障害の治療を必要とする患者の多くは脳幹病変(球麻痺型)，または，両側性・多発病変(偽性球麻痺型)で起こる．頻度は少ないが片側性病変でも嚥下障害が永続する場合がある(才藤・他　1991；藤谷・他　1995)．認知障害，注意障害，発動性の低下の合併症，歯牙欠損の既往，義歯不適合などが，嚥下障害の病態を修飾している．過度な禁経口食期間が廃用性の筋萎縮，運動障害を起こすことも指摘されている．
　嚥下障害による問題点は誤嚥性肺炎，脱水・栄養障害，食べる楽しみの喪失である．これに対してリハ科，耳鼻咽喉科，神経内科，歯科，看護婦，ST，PT，OT，栄養士などによる包括的なチーム・アプローチが必要である．
　嚥下障害のある脳卒中患者の治療計画は，患者の嚥下の生理を注意深く評価し，口腔咽頭過程の問題要因を明らかにすることから始まる．嚥下障害患者の評価では，病歴聴取と理学的および神経学的診察を行い，飲水試験を試みる．飲水試験は飲水量を1 mlから3 ml，5 ml，10 mlへと漸増する検査で，嚥下反射や反射性の咳の有無を確認する．むせが出現した時点で飲水試験を終了する．10 mlの水を1回で嚥下できる患者は，実用的な嚥下能力があると判定される(塚本　1995)．その他，補助診断には内視鏡検査や透視下での嚥下機能検査，超音波検査を行う．最近ではビデオ嚥下造影(VF)が嚥下検査の主流となってきたが，VFの施行方法が確立しておらず，検査実施にあたり常に誤嚥の危険を伴う．急性期では嚥下機能は経時的に変化するため，VFでその一瞬を捉えてもあまり意味がないという考えもある．
　平成6年，医療保険診療報酬改正において，医科と歯科の両者に「摂食機能療法」が新設され，疑義解釈において，脳血管障害の嚥下障害も含まれ，医師，歯科医師の指示のもとで看護婦，歯科衛生士，言語聴覚士が嚥下訓練を行うと診療報酬の請求ができるようになった．しかし，これとは別に摂食は毎日の生活の一部であり，病棟では日常的な業務でもあり，摂食・嚥下障害のリハビリテーションに精通することが求められる．また，長期の在宅ケアにおいては家族の介護能力，地域での医療・介護支援体制とともに，患者・家族のQOLを考慮した摂食・嚥下法の手段を選択することが大事である．

## 1）経口摂取の進め方

　　経口摂取を開始するにあたり最も留意すべきは誤嚥であるが，急性期にはかなりの高率で嚥下障害がみられ，どんなに詳細な診察でも検出できない不顕性誤嚥もある．したがって，経口摂取開始基準(表78)に従い，開始するときには全員に誤嚥があると考えて，誤嚥を最小にするように対策を立てる．摂取時の姿勢は，30度臥位で軽度頭部屈曲位が誤嚥が少ない体位とされている．下顎を前下方に突き出すようにすると，食道入口部の開大が得られる(大熊・他　1997)．まず，ゼリー，プリンまたはヨーグルト少量で試験的に開始する．半固形の嚥下訓練食を段階的にあげてゆく．食塊の量は少なすぎても(1～3 ml)多すぎても(10～20 ml)困難を示す．適量を確実に飲み込んでから次の一口を入れるようにする．半固形食の摂取量が1,000 kcalを超えると，訓練食から病院食に移行を考える(塚本　1995)．

　　嚥下不能状態が長く続くときは，通常，経鼻経管栄養が導入される場合が多いが，チューブの刺激で分泌物が増え，嚥下運動の妨げとなる．中心静脈栄養，あるいは内視鏡的胃瘻造設などで不足の水分・栄養を十分補える状態で訓練食を開始するのが望ましい．カフ付気管カニューレは膨らんだカフが気道と食道を圧迫して嚥下機能を低下させ，逆流性の誤嚥を起こすので，カフ付気管カニューレを使用している段階での経口訓練開始は行うべきでない(伊藤・他　1997)．経口的に十分な水分と栄養が摂れないときは胃瘻からの栄養補給を考える．

表78　経口摂取開始の基準
(以下の項目すべてを満たす患者は経口摂取を開始する)

1）意識障害が Japan Coma Scale で1桁である．
2）重篤な心肺合併症や消化器合併症がなく，全身状態が安定している．
3）脳血管病変の進行がない．
4）飲水試験3 ml で嚥下反射を認める．
5）十分な咳(随意性または反射性)ができる．
6）著しい舌運動，咽頭運動の低下がない．

(塚本　1995)

## 2）摂食・嚥下訓練の実際

### （1）口腔内清掃

　　清浄な口腔は食材に対し感受性を保ち，口腔ケアそのものが摂食・嚥下訓練の一端を担う(植田　1997)．口腔内清掃は経口，非経口にかかわらず誤嚥性肺炎の予防効果という観点から重要である(佐々木・他　1995)．

### （2）具体的な訓練法

　　嚥下訓練には直接的訓練と間接的訓練がある．直接的訓練は嚥下の試みに際して食物を用いる．間接的訓練は嚥下に含まれる運動の範囲や協調性，強

# IV. リハビリテーション手技の実際

表79 摂食・嚥下各期の観察ポイント

|  | 観察ポイント | 訓練法(表80) |
|---|---|---|
| 食物の認識障害 | 意識レベルに問題はないか(ボーッとしている,居眠りしているなど),食べ物に無反応(見ても口を開かない,唇にスプーンが触れないと開かない,触れても開かない) | 1,2,4,14,15,24 |
| 口への取り込み障害 | 下顎が上下に動くか,唇を閉じられるか,閉じ方に左右差はないか<br>口の中に取り込めない,食べ物が口からこぼれる,よだれが多い | 1～3,18 |
| 咀嚼と食塊形成障害 | 舌の突出・後退が可能か,舌で唇の周りをなめられるか<br>舌を口蓋に押しつけられるか<br>下顎が上下に動くか,回旋運動ができるか<br>歯はあるか,入れ歯は合っているか<br>固形物が食べにくい | 1～3,7,9,15,18,25 |
| 咽頭への送り込み障害 | 舌で口の天井を押しつけられるか,下顎がかみしめられるか<br>飲み込みに時間がかかる<br>口の中に食物残留がある,上を向いて飲み込む | 1～4,6,7,9,13～18,25 |
| 咽頭通過,食道への送り込み障害 | 食べるとむせる,食後に咳がでる<br>のどに食物の残留感がある,鼻から食べ物がでてくる<br>がらがら声(wet horseness)である,嚥下後に声が変わる<br>飲み込めない | 1,3～15,18～25 |
| 食道通過の障害 | 食べ物が胸につかえる<br>飲み込んだ物がのどに逆流してくる<br>流動食しか入らない | 1,13,18,25 |

(藤島・他 1997)

表80 訓練法のまとめ

| | 条件 | 作用機序・意義 | 対象・適応 | 方法 |
|---|---|---|---|---|
| 1 | リラクゼーション(relaxation exercise) | 嚥下に関する組織(とくに筋肉)が嚥下時にスムーズに働くように準備する | ほぼ全例が対象となるとくに偽性球麻痺患者で重要 | 環境整備(精神面のリラクゼーション)<br>ストレッチング<br>食べる前の準備体操 |
| 2 | 口唇,舌,頬などの運動(oral motor exercise) | 筋力強化,痙縮を取る<br>可動域拡大 | ほぼ全例が対象となるとくに偽性球麻痺患者で重要 | 自動運動,他動運動がある.用手的に行ったり,綿棒や舌圧子を用いたりする<br>構音訓練も有効である |
| 3 | ブローイング(blowing) | 口から呼気をする際に軟口蓋が挙上し,鼻咽腔が閉鎖することを利用 | 鼻咽腔閉鎖不全<br>球麻痺 | 口をとがらせて吹く<br>ストローを吹く |
| 4 | 呼吸訓練,排痰訓練(chest physical therapy) | 非特異的に呼吸,嚥下に好影響を与える.誤嚥防止と気道の清浄化作用 | ほぼ全例が対象となるとくに誤嚥のある患者 | 口をとがらせて呼吸,腹式呼吸,体位ドレナージ,スクイージングなど |
| 5 | 押し運動(pushing exercise) | 力を入れることで声門が閉鎖する.次に強い呼気が起こり,声門の強化につながる | 声門閉鎖不全,反回神経麻痺,球麻痺 | 机や壁などを強く押して一瞬息を止めた後に「ア」「エイ」などと声を出す |

*362*

## 4. 嚥下障害の治療

| | | | | |
|---|---|---|---|---|
| 6 | 空嚥下<br>(dry swallow) | 嚥下パターンの獲得(口腔期から咽頭期,食道期への連携),残留除去 | ほぼ全例が対象となる | 唾液を嚥下する<br>食前,食間,食後いずれにも施行する |
| 7 | 氷なめ | 少量の水が嚥下を誘発しやすくする.嚥下パターンの獲得 | 空嚥下が困難な患者<br>痴呆,偽性球麻痺など | 小さい氷片をなめさせて嚥下させる |
| 8 | のどのアイスマッサージ(thermal stimulation) | 嚥下反射を誘発させる.thermal, mechanical, chemical の総合的な刺激効果 | 咽頭期の障害<br>球麻痺,偽性球麻痺 | 口蓋,咽頭の嚥下反射誘発部位を冷水に浸した綿棒で刺激した後,空嚥下をさせる |
| 9 | 嚥下反射促通手技<br>(facilitating technique for swallowing) | 嚥下筋群への感覚入力が嚥下反射を誘発する | 痴呆症,偽性球麻痺,球麻痺 | 甲状軟骨から下顎下面にかけての部位を下から上に摩擦する.摂食場面でもしばしば用いる |
| 10 | メンデルゾーン手技<br>(Mendelson maneuver) | 喉頭と舌骨を挙上位に保ち,咽頭の圧を上昇させることで上食道括約筋(UES)を開かせる | 輪状咽頭筋弛緩不全<br>球麻痺 | 下顎を固定して,舌を硬口蓋の後方へ押しつけるようにして喉仏(甲状軟骨)を上昇した位置に保つ.手で外部から支持してもよい |
| 11 | バルーン拡張法<br>(balloon bougie) | 狭窄部を機械的に拡張する | 輪状咽頭筋弛緩不全,食道狭窄 | 食道狭窄に対しては専用のバルーンが手に入る.膀胱バルーンを用いて輪状咽頭筋をストレッチする方法も有効 |
| 12 | 複数回嚥下<br>(multiswallow) | 咽頭残留の除去(健常者でも食物に応じて自然に行っている) | ほぼ全例が対象 | 一口について何度も嚥下するように指導する |
| 13 | 交互嚥下<br>(cyclic ingestion) | 異なる形態の食塊が交互に入ることが咽頭残留の除去に物理的に有利に働く | ほぼ全例が対象となる | 固形物と流動物を交互に嚥下させる.汁物がむせる患者では汁物をごく少量とするのがコツ |
| 14 | 摂食のペース<br>(pacing) | 摂食のペースを調節することで疲労,誤嚥の危険などを回避する | 認知障害,痴呆<br>高齢者全般 | 摂食時間が短すぎる患者などでは休憩を入れたり,よく咀嚼するように声かけする |
| 15 | 十分な咀嚼<br>(mastication) | 咀嚼は脳の賦活化,食塊形成に好影響を与える | 全例 | 一口につき15〜30回咀嚼するように指導する |
| 16 | 少量頻回の食事 | 摂食における疲労の影響を除く,栄養摂取量を増加する | 一度に十分な摂取量がとれない患者 | 1食に45分以上かかる場合は一度中断して休憩してから改めて食事をする |
| 17 | 奥舌に食物を入れる | 舌尖から奥舌へ食塊が送り込めないときは直接奥舌に食物を入れると有効 | 偽性球麻痺 | 30°リクライニング位頸部前屈および丸飲みしてもよい食品(ゼラチンゼリー)を使用することが条件となる |

363

## IV. リハビリテーション手技の実際

| | | | | |
|---|---|---|---|---|
| 18 | 体位の調節<br>(posture) | 解剖学的位置関係から体位は嚥下に大きく影響する．リクライニング位は疲労を少なくする | 患者に応じて調節する．送り込みが不良な偽性球麻痺はリクライニング位が適応である | 座位，リクライニング位，半側臥位など調節する．頸部が伸展しないように十分注意する |
| 19 | 頸部前屈<br>(neck flexion) | 頸部を前屈すると気道が保護され誤嚥が防止される．嚥下反射が誘発されやすい | ほぼ全例が対象 | リクライニング位では枕を使って頸部前屈位にする |
| 20 | 横向き嚥下<br>(neck rotation) | 頸部を回旋すると伸展した咽頭壁の蠕動が強力になる，UESが開きやすくなるなどの理由で咽頭通過がよくなり，残留の除去ができる | 偽性球麻痺，球麻痺など咽頭残留が多い患者咽頭通過が不良な患者 | 右下，左下などを向いて嚥下するように指示する．食中，食後に行う |
| 21 | 頸部突出法<br>(neck protrusion) | 頸部を突出すると機械的に梨状窩およびUESが開き，咽頭残留除去が可能なことがある | 輪状咽頭筋切断術後，棚橋法術後，球麻痺 | 頸部をやや前屈した位置から顎を前方に突き出す．同時に嚥下をする（鵜飲みに似ているので鵜飲み法と呼んでいる）とよい |
| 22 | 声門越え嚥下<br>(息こらえ嚥下, supraglottic swallow) | 息をこらえることで声門が閉鎖し，声門下圧が上昇して気道に食塊が入りにくくなる．その後の呼気で食塊を気道から排泄する | 偽性球麻痺，球麻痺など誤嚥が見られる患者認知の良い患者では大変有効 | 大きく息を吸って，しっかり息を止めて，食物を飲み込み，勢いよく息を吐く．食物を用いないで空嚥下をする場合 pseudosupraglottic swallowと呼ばれている |
| 23 | 随意的な咳<br>(voluntary cough) | 咳を意識的にすることで気道に入りかかった食塊を喀出する | 誤嚥のある患者 | 本人に指導して随時咳をさせる．また，認知不良の患者には随時声かけする |
| 24 | 嚥下の意識化<br>(think swallow) | 通常，無意識に行われる「嚥下」を意識化することで，嚥下運動を強固にし，誤嚥を防ぐ | 痴呆，偽性球麻痺<br>高齢者全般 | 食事，嚥下に集中するように声かけをしたり，静かな環境を整える |
| 25 | 食事の調節(diet modification) | 食事の性状によって，嚥下の知覚入力が変化する．物性自体に嚥下に有利な特性をもたせることが可能 | 病態に応じて全例が対象となる | ミキサーで粉砕し均一化する，ゼラチン寄せとする，汁物は増粘剤を使用するなど．味と香り，外観に注意．製品もある |

（藤島・他　1997　一部改変）

さを改善させるための筋運動に関わる訓練である(Logemann 1994).
　藤島・他(1997)は病棟でできる訓練法として，摂食・嚥下各期の観察ポイント，それに対する訓練法をまとめている(表79, 80).

### (3) 食品・栄養管理

　嚥下訓練食に関し，摂食・嚥下障害者の食べやすい条件，誤嚥や窒息を招きやすい危険な食品を表81, 82に示す．訓練食にとって最もふさわしい食材としてゼラチンが好んで使われる．嚥下障害者用の増粘剤が開発され，手軽に使用できるようになった(トロミアップ®やトロメリン®は第1世代，シック&イージー®は第2世代の増粘剤と呼ばれる．前者は時間経過で粘性が増す欠点があるが，後者は経時変化が少ない)(金谷・他 1997).

**表81　摂食・嚥下障害者の食べやすい条件**

- ゼリーや卵豆腐のように水分含有量が多く，パサつかず，むせないで喉越しのよいもの．
- 密度が均一で粘性があり，"だま"がない．
- 冷たいものは15℃，暖かいものは60℃が美味しいと感ずる温度帯で，かつ嚥下反射もよい．
- 口腔や咽頭を通過しやすいように変形する．
- 粘膜にべたつかない．
- 一口量は3〜5gから徐々に増量する．
- 元気な頃や子供のときに好んで食べたものを好んで食べる．

(金谷・他　1997)

**表82　誤嚥や窒息を招きやすい危険な食品**

- パンやカステラのように水分が少なく丸飲み込みしやすいものは危険．
- 寒天は製品にブレが多く，かつ分子構造上，固いジャンクションをつくり，開始食には適さない．
- 餅は焼いたのち小さくちぎってから雑煮とするが，窒息しやすいので注意．切ってから焼くとあられとなり不適．
- 飲み込みワースト3は焼き芋，固ゆで卵，酢のものである．

(金谷・他　1997)

### (4) 食事環境

　認知機能の低下や注意障害，無視などがある患者の場合は，静かで食事に集中できる雰囲気を作るよう介護する側に注意しなければならない．

## 3) 補助栄養法

### (1) 経鼻経管栄養

　介護者の手間が掛からない利点はあるが，美容面から外観が自尊心を損なう．また，夜間の自己抜去を予防することにも問題が生じる．鼻腔・口腔・

## IV. リハビリテーション手技の実際

咽頭の衛生が保てない．嚥下運動を阻害する．胃食道逆流を増加させ，食道潰瘍を発生させる危険があるなどの理由から，長期的な使用は推奨されない（石井・他　1999）．

### （2）間欠経管法

口腔ネラトン法は食事のときだけネラトンを経口腔的に食道下部まで挿入する方法で，胃の生理的な運動が誘発され，注入時間が短縮でき，下痢や胃食道逆流の減少が期待できる．注入時以外はネラトンは除去し，美容的にも優れており，間接的な嚥下訓練にもなる．患者自身が独りでネラトンを飲み込み挿入できれば介護が軽減できる（石井・他　1999）．

### （3）胃瘻造設

経鼻経管栄養の欠点を解消するため，最近では，経皮内視鏡的胃瘻造設術が盛んに行われるようになった．一時的，恒久的のいずれにも利用される．

### （4）中心静脈栄養

経管栄養，胃瘻による栄養で，口腔・咽頭内分泌物が多く，また胃内容物の逆流により，誤嚥性肺炎を繰り返すような場合は，中心静脈栄養で改善することがある．急性期，慢性期の栄養管理に期間限定的に行う．

## 4）嚥下障害の外科的対応

手術を行ううえで必要なポイントについて表83に示す．

### （1）嚥下機能改善術

これには，輪状咽頭筋切断術，喉頭挙上術，咽頭弁形成術があるが，最も頻繁に行われているのが輪状咽頭筋切断術である．

輪状咽頭筋切断術は，食道入口部の食塊通過障害，すなわち輪状咽頭筋部の開大不全や輪状咽頭筋は正常に働いているが，咽頭内圧の低下などにより食道入口部の抵抗を除去したほうが食塊が食道に入りやすい場合に適応となる．輪状咽頭筋の嚥下運動における作用機序からも分かるように，逆流などの欠点がある．喉頭挙上術を併用する必要がある場合も少なくないが，誤嚥の対策としては確実なものではない．

表83　手術を行ううえで必要なポイント

1) 手術により改善が期待できる機能がはっきりしている
2) その機能の改善により，現実の摂取に有為な改善が見込まれる
3) 十分な術前検査により，術後残る障害についても予測され，訓練を行うことが関係者一同に了解されている
4) 手術のリスク，および失われる機能について患者・家族に十分な理解と納得が得られている
5) 術前検査・術後訓練・術後検査の分担や説明内容について，耳鼻科医とリハ医の間で十分な連携がとれている

（藤谷・他　1995）

表84 喉頭全摘術の手術適応

1．医学的な面での適応
　1）高度な誤嚥を有する(誤嚥性肺炎)
　2）音声言語によるコミュニケーションが不可能
　　（1）内喉頭筋麻痺などによる発声機能の高度障害
　　（2）構音機能の高度障害
　　（3）カフ付カニューレの装着
2．患者および家族からの社会的適応
　1）音声機能を捨てても経口摂取を希望
　2）自宅での療養を希望

(村上　1992)

## （2）誤嚥防止術

　これには声門閉鎖術，気管咽頭分離・気管食道吻合術，単純喉頭全摘術などがある．最も単純な方法は喉頭摘出術であるが，音声機能の永久喪失を避けるために，近年気管咽頭分離・気管食道吻合術がしばしば行われるようになった．

　単純喉頭全摘術の手術適応は表84のようにまとめられる．嚥下障害は食物摂取時の誤嚥だけが問題となるのではない．嚥下障害患者には不顕性誤嚥を伴う例も少なくない．これらの患者では，とくに夜間睡眠中の口腔・咽頭内分泌液の流入による呼吸困難，頻回の吸引，それに伴う睡眠障害の長期化と心身の疲弊と消耗，さらに誤嚥性肺炎を繰り返すような場合も単純喉頭全摘術の適応と考えられる．しかし，嚥下障害に対する究極の選択である喉頭全摘術の術前後においては，筆談，コミュニケーション・エイド，人工喉頭などの利用の可否の評価と訓練など，コミュニケーションにとって適切なアプローチを行う(大山・他　1996)．

［佐直　信彦］

## IV. リハビリテーション手技の実際

# 5 リハビリテーション看護

### 1）リハビリテーション看護の専門的機能

　人々は通常，健康の回復と増進，平和で人間的な生と死を求めて，さまざまな活動を行っている．これらの健康に関連した基本的欲求の充足を援助することが看護の仕事である（ヘンダーソン　1973）．リハビリテーション医療の中心課題である患者・障害者の日常生活の自立への援助は，すべて基本的看護活動に通じる（落合　1991）．

　看護婦はリハビリテーション・チームの一員として専門的な役割を有する．リハビリテーション看護の専門的機能として，1）セルフケアの確立，2）退院に向けたケア計画，3）他職種との連携，4）社会参加への支援，その他，

**表85　リハビリテーション看護の専門的機能の具体的内容**

1）セルフケアの確立
- 患者が自分自身でADLを行うように義務づける．
- 自立のために病棟生活をプログラムする．
- 介助→見守り→自立というように，ケアの度合いを意識的に減少する．
- セルフケアに必要な知識・技術を指導する．
- 健康の自己管理をさせる．

2）退院に向けたケア計画
- 在宅生活をイメージ化する．
- 在宅生活を想定したケア・プログラムを取り入れる．
- 在宅生活を支援する体制を整える．
- 入院初期より家族を含めたケア・プログラムを実施する．
- 福祉機器や日常生活用具の導入について助言する．

3）他職種との連携
- 訓練に関し，医師，PT，OT，ST間の連絡・調整をする．
- 他職種とのカンファレンスでは専門領域からの意見を述べる．
- 社会経済面に関し，ケースワーカーと連絡・調整する．
- 栄養・投薬に関し，栄養士，薬剤師と連絡・調整する．

4）社会参加への支援
- 患者の主体的な生き方を支援する．
- 散歩や外出などで生活圏を拡大し，社会参加を促進する．
- 新しい役割の再構築に向け支援する．
- 病人，障害者，老人に対する差別，偏見の緩和へ支援する．
- 生き甲斐や楽しみを広げて行くために機会や情報を提供する．

（落合　1999）

がある．それらの具体的な看護内容を表85に示す．リハビリテーション医療における特殊な診療補助行為の例として，医師，歯科医師の指示のもとで摂食・嚥下訓練を行う．

## 2）リハビリテーション看護の実際

リハビリテーション医療が行われる場，病院，福祉施設，介護保健施設，在宅などによって強調されるべき看護の視点は異なるが，リハビリテーション病棟での看護が基本となる．

### （1）全身状態のチェックと管理

毎日のリハビリテーション治療が支障なく進められるように，患者の愁訴，顔貌，体温，脈拍，血圧などの身体徴候，食物摂取や排便排尿の状況など全身状態のチェックと管理を行う．

### （2）廃用症候群の予防

体位変換と除圧により褥瘡の発生を予防し，筋緊張異常による変形拘縮を予防する目的で機能的肢位に留意し，他動運動を行う．訓練室でのリハビリテーション治療が始まっても，病棟での生活が不動・非活動であれば，廃用症候群を作ってしまう．安静臥床をさせない生活の工夫が大切である．

### （3）起居・移乗・移動動作の自立

起居（起き上がり）・座位・立位・移乗については，主治医の指示により開始する．これらの運動によっても，症状や徴候に異常がみられなければ，行う時間を延長する．初めは介助で，順次自力で行うようにする．ベッドの高さ，床頭台の位置，車椅子の侵入方向と回転のためのスペース，移乗バーの設置など，起居・移乗の能力が最大に発揮されるように環境を調整する．

車椅子は歩行が不可能な時期には利用する．訓練室でのプログラムの進行に合わせ，実生活の場で歩行・移動の自立を図る．

### （4）日常生活活動の自立

日常生活活動は，障害を有する患者にとって治療の対象であると同時に，毎日の生活で行わなければならない行為でもある．訓練で獲得された能力が実際の生活でどのように活用されているか，十分活用されていないとすればどのような問題点があるのか，どのような支援が必要なのかを身体機能と環境の両面から検討し，理学療法士，作業療法士と協議する．

### （5）自立生活の確立

自分の能力について的確に判断し，自力で行うことと，他者に依頼することを自覚して行動できるようにする．ベッド周りの整理整頓，洗濯物の仕分けなどを役割行動として自覚的に行うようにする．その延長線上に退院後の生活がある．

### （6）排尿・排便の管理と指導

排尿管理では，飲水量(補液を含む)，尿意や排尿行動の有無，排尿間隔と排尿量(カテーテル留置では時間排尿量)をチェックする．カテーテル留置は意識障害や，無抑制膀胱により心身の安寧が得られないときに一時的に利用する．速やかに自排尿とする．そのうえで，残尿が多い場合は間欠導尿を併用し，失禁がある場合はその対策を工夫する．脳卒中では無抑制膀胱による切迫尿失禁と，身体的不自由による機能的尿失禁が主なものである．おむつの使用，ベッド脇のポータブルトイレ，集尿器の使用は患者の心理面を配慮し，話し合いのうえで決める．

脳卒中患者の排便で問題となるのは便秘で，宿便で腸閉塞を起こすこともある．身体運動が不活発になると腸の蠕動運動が低下し，腹筋力低下が便秘を助長する．入院による食事や環境の変化，心理的抑制(ベッド脇のポータブルトイレ，集団生活など)も要因となる．緩下剤，浣腸，摘便などが必要な場合もある．便失禁は下痢・軟便，残留便でみられる．また，知的能力低下，身体的不自由による失禁の場合もある．

## 3）家庭・社会復帰への援助

退院後の生活の場(在宅か施設か)の選択に関しては，リハビリテーション医療によって獲得できる最終的な帰結の予測に基づき，患者・家族の意志決定を促し尊重する．家屋状況，家族構成と介護力などを聞き取り，またケースワーカーも交え，地域の社会資源の利用などについて患者・家族と話し合う．必要に応じ他のスタッフとともに退院前訪問指導も行う．

退院後にも在宅ケアが必要な場合は，外来診療，訪問診療，訪問看護，訪問リハビリテーション，地域保健福祉サービスなどの要否を協議し，具体的に調整・計画する．訪問看護，訪問リハビリテーション，居住生活支援事業については，脳卒中は介護保険の特定疾病に該当し，40歳以上でその適応となる．40歳未満では健康保険と身体障害者福祉法の居宅生活支援事業で対応する．訪問看護で看護婦が行える機能訓練は，他動運動による拘縮予防と関節可動域の保持，起居，移乗・移動動作などの基本動作訓練，整容・更衣などの日常生活活動などの訓練・指導が主となろう．経過中に機能低下が認められ，積極的なリハビリテーション治療が必要となる場合もある．そのようなチェックと判断も重要な任務である．

［佐直　信彦］

# 6 心理カウンセリング

## 1）心理カウンセリングの役割

　リハビリテーションにおける心理カウンセリングは，患者や家族が抱える悩みや問題の解決を助けるための支持的および教育的介入方法のひとつである．単なる情報提供や一方的指導はカウンセリングとはいえず，患者あるいは家族が自ら問題を把握し，自己洞察を深め，それに対処する技能を身につけてゆくことが重要である．

　心理カウンセリングには，いくつかの異なる立場がある（Robertson et al. 1992）．精神分析の流れを汲む心理力動的立場，Rogers の来談者中心療法を含む人間性心理学的立場，論理情動療法などの認知的立場，そして学習理論に基づく行動的立場などである．これらは，それぞれに得意とする分野や対象をもっている．しかし，ひとつの立場に固執することは問題解決の柔軟性を損なう可能性があるので，注意しなければならない．

　リハビリテーションで心理カウンセリングが求められるのは，主として，患者や家族の障害受容のさまざまな段階においてである．障害受容あるいは障害への心理的適応とは，これまでの価値観を拡大し，障害をもちながら生きていくことに意味を見いだす主観的な過程である．その道のりは平坦ではなく，何度も挫折を味わうような苦しい過程である．したがって，「障害受容ができていない」などと，軽々しく患者を批判してはならない．心理カウンセラーは，患者や家族がこの過程で遭遇するさまざまな困難，とくに不安とうつ状態に対処することを援助することが求められる．

## 2）認知行動療法的カウンセリング

　リハビリテーションでは，必ずしも患者自身が悩みや問題の解決のためにカウンセリングを求めてくるのではなく，不安やうつ状態が高じてリハビリテーションの障壁となっていると判断されれば，患者が積極的に求めなくてもカウンセリングを行う場合がある．このような考え方は来談者中心療法などとは異なるものである．

　認知行動療法（Cognitive Behavioral Therapy：CBT）は，短期的，教育的，指示的な特徴をもち，近年，リハビリテーションにおいてもその有効性が認められている（Evans et al. 1985）．CBT の基本的仮定は次の2点であ

## IV. リハビリテーション手技の実際

る．
・思考は感情に影響を及ぼす．
・思考を変えることにより感情を変えることができる．

CBT カウンセリングは，患者の自己敗北的思考とそれがもたらす否定的感情（たとえば，うつ）に対して適用できる．CBT は論理情動療法によく似ているが，言語による説得だけでなく，リラクセーションや行動リハーサルなどをしばしば併用する点などで異なる．

### 3）うつ的思考に対する CBT カウンセリング
#### （1）うつ的思考

障害を負ったことに否定的・悲観的感情をもつことは，ある程度は自然な反応といえる．しかし，いつまでもそれにとらわれていては，心理的再適応は困難である．

うつ的思考の特徴は，
・過度の一般化（「障害があるから何もできない」など）
・罪（責任）の意識（「自分だけでなく家族の人生も台無しにした」など）
・自尊心の極度の低下（「私はもう生きていく価値がない」など）

などである．これらは思考の歪みを反映し，客観的な事実ではなく，主観的な思い込みである．こうした思考は放置すれば習慣化し，うつをさらに助長するので，早めの介入が必要である．

#### （2）カウンセリングの進め方

具体的に思考の中身を吟味し，そのうえで，それが誤った考え方であることを患者に自覚させる．その際，患者自身を否定するのではなく，そう考えるのは病気（うつ）のせいであり，適切に治療すればよくなることを強調する．

i）「障害があるから何もできない」
①今できること，最近実際に行ったことをあげさせる．
②それを受けて，「障害は確かに多くのことを困難にしたが，それでもやれることも沢山残っている」ことを指摘する．
③やれることもできないと感じると，実際よりも自分の力を過少評価してしまい，ますます自分を縛ってゆくことを説明する．
④行動指針として，できることを毎日行い，日課として続けることを勧める．

ii）「自分だけでなく家族の人生も台無しにした」
①脳卒中になったことについて，それは患者の責任ではないことを指摘する．
②患者がこれまで，家族を物心両面から支えてきたことを認める．
③しかし，その自負心が自責の念をいっそう強め，家族に申し訳ないという気持ちにとらわれていることを理解させる．

④患者が障害を乗り越えようと努力する姿が，家族にとっては何よりのものであると説得し，主体的にリハビリテーションに取り組むことを勧める．
ⅲ）「私はもう生きていく価値がない」
①障害があったら，人は生きる価値がないのだろうかと問いかける．
②障害があっても立派に生きている人が沢山いることを指摘する．ただし，あまり模範的な例をあげるより，患者にとって卑近な例をあげるほうがよい．
③家族や友人にとって，患者がかけがえのない大切な存在であることを強調する．
④行動指針として，無理にがんばる必要はなく，肩の力を抜いて生活することを勧める．

## 4）不安に対するCBTカウンセリング
### （1）不安が行動に及ぼす影響
　発症時，患者は自分の生命に対する脅威を感じていたはずで，不安になるのは当然である．しかし，生命の危険が去っても，不安はその都度，形を変え長期間にわたって出現することがある．
　不安が引きこもりやリハビリテーションに参加することへの拒否につながる場合，不安思考の中身を確かめる必要がある．たとえば，歩行の能力があるのに怖くて歩けないというとき，血圧が上がってまた再発するのではないかとか，転倒することを心配していたりする．このような思考は極端であり，放置すればますます恐怖感を助長する．
### （2）カウンセリングの進め方
#### （ⅰ）不安（恐怖）の中身を確かめる
　どのような状況を回避しようとしているのか．それはなぜか．
#### （ⅱ）不安思考の歪みを正す（習慣化を防ぐ）
　歩くと転んでしまうというように，思考が短絡したり，状況が誇張されていないか．医師が総合的に判断して，歩いても大丈夫といっていることを理解してもらう．ただし，感情的になっているときには無理に説得しない．
#### （ⅲ）試行により自信をもたせる
　目標のハードルを低く設定し，実際に例を示しながら試しにやってみるようにいう．これは短時間で成功裏に終わることが肝要である．また，転びそうになったら必ず助けるといって安心感をもたせることも必要である．この経験をスモールステップで積み上げながら，患者に自信をつけさせてゆく．
#### （ⅳ）セルフ・コントロールの仕方を学ぶ
　性格的に不安を感じやすい患者には，リラクセーションなどのセルフ・コントロールの仕方を練習させる．不安は筋緊張を高めるが，リラクセーショ

ンによる筋弛緩はこれと拮抗する状態を作り出すことを説明する．

### 5）ピア・カウンセリングと集団療法

　ピア・カウンセリング（peer counseling）とは，障害者が同様の体験をもつ障害者であるカウンセラー，すなわちピア・カウンセラーとの対話によって，適応を援助される過程である．これは比較的新しい概念であり，明確な定義はないが，ピア・カウンセラーはカウンセリングの知識と技術を身につけた専門家であり，一般のカウンセラーとの違いはない．

　ピア・カウンセリングの利点は，カウンセラー自身が障害を克服してきたモデルであり，患者は「この人は自分の気持ちをわかってくれる」という信頼感をもち，進んで自己開示し，障害に直面しようとする動機づけがなされやすいことである．通常，このような人間関係を構築するには，相当な努力と時間が必要である．

　しかし，医療の場ではピア・カウンセラーは得難いのが実状である．そこで集団療法の場などで，過去に心理的再適応を経験した障害者の方にボランティアとして参加してもらうことが考えられる．それも難しければ，集団療法の対象をリハビリテーションのさまざまな段階にある患者から構成する．これらの方法は，洗練された専門的技術よりも経験に基づいた援助という点に特色があり，ピア・カウンセリングのもつ機能の一部を代替することができる．ただし，その治療効果についてはまだよく分かっていない．

　地域における社会的資源であるセルフヘルプ・グループは，構成員が均質で凝集性が高いほどよいとされ，主体的参加による共通問題の議論や情報交換，お互いが他の構成員を援助するという互助性が特徴である．

［細　川　　徹］

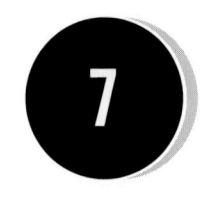

# 7 リハビリテーション治療の具体的な展開

　脳卒中のリハビリテーションで最も重要な概念は能力低下（disability）であり，主要な治療対象と考えられる．能力低下は疾病や外傷による一人の個人としての課題遂行能力の制限である．個人は種々の臓器を含んでいるために，能力低下は臓器系の障害である機能障害の影響を受ける．一方，個人は社会に属しているために，能力低下は物理・社会環境からも影響を受ける．個人は臓器を下部構造に持ち，社会・物理環境に包含されるシステムであることを考慮しながら，個人の課題遂行能力の維持・向上，すなわち能力低下の改善を図ってゆく．治療初期には能力低下をより臓器系の障害との関連で，治療後期には物理・社会環境との関連で治療してゆく．

　脳卒中患者に対するリハビリテーション治療をより具体的に解説するために，個別の患者の経過にあわせて治療内容や治療の考え方を示す．

## 1）具体的な展開

　56歳，男性，診断は脳梗塞，合併症は高血圧，障害は右片麻痺である．

　現　病　歴：10年前から高血圧を指摘されていたが，未治療であった．1997年10月14日突然，右半身のしびれと筋力低下を自覚した．救急病院を受診，症候と頭部 MRI で左放線冠に小梗塞が検出され脳梗塞の診断で入院した．MRIではさらに両側大脳白質，大脳基底核に複数のラクナが検出された．意識清明であり，入院後数日で食事を開始した．10月31日リハビリテーションのため当院に転院した．

　入院時現症：血圧 160/80 mmHg，胸腹部には異常所見なし．

　生　活　歴：病前は会社勤務，妻，長男，長女の4人暮し．

　検　査　成　績：血液，尿に異常を認めず．心電図，胸部X線は正常範囲であった．

　初　期　評　価：体幹・下肢 MOA は11，患側上肢の MFS は50であった．WAIS-R の言語性 IQ 61，動作性 IQ 88，全検査 IQ は74であった．HDS-R は26．バーセル・インデックスは70であり，入浴とベッドから車椅子への移乗に介助を必要とした．自立歩行は困難であった．

## IV. リハビリテーション手技の実際

### （1）情報収集と評価

ⅰ）**情報収集では，まず疾病について現時点，近時，背景の時間軸で情報を集める**

　　背景の情報から高血圧が10年前からの危険因子であり，再発予防の対策が必要である．画像診断でラクナ梗塞が確認されたこと，経過中に意識障害がなく早い時期から食事可能であったこと，発症から間もないこと，などが近時の情報として収集され，疾病の状態が早い時期に改善することが推測される．現時点の現症や検査結果から高血圧以外に特別の合併症がないことも判明した．

　　疾病診断で重要なことは，
　　①疾病予後を推測する（この症例では脳卒中がまだ改善すること），
　　②合併症に関する訓練中の注意を検討する（この場合は高血圧の管理），
　　などである．

ⅱ）**障害についての情報も同様に収集する**

　　発症前は会社員として勤務しており，健常な機能的状態であったことが近時，背景の重要な情報である．現時点の情報としては，バーセル・インデックスやIQ，HDS-Rの結果から知的能力に大きな低下はなさそうであり，主として移動動作が大きな問題となっていることが明らかとなった．右片麻痺が主要機能障害であるため，自立歩行困難という能力低下は右片麻痺と関係することが推測された．評価の結果を分析すると，MOA 11でかろうじて立位が可能なこと，患側上肢 MFS 50で粗大動作は可能だが巧緻動作は難しいこと，HDS-R 26で健側上肢で患側上肢機能を代償するには十分な知的能力であること，バーセル・インデックス70であり，主として起居移動が問題であること，が確認された．

　　障害の分析で重要なことは
　　①障害名・程度・分布などを分析し，改善の程度を予測すること，
　　②障害を受けていない機能や能力を評価して，代償作用として利用すること，
　　③能力低下と機能障害の関係を分析し治療戦略に役立てること，
　　などである．

### （2）ゴール設定と治療計画

ⅰ）**ゴール設定**（図229，230参照）

　　①疾病・障害の状態，②施設の設備・技術，③患者のニーズ，を参考にしながら作られる．まず疾病・障害の状態，施設の技術から機能予後予測がなされる．この症例の主要な障害は起居移動困難であり，その原因は右片麻痺である．高血圧はあるもののラクナ梗塞であり，麻痺が軽度であること，発症から2週間しか経っていないこと，などから早期の機能回復が期待される．脳卒中機能回復予測システム-4（RES-4）によると3か月でMOA 27，MFS

72，バーセル・インデックス100になると予測される．さらに患者のニーズも考慮し，基本的ADL自立，自立歩行，自宅の畑での多少の作業の実現が目標となった．

ⅱ）治療計画

　治療計画は問題の重要性，実現の容易さなどを考えて作られる．この症例では，まず高血圧の管理，運動量の決定が必要であった．主治医が降圧薬の検討，負荷心電図などを行い，安全性を確認することが第一の作業であった．次に主要な障害が起居移動障害であるため，理学療法士，看護婦などによる車椅子への移乗，駆動訓練，それと同時に立位バランス，歩行訓練を計画した．また右上肢機能の改善については作業療法士による種々の課題遂行能力向上のための訓練，病棟での看護婦によるADL訓練などを予定した．さらに可能であれば，屋外での畑仕事も訓練することにした．

　治療計画を立てるうえでは，
　①より全体に関わる問題を早く行う（この場合は高血圧の管理），
　②疾病，機能障害，能力低下，社会的不利の階層構造を意識する（たとえば，歩行訓練，ADL訓練，役割としての畑作業の順）
　③発達的に検討する（たとえば，つかまり移乗の訓練，立位バランス訓練，歩行訓練の順），

などに留意する．

ⅲ）治療経過

　PT・OT訓練が処方された．患者はできるだけ早急に回復し，もとの仕事に戻ることを渇望し，心理的に不安を抱いた．さらに，再発を恐れ，うつ状態に陥り，この結果，訓練に集中することができなくなった．これに対して抗うつ薬が処方された．さらに，主治医，訓練スタッフが繰り返してRES-4で予測される機能的予後について説明を行った．これらの対応によって患者はふたたび訓練に戻り，1か月半後には積極的に訓練を行うことができるようになった．

　治療中に注意すべきことは予測と実際の到達度のずれである．これは，①身体状況の変化（再発，新たな合併症の出現，不安や抑うつ状態の発生など），②治療技術や方法上の問題（手技の選択の不適切さ，実際に適用する際の不適切など）などから生じるが，この場合は不安と抑うつ状態の発生によるもので，心理的側面からの対処を重視した．

ⅳ）最終評価

　3か月後，MOAは21でまだ予後予測よりも若干低い値にとどまっていた．MFS 69で予測に近い値であった．しかし，4か月後にはMOAも27になり3か月時点の予測されたMOAと一致した．階段昇降に多少困難があったが自宅での歩行は自由になった．4か月の医学的リハビリテーションの後，在宅生活に戻ることができた．

## IV. リハビリテーション手技の実際

[千田 富義]

### 2）脳卒中機能回復予測システム-4（RES-4）の利用

　　　　脳卒中のリハビリテーションを進めるうえで，機能状態の回復を発症後早期に，正確に予測することは重要である．この予測によって患者と家族は近い将来のための的確な生活設計を行うことが可能になり，ヘルスケア専門職は現実的なリハビリテーション・ゴールを設定するのに役立つ．過去10数年にわたり，適切な尺度によって評価した1,000例以上の患者情報をデータベースに貯えた．機能回復を予測するために重回帰式がデータベースと統計解析によって得られた．これらの式に患者の機能障害や能力低下，個人特性の変数を代入し，入院後4，8，12週（便宜的に1，2，3月と表示することもある）における各患者の機能的状態をリハビリテーション訓練開始時に予測する．こうして，脳卒中機能回復予測システム（Recovery Evaluating System：RES）が東北大学医学部附属リハビリテーション医学研究施設・附属病院鳴子分院において開発された（Nakamura et al. 1990）．改訂を繰り返し，一般的なリハビリテーション病院での利用をはかり，評価に必要とされる項目（変数）数が減らされ，現在はRES-4が用いられている．

　　4，8，12週における体幹・下肢MOA，患側MFS，BI，HDS-R，SLTAを従属変数として逐次重回帰分析を行った．独立変数には神経学的診断，症状と徴候，個人情報などの27項目を用いる（表86）．入院後，ある時点の機能的状態および機能的利得を予測するための独立変数として，入院時の機能的状態を表すスコアが用いられている．

　　RES-4において，機能的状態とそれらの回復とを予測する回帰式を表87に示す．訓練開始後，4，8，12週におけるMOA，AMFS，BI，HDS-RおよびSLTAの予測式が掲げてある．予測式に数値を代入して計算し，機能的状態を予測することができる．コンピュータ・ソフト（中村，1995）が入手可能であり，入院後2週間以内に収集されたデータをRES-4ワークシート（図221）に記入してコンピュータに入力すると，予測結果の出力（図222，223）が得られる．4週以降のデータを入力することによって，図223のような中間報告の出力が可能である．点線で示された予測と実線で表される実際の経過が視覚的に捉えられる．

　　以下に，RES-4によって訓練を進めた症例を示す．

表86　RES-4に使用する変数

| 使用変数 | 略号 | コード化 |
|---|---|---|
| 体幹下肢運動年齢 | MOA | 0～72 |
| 患側上肢機能得点 | AMFS | 0～100 |
| バーセル・インデックス | BI | 0～100 |
| 改訂長谷川式簡易知能評価スケール | HDS-R | 0～30 |
| 標準失語検査 | SLTA | 0～100（5項目の平均） |
| 年齢 | AGE |  |
| 性別 | SEX | 男＝0，女＝1 |
| 発症から入院までの期間 | TOA | ＊ |
| 脳外科手術 | OPE | 無＝0，有＝1 |
| 昏睡 | COMA | 無＝0，有＝1 |
| 発作回数 | ATTACK | 1回＝1，2回＝2，3回以上＝3 |
| 病型　脳出血 | ICH | 無＝0，有＝1 |
| 　　　脳梗塞 | CI | 無＝0，有＝1 |
| 　　　くも膜下出血 | SAH | 無＝0，有＝1 |
| 意識障害 | HYPOAR | 覚醒している＝0，その他＝1 |
| 視野欠損 | VF | 無＝0，有＝1 |
| 眼球運動障害 | OCULAR | 無＝0，有＝1 |
| 眼振 | NYSTAG | 無＝0，有＝1 |
| 失語 | APHASIA | 無＝0，有＝1 |
| 痙性麻痺 | SPASTIC | 無＝0，有＝1 |
| 腱反射亢進 | DTR | 無＝0，有＝1 |
| 病的反射 | REFLEX | 無＝0，有＝1 |
| 麻痺 | PALSY | 無＝0，有＝1 |
| 感覚障害 | SENSORY | 無＝0，有＝1 |
| 運動失調 | ATAXIA | 無＝0，有＝1 |
| 不随意運動 | INVOL | 無＝0，有＝1 |
| 膀胱直腸障害 | RECTO | 無＝0，有＝1 |
| 認知障害 | COGNT | 無＝0，有＝1 |
| 糖尿病 | DM | 無＝0，有＝1 |
| 高血圧 | HT | 無＝0，有＝1 |
| 心疾患 | CD | 無＝0，有＝1 |
| 関節拘縮 | CONTR | 無＝0，有＝1 |

＊　0～30日：TOA＝0　　　91～180日：TOA＝3
　　31～60日：TOA＝1　　181～365日：TOA＝4
　　61～90日：TOA＝2　　366～　日：TOA＝5

（中村・他　1997）

## IV. リハビリテーション手技の実際

**表87　RES-4 予測式**
（入院時得点が満点の場合を除いた852例を利用した逐次重回帰式である）

1か月後の予測
MOA1＝16.414＋1.032×MOA0－0.119×AGE－1.734×TOA－2.604×RECTO－2.094×HYPOAR
　　　($n=764$, $R=0.992$, $R^2=0.850$)
AMFS1＝21.072＋0.986×AMFS0－0.119×AGE－2.06×TOA－2.171×COMA－2.231×COGNT
　　　－1.75×ICH－2.274×VF
　　　($n=766$, $R=0.957$, $R^2=0.916$)
BI1＝50.507＋0.699×BI0－0.258×AGE－2.597×TOA＋2.74×CI＋2.858×APHASIA＋4.372
　　　×DTR－10.593×RECTO－3.266×COGNT－3.89×CONTR－3.931×OCULAR
　　　($n=766$, $R=0.905$, $R^2=0.818$)
HDS-R1＝6.248＋0.775×HDS-R0－0.032×AGE－0.264×TOA＋0.541×COMA＋0.917×DTR
　　　＋1.524×INVOL－1.163×OCULAR
　　　($n=766$, $R=0.955$, $R^2=0.911$)
SLTA1＝13.429＋0.997×SLTA0－3.321×TOA＋7.067×INVOL
　　　($n=219$, $R=0.966$, $R^2=0.931$)

2か月後の予測
MOA2＝29.003＋1.004×MOA0－0.206×AGE－2.548×TOA＋1.694×SPASTIC－3.364×REFLEX
　　　－4.325×RECTO
　　　($n=675$, $R=0.89$, $R^2=0.793$)
AMFS2＝35.279＋0.971×AMFS0－0.238×AGE－3.017×TOA－2.477×COMA－2.741
　　　×APHASIA－2.901×COGNT－2.993×ICH
　　　($n=676$, $R=0.928$, $R^2=0.86$)
BI2＝68.068＋0.597×BI0－0.331×AGE－3.527×TOA－3.036×OPE＋3.796×APHASIA＋7.909
　　　×DTR－13.168×RECTO－4.762×COGNT－2.762×CONTR－4.601×OCULAR
　　　($n=675$, $R=0.861$, $R^2=0.742$)
HDS-R2＝11.142＋0.759×HDS-R0－0.057×AGE－0.431×TOA－0.693×ATTACK＋1.331
　　　×INVOL－1.222×OCULAR－0.822×HYPOAR
　　　($n=676$, $R=0.943$, $R^2=0.89$)
SLTA2＝26.359＋0.975×SLTA0－0.154×AGE－4.621×TOA－3.727×ATTACK＋7.403
　　　×REFLEX＋14.524×ATAXIA
　　　($n=186$, $R=0.94$, $R^2=0.883$)

3か月後の予測
MOA3＝31.562＋1.014×MOA0－0.193×AGE－2.983×TOA－2.355×ATTACK－4.214×RECTO
　　　($n=481$, $R=0.838$, $R^2=0.703$)
AMFS3＝45.154＋0.981×AMFS0－0.327×AGE－3.616×TOA－2.77×COMA－3.24×APHASIA
　　　－4.173×COGNT－4.165×ICH
　　　($n=481$, $R=0.901$, $R^2=0.812$)
BI3＝70.986＋0.573×BI0－0.372×AGE－4.587×TOA－3.908×COMA－4.182×ATTACK＋13.92
　　　×DTR－9.603×RECTO－3.334×COGNT－9.026×OCULAR＋7.129×SENSORY
　　　($n=481$, $R=0.823$, $R^2=0.677$)
HDS-R3＝11.116＋0.735×HDS-R0－0.057×AGE－0.384×TOA＋0.872×COMA－1.388
　　　×OCULAR－1.103×HYPOAR
　　　($n=480$, $R=0.929$, $R^2=0.862$)
SLTA3＝39.875＋0.982×SLTA0－0.279×AGE－4.886×TOA
　　　($n=132$, $R=0.94$, $R^2=0.884$)

（中村・他　1997）

## 7. リハビリテーション治療の具体的な展開

```
              機能回復予測データワークシート

ID No. _____        氏名 _____
発症日 _____        年齢 _____ 歳   性別（男・女）
麻痺側（左側・右側・両側・なし）   病型（脳出血・脳梗塞・くも膜下出血）
コメント _____
```

| 診断データ |  |  |
|---|---|---|
| 脳外科手術　（有・無・未） | 昏睡　　（有・無・未） | 発作回数（1・2・3以上・未） |
| 意識障害（覚醒している・他） | 視野障害（有・無・未） | 眼球運動障害（有・無・未） |
| 眼振　　　（有・無・未） | 失語　　（有・無・未） | 痙縮　　　（有・無・未） |
| 腱反射亢進（有・無・未） | 病的反射（有・無・未） | 運動麻痺　（有・無・未） |
| 感覚障害　（有・無・未） | 運動失調（有・無・未） | 不随意運動（有・無・未） |
| 膀胱直腸障害（有・無・未） | 認知障害（有・無・未） | 糖尿病　　（有・無・未） |
| 高血圧　　（有・無・未） | 心疾患　（有・無・未） | 関節拘縮　（有・無・未） |

臨床評価データ

|  | 入院時 | 4週 | 8週 | 12週 | 16週 | 20週 | 24週 |
|---|---|---|---|---|---|---|---|
| 検査日 |  |  |  |  |  |  |  |
| MOA |  |  |  |  |  |  |  |
| MFS-L |  |  |  |  |  |  |  |
| MFS-R |  |  |  |  |  |  |  |
| BI |  |  |  |  |  |  |  |
| HDS-R |  |  |  |  |  |  |  |
| SLTA |  |  |  |  |  |  |  |

略号　MOA：体幹下肢運動年齢　MFS-L：上肢機能得点-左
　　　MFS-R：上肢機能得点-右　BI：バーセル・インデックス
　　　HDS-R：改訂長谷川式簡易知能評価スケール　SLTA：標準失語症検査

図221　機能回復予測データワークシート(中村・他　1997)

## IV. リハビリテーション手技の実際

**症例1　75歳　男性**（図222, 223, 224）
　診　断　名：脳梗塞, 高血圧
　障　害　名：偽性球麻痺, 左片麻痺, 麻痺性構音障害
　既　往　歴：1993年　脳梗塞（左前頭葉）を発症した．その後，軽度の喚語困難，歩行困難があったが，ADLは自立していた．
　現　病　歴：1998年2月3日，外出から帰った妻が夫の異常に気づいた．呼びかけに応ぜず，目は虚ろに，手は書き物をしているような動きをしていた．近医で施行した頭部CTでは，異常所見は検出されなかったが，脳血管撮影で右内頸動脈の閉塞がみつかった．意識は清明であり，第3病日には書字によるコミュニケーションが可能となった．第17病日から1週間，高圧酸素療法を受けた．第24病日から表情が豊かになり，入院時からの経鼻栄養から経口摂取へと移行が試みられた．1998年3月2日，リハビリテーション病棟へ転入院した．
　入院時現症：意識清明．HDS-R 20であった．言語了解は不良であったが，簡単な文章の理解は可能であった．左側の注意障害，保続傾向があった．偽性球麻痺のため嚥下と構音に障害がみられた．左顔面を含む左片麻痺．ブルンストローム・ステージ上肢2，手指2，下肢1であった．腱反射は亢進し，バビンスキー徴候陽性であった．左半身の感覚障害を認めた．左肩関節を中心に左半身の関節に拘縮を認めた．
　検　査　所　見：血液検査では異常を認めず．頭部MRIで，左前大脳動脈領域と右中大脳動脈領域に梗塞巣を認めた．右中大脳動脈領域の病変が今回の責任病巣と考えられた．
　初　期　評　価：ADLはBI10であった．食事，更衣にも介助を要し，尿便は失禁状態であった．座位保持，歩行も不能であった．車椅子走行も自力では困難であった．嚥下障害があり，とくに水分でむせがみられた．
　RESではBIのうえで改善が見込まれるものの，一部介助が必要な状態と考えられた．MOA, MFSでは大きな改善はないと予想された．老人二人の家庭であり，在宅生活は困難であることから，妻は施設入所を希望した．リハビリテーションのゴールを健康管理と介助量の軽減をはかることとした．
　経　　　過：MOA, MFS, BIとも変化は少なく，とくにBIは予測との隔たりが大きかった．この理由として，訓練意欲が乏しかったこと，HRS-Rが20で痴呆が疑われたこと，注意障害が存在したことなどが関与していると考えた．
　嚥下障害に対する訓練が行われたが，ミキサー食以上には食事形態を変更することが困難であった．経過中，血圧は良好であり肺炎も起こさなかった．
　帰　　　結：施設入所の手続きを行い，待機のため他病院へ転院した．
　小　　　括：2回目の発作であり，偽性球麻痺や知的機能低下が加わって，訓練による能力低下の改善がみられなかった．全身の健康管理を中心にリハ

## 7. リハビリテーション治療の具体的な展開

### 入院時の評価

IDNo.
氏名

| 入力項目 | データ | | 麻痺側 | 左 |
|---|---|---|---|---|
| | | 意識障害 | 覚醒している | |
| 発症日 | 1998年02月03日 | 視野障害 | 有 | |
| 初回検査日 | 1998年03月02日 | 眼球運動障害 | 無 | |
| 発症から初回検査までの期間 | 27 | 眼 振 | 無 | |
| 年 齢 | 74 | 失 語 | 無 | |
| 性 別 | 男 | 痙 縮 | 有 | |
| 脳外科手術 | 無 | 腱反射亢進 | 有 | |
| 昏 睡 | 無 | 病的反射 | 有 | |
| 脳卒中発作回数 | 2 | 運動麻痺 | 有 | |
| 脳出血 | 無 | 感覚障害 | 有 | |
| 脳梗塞 | 有 | 運動失調 | 無 | |
| くも膜下出血 | 無 | 不随意運動 | 無 | |
| 膀胱直腸障害 | 有 | 高血圧 | 有 | |
| 認知障害 | 有 | 心疾患 | 無 | |
| 糖尿病 | 無 | 関節拘縮 | 有 | |

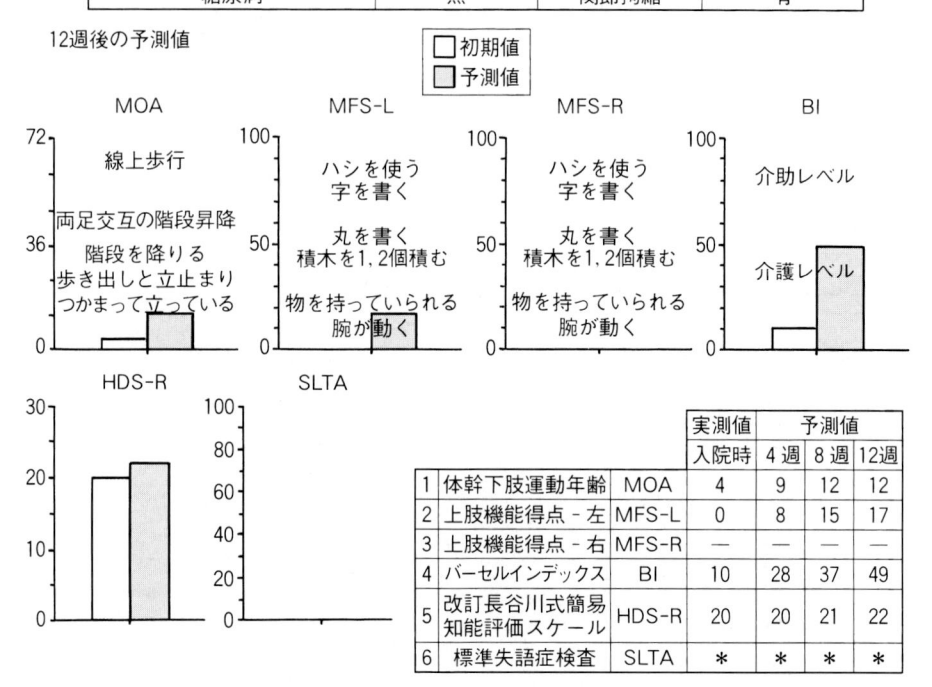

12週後の予測値

| | 実測値 | 予測値 | | |
|---|---|---|---|---|
| | 入院時 | 4週 | 8週 | 12週 |
| 1 体幹下肢運動年齢 MOA | 4 | 9 | 12 | 12 |
| 2 上肢機能得点 - 左 MFS-L | 0 | 8 | 15 | 17 |
| 3 上肢機能得点 - 右 MFS-R | — | — | — | — |
| 4 バーセルインデックス BI | 10 | 28 | 37 | 49 |
| 5 改訂長谷川式簡易知能評価スケール HDS-R | 20 | 20 | 21 | 22 |
| 6 標準失語症検査 SLTA | * | * | * | * |

図222 症例1 入院時の評価

*383*

## IV. リハビリテーション手技の実際

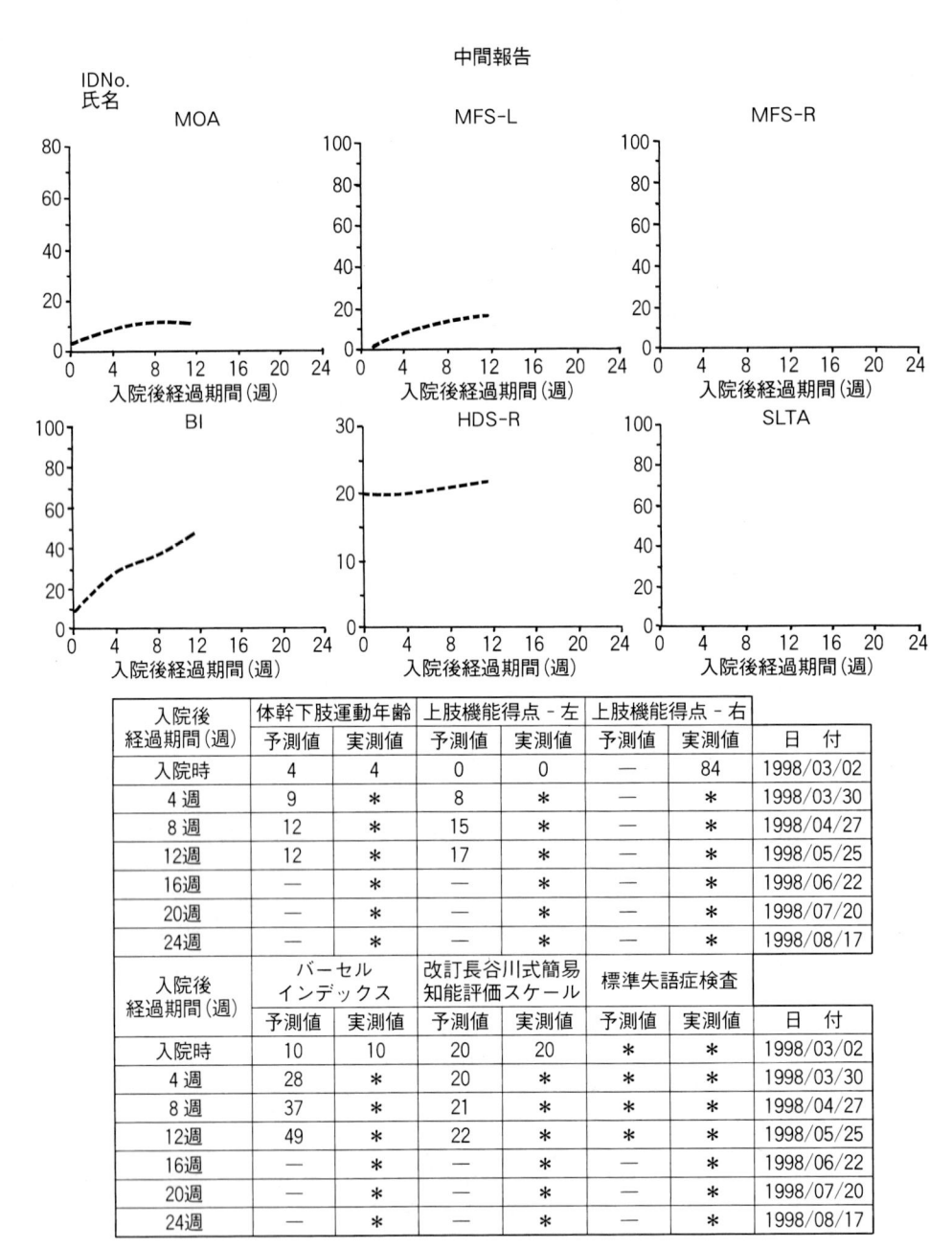

中間報告

IDNo.
氏名

[グラフ: MOA, MFS-L, MFS-R, BI, HDS-R, SLTA — 入院後経過期間（週）]

| 入院後経過期間(週) | 体幹下肢運動年齢 ||  上肢機能得点 - 左 || 上肢機能得点 - 右 || 日 付 |
|---|---|---|---|---|---|---|---|
| | 予測値 | 実測値 | 予測値 | 実測値 | 予測値 | 実測値 | |
| 入院時 | 4 | 4 | 0 | 0 | — | 84 | 1998/03/02 |
| 4 週 | 9 | * | 8 | * | — | * | 1998/03/30 |
| 8 週 | 12 | * | 15 | * | — | * | 1998/04/27 |
| 12 週 | 12 | * | 17 | * | — | * | 1998/05/25 |
| 16 週 | — | * | — | * | — | * | 1998/06/22 |
| 20 週 | — | * | — | * | — | * | 1998/07/20 |
| 24 週 | — | * | — | * | — | * | 1998/08/17 |

| 入院後経過期間(週) | バーセルインデックス || 改訂長谷川式簡易知能評価スケール || 標準失語症検査 || 日 付 |
|---|---|---|---|---|---|---|---|
| | 予測値 | 実測値 | 予測値 | 実測値 | 予測値 | 実測値 | |
| 入院時 | 10 | 10 | 20 | 20 | * | * | 1998/03/02 |
| 4 週 | 28 | * | 20 | * | * | * | 1998/03/30 |
| 8 週 | 37 | * | 21 | * | * | * | 1998/04/27 |
| 12 週 | 49 | * | 22 | * | * | * | 1998/05/25 |
| 16 週 | — | * | — | * | — | * | 1998/06/22 |
| 20 週 | — | * | — | * | — | * | 1998/07/20 |
| 24 週 | — | * | — | * | — | * | 1998/08/17 |

図223 症例1 中間報告(1)

## 7. リハビリテーション治療の具体的な展開

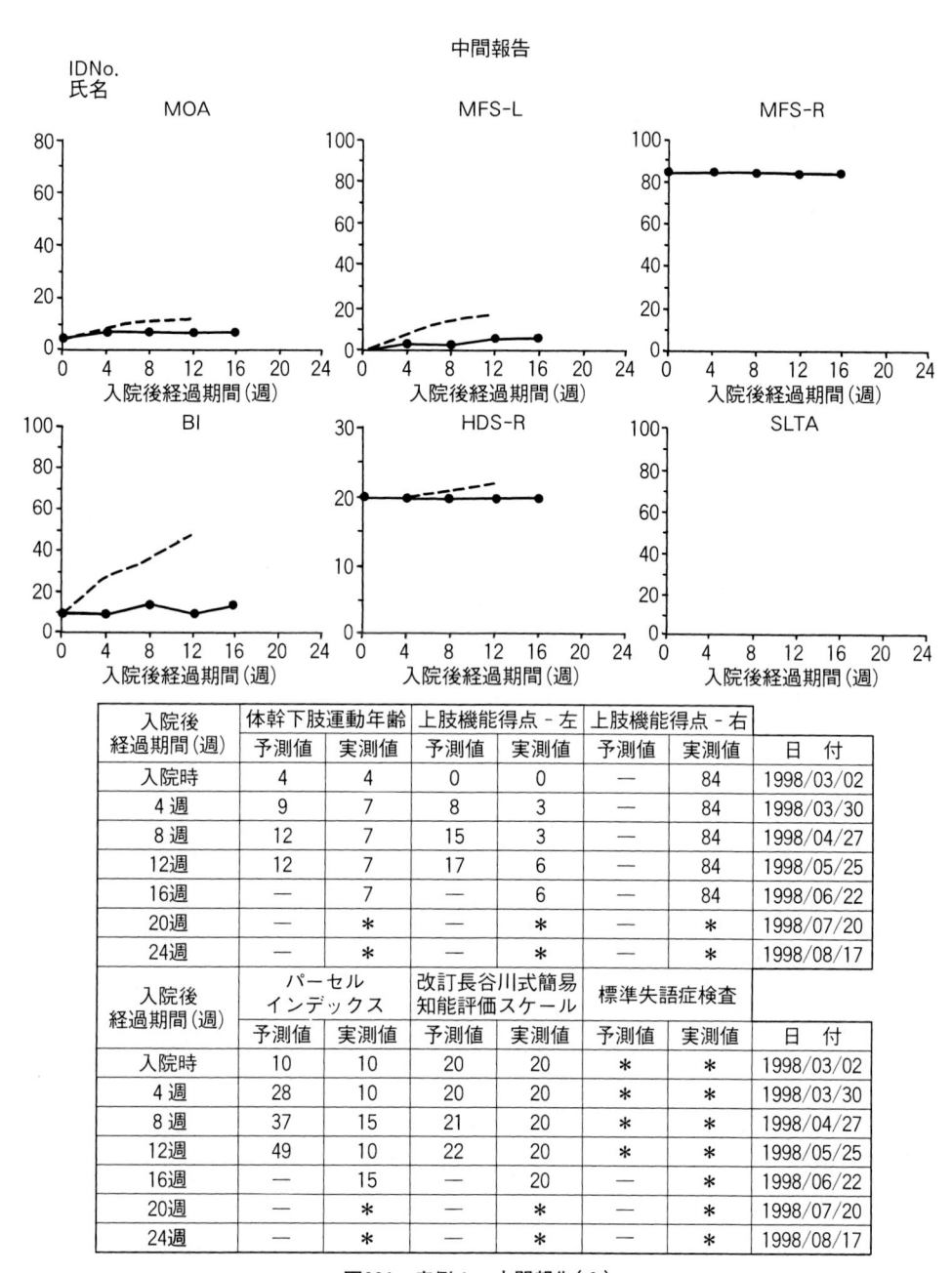

中間報告

IDNo.
氏名

| 入院後経過期間(週) | 体幹下肢運動年齢 ||  上肢機能得点 - 左 || 上肢機能得点 - 右 || 日付 |
|---|---|---|---|---|---|---|---|
| | 予測値 | 実測値 | 予測値 | 実測値 | 予測値 | 実測値 | |
| 入院時 | 4 | 4 | 0 | 0 | — | 84 | 1998/03/02 |
| 4週 | 9 | 7 | 8 | 3 | — | 84 | 1998/03/30 |
| 8週 | 12 | 7 | 15 | 3 | — | 84 | 1998/04/27 |
| 12週 | 12 | 7 | 17 | 6 | — | 84 | 1998/05/25 |
| 16週 | — | 7 | — | 6 | — | 84 | 1998/06/22 |
| 20週 | — | * | — | * | — | * | 1998/07/20 |
| 24週 | — | * | — | * | — | * | 1998/08/17 |

| 入院後経過期間(週) | パーセルインデックス || 改訂長谷川式簡易知能評価スケール || 標準失語症検査 || 日付 |
|---|---|---|---|---|---|---|---|
| | 予測値 | 実測値 | 予測値 | 実測値 | 予測値 | 実測値 | |
| 入院時 | 10 | 10 | 20 | 20 | * | * | 1998/03/02 |
| 4週 | 28 | 10 | 20 | 20 | * | * | 1998/03/30 |
| 8週 | 37 | 15 | 21 | 20 | * | * | 1998/04/27 |
| 12週 | 49 | 10 | 22 | 20 | * | * | 1998/05/25 |
| 16週 | — | 15 | — | 20 | — | * | 1998/06/22 |
| 20週 | — | * | — | * | — | * | 1998/07/20 |
| 24週 | — | * | — | * | — | * | 1998/08/17 |

図224　症例1　中間報告(2)

## IV. リハビリテーション手技の実際

ビリテーションを行った．

**症例2　56歳　男性　農業**(図225，226)
　診　断　名：脳梗塞
　障　害　名：右不全片麻痺，右半身感覚低下，失語
　現　病　歴：1989年9月25日夕食時に，何回か箸を落とした．本人はこのことを覚えていない．その後も同様の症候を何回か繰り返した．10月2日起床時に右膝を屈伸させているのに妻が気づき理由を問いかけたが，「ウン」と答えるだけで他には発語がなかった．すぐに近くの病院を受診し，入院した．歩行は可能であった．入院後，右上肢の麻痺が進行し，3日目には完全麻痺となった．10月26日リハビリテーションの目的で当院へ転院した．
　入院時現症：血圧130/80で心肺腹部には異常所見なし．右半身の表在・深部感覚鈍麻を伴う右不全片麻痺(ブルンストローム・ステージ：上肢3，手指1，下肢4)，失語を認めた．行動上，右半側空間に対する注意の欠ける面があり，右半側空間無視が疑われた．失語のため詳細な検査は困難であった．生来，左利きであった．
　検　査　所　見：血液，生化学，尿には異常を認めなかった．安静時心電図では異常を認めなかったが，運動負荷で75ワット負荷3分で酸素消費量が20.3 ml/kg/分となったが，心拍数は80/分に止まった．24時間ホルター心電図，心エコーでは異常所見なし．頭部CTでは，左中大脳動脈領域で前頭葉，頭頂葉の深部白質に不整の低吸収域が認められた．
　初　期　評　価：MOA 28.5，10 m距離最大歩行速度は27.5 m/分(裸足)，40 m/分(AFO使用)であった．右MFS 9であり，共同運動パターンによる粗大運動がかろうじて可能な程度であった．失語の影響があり，知能の評価は十分にできなかった．道具の操作や動作の模倣は可能であり，ADLも一通り可能であったが，細かな配慮に欠けるため，部分的な監視・介助を必要とした．BI 60であった．SLTAは，聴く45，話す0，読む33，書く0，計算15であり，重度の運動性失語と判断された．
　問　題　点：右上肢の麻痺と重度の失語によるコミュニケーション障害が問題であった．認知面でやや注意に欠けるところがあったが，入院後1週間で多少の変化がみられたことから改善可能なものと判断された．農業を営んでいたが，今後は妻が継続する方針とした．農閑期には妻は働く必要があったため，本人のADL自立が強く望まれた．
　治療計画とゴール設定：RESによる機能回復予測ではMOA，MFSはある程度の改善が見込まれ，BIもほぼ自立すると予想された．早期に実用歩行を獲得するためにAFOが必要と判断された．ゴールは屋外歩行を含めた独歩，家庭内ADL自立とした．
　経　　　過：行動面の注意の不足は入院後1か月で解消された．この時期

## 7. リハビリテーション治療の具体的な展開

入院時の評価

| 入力項目 | データ | | 麻痺側 | 右 |
|---|---|---|---|---|
| | | | 意識障害 | その他 |
| 発症日 | 1999年06月02日 | | 視野障害 | 無 |
| 初回検査日 | 1999年07月07日 | | 眼球運動障害 | 無 |
| 発症から初回検査までの期間 | 35 | | 眼振 | 無 |
| 年齢 | 53 | | 失語 | 有 |
| 性別 | 男 | | 痙縮 | 有 |
| 脳外科手術 | 無 | | 腱反射亢進 | 有 |
| 昏睡 | 無 | | 病的反射 | 有 |
| 脳卒中発作回数 | 1 | | 運動麻痺 | 有 |
| 脳出血 | 無 | | 感覚障害 | 有 |
| 脳梗塞 | 有 | | 運動失調 | 無 |
| くも膜下出血 | 無 | | 不随意運動 | 無 |
| 膀胱直腸障害 | 無 | | 高血圧 | 有 |
| 認知障害 | 有 | | 心疾患 | 無 |
| 糖尿病 | 無 | | 関節拘縮 | 無 |

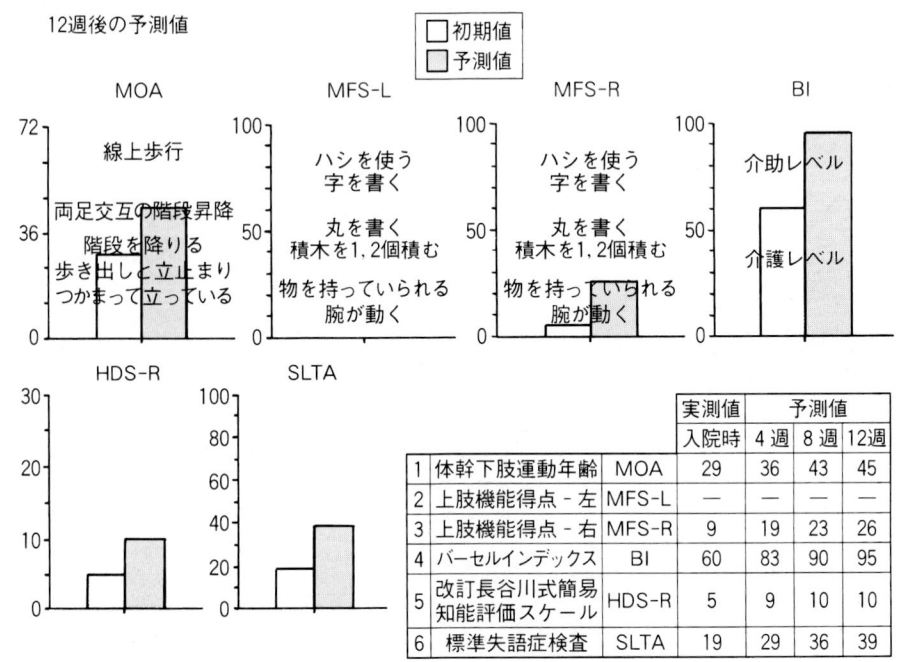

12週後の予測値　□初期値　□予測値

| | | | 実測値 | 予測値 | | |
|---|---|---|---|---|---|---|
| | | | 入院時 | 4週 | 8週 | 12週 |
| 1 | 体幹下肢運動年齢 | MOA | 29 | 36 | 43 | 45 |
| 2 | 上肢機能得点-左 | MFS-L | — | — | — | — |
| 3 | 上肢機能得点-右 | MFS-R | 9 | 19 | 23 | 26 |
| 4 | バーセルインデックス | BI | 60 | 83 | 90 | 95 |
| 5 | 改訂長谷川式簡易知能評価スケール | HDS-R | 5 | 9 | 10 | 10 |
| 6 | 標準失語症検査 | SLTA | 19 | 29 | 36 | 39 |

図225　症例2　入院時の評価

に主に動作による指示の理解が進み，ADLの諸動作が確実に行えるようになった．BIは60から90に向上した．言語面では入院後2か月目以降にSLTAで改善傾向がみられ，簡単な日常会話の理解は可能になった．右上肢機能も入院2か月目以降の変化が大きく，予想を上回る改善を示した．

最終評価：MOA 49，10m距離最大歩行速度はAFOを使用して110.0

## IV. リハビリテーション手技の実際

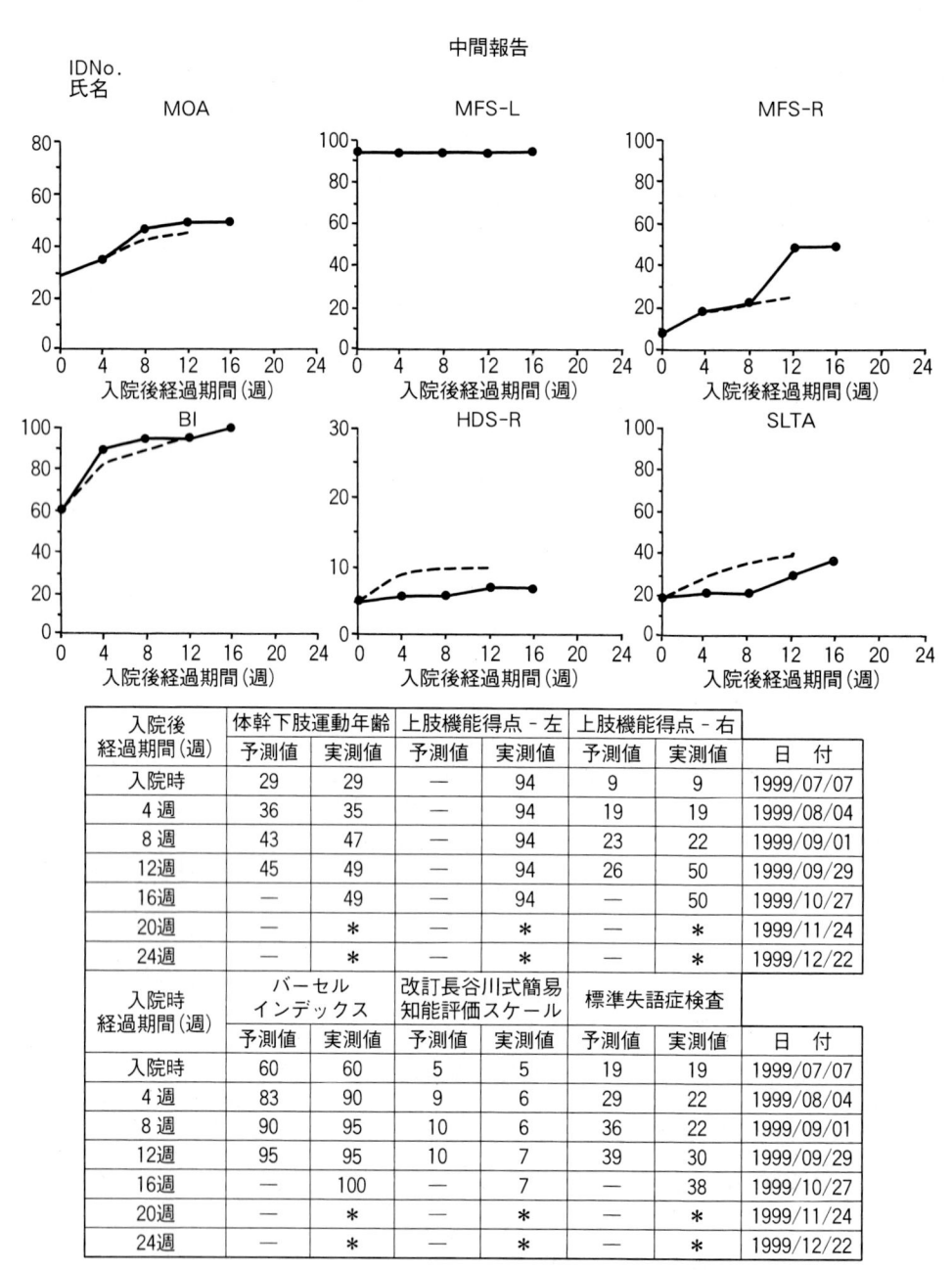

中間報告

| 入院後<br>経過期間(週) | 体幹下肢運動年齢 ||上肢機能得点 - 左 ||上肢機能得点 - 右 || 日　付 |
|---|---|---|---|---|---|---|---|
| | 予測値 | 実測値 | 予測値 | 実測値 | 予測値 | 実測値 | |
| 入院時 | 29 | 29 | — | 94 | 9 | 9 | 1999/07/07 |
| 4週 | 36 | 35 | — | 94 | 19 | 19 | 1999/08/04 |
| 8週 | 43 | 47 | — | 94 | 23 | 22 | 1999/09/01 |
| 12週 | 45 | 49 | — | 94 | 26 | 50 | 1999/09/29 |
| 16週 | — | 49 | — | 94 | — | 50 | 1999/10/27 |
| 20週 | — | * | — | * | — | * | 1999/11/24 |
| 24週 | — | * | — | * | — | * | 1999/12/22 |

| 入院時<br>経過期間(週) | バーセル<br>インデックス ||改訂長谷川式簡易<br>知能評価スケール ||標準失語症検査 || 日　付 |
|---|---|---|---|---|---|---|---|
| | 予測値 | 実測値 | 予測値 | 実測値 | 予測値 | 実測値 | |
| 入院時 | 60 | 60 | 5 | 5 | 19 | 19 | 1999/07/07 |
| 4週 | 83 | 90 | 9 | 6 | 29 | 22 | 1999/08/04 |
| 8週 | 90 | 95 | 10 | 6 | 36 | 22 | 1999/09/01 |
| 12週 | 95 | 95 | 10 | 7 | 39 | 30 | 1999/09/29 |
| 16週 | — | 100 | — | 7 | — | 38 | 1999/10/27 |
| 20週 | — | * | — | * | — | * | 1999/11/24 |
| 24週 | — | * | — | * | — | * | 1999/12/22 |

図226　症例2　中間報告

m/分となって，屋外歩行も実用的レベルに達した．MFSは50まで改善し，補助的な機能を獲得したが，元来左利きであったことも幸いして，左手での巧緻動作が十分可能であった．入浴も自立し，BIは最終的に100に達した．HDS-Rは7と不変であったが，SLTA上の得点は漢字，音読などでも入院後半か

らの改善があり，聴く55，話す12，読む58，書く35，計算30となった．

　帰　　　結：発症後4.8か月，当院での訓練開始後4か月で自宅へ退院した．

　小　　　括：発症から1か月以内でリハビリテーション治療が開始可能であった症例である．当初右半側に認められた注意障害は，非特異的な覚醒レベルの低下が原因であったと推定される．入院時点では，この判断が十分でなかったため，とくにBIの予測値が低く見積もられたと考えられる．

**症例3　70歳　女性　無職**（図227，228）
　診　断　名：脳出血（右被殻出血）
　障　害　名：左片麻痺，中枢覚醒レベル低下，四肢関節可動域制限
　既　往　歴：高血圧，糖尿病，両肘・膝の変形性関節症
　生 活 状 況：5人暮らし（夫は脳梗塞で右片麻痺）
　現　病　歴：1990年2月27日午後8時，突然トイレで意識障害，左片麻痺が出現した．意識レベルは呼名にかろうじて開眼する程度であった（JCS20-30）．近医に入院し，頭部CTで脳出血と診断され，翌日開頭血腫除去術が施行された．3月6日から肺炎を併発し，意識レベルがふたたび低下した（JCS100）．呼吸不全の状態であったために，3月下旬まで人工呼吸器を装着した．4月に入って意識障害が回復し，呼名に「ハイ」と返事をするようになった．左片麻痺の改善はほとんどみられなかった．5月下旬，膀胱留置カテーテルを抜去し，以後は尿失禁状態であった．発症後3か月以上臥床状態のままで経過し，1990年6月12日リハビリテーションの目的で転院した．

　入院時現症：血圧160/90，脈拍90/分，胸腹部は理学的に異常なし．仙骨部にうずら卵大の褥瘡を認めた．昼夜の逆転があり，日中眠っていることが多かった．質問に対する回答も日によって変動し，覚醒レベルの障害が認められた．強制把握反射が陽性で，尿失禁もみられた．脳神経領域では，左同名性半盲，左中枢性顔面神経麻痺があった．左弛緩性完全片麻痺および中等度の左半身表在・深部感覚障害，四肢の関節拘縮があった．

　検　査　成　績：空腹時血糖が123 mg/dlと高値であった．ブドウ糖負荷試験で糖尿病と診断された．尿所見では，沈査に白血球，赤血球が多数混入し，膀胱炎を示唆する所見であった．発症時の右被殻出血は，転院時までに吸収され，頭部CT上低吸収域が認められた．介助による起きあがり，起立位をとるような運動負荷で心拍数の上昇があったが，心電図上のST・Tの変化，不整脈はなかった．

　初　期　評　価：MOA4，AMFS0であった．HDS-R1，BI0であった．

　問　題　点：発症後3.5か月を経過して入院したが，なお覚醒レベルの低下があり，日中ボーッとしていることが多かった．麻痺も高度で弛緩性の状態が続いていた．右上下肢の筋力は保たれていたが，食事，更衣なども介助を

## IV. リハビリテーション手技の実際

入院時の評価

IDNo.
氏名

| 入力項目 | データ | | 麻痺側 | 左 |
|---|---|---|---|---|
| | | 意識障害 | その他 |
| 発症日 | 1999年03月15日 | 視野障害 | 有 |
| 初回検査日 | 1999年07月07日 | 眼球運動障害 | 無 |
| 発症から初回検査までの期間 | 114 | 眼 振 | 無 |
| 年 齢 | 70 | 失 語 | 無 |
| 性 別 | 女 | 痙 縮 | 有 |
| 脳外科手術 | 有 | 腱反射亢進 | 有 |
| 昏 睡 | 無 | 病的反射 | 有 |
| 脳卒中発作回数 | 1 | 運動麻痺 | 有 |
| 脳出血 | 有 | 感覚障害 | 有 |
| 脳梗塞 | 無 | 運動失調 | 無 |
| くも膜下出血 | 無 | 不随意運動 | 無 |
| 膀胱直腸障害 | 有 | 高血圧 | 有 |
| 認知障害 | 有 | 心疾患 | 有 |
| 糖尿病 | 有 | 関節拘縮 | 有 |

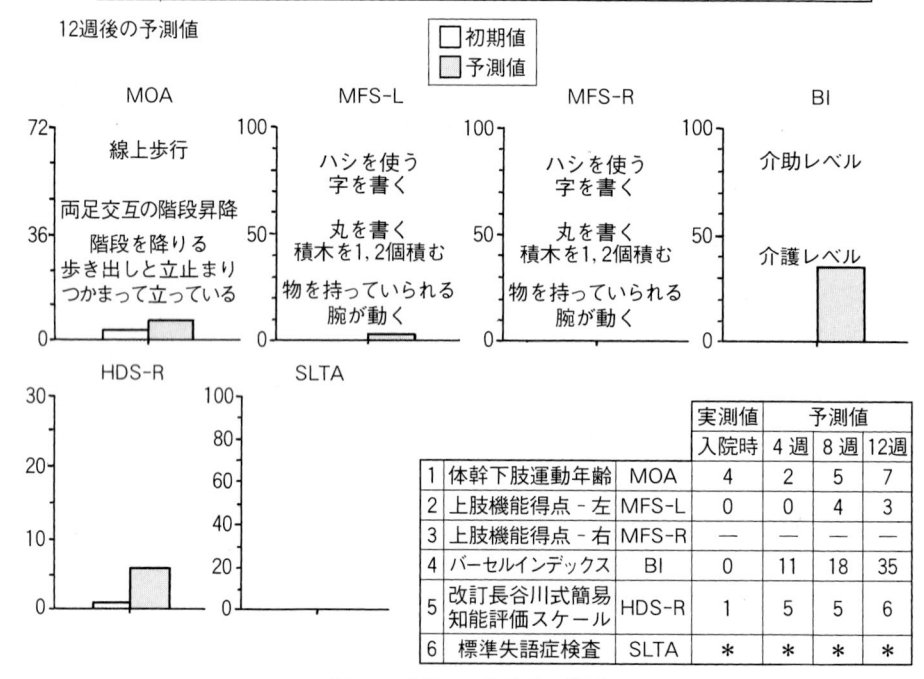

12週後の予測値　□初期値　□予測値

MOA　線上歩行／両足交互の階段昇降／階段を降りる／歩き出しと立止まり／つかまって立っている

MFS-L　ハシを使う／字を書く／丸を書く／積木を1, 2個積む／物を持っていられる／腕が動く

MFS-R　ハシを使う／字を書く／丸を書く／積木を1, 2個積む／物を持っていられる／腕が動く

BI　介助レベル／介護レベル

HDS-R　SLTA

| | | | 実測値 | 予測値 | | |
|---|---|---|---|---|---|---|
| | | | 入院時 | 4週 | 8週 | 12週 |
| 1 | 体幹下肢運動年齢 | MOA | 4 | 2 | 5 | 7 |
| 2 | 上肢機能得点-左 | MFS-L | 0 | 0 | 4 | 3 |
| 3 | 上肢機能得点-右 | MFS-R | — | — | — | — |
| 4 | バーセルインデックス | BI | 0 | 11 | 18 | 35 |
| 5 | 改訂長谷川式簡易知能評価スケール | HDS-R | 1 | 5 | 5 | 6 |
| 6 | 標準失語症検査 | SLTA | * | * | * | * |

図227　症例3　入院時の評価

要した．

治療計画とゴール設定：MOA，MFSは3か月後でもほとんど変化がないと予想された．BIは改善が見込まれるものの35で，介助レベルに止まると予想された．

経　過：合併症である高血圧，糖尿病は8gの塩分制限と1,600 calの

7. リハビリテーション治療の具体的な展開

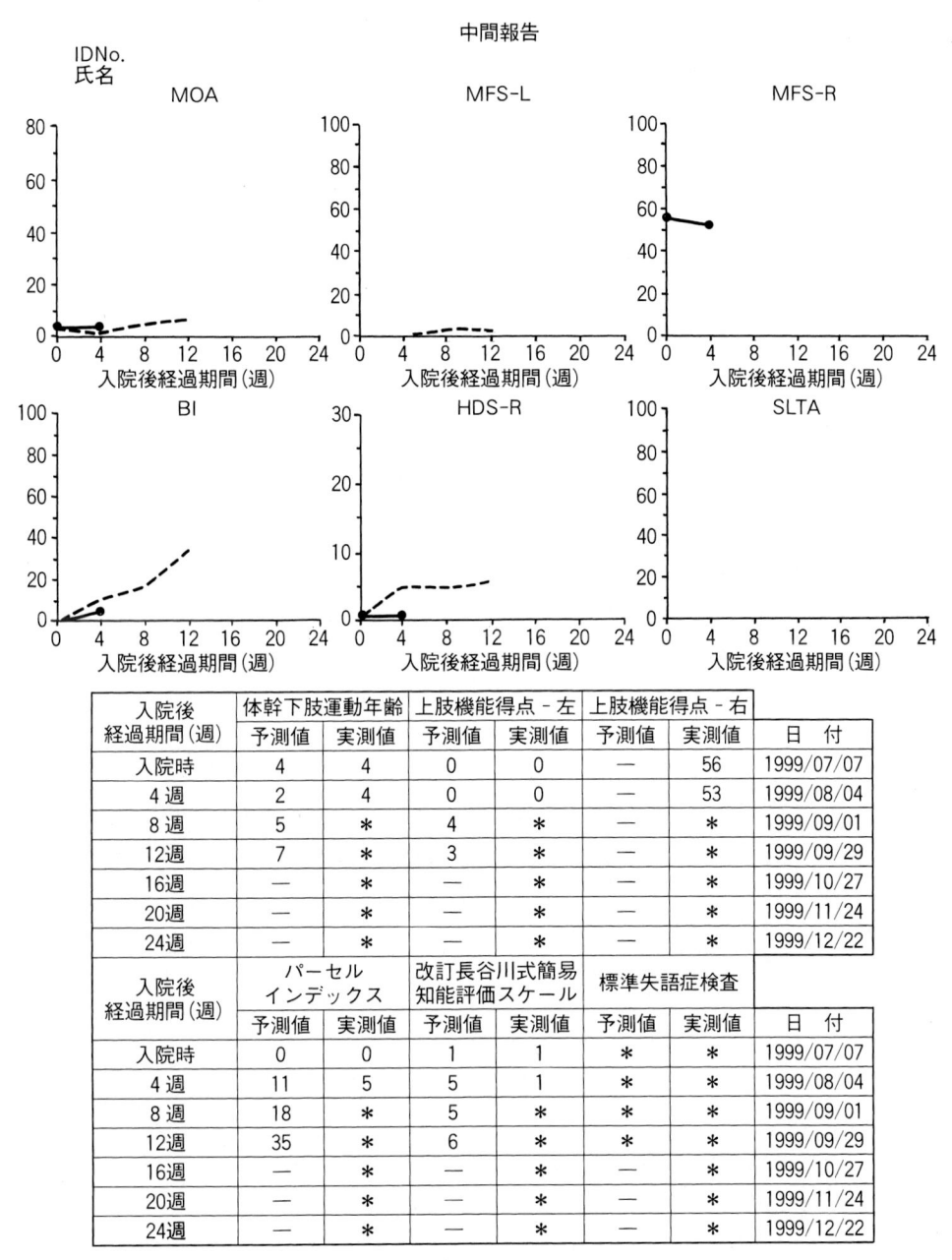

中間報告

IDNo.
氏名

| 入院後 経過期間(週) | 体幹下肢運動年齢 || 上肢機能得点 - 左 || 上肢機能得点 - 右 || 日 付 |
|---|---|---|---|---|---|---|---|
| | 予測値 | 実測値 | 予測値 | 実測値 | 予測値 | 実測値 | |
| 入院時 | 4 | 4 | 0 | 0 | — | 56 | 1999/07/07 |
| 4 週 | 2 | 4 | 0 | 0 | — | 53 | 1999/08/04 |
| 8 週 | 5 | * | 4 | * | — | * | 1999/09/01 |
| 12 週 | 7 | * | 3 | * | — | * | 1999/09/29 |
| 16 週 | — | * | — | * | — | * | 1999/10/27 |
| 20 週 | — | * | — | * | — | * | 1999/11/24 |
| 24 週 | — | * | — | * | — | * | 1999/12/22 |

| 入院後 経過期間(週) | パーセル インデックス || 改訂長谷川式簡易 知能評価スケール || 標準失語症検査 || 日 付 |
|---|---|---|---|---|---|---|---|
| | 予測値 | 実測値 | 予測値 | 実測値 | 予測値 | 実測値 | |
| 入院時 | 0 | 0 | 1 | 1 | * | * | 1999/07/07 |
| 4 週 | 11 | 5 | 5 | 1 | * | * | 1999/08/04 |
| 8 週 | 18 | * | 5 | * | * | * | 1999/09/01 |
| 12 週 | 35 | * | 6 | * | * | * | 1999/09/29 |
| 16 週 | — | * | — | * | — | * | 1999/10/27 |
| 20 週 | — | * | — | * | — | * | 1999/11/24 |
| 24 週 | — | * | — | * | — | * | 1999/12/22 |

図228 症例3 入院時の評価

食事療法で良好に管理された．膀胱炎や褥瘡も2〜3週間で治癒した．機能回復はRESの予想通り，大きな改善はなかった．車椅子の座位は，入院当初30分程度であったものが1時間くらい可能になった．スプーンでの食事，洗面，歯磨きなどの簡単な日常生活活動はやや改善があったが，知的機能と運

*391*

## IV. リハビリテーション手技の実際

動機能には大きな変化はなかった．

リハビリテーション開始と同時にRESに基づく機能回復レベルは介助レベルに止まることを反復して説明した．その結果，家族は在宅ケアが困難と考え，特別養護老人ホームへの入所申請を行った．

最終評価：7月23日に入所が決まり退院した．入院後1か月半ほどの訓練であったが，いずれの項目とも変化はなかった．

帰　　結：医学的管理によって合併症治療を行い，特別養護老人ホームへ入所した．

小　　括：症例はRESの機能予後予測によって，低い機能的帰結しか得られないことが明らかであった．そのため，家族との調整を訓練開始早期から始め，退院後の生活に関して家族を含めた検討を進めた．その結果，特別養護老人ホームへの入所が早期に実現した．RESによる機能予後予測に基づく治療が医学的管理の過程を短縮するのに有効であった．

### 症例4　56歳　男性　農業（図229，230）

診　断　名：脳梗塞
障　害　名：左片麻痺
合　併　症：高血圧

現　病　歴：10年前から高血圧を指摘されていたが，未治療であった．1997年10月14日，突然右半身のしびれと筋力低下を自覚した．救急病院を受診，頭部MRIで左放線冠に小梗塞が検出されたため，脳梗塞の診断で入院した．MRIでは，さらに両側大脳白質，大脳基底核に複数のラクナが検出された．意識清明であり，入院後数日で食事を開始した．10月31日リハビリテーションのために当院に入院した．

入院時現症：血圧160/80 mmHg，胸腹部には異常所見なし．神経学的には，意識清明で高次脳機能障害なし，運動失調を認めず，顔面を含む右半身の不全麻痺と軽度の感覚障害を認めた．

検　査　成　績：血液，尿に異常はない．心電図，胸部X線は正常範囲であった．

初期評価：MOA11，AMFS50であった．WAIS-Rは言語性IQ61，動作性IQ88，全検査IQ74であった．HDS-R26，BI70であり，入浴とベッドから車椅子への移乗に介助を必要とした．歩行は困難であった．

問　題　点：高血圧はあるもののラクナ梗塞であり，麻痺も軽度であることから，早期の機能回復が期待された．

治療計画とゴール設定　RES-4によると，3か月の時点でMOA 27，AMFS 72，BI 100になる．患者は屋内歩行が可能になり，基本的ADLは自立し，自宅の畑で多少の作業が可能になると予測された．

経　　過：理学療法と作業療法が処方された．患者はできるだけ早急に

## 7. リハビリテーション治療の具体的な展開

IDNo. 97234702　　　　　Case 4
症例A

| 入力項目 | データ | | 麻痺側 | 右 |
|---|---|---|---|---|
| | | 意識障害 | 覚醒している |
| 発症日 | 1997年10月04日 | 視野障害 | 無 |
| 初回検査日 | 1997年11月12日 | 眼球運動障害 | 無 |
| 発症から初回検査までの期間 | 39 | 眼　振 | 無 |
| 年　齢 | 56 | 失　語 | 無 |
| 性　別 | 男 | 痙　縮 | 有 |
| 脳外科手術 | 無 | 腱反射亢進 | 有 |
| 昏　睡 | 無 | 病的反射 | 有 |
| 脳卒中発作回数 | 1 | 運動麻痺 | 有 |
| 脳出血 | 無 | 感覚障害 | 有 |
| 脳梗塞 | 有 | 運動失調 | 無 |
| くも膜下出血 | 無 | 不随意運動 | 無 |
| 膀胱直腸障害 | 無 | 高血圧 | 有 |
| 認知障害 | 無 | 心疾患 | 無 |
| 糖尿病 | 無 | 関節拘縮 | 無 |

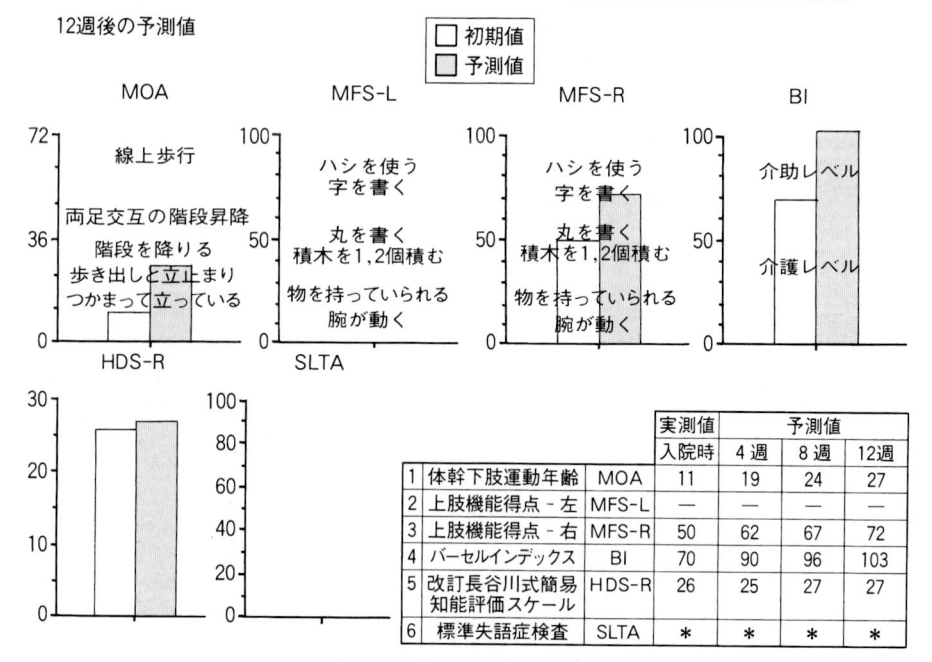

12週後の予測値　□ 初期値　■ 予測値

| | | | 実測値 | 予測値 | | |
|---|---|---|---|---|---|---|
| | | | 入院時 | 4週 | 8週 | 12週 |
| 1 | 体幹下肢運動年齢 | MOA | 11 | 19 | 24 | 27 |
| 2 | 上肢機能得点 - 左 | MFS-L | — | — | — | — |
| 3 | 上肢機能得点 - 右 | MFS-R | 50 | 62 | 67 | 72 |
| 4 | バーセルインデックス | BI | 70 | 90 | 96 | 103 |
| 5 | 改訂長谷川式簡易知能評価スケール | HDS-R | 26 | 25 | 27 | 27 |
| 6 | 標準失語症検査 | SLTA | * | * | * | * |

図229　症例4　入院時の評価

回復し，もとの仕事に戻ることを渇望し，心理的に不安を抱いた．さらに，再発を恐れ，うつ状態に陥り，訓練に集中することができなくなった．これに対し，抗うつ薬が処方された．また主治医，訓練スタッフが繰り返して，RES-4で予測される機能的予後について説明を行った．これらの対応によって，患者はふたたび訓練に戻り，1か月半後には積極的に訓練を行うことができるようになった．

最終評価：3か月後，MOA 21であり，予測より若干低い値にとどまっ

## IV. リハビリテーション手技の実際

IDNo. 97234702

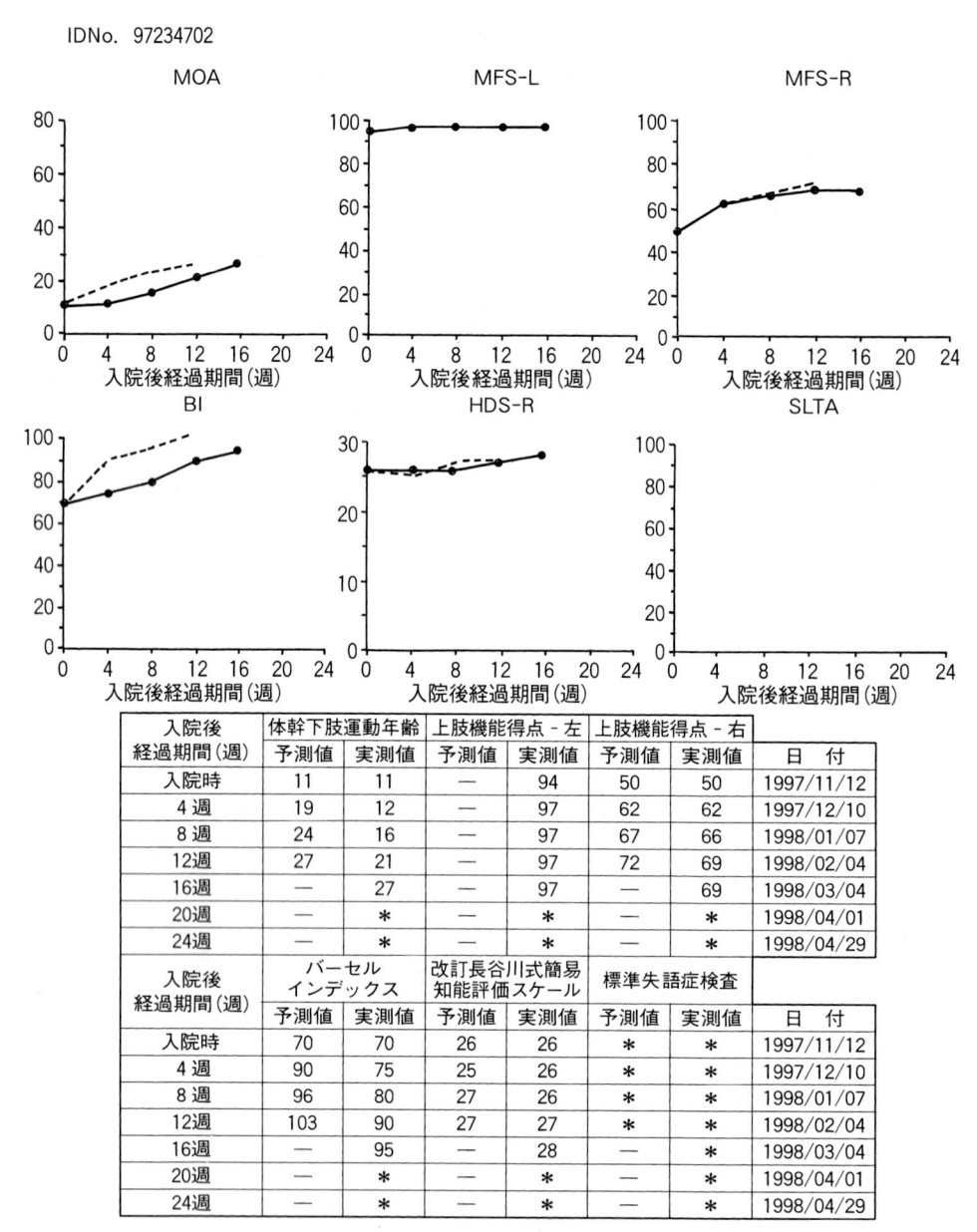

| 入院後経過期間(週) | 体幹下肢運動年齢 || 上肢機能得点-左 || 上肢機能得点-右 || 日 付 |
|---|---|---|---|---|---|---|---|
| | 予測値 | 実測値 | 予測値 | 実測値 | 予測値 | 実測値 | |
| 入院時 | 11 | 11 | — | 94 | 50 | 50 | 1997/11/12 |
| 4週 | 19 | 12 | — | 97 | 62 | 62 | 1997/12/10 |
| 8週 | 24 | 16 | — | 97 | 67 | 66 | 1998/01/07 |
| 12週 | 27 | 21 | — | 97 | 72 | 69 | 1998/02/04 |
| 16週 | — | 27 | — | 97 | — | 69 | 1998/03/04 |
| 20週 | — | ＊ | — | ＊ | — | ＊ | 1998/04/01 |
| 24週 | — | ＊ | — | ＊ | — | ＊ | 1998/04/29 |

| 入院後経過期間(週) | バーセルインデックス || 改訂長谷川式簡易知能評価スケール || 標準失語症検査 || 日 付 |
|---|---|---|---|---|---|---|---|
| | 予測値 | 実測値 | 予測値 | 実測値 | 予測値 | 実測値 | |
| 入院時 | 70 | 70 | 26 | 26 | ＊ | ＊ | 1997/11/12 |
| 4週 | 90 | 75 | 25 | 26 | ＊ | ＊ | 1997/12/10 |
| 8週 | 96 | 80 | 27 | 26 | ＊ | ＊ | 1998/01/07 |
| 12週 | 103 | 90 | 27 | 27 | ＊ | ＊ | 1998/02/04 |
| 16週 | — | 95 | — | 28 | — | ＊ | 1998/03/04 |
| 20週 | — | ＊ | — | ＊ | — | ＊ | 1998/04/01 |
| 24週 | — | ＊ | — | ＊ | — | ＊ | 1998/04/29 |

図230 症例4 最終報告

ていた．AMFS 69で予測に近い値であった．4か月後にはMOA 27になり，3か月時点の予測されたMOAと一致した．階段昇降に多少困難があったが，自宅周辺での歩行は自由になった．

　帰　　　結：4か月の医学的リハビリテーションの後，在宅生活に戻ることができた．

　小　　　括：患者の片麻痺は軽度であったが，不安やうつ状態のために訓練に集中することができなかった．RES-4に基づく機能的予後を繰り返し説明することが，患者の心理的状態を改善するのに有効であった．心理的に安定した後は，患者の回復経過は予測に合致した．患者の不安やうつ状態がラクナに関する器質的なものであるのか，身体的な能力低下や関連する社会経済的問題に対する心理的反応であるかは明らかでなかった．

［飛松　好子］

# V

## 機能維持への対応

日本人の死因の第1位であった脳卒中は1981年に悪性新生物に抜かれ，1985年には心疾患にも抜かれ第3位に後退した．1995年以降は死亡診断書の記載法改正などもあってか第2位へと再浮上したが，1999年には第3位となった．脳卒中による死亡率(人口10万対)は1965年の175.8をピークに，以後減少傾向を続け1989年には100を割ったが，1990年代に入って横ばい状態で推移している．これは人口の急速な高齢化によって，脳卒中のリスクが高い高齢者が増えたことによると考えられる．わが国の高齢人口は今後も増え続けることから，脳卒中死亡者数そのものは今後ふたたび増加に転ずる可能性が高い(清水・他　1998)．

　一方，脳卒中患者の受療率，入院率は上昇し続け，寝たきり者の原因の第1位に脳卒中が常にあげられている．また，核家族化や独り住まいの高齢者の増加による介護力の低下が背景にあり，急性期，回復期の治療訓練などで回復した身体的，精神的機能を維持・向上させるため，機能低下の要因の検証および継続的な維持的リハビリテーションが重要な課題となっている．

## 1) 機能的状態に影響する要因
### (1) 身体機能に関与する医学的要因
#### i) リハビリテーション医療と生存率

　脳卒中の急性期入院患者の死亡率は9～22%であるが，退院後の死亡率は対照群より高く生命表による分析では5年生存率で50～60%という報告が多い(道免　1998)．久山町の18年間の追跡調査(1961～1979)では脳梗塞患者の5年生存率は約50%，10年生存率は約30%であった(輪田・他　1983)．函館住民調査(1965～1974)でも5年生存率は約50%であった(佐直・他　1977)．一方，リハビリテーション医療をうけて東北大学鳴子分院退院の全脳卒中患者では1966～1975年調査(佐直・他　1977)，1979～1983年調査(中村　1986)の5年生存率は90%以上と高率であった．秋田県立脳血管研究センターの追跡期間15年の生命予後も比較的よい結果であった(病型，性別によって若干異なるが，5年生存率を図から判読すると80～90%前後であった)(佐山　1998)．リハビリテーション医療の開始に際して患者は選択されているが，リハビリテーション医療をうけた在宅患者の生命予後は，比較的よいといえる．

#### ii) 危険因子と再発

　脳卒中は循環器系の病理に起因し，神経学的症候を示す疾患である．脳卒中は脳血管の動脈硬化病変と脳血流を支配する種々の因子によって発生する．動脈硬化病変は加齢とともに進展し，危険因子によってさらに助長される．このことは初回の脳卒中発症後も血管の病理変化は連綿と続いていることを意味する．したがって初回発作，再発作に関わらず，循環器系の病態を修飾する危険因子については常に留意する必要がある．脳卒中の再発率は5年間で20～30%程度という報告が多い(道免　1999)．久山町の脳梗塞患者の

## V. 機能維持への対応

　18年間の追跡調査では期間中の再発率は20％であるが，その80％は5年以内に起こっている(輪田・他　1983)．再発の危険因子は報告により異なるが，高血圧，高血糖，心房細動，TIAの既往，大量飲酒，喫煙，痴呆などである(道免　1998)．病型別でみると，ラクナ梗塞では高血圧が最も重要で，ついで糖尿病，喫煙であり，アテローム血栓性梗塞では喫煙，高血圧，糖尿病，高コレステロール血症，肥満などである．脳塞栓では非弁膜症性心房細動，壁在血栓を有する心筋梗塞が重要である．高血圧性脳出血では高血圧が最大の危険因子であるが，比較的若年者の皮質下出血では動静脈奇形，血管腫，血液疾患，高齢者の皮質下出血ではアミロイド血管症を疑う必要がある(小林　1998)．

　日々の診察で食事・生活指導を行い，再発予防に努めて，明らかな発作がみられなくとも，年余を経て確実に能力が低下し，CTで多発性脳梗塞，脳萎縮などの変化を示している場合がある．「2，3日具合が悪くで寝込んだ，その後からどうも前ほど歩けない」などという訴えは要注意である．潜在的な脳血管性発作の可能性が高い．繰り返す気管支肺炎は不顕性誤嚥による場合もあり，多発性脳梗塞が進展していたりするので注意が必要である．

### iii）予期せぬ合併症

　表88は1993～1997年の5年間に東北労災病院リハビリテーション科に入院治療した脳卒中患者の内訳である．入院となった理由は初回発作で初回入院，初回入院時にすでに脳卒中発作の既往のあるもの，退院して外来で管理治療

表88　5年間の脳卒中入院患者(n＝302)

| 入院の理由 | 初回入院 | 再(再々)入院 | 小計 |
|---|---|---|---|
| 初回発作 | 221 | | 221 |
| 再　発 | | | 39 |
| 　　同病型 | 20 | 6 | |
| 　　異病型 | 5 | 8 | |
| 予期せぬ合併症 | | | 31 |
| 　　大腿骨頸部骨折(術後も含む) | 4 | 6 | |
| 　　急性腰痛症(転倒を含む) | | 6 | |
| 　　大腿切断(塞栓) | 1 | | |
| 　　泌尿器術後 | | 2 | |
| 　　腸閉塞(術後も含む) | | 3 | |
| 　　肺炎 | | 2 | |
| 　　糖尿病 | | 1 | |
| 　　慢性硬膜下血腫 | 1 | | |
| 　　てんかん重積状態 | | 1 | |
| 　　廃用症候群 | 1 | 3 | |
| 電極埋設・抜去 | 5 | 6 | 11 |
| 合　計 | 258 | 44 | 302 |

(1993.1～1997.12, 東北労災病院リハビリテーション科)
(佐直　1998)

## V. 機能維持への対応

を続けて行くうちに不測の再発による入院などである．また，予期せぬ合併症には転倒・骨折，急性腰痛症，てんかん重積状態，腸閉塞，肺炎などである．この際，合併症そのものの治療は当然のことであるが，その治療のために起こった廃用性の機能低下に対してリハビリテーション治療が重要である．たとえば，片麻痺患者の大腿骨頸部骨折では，人工骨頭置換術後のリハビリテーション治療は骨折前の歩行レベルに回復するのに，骨折単独の通常プログラムの2倍余の治療期間が必要となる．

リハビリテーション治療を受け，外来にて疾病管理と機能維持を行っている在宅の脳卒中患者の生命の予後は比較的よい．したがって，第一線の医療現場では10年，20年という長期の時間経過で機能状態を把握し，維持に努める必要がある．

### （2）日常生活活動に関与する要因

日常生活活動は疾病・障害の種類や重症度など，医学的な側面だけでなく，運動能力，性，年齢，家庭内地位，環境（病院・施設か在宅か）などの多くの社会文化的要因に影響される（佐直　1989）．

#### i）居住環境と移動手段

居住環境として病院を例にとりあげる．調査した病院は日常の生活空間である病棟が4，5，6階にあり，同じ階の病棟内の移動以外はエレベータか階段を利用しなければならない．MOA 18未満では病室・病棟内では介助で杖歩行の患者もいるが，病棟から他の場所への移動はすべて車椅子であった．MOA 60以上ではいずれの場所でも独歩であった．MOA 18通過とMOA 30通過では移動手段は車椅子，介助，監視杖歩行，独歩の患者とに分かれるが，

表89　各種評価法による歩行（移動）状態の比較（n=78）

| 体幹下肢運動年齢 | 10m歩行（杖・装具使用可） ||| 歩行についての主観的判断 ||| 病室・病棟内の移動* ||||| 病棟より他の場所への移動* |||||
|---|---|---|---|---|---|---|---|---|---|---|---|---|---|---|---|---|
| | 不能 | 60秒以上 | 60〜15秒 | 15秒以内 | できない | 非常に困難 | やや困難 | ふつうにできる | 車椅子(1) | 介助歩行 | 監視杖歩行 | 独立歩行(2) | 監視されず | 車椅子(1) | 介助歩行 | 監視杖歩行 | 独立歩行(2) | 監視されず |
| 18か月通過に至らず | 19 | 2 | 2 | | 20 | 3 | | | 8 | 4 | | | (8) | 20 | | | | 3 |
| 18か月（独り歩きで歩いて行って椅子に腰掛ける） | | 2 | 20 | 4 | 2 | 1 | 14 | 9 | 2 | 1 | 10 | 11 | (2) | 10 | | 5 | 11 | |
| 30か月（両足同時にその場でジャンプ） | | | 8 | 5 | | | 8 | 5 | | | 2 | 9 | (1) | 1 | | 3 | 8 | 1 |
| 60か月（線上歩行）を通過 | | | 3 | 13 | | | 2 | 14 | | | | 14 | (2) | | | | 16 | |

\* 10分ごとの snap reading による24時間の生活時間調査で観察された第1位の移動手段を集計．異なる移動手段が同頻度の場合はレベルの低い方をとった．(1)全例他人の介助運搬，(2)杖独立を含む．
\*\* 運動年齢テストの通過項目の合計が18，30，60か月という意味でなく，18，30，60か月の各項目を通過したか否で分類．60か月通過のものは，18，30か月の項目を通過していることを条件としている．

（佐直・他　1976）

## V. 機能維持への対応

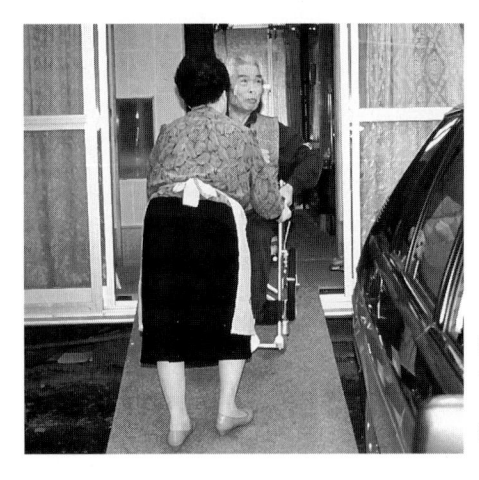

**図231　出入口の改修例**
寝室から縁側を経て直接出入りすることができる．縁側の床高さは敷居の高さまで上げられている．スロープに横付けした乗用車に容易に移乗することができ，買い物や所用，車椅子散歩に出掛けるなど頻繁に利用される．

病棟より他の場所への移動は車椅子の患者が多い（表89）．空間的な広がりと移動に要する所要時間の制約が移動手段の選択で問題解決が図られている．実生活の場では居住環境の改造・調整とともに身体的能力に応じて移動手段を選択する必要がある（図231）．

### ii) 歩行能力

歩行能力を10m距離最大歩行速度を指標としてみると，20m/分未満では基本的な日常生活活動にとどまるが，20m/分以上では手段的活動，余暇活動が行われるようになっている．より活動的な生活を目指すには歩行能力を10m距離最大歩行速度を20m/分以上を目標に訓練する．また，在宅ではその能力を維持することが重要となる（佐直・他　1991）．

### iii) 役割行動

脳卒中の主要な運動障害は，片麻痺によってもたらされる歩行や麻痺手の運動・動作能力の低下ではあるが，運動・動作能力に還元されない社会文化的要因で決定される活動，すなわち，性別や家庭内地位による役割行動としての活動がある．性別が決定因である項目は，食事の支度，後片付け，洗濯，衣類の繕う，書類・家計の管理，子供の世話などで，いずれも女性が高頻度である．家庭内地位が決定因である項目には，家の中の仕事，庭仕事（世帯主・主婦，子供で高頻度），クリーニング・電気修理の依頼（単身者で高頻度），芝居・演芸会・音楽会に行く，室内ゲーム（祖父母，単身者で高頻度）などがある．実際の生活の場では個々の実情に応じ，役割葛藤に配慮しつつ役割行動を促し，あるいは役割の交代を勧める．男性の場合，家族の朝夕の送迎によって就業を継続する患者が少なからずみられる．ある大学教授の場合は，妻が送迎するだけでなく，構内での移動，教室での手伝いなどによって定年まで働くことができた．男性世帯主の場合では，夫の代わりに妻が就業し，家事を引き受けるなどの役割交代もみられる．主婦の場合は，夫や家族の協力を得て家事を続ける場合が多い（佐直　1986b）．

## 2）廃用性の機能低下と予防
### （1）筋力低下と筋萎縮

　脳卒中片麻痺患者に生じる筋萎縮は，麻痺側・非麻痺側とも廃用の要素が大きく関与しているが，廃用だけでは筋萎縮の病態すべてを説明することはできない．とくに組織化学的研究からは中枢性要因が想定されている．麻痺側では非麻痺側よりも中枢性要因の影響が大きいので，筋萎縮が高度であると考えられる（蜂須賀・他　1988）．臨床的に予防が可能なのは麻痺側・非麻痺側の廃用性筋萎縮・筋力低下である．

　発症後14日以内（中央値1.5日）入院の脳卒中患者のCTを用いた大腿，下腿の断面積の計測では，全介助群では入院後2週目には有意な断面積の減少がみられ，4週，8週と減少は進行した．早期歩行自立群では，断面積は維持された．両者の中間群では2週時には有意に減少したが，8週時にはほぼ回復した．大腿，下腿とも同様の経過を示し，麻痺側，非麻痺側間の有意差はなかった．早期リハビリテーション患者でも廃用性筋萎縮はみられ，麻痺側でも十分な訓練により筋肥大を生ずるが，回復には歩行開始までの期間の3倍以上の長時間かかることが示唆されている（近藤・他　1997）．発症後3か月以降の慢性期では，片麻痺患者の大腿，下腿筋の麻痺側と非麻痺側の比較では筋全体，個々の筋でもすべて麻痺側が有意に小さくなっていた．歩行不能群は可能群に比べて大腿筋全体，とくに大腿四頭筋と縫工筋の萎縮が有意に大であるが，歩行可能群のなかでは，歩行距離の長短と，筋萎縮度の間には有意差は認められない（小田嶋　1986）．歩行が可能な患者でも健常者に比して患側はもとより健側でも筋萎縮が認められる（図232）．健側も年余にわたって筋力は低下するので，たとえ通常の生活を送っていても廃用性筋萎縮の予防・改善を積極的に図るプログラムの必要性が指摘されている（大川・他

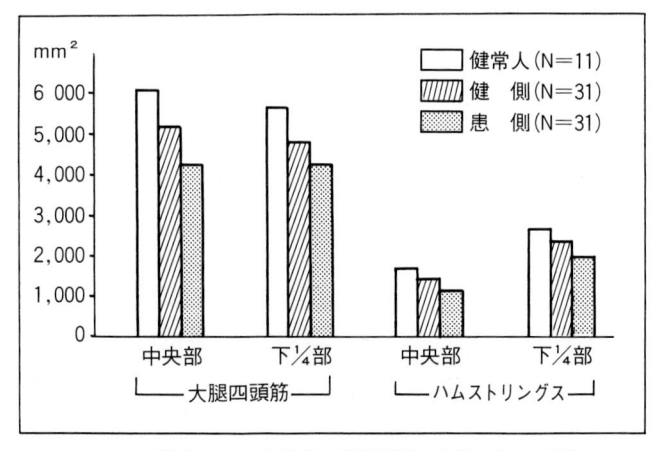

**図232　脳卒中片麻痺患者の筋断面積**（大川・他　1991）

## V. 機能維持への対応

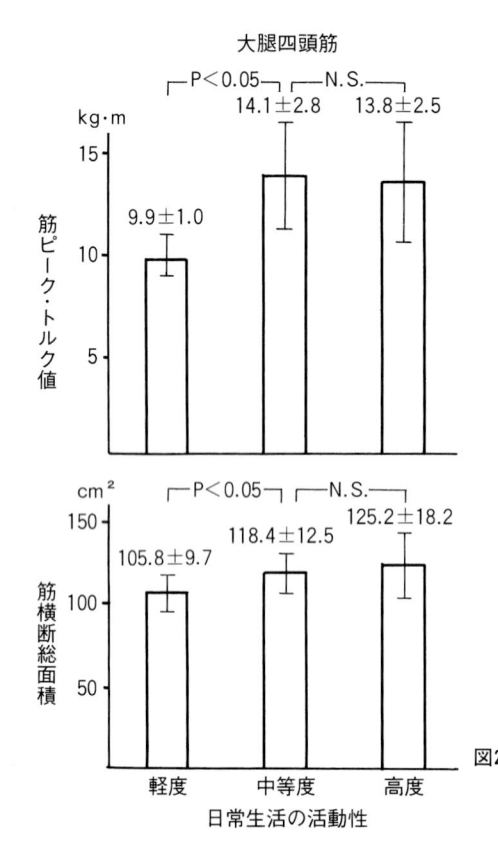

**図233** 健常中高年者の日常生活の活動性と筋ピーク・トルク値，大腿中央部筋横断面積

(田中・他 1990，一部改変)

1988，1990)．

　積極的なリハビリテーション治療(理学療法士による運動療法，集団起立訓練，自主起立・歩行訓練)によって筋萎縮，筋力低下の予防・回復が図られるが，永年にわたる生活のなかで，機能の維持に必要な運動量は明らかでない．健常中高年者では廃用性筋萎縮を防ぐためには，1日4000歩以上の歩行による日常生活の活動性を維持することが必要である(図233)．このことは歩行可能な脳卒中患者でもひとつの目安となろう．廃用性筋萎縮の予防・改善は当該筋の筋力増強訓練にアプローチするだけではなく，残存健常筋，心・肺機能にも配慮し，全身性の活動を高めることが重要である．

### (2) 骨萎縮

　脳卒中患者の大腿骨頸部骨折が歩行可能者で10.2％，歩行困難者で4.2％，歩行不能者で0.9％が認められ，その2/3が患側で，1/3が健側の骨折である(上田 1969)．廃用性骨萎縮は全身的な活動性低下，運動麻痺による筋活動減少などとの関連が指摘されており，健側にも患側にも起こる．脳卒中患者の麻痺肢は発症後経過とともに骨萎縮は進み，重症患者で早期に骨萎縮が起こる．歩行・移動レベルと第3腰椎の骨塩量との関連については全身性の活動性低

下を反映し，院内自立歩行レベル以上の患者では正常の92.6％の軽度の減少にとどまるが，車椅子自立レベルでは76.5％，車椅子要介助レベルでは70.6％にまで減少する．8週間の歩行訓練により，歩行自立レベルの患者は軽度の改善がみられるものの，車椅子レベルの患者ではさらに骨萎縮が進行したという（大川・他　1991）．廃用性骨萎縮の治療は局所性骨萎縮に対しては局所に大きな負荷をかけることにより，局所の骨を強くすることができる．全身性の廃用性骨萎縮に対しては食事，日光，薬剤も有効であるが，運動がとくに有効である（林　1991）．

### （3）心肺フィットネス低下

身体活動が良好な状態で日常活動が遂行されるためには，心肺フィットネスが重要である．心肺フィットネスは心臓疾患（心房細動などの不整脈，弁膜疾患，冠動脈虚血性疾患）とともに，廃用症候群としての持久性の低下の両面から評価する．

健常者，虚血性心疾患患者でATレベルでの持久性訓練が，全身持久性の指標であるATの改善をもたらす．発症後2～30か月，45～83歳の脳卒中患者で，ATレベルの全身性持久性訓練を1日1回30分，週5回4週間続けたところ，ATが有意に増加したという（間嶋・他　1998）．

持久性低下の弊害は，入院中よりも退院後の長期経過中に問題となってくる．したがって，全身持久性の維持・向上プログラムは退院前から準備し，運動負荷強度と心拍数，ボルグ自覚的運動強度の関係などを十分に習得することが必要である．目標心拍数は年齢別最大心拍数の80％以下，自覚的には「ややきつい」以下とする．在宅でも安全に行える項目として，椅子からの立ち上がり－座り繰り返し運動，踏台昇降繰り返し運動がある（窪田・他　1982，1985）．ベッド柵－（車）椅子，階段1段（前進昇り－後退降り）など，わずかなスペースで応用は可能で，天候に左右されずに，歩行が必ずしも自立できてなくとも行える．

### （4）心理社会的退行

Kutner（1971）は「入院という生活環境は患者の日常生活を幼児化させる」と報告しているが，生活時間構造上でどのような意味を有しているのかを具体的な症例で示す．図234は72歳男性，発症1か月で転入院，入院3か月後運動・動作能力はほぼ改善しADLは自立したが，重度の失語症を有していた．このときの生活時間構造は乳児型で，睡眠53.5％，ぼんやり11.8％で，社会的生活時間は11.8％に過ぎなかった．その5か月後の生活時間構造は，失語症の了解の面でかなりの改善がみられたものの，同様に乳児型を示し，社会的生活時間は変わらず，ぼんやりの時間は逆に20.1％に増加した．しかし，退院後18，19，20日目の3日間の平均の生活時間構造は幼児型レベルに向上し，社会的生活時間は23.2％に増加していた．質的には隣の老婦人との会話や交流，そして老婦人の協力による言葉や書字の練習などがみられるように

## V. 機能維持への対応

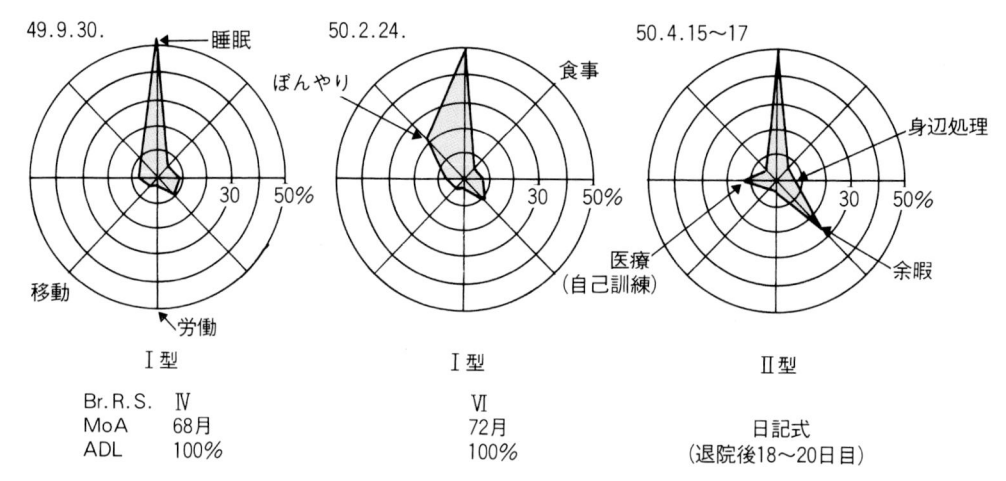

図234 失語症を伴う右不全片麻痺患者の入院中と退院後の生活時間プロフィール（72歳，男性）
Br. R. S.：下肢のブルンストローム運動回復段階，MOA：体幹・下肢運動年齢（佐直・他　1986）

なった（佐直・他　1986）．このような生活時間調査の結果から，この患者にとっては病院環境よりも在宅生活のほうが活動的な生活といえる．
　このことは施設か在宅かが問題なのではない．たとえ在宅でも，日中は独りだけで人間関係も希薄となり，社会的に孤立してしまう場合もあろう．施設でも種々の工夫により交流が広がり，活動的となる場合もある．在宅ケアでは地域社会の保健と医療，福祉サービスなど心理社会的な視点から包括的に調整する．デイサービスや機能訓練事業では社会参加と交流，集団における役割遂行などの視点からも対応する．

## 3）ライフスタイルと健康管理
### （1）機能的状態の長期予後

　　　　脳卒中による運動麻痺は，発症後3か月まで回復し，その後徐々に遅い回復となり6か月〜1年まで回復が続く．退院後の日常生活活動の推移を東北労災病院の1996年の予後調査（佐直・他　1996）から概観する．対象は男性64名，女性46名，計110名である．退院時平均年齢61.1歳，調査時平均年齢63.8歳，退院から調査までの期間32か月（範囲6〜62か月），脳梗塞50名，脳出血58名，くも膜下出血2名，本人を除く同居家族2.7人，家庭内地位で世帯主・主婦65％，祖父母32％である．平均32か月後の調査時バーセル・インデックスは退院時のバーセル・インデックスと高い相関を示した．調査時バーセル・インデックスの予測は，逐次重回帰分析から退院時バーセル・インデックス，運動失調，退院時年齢の3変数で69.3％の寄与率で可能であった．退院後の期間別のバーセル・インデックスの予測は調査までの期間が2年未満では75％，4年以降では88％の寄与率であるのに対して，2〜3年，3〜4年では60％前後の寄与率に落ち込み，相対的に予測性は低くなっていた．これらの

対象では退院時と調査時のバーセル・インデックスが10以上の低下を示したものは30％で，残りのうち5以内の変動が55％，10以上の改善は15％であった．機能低下を生じた者を個々にあたってみると，必ずしも寝たきりではないが，活動的でなく，終日家庭内で過ごしている者が多い．細川・他(1994c)は退院後3年未満で機能が維持・改善するものと低下するものとに二分すると報告している．また，佐山(1998)も退院後の機能は入浴でその低下が明らかで，ついで3年目以降に，歩行や保清，上衣着脱，階段昇降などの項目での低下が目立つと報告している．機能状態の維持という点からは退院後3年前後が重要な時期であることを示唆している．機能低下をもたらすと考えられる医学的なエピソードは死に至るような疾病と再発であるが，われわれの調査対象の年次ごとの死亡者数は2～3名で有意な差はみられない．久山町の調査で示されるように年次ごとの再発率はほぼ一定(輪田・他　1983)であることから，合併症や再発のような不測の医学的なエピソードが2～4年次に集中し，予測性を低下させるとは考えにくい．

　このことは退院後2～3年は家族の協力と働きかけによって活動性を維持できたとしても，おのずと限界のあることが示唆される．機能状態の維持，健康管理には生命予後に見合った長期の地域ぐるみの継続的な支援が必要となる．

## (2) 在宅患者のライフスタイル

　在宅患者のライフスタイルを前項の予後調査から概観する．外来診療は95.5％，外来リハビリテーションは32.7％の者が行い，退院後何らかの入院治療を行った者は17.3％である．各種のサービスの利用状況は老人保健法に基づく機能訓練31％，老人福祉法に基づくデイサービス18％，ショートステイ7％，ホームヘルパー派遣10％である．27％の者が趣味をもち，散歩は71％の者が週平均5回行い，散歩以外の運動スポーツは13％の者が行っている．在宅患者の主観的な意識調査では，生活の満足感はどちらかといえば満足を含め60％弱が満足で，充実感は約14％と少ないが，社会貢献の可能性では役に立たないが41％で上回ってはいるものの，約30％のものが役に立てると回答している(図235)．実際，外来の患者をみている限りではボランティア活動，役割交代，機能訓練事業や老人クラブの世話役，趣味として集めた詩歌やエッセイの編纂など，発病前とは異なったライフスタイルに挑戦しているものも決して少なくない．日常診療において，これらの例をあげ，ほかの患者にも勧めることが大事である．

　各種の社会資源を活用し，健康管理と機能維持および社会心理的側面への対応を図ることが肝要である．社会参加を促すことで，活動性の低下を防ぎ，ひいては廃用性の機能障害を予防することである．

## V. 機能維持への対応

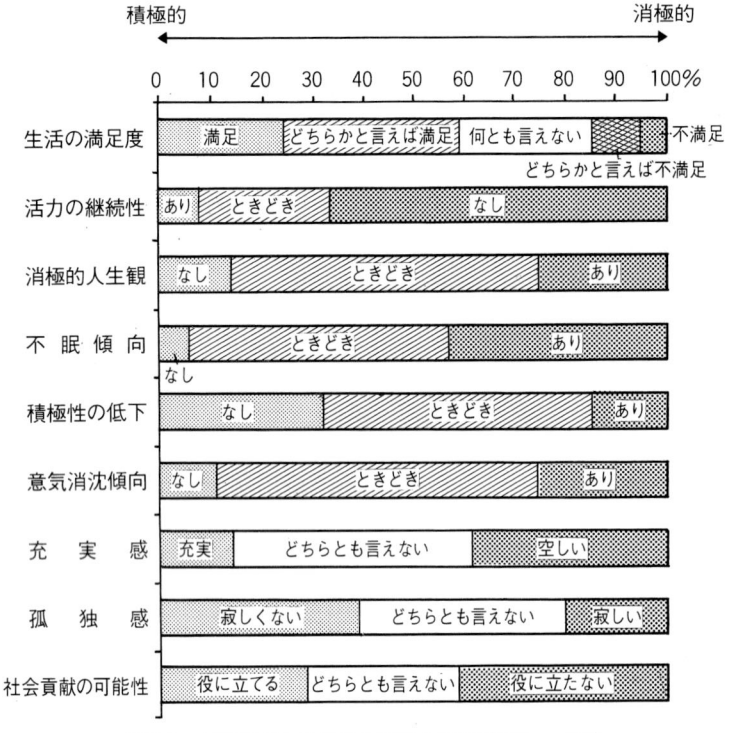

図235 在宅脳卒中患者の主観的な意識調査(n=105)

### 4) 在宅患者の機能維持と居宅サービス

病院におけるリハビリテーション医療は機能障害や能力低下の回復に重点をおいているのに対して，地域リハビリテーションの目的は機能的状態の維持，社会的不利の改善にあり，調整の対象は住宅，地域環境だけでなく，家族，さらには行政・制度，社会文化的環境など広い範囲にわたる．

#### (1) 在宅ケアと機能維持

##### i) 退院前訪問指導

現在のリハビリテーション医療は入院と同時に機能予後を予測し，プログラムが進められる．障害が残った場合，最終的な帰結に基づいて，①在宅ケアか，②各種の施設入所(養護施設，老人保健施設，更生施設など)かが話し合われる．在宅ケアの場合は必要に応じて退院前に，家屋の改造，必要な福祉用具(車椅子，ベッドなど)の整備とともに実際の環境に合った介助の指導を現地で行う．この際，市町村の担当窓口に事前に相談すると，担当者が当日同行してくれる場合がある．

##### ii) 在宅医療

通院と訪問医療がある．機能状態の維持，脳卒中再発の危険因子および合併症の治療，経管栄養管理，排尿・排便の管理を行う．

## V. 機能維持への対応

### iii) 維持的リハビリテーション

退院後の維持的リハビリテーションでは急性期・回復期リハビリテーションで得られた機能的状態の維持，向上を図る．何らかの支援や介護が必要な患者には在宅リハビリテーションの継続と社会的諸資源の利用をすすめる．日常生活の自立している患者には手段的ADL，役割行動を促し，就労年齢の者には職場復帰を図り，高齢者では積極的な社会参加と生きがいを求める機会を勧める．

### (i) リハビリテーション治療

①外来リハビリテーション，②訪問リハビリテーション，③デイケア，④通所リハビリテーション（介護保険）で，理学療法，作業療法，言語療法などを行う．現在では入院期間の短縮のため機能回復リハビリテーションも訪問，外来通院で積極的に行われる傾向にある．長期の生存期間中には，廃用性の筋力低下，加齢による歩行能力の低下，拘縮や運動痛などには，次項の機能訓練では対応できず，個別的な訓練治療が必要である．退院後，ある期間を経て集中的なリハビリテーション治療が必要となる場合もある．

### (ii) 機能訓練

機能訓練[注1]には，
①訪問看護ステーションによる療養上の世話の一環としての機能訓練，
②身体障害者福祉法，老人福祉法に基づくデイサービス，
③介護保険法の通所介護，
④老人保健法に基づく医療以外の保健事業としての機能訓練がある．
その内容は歩行，上肢機能などの基本動作訓練，食事・衣服の着脱などの

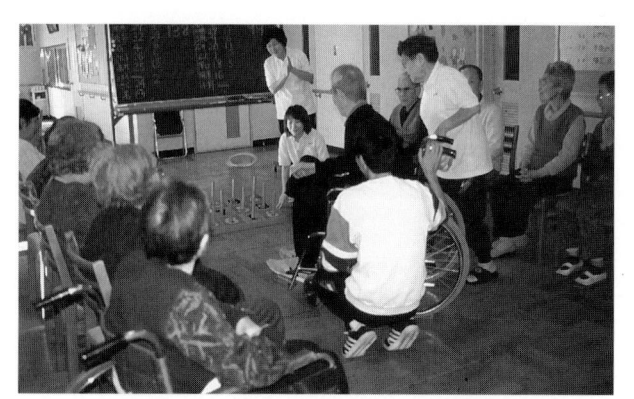

**図236 デイサービスにおける輪投げ競技**
個人競技，チーム競技など，車椅子のままでも行える．

---

注1) 身体障害者福祉法，老人福祉法では機能訓練という用語は，その内容が規定されないままに使われているが，老人保健法に基づく医療以外の保健事業としての機能訓練では文中のようにその内容が示されている．

## V. 機能維持への対応

**表90 脳卒中片麻痺患者のスポーツ種目の適応(移動能力別)**

| 種目 | 移動能力レベル Ⅰ | Ⅱ | Ⅲ | Ⅳ |
|---|---|---|---|---|
| 散歩 | ▲ | ▲ | ● | ● |
| 水中運動 | × | ○ | ● | ● |
| シット・バレーボール | ● | ● | ○ | ○ |
| 卓球 | ▲ | ▲ | ○ | ○ |
| グランド・ゴルフ | ▲ | ▲ | ○ | ○ |
| ユニホック | × | ▲ | ○ | ● |
| バドミントン | ▲ | ▲ | ○ | ● |

■移動能力の4つのレベル
レベルⅠ:車椅子介護　　立位保持は可能,移動手段は車椅子を常用,介護が必要.
レベルⅡ:屋内歩行自立　屋内での歩行は自立,屋外では介護は必要.
レベルⅢ:屋外歩行自立　屋外での歩行は自立,公共交通機関の単独利用はできない.
レベルⅣ:屋外歩行実用的　公共交通機関の単独利用を含めて,移動に制限はない.

■スポーツ種目適応度
●:最も適している種目　安全・効果の両面で最も適している.
○:適している種目　　　安全面は維持できるが,効果の面では●に比べやや劣る.
▲:条件付きの種目　　　安全面の配慮,方法を工夫すれば実施可能.
×:適していない種目　　安全面で問題あり,実施しないほうがよい.

■スポーツ種目の概略
散歩:　　　　　　　　自宅周辺を基本として,自宅周辺を基本として,30分から1時間程度のもの.
水中運動:　　　　　　既存の泳法にとらわれず,歩行やリラクゼーションが中心.
シット・バレーボール:ビーチボールを使用し,椅子座位にて実施するバレーボール.
卓球:　　　　　　　　通常の卓球.ただし,台で身体を支える.
グランド・ゴルフ:　　ゲートボールに類似した用具を使用して行う簡易ゴルフ.
ユニ・ホック:　　　　プラスチック製のスティックで行う,室内簡易ホッケー.
バドミントン:　　　　通常のバドミントン.

(伊藤　1994)

日常生活動作訓練,手工芸,レクリエーションおよびスポーツなどである(図236).表90はスポーツの種目と適応の例を示す(伊藤　1994).デイサービスや機能訓練事業は高齢障害者の地域リハビリテーションとして,社会参加の機会を提供する役割も果たしている.①は医師の指示書が必要であり,主治医に相談する.②は市町村役場に申し込む.③はケアプランで策定する.④は医師の判定が必要である.

### (2) 居宅生活支援サービス

老人福祉法の居宅サービスには居宅生活支援事業,日常生活用具[注2]の給付などがある.在宅ケアでは家族の健康と生活も同時に維持される必要がある.

---

注2)　車椅子,移動用リフトは身体障害者手帳を有する者がその対象であるが,老人福祉法ではレンタル制度が利用できる.身体障害者手帳診断書は「症状固定」がその作成時点であり,作成から手帳交付,サービス申請,措置決定,実行まで少なくとも3〜4か月以上を要し,退院と同時に手帳による福祉サービスを在宅で利用するのに手続きのうえの制約がある.介護保険では福祉用具と呼称され,貸与にかかわる種目と購入費などの支給にかかわる種目からなる(詳細はⅦ章参照).

## V. 機能維持への対応

表91 居宅生活支援事業

1. **居宅介護事業**
   1) 家庭奉仕員派遣事業
      (1) 身体の介護に関すること(①食事の介護, ②排泄の介護, ③衣類着脱の介護, ④入浴の介護, ⑤身体の清拭, ⑥通院などの介護, その他必要な身体の介護)
      (2) 家事に関すること(①調理, ②衣類の洗濯補修, ③住居などの掃除, 整理整頓, ④生活必需品の買い物, ⑤関係機関などとの連絡, ⑥その他必要な家事)
      (3) 相談, 助言に関すること(①生活, 身上, 介護に関する相談, 助言, ②その他の必要な相談, 助言)
   2) 日常生活用具給付等事業
      内容は各福祉制度により異なる(別表93参照)
2. **デイサービス事業**
   (1) 基本事業(①生活指導, ②日常動作訓練, ③養護, ④家族介護者教育, ⑤健康チェック, ⑥送迎)
   (2) 通所事業(①入浴サービス, ②給食サービス)
   (3) 訪問事業(①入浴サービス, ②給食サービス, ③洗濯サービス)
3. **短期入所事業**(ショートステイ)

そのため居宅生活支援事業サービス(表91)が利用される．1993年からは居宅生活支援事業が市町村に移管され，その内容も年々拡大充実し，ホームヘルパーやショートステイの利用増など，在宅介護の負担の軽減に役立っている．

在宅ケアに関する相談は市町村役場の高齢者担当が主たる窓口(近年は保健・医療・福祉に関し総合的に対処できるよう窓口が統合されている：保健福祉センターなど)になっている．また，老人介護支援センターでは在宅ケアに関する相談を受け，福祉事務所や市町村の窓口に行かなくとも，身近な所で必要な保健福祉サービスが受けられように連絡・調整を行っている．電話相談は24時間受け付け，保健福祉サービスの申請手続きの代行も行っている．現在，通院している場合は，その医療機関の「医療相談室」のケースワーカー(医療ソーシャルワーカー：MSW)に相談する．

### (3) 介護保険によるサービス

介護保険導入の目的は，保健・医療・福祉にわたる介護サービスを総合的に利用できる仕組みを創設するものであり，現行の老人福祉法，老人保健法，医療保険法で行われている介護的部分を再編成し，介護保険法で行おうとするものである(図237)．サービスの内容の大筋は，現行のサービスから引き継がれた．

要介護認定の手続きは，まず介護保険からの介護サービスを希望する本人または家族が市区町村に申請する．市区町村は調査員を派遣し，本人または家族から全85項目を調査し，コンピュータに入力して専用ソフトウエアで処理し，1日当たりの必要介護時間量を推測する．この基準に基づき1次判定

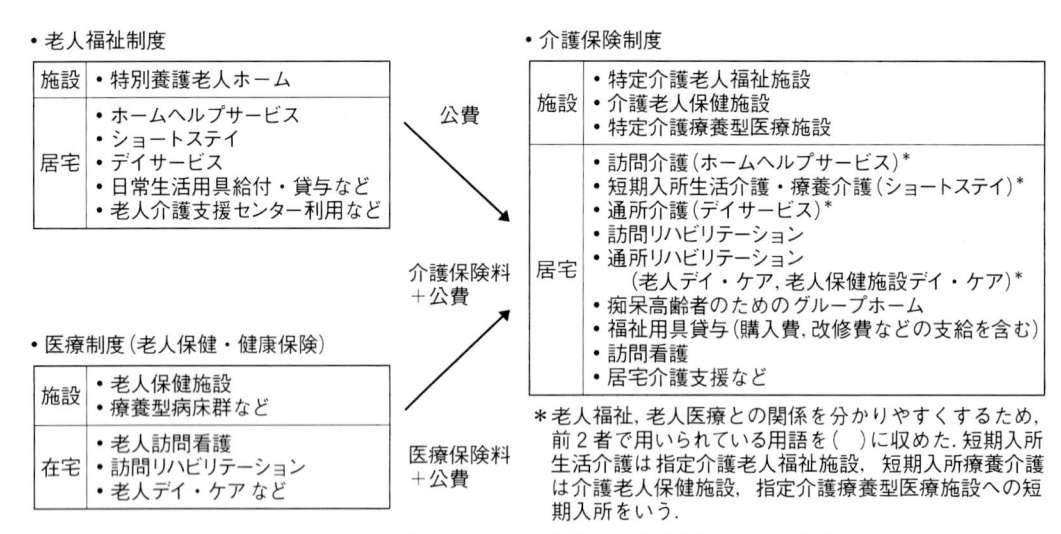

## V. 機能維持への対応

**図237　従来の老人福祉，老人医療制度の介護保険制度への再編成**

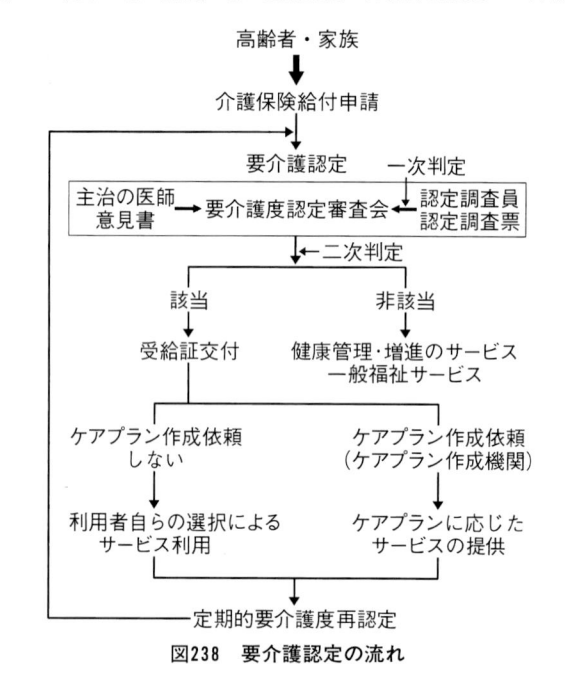

・老人福祉制度

| 施設 | ・特別養護老人ホーム |
|---|---|
| 居宅 | ・ホームヘルプサービス<br>・ショートステイ<br>・デイサービス<br>・日常生活用具給付・貸与 など<br>・老人介護支援センター利用 など |

・医療制度（老人保健・健康保険）

| 施設 | ・老人保健施設<br>・療養型病床群 など |
|---|---|
| 在宅 | ・老人訪問看護<br>・訪問リハビリテーション<br>・老人デイ・ケア など |

・介護保険制度

| 施設 | ・特定介護老人福祉施設<br>・介護老人保健施設<br>・特定介護療養型医療施設 |
|---|---|
| 居宅 | ・訪問介護（ホームヘルプサービス）*<br>・短期入所生活介護・療養介護（ショートステイ）*<br>・通所介護（デイサービス）*<br>・訪問リハビリテーション<br>・通所リハビリテーション<br>　（老人デイ・ケア，老人保健施設デイ・ケア）*<br>・痴呆高齢者のためのグループホーム<br>・福祉用具貸与（購入費，改修費などの支給を含む）<br>・訪問看護<br>・居宅介護支援 など |

公費 → 介護保険料＋公費 → 医療保険料＋公費

＊老人福祉，老人医療との関係を分かりやすくするため，前2者で用いられている用語を（　）に収めた．短期入所生活介護は指定介護老人福祉施設，短期入所療養介護は介護老人保健施設，指定介護療養型医療施設への短期入所をいう．

**図238　要介護認定の流れ**

高齢者・家族 → 介護保険給付申請 → 要介護認定（一次判定）

主治の医師意見書 → 要介護度認定審査会 ← 認定調査員・認定調査票

二次判定 → 該当／非該当

該当：受給証交付 → ケアプラン作成依頼しない → 利用者自らの選択によるサービス利用

非該当：健康管理・増進のサービス，一般福祉サービス → ケアプラン作成依頼（ケアプラン作成機関） → ケアプランに応じたサービスの提供

→ 定期的要介護度再認定

を行う．次に，市区町村の介護認定審査会が2次判定し，最終的に決まる（図238）．脳血管障害は特定疾病[注3]に該当するので，40歳から介護サービスを受

---

注3）　特定疾病（15疾病）
① 初老期治療，② 脳血管疾患，③ 筋萎縮性側索硬化症，④ パーキンソン病，⑤ 脊髄小脳変性症，⑥ シャイ・ドレガー症候群，⑦ 糖尿病性腎症・網膜症・神経障害，⑧ 閉塞性動脈硬化症，⑨ 慢性閉塞性肺疾患，⑩ 両側の膝関節または股関節に著しい変形を伴う変形性関節症，⑪ 慢性関節リウマチ，⑫ 後縦靱帯骨化症，⑬ 脊柱管狭窄症，⑭ 骨粗鬆症による骨折，⑮ 早老症

けることができる．40歳未満では身体障害者福祉法の居宅支援事業などのサービスを利用する．

　要介護度が認定されると，本人の需要に適したサービスを効率的・計画的に提供する観点から，介護サービス計画(ケアプラン)策定が行われる．計画策定は自ら作成し，自らの選択によりサービスを利用することができる．また，介護支援専門員(ケアマネージャー)にサービス利用計画の作成を依頼することができる(図238)．

　サービス利用に際して重要なことは，高齢者・障害者の自立度と要介護度，家族の介護能力を把握し，どのようなサービスが必要なのか当事者はもとより関与する者が明確に分かっていることである．介護は介護を受ける者の快適さと，介護をする側の介護の軽減との両面から支援されねばならない．また，居住地域で利用できるサービスに差異(とくに市町村独自のサービスおよび民間事業者によるサービス)があるので，在宅介護にかかわる担当者は当地における福祉情報マップを作成する必要がある(奥川　1997)．

[佐直　信彦]

## 5) 心身活動維持への具体的展開

　脳卒中患者の多くは中高年であり，種々の合併症をもつ．退院後，原疾患や合併症の医学的治療が必要な患者は，外来にて医学的管理を継続することになる．また身体的，精神的機能の維持・向上に対する指導，管理が必要な場合は，定期的な外来通院による作業療法を行う．活動状況をみて徐々に回数を減らし，医療から保健・福祉・介護サービス事業の利用へ連携してゆく．重要なことは在宅，施設入所のいずれであっても，各人の機能的状態にあったレベルで日常活動を行うように指導・援助することである．

　在宅生活では，可能なADLは一人で行うように目標を与え，家族にも本人の能力をよく理解してもらい，過剰な介護とならないように指導する．興味・関心のある可能な活動や身体運動を規則的に分配した日課を作成し，1日の生活にリズムをもたせることが必要である．発症前と発症6か月後を比較したときに自分の生活に満足しているとする比率は，ADL自立度が高い，経済状態が困らない，他人との触れ合いの回数が多い患者ほど高い(千野・他 1987)．余暇活動と社会参加の機会がもてるように援助する．

　①余暇時間に行う趣味活動を準備する．病前の趣味・関心を手掛かりに，段階を追って指導する．刺繍，編物などの手芸も経験してみると男性も意外な能力を発揮することがある．性差で活動を決めないほうがよい．
　②家庭内役割を設け，それを果たすように家族の協力体制を作る．どんな簡単なことであれ，責任をもたされていることは，生きる励み，満足感につながる．

*413*

## V. 機能維持への対応

　　③交友や対人関係のもてる環境への参加を促す（デイサービスセンター，保健センター，福祉センター，地域の自主クラブなど）．

　以下に身体障害者福祉センターにおける脳卒中発症後10年を経過した在宅患者の活動性低下への対応からデイサービス利用までの支援を示す（田辺 1998）．本患者は介護保険導入前の例であるが，導入後の現在，サービスの提供をケアプランでいかに策定するかが課題である．

**症例（63歳，男性，多発性脳梗塞，四肢麻痺，身体障害者手帳2級）**
　8年前監視歩行レベルで退院し，通院での投薬管理を受けながら，家庭で自主トレーニングを行う生活であった．家族は妻，娘夫婦，3人の孫と同居，自宅は持ち家で，浴室，トイレの手すり設置，浴槽の埋め込み改造は行われ，シャワーチェアーも利用していた．

　日中のほとんどを，テレビの前の座椅子に座って過ごし，テレビのリモコン操作が唯一の意思的活動であった．リモコン操作も番組表を利用した選択はしておらず，場当たり的選択である．妻が患者の動作を先取りして誘導する生活環境にあり，本人の自発言語がなくても日常生活が展開していた．家人は「理解力が低下し，話せなくなった人」と認識していた．外出は通院と時折車椅子での散歩を行う程度で，屋内中心の刺激のない生活となっていた．病前はプラモデル（建物）作りが好きで，発症後も行っていたが完成せずに中断した．身体的にも精神的にも活動性が低い生活であり，次第に立ち上がり，歩行が困難となり，ADLでの介助量が増大した．家族は改善しないものかと地域の身体障害者福祉センターへ相談，通所訓練を受けることとなる．

　初回評価後のミーティングにおいて，施設の処遇目標は「自己の能力を活用できる環境設定，介護指導を行う．身体機能と体力の維持・改善を図り，介護量が軽減されて家庭生活が持続できること」と設定された．目標達成の支援として，送迎バスを利用した半日・週2回の通所（理学療法1回，作業療法1回）と家族への介護指導を行うことになった（初めは家族と一緒に通所，徐々に単独での通所へ移行し，自立生活を働きかける）．

・開始～3か月まで
　作業療法では，患者の反応を待つことに留意し，作業活動は興味のある活動で家庭でもできて知的刺激を促す課題として「ジグソーパズル」，趣味のプラモデル作りを目指して自己選択した「スティック細工」を行う．環境調整・介護指導のために家庭訪問を実施，患者の能力を活用した介助方法を家族へ指導する．作業場面では職員からの声掛けを待つ反応が多かったが，誘導されれば発語でのコミュニケーションが可能，帰宅後家族にセンターでの様子を話すようになる．疲労の訴えが減少し，2か月後より単独での通所となった．

・3～11か月まで

活動の自己選択と意思表示，仲間との交流を促す．個別作業のほか，グループ活動(折り紙細工，茶話会など)，行事(もちつき，障害者フェスティバル)へ参加する．話しかけられると単語文で返事，家族への伝言や返事が聞けるようになる．スティック細工の作品を完成させ「障害者フェスティバル」へ出品する．通所による疲労の訴えがなくなり活動量も増え，患者の能力に対する妻の認識も正当なものへ変化してきた．

・12〜16か月(終了)まで

「定期的に外出し，仲間との交流ができる場に参加したい，させたい」と希望するようになり，地域のデイサービス施設の利用・申請方法，見学を指導する．また当施設での1日通所を実施することで，本人・妻の1日外出に自信を得る．デイサービス利用へ移行する終了時のADL能力は見守りが必要なレベルで，体力に改善がみられ，移動は家庭内では伝い歩きが安定し，施設内では車椅子自力操作，屋外では車椅子介助，平地であれば手引きの歩行も可能となる．趣味活動が再開され，自分のしたい活動の材料購入を依頼し，自宅でも自ら行うようになる．また運動を兼ねた散歩や車を利用した家族旅行が時折実施されるようになった．

［森 山 早 苗］

# VI

# 社会・経済的問題への援助

# 1 社会・経済的情報

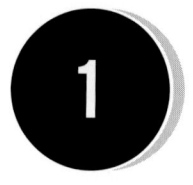

### はじめに

　患者に生じた疾病や心身機能の障害は，多かれ少なかれ患者だけでなく家族の社会生活や精神面にも影響を与える(奥川　1985)．疾病や障害によってもたらされる社会生活上の問題は，患者の年齢や性別，発病まで担っていた家庭や職場・地域社会における役割や立場，生活環境によって，おのおの異なった社会生活上の障害(生活障害)のかたちで現われる(奥川　1987)．リハビリテーションの場面では，心身機能の障害に対応する一方で，患者や家族に派生した生活上の問題に注目し，総合的に問題解決を行う．そのため，リハビリテーション治療の早期の段階から患者の社会・経済的情報をとり，その情報をもとに生活上の問題に早目に介入し，治療や訓練の円滑な続行や望ましい社会復帰をはかることが必要である．

### 1）情報収集の方法

　情報収集は面接を通じてなされる．面接は医師をはじめとするリハビリテーション・スタッフも行うが，社会生活上の情報収集は主として医療ソーシャルワーカー(MSW)が行う．面接の場所には面談室や診察室のような個室を用いる．その対象は患者本人および家族である．このことは患者と家族の両者の情報を互いに補い，正確な情報を得るのに役立つ．両者の情報に相違がある場合に，患者本人と家族との関係を反映し，リハビリテーションを進めるうえでの家族の協力がどの程度かを知る意味で参考となる．

### 2）情報収集の項目

　情報収集の領域は大きく3つの領域に分かれる．すなわち，家族状況，住環境，職業である(砂子田　1995)．

#### (1) 家族状況

　家族状況では，患者と同居する家族について，その構成，各構成員の年齢と性別，職業，結婚状況，経済状況(患者と各構成員の収入)，および家族の役割，家族関係などの情報をえる．役割は家庭内の地位により異なり，世帯主としての役割や主婦としての役割などがある．主婦の役割は家事を行い，子供を育てるなどである．これらの家族状況を発症前とその後の変化として情報をえる．このような変化は疾病によってもたらされる家族状況(精神面も

## VI. 社会経済的問題への援助

含めて)への影響の大きさを示す．世帯収入の主たる担い手であった夫が発病することは，収入がなくなり経済的困難をもたらす．さらに，この経済的困難から，患者に代わり妻が働くなどで家族の役割の変化も生じる．このような情報は，入院中における家族の協力(患者への理解・協力も含む)あるいは社会復帰に際して患者への家族の介護・協力体制を知るために参考となる．患者の置かれている家族状況から，患者に対する入院中および退院後の支援体制(経済的，精神的，人的側面を含む)を知ることが重要となる．このような支援体制にとってのキーパーソンは誰かを把握する．さらに，家族構成(家族員数や配偶者の有無など)や発症前の世帯収入は，脳卒中のような中枢神経疾患の患者のリハビリテーションの帰結やその効果の面で重視されている．発症前世帯収入が低い者や配偶者のいない者(とくに女性患者)で自宅退院となりにくく，発症前世帯収入が低い者，家族員数が多い者および配偶者のいる者で退院後の機能レベルが低下しやすい(砂子田・他　1993；砂子田・他 1993；中村・他　1997)．このような家族要因がリハビリテーションの帰結やその効果上の制限因子となる可能性がある．

### (2) 住　環　境

住居構造や便所，風呂などの設備について情報を得る．住居の見取図が必要となる．このことは，患者の活動にとって将来物理的環境上で制限となるものを把握すると同時に，将来予想される住宅改造・工夫の可能性について検討するうえで有用である．とくに，中枢神経疾患の患者にとっては段差の解消や手すりの取りつけなどの改造・工夫が重視されている(中村・他 1994)．さらに，持家か否か，住居の名義が誰かの情報も得る(借家やアパートなどでは，持主の改造への許可が必要)．住居の改良・工夫が困難となれば，住居それ自体が退院先や退院後の生活の制限因子となりかねない．また，居住地域の特性についても，患者の活動にとって制限するものがあるか否かを知るうえで役に立つ．たとえば，都会と農村地域では，自動車の通行量や道路状況(舗装状況や横断歩道など)は異なっている．居住地域の特性は，患者への地域住民の理解・協力も異なっている．都会(とくに住宅団地)と農村では，その理解・協力は農村でえやすいこともある．また，居住地域によっては「病人はそんなに動くものではない」といった慣習的社会通念があり，このような社会通念が患者の活動に影響することがある．

### (3) 職　　業

職業の情報としては，職業，仕事内容，雇用形態である．さらに，被雇用者の場合には，会社名・規模(資本金や従業員数)・部署・地位についても情報をえる．兼業農家のように兼業されている場合には，どちらによる収入が多いかが職業を知るうえで参考となる．発症前の情報に加えて，発症後の変化を知る必要がある．すなわち，地位・部署の変化と失職・退職および病欠・休職などである．一般的には，病欠を経て休職となることが多い．病欠期間

は勤務する会社により異なり，3か月であったり，6か月であったりする．休職に入ると配置替え(地位・部署の変化)を伴う場合がある(給料ではなく傷病手当金として給料の6割程度支給されることが多い)．そのため，病欠に比べ休職に入ると復職が困難となりやすい．また，休職期間を過ぎれば退職となる(期間は通常1〜2年である)．このような情報をもとに，復職の可能性や職場の受け入れ・協力体制を知ることが重要となる．また，発症後における患者本人への職場の訪問度合いも参考となる．復職に際しての配置転換の可能性については会社の規模を知ることも役に立つ(規模が大きければ配置転換しうる職場も多くなる)．

　発症前社会適応状態[注1]の情報をえることもリハビリテーションの帰結やその効果上有用である．発症前社会適応状態が不良の者は自宅退院となりにくく，退院後の機能レベルは低下しやすい(砂子田　1993；砂子田・他　1993；中村・他　1997)．発症前の社会的適応が不良であることは，リハビリテーション上の阻害・制限因子となりやすい(リハビリテーションによって発症前の基底値を超えることはできない)．また，生活歴を通じて，病気や失業などの困難な状況への対処の仕方，学校の選び方，職業の選び方あるいは転職の仕方など聴取することで，患者の問題解決能力や自立性(あるいは依存性)を理解することも患者のリハビリテーションの長期的帰結を知るうえで参考となる(奥川　1985；砂子田　1995)．

---

注1) 発症前社会適応状態とは Zigler-Phillips Premorbid Social Competence Index(Zigler et al. 1986)を参考にして作られた評価項目である．その評価内容は結婚状態(過去に別居・離婚があるか)，逸脱行為(過去2年間にアルコール依存・薬物依存・暴力行為などの犯罪行為があるか)，職業歴(主婦・学生・定年退職者を除いて，過去2年間に転職が2回以上あるいは1年以上の失業状態があるか)である．各評価内容で該当する場合に，おのおの1点が与えられる．この合計得点により患者を3段階で評定する．0点であれば良，1点で可，2〜3点で不良とする．

## VI. 社会経済的問題への援助

# 2 入院による経済的問題への援助

### 1）医療費への援助
#### （1）高額療養費
　　・対　象：各医療保険（国民健康保険，健康保険，船員保険，共済組合）に加入する者．
　　・支給額：同じ月，同じ医療機関で受けた療養の自己負担額が一定額を超える場合（同一世帯で複数の場合を含む），その超過した相当額が支給される．現在（平成10年4月），63,600円を超える額であるが，市町村民税の非課税世帯では35,400円となっている．
　　・手　続：窓口は加入する医療保険によって異なっている．国民健康保険で市町村役場，健康保険と船員保険で社会保険事務所，共済組合で各組合．
#### （2）高額療養費貸付
　　・対　象：各医療保険に加入する者．
　　・内　容：高額療養費が支払われるまでの当座の支払いに当てるため，資金の貸付を無利子で行う．融資額は高額療養費支給見込額の8割相当額．
　　・手　続：窓口は「高額療養費」を参照．
#### （3）老人医療（老人保健法）
　　・対　象：医療保険に加入する者で，①70歳以上の者，②65歳以上70歳未満の者で市町村長より認定された障害のある者（身体障害者手帳等級1～3級程度），のいずれかに該当する者．
　　・内　容：疾病または負傷に関して診察，薬剤または治療材料の支給，処置，手術など各医療保険による療養の給付と同種類の給付（現物給付）．
　　・費　用：入院で1,100円/日（市町村民税非課税世帯などで500円），外来で500円/日などの自己負担（平成10年4月現在）．
　　・手　続：市町村役場．
#### （4）生活福祉資金（療養資金）の貸付
　　低所得者，高齢者，身体障害者の世帯などに対して，その経済的自立と生活意欲の助長，在宅福祉および社会参加の促進をはかるため，必要な資金の貸付と援助指導を行う．この制度のなかには各目的別に各種の資金があり，療養資金の貸付もある．
　　・対　象：低所得者（資金の貸付に合わせて必要な援助や指導を受けるこ

とにより独立自活が可能で，独立自活に必要な資金の融通を他から受けることが困難)および高齢者世帯(日常生活に介護を要する65歳以上の高齢者の属する)．
- ・融資額：疾病や負傷の療養(療養期間は原則として1年以内)に必要な資金を無利子で融資．融資限度額は250,000円であるが，必要と認められれば420,000円まで(平成10年4月現在)．
- ・償還方法と期間：年賦，半年賦，月賦．償還期限は5年以内で，6か月の据置期間がある．
- ・手　続：窓口は市町村社会福祉協議会または地区担当の民生委員．

### (5) 生活保護(医療扶助)

病気や失業のために，国が最低限度とみなした生活基準(最低生活費)に収入が満たない場合に，その不足分が援助される．この生活費は一世帯を単位で計算される．保護は生活扶助をはじめ教育，住宅，医療，出産，生業，葬祭の扶助に分かれ，保護を受ける人の世帯構成や収入(現在所有する資産の活用や親族の援助も含まれる)などの状況に応じて，扶助全体または一部の扶助が適用される．生活保護の適用の要否は，本人の申請に基づき福祉事務所で決定される．医療費だけが不足する場合には医療扶助が適用される．ただし，生活保護は公的扶助のなかでも最終の制度であり，少なくとも他の法律による援助を受けることができる場合には，まずその援助を受けるという他法優先の原則がある．
- ・対　象：生活扶助を受けている者が病気やけがをした場合および医療費を支払うと収入の残り額が最低生活費の基準を下回る場合．
- ・扶助内容：医療給付として医療券による現物給付．給付は指定医療機関(都道府県知事あるいは政令指定都市・中核市長による)でなされる．
- ・手　続：窓口は福祉事務所，市町村役場あるいは地区担当の民生委員．福祉事務所は医療機関へ要否意見書を発行し，それに基づいて医療券を交付する．

## 2) 生活費への援助
### (1) 傷病手当金

病気療養のため勤務ができずに給料を受けられなくとも，安心して療養に専念できるように生活を保障する制度である．
- ・対　象：健康保険，船員保険，共済組合の各医療保険に加入する者．
- ・支給要件：次のすべてに該当すること．すなわち，
  - ①疾病や負傷のため療養給付を受けている，
  - ②労働に服することができない，
  - ③休業前3日間の待機期間がある(この期間が連続している)，

## VI. 社会経済的問題への援助

　　　　　　　　　④給料が支給されていない(支給されていても,その額が傷病手当金より少ない),
である.
・給付額：健康保険や船員保険では1日につき標準報酬日額(健康保険で定められた)の60％,共済組合では1日につき標準報酬日額の65％に相当する額(地方共済は80％).ただし,給料が支給されている場合には傷病手当金と給料との差額.
・給付期間：健康保険と共済組合では支給開始日から1年6か月,船員保険では3年.
・手　続　窓口は健康保険と船員保険は社会保険事務所,共済組合は各組合.

### (2) 生活福祉資金(生活資金)の貸付

療養資金の貸付と同時に生活資金も利用できる.
・対　象：疾病もしくは負傷により療養している者で,療養資金の貸付を受けている者.
・融資限度額：療養期間中(原則として1年以内)に無利子で融資.融資限度額は月額67,000円,必要と認められる場合月額102,000円(平成10年4月現在).
・償還方法と期間：年賦,半年賦,月賦.償還期間は5年以内であるが,据置期間として6か月.
・手　続：窓口は市町村社会福祉協議会または地区担当の民生委員.

### (3) 生活保護

最低生活費に収入が満たない場合には生活扶助をはじめその他の扶助を受けることができる.これらの扶助は現金で支給される.
・手　続：窓口は福祉事務所,市町村役場あるいは地区担当の民生委員.福祉事務所では申請された世帯の最低生活費と収入を認定し,その過不足によって保護の要否を決定する(原則として申請から14日以内).

# 3 社会復帰計画への援助

## 1）身体障害者福祉法

本法は身体障害者の自立と社会経済活動への参加を促進するため，身体障害者を援助し，および必要に応じて保護し，もって身体障害者の福祉の増進を図ることを目的としている．本法の対象となる身体障害者は，
　①視覚，聴覚，平衡機能，音声言語機能，肢体不自由，内臓(心臓，腎臓，呼吸器，膀胱・直腸，小腸など)機能に同法で定める障害があること，
　②満18歳以上の年齢にあること，
　③身体障害者手帳の交付を受けていること，
の3つの要件を満たしている者をいう．
　脳卒中に起因する身体障害者に対するサービスは以下の通りである(平成10年4月現在)．

### （1）身体障害者手帳の交付

脳卒中患者で身体障害者手帳(身障手帳と略す)の対象となるのは，主として肢体不自由(上肢，下肢，体幹)と音声言語機能障害である．前者の障害等級は1〜7級，後者は3・4級となっている(実際に身障手帳が交付されるのは1〜6級となる者)．
　・手　続：窓口は福祉事務所あるいは市町村役場．都道府県知事または政令指定都市・中核市長に申請し，その審査により交付される．申請に際して指定医(都道府県知事または政令指定都市・中核市長より)の診断書が必要である．

### （2）更　生　医　療

身体上の障害を軽減・除去し，日常生活能力や職業能力の回復向上を図るために行う医療給付である．
　・費　用：医療保険の自己負担分を給付対象とするが，対象者世帯の前年度の所得税額などに応じて自己負担．
　・手　続：窓口は福祉事務所あるいは市町村役場．身体障害者更生相談所(更生相談所と略す)の判定後に，福祉事務所や市町村役場から医療券の交付を受け，厚生大臣または都道府県知事(政令指定都市・中核市長を含む)による指定医療機関で診療を受ける．

## VI. 社会経済的問題への援助

### （3）補装具の交付
身体上の障害を補うための用具の交付・修理．補装具の種目は補装具交付基準表に定められている．脳卒中患者では装具や車椅子などがある．
- 費　用：対象者世帯の前年度の所得税額などに応じて自己負担．
- 手　続：窓口は福祉事務所あるいは市町村役場．申請に際して更生相談所の判定を受ける必要がある．

### （4）居宅生活支援事業

#### i）ホームヘルプサービス事業
- 対　象：重度の障害のため日常生活を営むのに支障がある身体障害者（身障手帳1・2級該当）．
- 事業内容：①入浴，排泄，食事などの介護，
　　　　　②調理，洗濯，掃除などの家事，
　　　　　③生活や身上などに関する相談・助言，など．

ただし，派遣回数や提供されるサービス内容などは市町村により身体状況や世帯状況などを勘案して決定される．

- 費　用：対象者世帯(生計中心者)の前年度の所得税額に応じて自己負担があり，250～930円/時間(生活保護法による被保護世帯や所得税の非課税世帯で無料)．
- 手　続：窓口は市町村役場．当該事業を実施する社会福祉協議会などを経由することも可能．

#### ii）デイサービス事業
- 対　象：在宅の身体障害者またはその介護を行う者．
- 事業内容：①基本事業(機能訓練，社会適応訓練，介護方法の指導，健康指導など)，
　　　　　②創作的活動事業(手芸，工作，絵画などの技術援助と作業)，
　　　　　③入浴サービス，
　　　　　④給食サービス，
　　　　　⑤送迎サービス，など．

これらのうちから実際に提供するサービスを選択可能であるため，市町村によってサービス内容は異なっている．

- 費　用：無料または低額の料金．ただし，入浴および給食サービスなどについては原材料費の実費を自己負担．
- 手　続：窓口は市町村役場．身体障害者福祉センターや身体障害者デイサービスセンターへの通所により実施される(入浴・給食サービスは訪問事業として可)．

#### iii）短期入所(ショートステイ)事業
- 対　象：在宅の重度身体障害者(身障手帳1・2級該当)．
- 保護要件：重度身体障害者の介護を行う者の疾病やその他の理由(冠婚

葬祭，出産，出張，転勤，学校等の公的行事への参加など）により，当該障害者が居宅において介護を受けることができず一時的な保護を必要とする場合に利用可能．
・保護期間：原則として7日以内であるが，市町村長が判断してやむを得ないと認める場合には，必要最小限の範囲で延長可．
・費　用：飲食物相当額を自己負担（生活保護法による被保護世帯では減免）．
・手　続：窓口は市町村役場．市町村が指定した身体障害者更生援護施設（療護，重度更生，重度授産）が利用可能．

### （5）日常生活用具の給付
・対　象：在宅の重度身体障害者（身障手帳1・2級該当）．
・給付内容：日常生活を容易にするために用具の給付・貸与を行う．給付などの対象となるのは浴槽，便器，特殊寝台，入浴補助用具などの42種目であり，そのうち福祉電話とファックスが貸与の対象である．ただし，給付等の対象となる種目は対象者の障害種類および程度によって異なる（別表「日常生活用具の種目と性能」に定められている）．
・費　用：対象者世帯の前年度の所得税額等に応じて自己負担（貸与については無料）．
・手　続：窓口は市町村役場．市町村が指定する業者により納入される．

### （6）身体障害者更生援護施設
　脳卒中患者が入所しうる施設の種類とその目的，入所期間を表92に示す．これらのうち更生施設や授産施設は通所でも利用可能．
・費　用：本人の収入およびその扶養義務者の前年度の所得税額などに応じて自己負担（通所の場合にも別途に本人および扶養義務者の収入に応じ

**表92　身体障害者更生援護施設**

| 身体障害者更生援護施設 | 施　設　の　目　的 | 入所期間 |
|---|---|---|
| 肢体不自由者更生施設 | 肢体不自由者を入所させ，その更生に必要な治療および訓練を行う． | 1年 |
| 重度身体障害者更生援護施設 | 重度の身体障害者を入所させ，その更生に必要な治療および訓練を行う． | おおむね5年以内 |
| 身体障害者授産施設 | 身体障害者で雇用されることの困難な者，または生活に困窮する者を入所させ，訓練を行い，職業を与えて自活させる． | 不定* |
| 重度身体障害者授産施設 | 重度の身体障害者で雇用されることの困難な者を入所させ，訓練を行い，職業を与えて自活させる． | 不定* |
| 身体障害者療護施設 | 身体上の著しい障害のため常時介護を必要とするが，家庭ではこれを受けることの困難な最重度の障害者を入所させ，医学的管理の下に必要な保護を行う． | 長期** |

＊：1年未満から5年以上にわたることをいう
＊＊：5年以上をいう

## VI. 社会経済的問題への援助

た自己負担).
- 手　続：窓口は市町村役場．更生相談所で施設入所の要否が判定された後で，市町村長により入所措置がとられる(通所の場合にも同様の手続が必要).

### (7) 本法以外によるもの(関連制度)

#### i) 生活福祉資金の貸付

身体障害者の属する世帯に対して，身体障害者更生資金，生活資金，住宅資金，福祉資金の貸付がある．各資金について表93に示す．
- 対　象：身障手帳所持者の属する世帯．
- 手　続：窓口は市町村社会福祉協議会または地区担当の民生委員．

#### ii) 障害者職業能力開発校

- 身体障害者などを対象として職業訓練を行い，必要な技能を習得させることで就業を容易にし，社会的自立を図るための機関で全国に19校．
- 対　象：身障手帳所持者で義務教育修了者またはこれと同程度の学力を有する者(訓練科目によっては高卒程度の学力が必要)．ただし，障害の種類や程度によって訓練科目制限がある．
- 訓練科目：縫製，経理事務，印刷，OA事務，電子機器，義肢装具などがある．訓練科目は訓練校によって相違する．
- 訓練期間：原則として1年間．ただし，訓練校あるいは訓練科目などによって異なる．

表93　生活福祉資金

| | 身体障害者更生資金 ||||  住宅資金 | 福祉資金 |
|---|---|---|---|---|---|---|
| | 生業費 | 支度費 | 技能習得費 | 生活資金 | | |
| 目的 | 生業を営むのに必要な経費 | 就職するために必要な支度費 | 就職をするために必要な知識技能を習得する経費(3年以内) | 技能習得費または療養資金(1年以内)を受けている間の生活維持に必要な経費 | 住宅の増改築・補修に必要な経費 | 機能訓練回復器具や日常生活の便宜を図るための用具の購入等に必要な経費 |
| 融資限度額 | 1,370,000円以内 必要な場合4,600,000円以内 | 100,000円以内 | 月額27,000円以内 運転免許取得は一括して600,000円 | 月額67,000円以内 必要な場合月額102,000円以内 | 1,450,000円以内 必要な場合2,450,000円以内 | 290,000円以内 必要な場合740,000円以内 |
| 据置期間 | 1年 | 6月 | 1年 | 6月 | 6月 | 6月 |
| 償還期限(据置期間後) | 9年以内 | 8年以内 | 8年以内 | 5年以内 | 6年以内 必要な場合について7年以内 | 3年以内 必要な場合については6年以内 |
| 利率(年)* | 3% | 3% | 3% | 0% | 3% | 3% |

*据置期間中は無利子　　　　　　　　　　　　　　　　　(平成10年4月現在)

・訓練手当など：月額130,000円前後が訓練手当として支給される．食費や寄宿舎費などの必要経費は徴収される．
・手　続：窓口は公共職業安定所．
iii) そ の 他
所得税や住民税などの税金の減免（窓口は市町村あるいは税務署），公共運賃などの割引（窓口は市町村あるいは福祉事務所），NHK受信料の減免（窓口はNHK営業所）などが身障手帳所持者あるいはその属する世帯で対象となる．

## 2）老人福祉法

本法は老人に対し，その心身の健康の保持および生活の安定のために必要な措置を講じ，もって老人の福祉を図ることを目的としている．脳卒中のように障害がある，あるいは健康上に問題のあるといった老人などを対象とするサービスは以下の通りである（平成10年4月現在）．

### （1）居宅生活支援事業
i) ホームヘルプサービス事業
・対　象：おおむね65歳以上の要援護老人（寝たきり老人，介護を要する痴呆性老人，疾病などにより身体が虚弱な老人など，身体上または精神上の障害があって日常生活を営むのに支障がある老人）のいる家庭であって，介護サービスを必要とする場合．ただし，65歳未満の初老期痴呆に該当する者も含まれる．
・事業内容：①身体の介護（食事，排泄，更衣，入浴などの介護），
　　　　　　②家事（調理，洗濯，掃除，買物など），
　　　　　　③相談・助言（生活，身上，介護などに関して）．
派遣回数や利用しうるサービス内容などは，市町村により身体状況や世帯状況などを勘案して決定される．
・費　用：対象世帯（生計中心者）の前年度の所得税額に応じて自己負担があり，250～930円/時間（生活保護法による被保護世帯や所得税の非課税世帯で無料）．
・手　続：窓口は市町村役場．在宅介護支援センターや当該事業などを実施している社会福祉協議会などを経由することも可能．

ii) 日常生活用具給付事業
・対　象：おおむね65歳以上の要援護老人（上記参照）および独り暮らし老人．
・給付内容：日常生活を容易にするために用具の給付などを行う．給付などの対象となる用具には，特殊寝台，マットレス，エアパッド，入浴補助用具，車椅子，移動用リフト，など16種目がある．老人用電話は貸与，車椅子と移動用リフトはレンタルである．ただし，給付などの対象となる種

## VI. 社会経済的問題への援助

目は対象者の身体状況などによって異なる(別表「日常生活用具の種目と性能」に定められている)．
　・費　用：対象世帯(生計中心者)の前年度の所得税額に応じて自己負担(生活保護法による被保護世帯や所得税の非課税世帯で無料)．
　・手　続：窓口は市町村役場．在宅介護支援センターや老人ホームヘルプサービス事業等実施している社会福祉協議会などを経由することも可能．

### iii) 短期入所(ショートステイ)事業

　・対　象：おおむね65歳以上の要援護老人(上記参照)．ただし，65歳未満の初老期痴呆に該当する者も含む．
　・保護要件：要援護老人の介護を行う者の疾病やその他の理由(冠婚葬祭，出産，事故，出張，転勤，看護，学校などの公的行事への参加など)により，当該老人が居宅において介護を受けることができず一時的な保護を必要とする場合．
　・保護期間：原則として7日以内であるが，市町村長が判断してやむを得ないと認める場合には，必要最小限の範囲で延長することが可能．
　・費　用：飲食物相当額を自己負担(特別養護老人ホームで2,230円/日，養護老人ホームで1,720円/日)．ただし，生活保護法による被保護世帯では減免．
　・手　続：窓口は市町村役場．上記と同様に在宅介護支援センターや社会福祉協議会などを経由することも可能．市町村が指定した特別養護老人ホームまたは養護老人ホームが利用可能．

### iv) デイサービス事業

　・対　象：おおむね65歳以上の要援護老人(上記参照)．ただし，65歳未満の初老期痴呆に該当する者も含む．
　・事業内容：①基本事業(生活指導，日常動作訓練，家族介護者教室，健康チェック，送迎など)，
　　　　　　②通所事業(入浴サービス，給食サービス)，
　　　　　　③訪問事業(入浴サービス，給食サービス，洗濯サービス)，
　　　　　　など．
これらのうちから提供するサービスを選択可能であるため，市町村によってサービス内容は異なっている．
　・費　用：入浴サービス，給食サービス，洗濯サービス，日常動作訓練，家族介護者教室等に伴う原材料費などの実費を自己負担．市町村によって異なるが，給食費や入浴料などで500～1,000円/日程度．
　・手　続：窓口は市町村役場．上記と同様に在宅介護支援センターや社会福祉協議会など経由することも可能．訪問事業を除き通所により老人デイサービスセンターや老人福祉センターなどで実施される．

v) 在宅介護支援センター[注2]
・対　象：おおむね65歳以上の要援護者（上記参照），またはその家族など．
・事業内容：①在宅介護に関する各種の相談に対して，電話相談，面接相談などにより総合的に応じる，
②要援護老人を抱える家族などからの相談に対して，在宅介護の方法などについて訪問などにより指導，助言をする，
③公的保健福祉サービスの利用申請手続の受付，代行（市町村などへの申請書の提出）などの便宜を図るなどの公的保健福祉サービスの適用の調整を行う，

などである．
・費　用：無料．
・手　続：直接在宅介護支援センターへ．特別養護老人ホーム，老人保健施設，病院などに併設されている．

## （2）老人福祉施設

脳卒中患者で入所しうる施設の種類とその目的を表94に示す．
・対　象：おおむね65歳以上の老人を対象とするが，とくに必要があると認められる場合には60歳から可能である．ただし，養護老人ホームでは所得制限があり，生活保護法による被保護世帯か市町村民税の非課税世帯が対象．
・費　用：本人の収入および扶養義務者の前年度の所得税額により自己負担．
・手　続：窓口は市町村役場．市町村に設置された入所判定委員会で入所の要否について判定され，市町村長により入所措置がとられる．

表94　老人福祉施設

| 老人福祉施設 | 施 設 の 目 的 |
|---|---|
| 養護老人ホーム | おおむね65歳以上の者で身体，精神，環境上または経済的な理由により居宅において養護を受けることが困難な者を入所させ，養護する．おおむね身の回りのことがひとりでできるのが原則． |
| 特別養護老人ホーム | おおむね65歳以上の者で，身体または精神上著しい障害があるため常時介護を必要とし，かつ居宅においてこれを受けることが困難な者を入所させ，養護する． |

## （3）本法以外によるもの（関連制度）

i) 生活福祉資金の貸付（福祉資金および住宅資金）
・対　象：日常生活に介護を要する65歳以上の高齢者の属する世帯（高齢者世帯）

---

注2）老人福祉法において老人介護支援センターの呼称もあるが，同法における「在宅介護支援センター運営事業等実施要綱」での呼称を用いる．

## VI. 社会経済的問題への援助

- 融資内容：福祉資金および住宅資金を年3％の利子で融資（表93を参照）．
- 融資限度額：福祉資金で290,000円（とくに認められる場合740,000円），住宅資金で1,450,000円（とくに認められる場合2,450,000円）．
- 償還方法と期間：年賦，半年賦，月賦．償還期限は福祉資金では3年以内（とくに認められる場合の貸付では6年以内），住宅資金では6年以内（とくに認められる場合の貸付では7年以内）．両資金の据置期間は6か月で，この期間中は無利子．
- 手　続：窓口は市町村社会福祉協議会または地区担当の民生委員．

### 3）老人保健法

本法は国民の老後における健康の保持と適切な医療の確保を図るため，疾病の予防，治療，機能訓練等の保健事業を総合的に実施し，国民保健の向上および老人福祉の増進をはかることを目的としている．脳卒中により寝たきりの状態など日常生活に支障がある患者が利用しうるサービスは以下の通りである（平成10年4月現在）．

#### （1）老人訪問看護事業

- 対　象：疾病や負傷等により，家庭において寝たきりまたはこれに準ずる状態にある医療受給対象者（「老人医療」を参照）で，主治の医師が必要と認めた者．
- 事業内容：主治の医師の指示に基づいて，訪問看護ステーションから看護婦，理学療法士，作業療法士などが訪問し，介護に重点をおいた看護サービスなどを行う．具体的には，病状観察，清拭，褥瘡の処置，体位変換，カテーテル管理，リハビリテーション，家族の介護指導，などである．訪問回数は週に3回を限度とする．
- 費　用：基本利用料は250円/回．訪問にかかる交通費，その他の利用料の実費を負担．
- 手　続：直接老人訪問看護ステーションへ．ただし，主治の医師から当該ステーションへの指示書の交付が必要．

#### （2）老人保健施設

i）入所サービス

- 対　象：老人医療受給対象者で，
  - ①病弱な寝たきり老人，
  - ②病弱で寝たきりに準ずる状態にある老人，
  - ③痴呆性老人，のいずれかに該当する者．

「病弱」とは，高血圧性疾患，脳血管疾患後遺症などで病状が安定し，入院治療を必要としないが，医師のもとでの医学的管理を必要とする状態である．痴呆性老人については，行動制限を必要とする者や入院治療を必要とする者

は原則として対象とならないが,65歳未満の初老期痴呆に該当する者も含む.
・内　　容：機能訓練(日常生活動作訓練など),看護・介護(体位交換,清拭,食事の世話など),日常生活サービス(娯楽教養のための催しやレクリエーションなど).
・費　　用：食費,日用品,おむつの洗濯代などの経費を利用者が負担.ただし,各施設ごとに利用者負担が設定(月額60,000～70,000円程度).
・手　　続：直接老人保健施設へ.

ⅱ) 在宅サービス(短期入所ケア・デイケア)
・対　　象：老人医療受給対象者で,寝たきりや痴呆などのため日常生活に支障のある者.ただし,65歳未満の初老期痴呆に該当する者も含む.
・内　　容：機能訓練,レクリエーション,給食・入浴サービスなどを実施.原則として短期入所ケアは14日以内,通所で実施されるデイケアは6時間/日となっている.
・費　　用：食費や入浴料など実費を利用者が負担(各施設ごとに設定).短期入所ケアで2,000円/日程度,デイケアで1,000円/日程度.
・手続き：直接老人保健施設へ.

(3) 医療以外の保健事業
ⅰ) 機能訓練
(ⅰ) 機能訓練A型(基本型)
・対　　象：40歳以上の者で,
　　　　　　①医療終了後も継続して訓練を行う必要がある,
　　　　　　②身体機能や精神機能に支障があるにもかかわらず必要な訓練を受けていない,
　　　　　　③老化などにより心身機能が低下している,
のいずれかに該当する者.
・内　　容：医師の判定を受け,医師,理学療法士,作業療法士,保健婦,看護婦などにより,
　　　　　　①歩行,起きあがりなどの基本動作訓練,
　　　　　　②食事,衣服の着脱などの日常生活動作訓練,
　　　　　　③習字,絵画,陶芸などの手工芸,
　　　　　　④レクリエーションやスポーツ,を実施.
・実施場所：市町村保健センター,保健所,老人福祉センター,特別養護老人ホーム,老人保健施設など.
・実施期間：訓練の実施回数はおおむね週2回,実施期間は原則として6か月を1期間とする(継続実施の適否を訓練効果などを勘案して判定).
・費　　用：無料.
・手　　続：窓口は市町村役場.市町村が医師の判定を得て,訓練施設の整備状況や訓練担当者の状況を考慮して訓練者を決定.

## VI. 社会経済的問題への援助

(ii) 機能訓練B型(地域参加型)
・対　象：40歳以上の者で，老化などにより心身機能が低下している者．ただし，日常生活自立度が「障害老人の日常生活自立度(寝たきり度)判定基準」のランクJに該当する(何らかの障害などを有するが，日常生活はほぼ自立し，独力で外出する)者．
・内　容：医師の判定後に，保健婦，看護婦，理学療法士，作業療法士，介護福祉士等の保健・医療・福祉関係職種を中心に地域ボランテイアを活用し，①レクリエーション，スポーツ，絵画・工作などの創作を主体とした活動，②交流会，懇親会および地域の諸行事への参加等を主体とした活動，を実施．
・実施場所：上記の場所(機能訓練A型参照)のほかに，集会場，体育館，公園など．
・実施期間：実施回数はおおむね週1回，実施期間は原則として1年を1期間とする(継続実施の適否は訓練効果などを勘案して判定)．
・費　用：無料．
・手　続：機能訓練A型と同様．

ii) 訪問指導
・対　象：40歳以上の者で，家庭において寝たきり状態あるいはこれに準ずる状態にある者，健康診査等で健康管理上訪問指導が必要と認められる者，痴呆性老人(精神症候を呈するまたは行動異常を有する者を除く)．
・内　容：主治医の指導のもとに，その指導のもとに保健婦や看護婦などが実施する．その具体的な指導内容としては，
　　①家庭における療養方法に関する指導，
　　②家庭における看護方法などに関する指導，
　　③家庭における機能訓練方法に関する指導，
　　④痴呆に対する正しい知識，緊急の場合の相談先に関する指導，
　　⑤住宅改造，諸制度の活用方法などに関する指導，など．
・費　用：無料．
・手　続：窓口は市町村役場．本人や家族からの申請によるほか，医療機関や福祉関係機関からの依頼などにより対象者を把握し，選定する．

## 4) 障害年金

　わが国の年金制度は原則として国内に居住する20歳以上60歳未満の者全員を国民年金に加入させ，公的年金に共通する基礎年金を支給する制度としている．さらに，厚生年金や共済年金については原則として報酬比例の年金を支給する「基礎年金に上乗せ」の制度とし，いわゆる二階建の年金制度となっている．障害給付において，障害の原因となった傷病の初診日における加入制度により，国民年金からは障害基礎年金が，厚生年金(共済年金)からは

障害基礎年金に上乗せする障害厚生年金(障害共済年金)が支給される．表95に障害基礎年金と障害厚生年金を示す．なお，共済年金は厚生年金と類似する給付設計となっている．

表95　障 害 年 金

| | 受給要件 | 給付内容 | 受給期間 | 窓口 |
|---|---|---|---|---|
| 障害基礎年金 | 下記の要件に該当していること．<br>①初診日において被保険者であること，または，被保険者であった者で，日本国内に住所を有し，かつ60歳以上65歳未満であること．<br>②初診日の前日に保険料納付済期間が加入期間の3分の2以上あること(ただし，平成18年4月1日前に初診日がある傷病による障害については，上記の要件を満たさなくとも，初診日前の1年間に保険料滞納期間がなければ障害基礎年金を支給するなどの特例がある)．<br>③障害認定日(初診日から1年6月を経過した日またはその期間に傷病が治るあるいは固定した日)において国民年金法施行令別表の1級または2級の障害程度に該当すること． | 障害基礎年金の額は定額であり，以下の年金額(年額)が給付される．<br>1級　799,500円×1.25<br>2級　799,500円<br>また，障害基礎年金の受給者が受給権を得た時に，その人によって生計を維持している18歳未満の子，または20歳未満で障害程度が国民年金法施行令別表の1・2級に該当する子がいる場合には，以下の加算がなされる．<br>加算額(年額)<br>1人目・2人目の子(1人につき)<br>　　　　　　　　230,000円<br>3人目以降(1人につき)<br>　　　　　　　　76,700円 | 障害認定日の属する月の翌月から，死亡または1・2級の障害に該当しなくなった日の属する月までである． | 窓口は初診日に加入していた制度により異なる<sup>注3)</sup>． |

---

注3)：窓口は初診日に加入していた制度により，国民年金の被保険者(60歳以上65歳未満の老齢基礎年金待機者を含む)では市役所あるいは町村役場，厚生年金の被保険者では事業所(最後に勤務したあるいは現在勤務している)を管轄する社会保険事務所である．

注4)：報酬比例の年金額
　　平均標準報酬月額*×7.5/1000×被保険者期間の月数**×スライド率***
　　* 平均標準報酬月額＝被保険者期間の標準報酬月額の合計/被保険者期間の総月数(標準報酬月額は各人の報酬額を30段階に区分した標準報酬月額表から定めた報酬額)
　　** 被保険者期間の月数が300月に満たない場合には300月として計算する．
　　*** 物価スライド率で変動する．平成10年4月現在では，1.025である．

注5)：65歳未満の配偶者がいる場合，230,000円の配偶者加給年金が加算される(平成10年4月現在)．ただし，65歳になると打ち切られる．

## VI. 社会経済的問題への援助

| | | | | |
|---|---|---|---|---|
| 障害厚生年金 | (1) 障害厚生年金(1・2級)<br>被保険者期間中に初診日がある傷病および障害基礎年金に該当する障害(1・2級)があるなど障害基礎年金の受給要件を満たしていること．<br>(2) 障害厚生年金(3級)<br>障害程度を除き，障害基礎年金の受給要件を満たしていること．障害程度は厚生年金保険法施行令別表第一に該当していること．<br>(3) 障害手当金<br>①初診日において被保険者であること．<br>②初診日から起算して5年を経過するまでの間に，厚生年金保険法施行令別表第二に該当する障害があること． | 厚生年金加入者のうち，1・2級のものには，障害基礎年金に加えて，以下の厚生障害年金(年額)が支給される．3級のもの，障害手当金に該当するものは以下の障害厚生年金(年額)・障害手当金のみの支給となる．<br>(1) 1級<br>報酬比例の年金額[注4]×1.25<br>　　＋配偶者加給年金[注5]<br>(2) 2級<br>報酬比例の年金額＋配偶者加給年金<br>(3) 3級<br>報酬比例の年金額<br>ただし，年金額が599,600円に満たない場合には，599,600円が支給される．<br>(4) 障害手当金<br>平均標準報酬月額[1]×7.5/1000×<br>　　被保険者期間の月数<br>被保険者期間の月数が300月未満の場合には300月で計算する．<br>ただし，手当金が1,170,000円に満たない場合には，1,170,000円が支給される． | 障害認定日の属する月の翌月から，死亡または3級の障害に該当しなくなった日の属する月までである．障害手当金では，裁定後に一時金として一括支給される． | 事業所(最後に勤務したあるいは現在勤務する)を管轄する社会保険事務所である． |

(平成10年4月現在)

# 4 介護保険法の概要

　本制度の目的は，要介護者および要支援者がその有する能力に応じて自立した日常生活を営むために必要な介護サービスを，国民の共同連帯の理念に基づいて必要な保険給付を行い，国民の保健・医療・福祉の向上を図ることである．
　保険給付を行うに際しての基本的理念として，以下の事項に配慮することが強調されている．すなわち，
　①リハビリテーションなどによる要介護状態の軽減および予防の重視，
　②医療との十分な連携，
　③被保険者の自由な選択による被保険者にふさわしいサービスの提供，
　④民間活力の活用による多様な事業者・施設によるサービスの提供，
　⑤総合的・効率的な保健・医療・福祉サービスの提供，
　⑥在宅における自立した日常生活の重視，である．
　以下に介護保険の概要について示す．なお，本制度は平成12年4月1日から施行される．

## 1）保　険　者

　保険給付，保険料の賦課・徴収，保険財政の運営など介護保険事業を行う主体である保険者は，住民に最も身近な行政単位である市町村(特別区を含む)である．

## 2）被 保 険 者

　介護保険制度の被保険者(加入者)は40歳以上の国民である．被保険者のうち，65歳以上の者を第1号保険者，40歳以上65歳未満の者を第2号保険者とする．

## 3）要介護認定

　介護保険制度において被保険者が保険給付を受けるためには，被保険証を添えて市町村に申請する．市町村は申請者の排泄・入浴などの日常生活動作などについて面接調査を実施し，併せて申請者の主治の医師からの意見を求めなければならない．調査結果と主治の医師の意見書は介護認定審査会(市町村長によって任命された保健・医療・福祉に関する学識経験者)によって審

## VI. 社会経済的問題への援助

査・判定される．その結果，要介護者とされるのは，
　①要介護状態にある65歳以上の者，
　②要介護状態にある40歳以上65歳未満の者で，その原因である身体上または精神上の障害が加齢に伴って生ずる心身の変化に起因する疾病であって政令で定めるもの(特定疾病)によるもの，である．
　要支援者とされるのは，
　①要介護状態になるおそれがある65歳以上の者，
　②要介護状態になるおそれのある40歳以上65歳未満の者で，その要介護状態の原因である身体上または精神上の障害が特定疾病によるもの，である．
　審査・判定の結果は原則として申請から30日以内に市町村から申請者へ通知される．

### 4）給付対象となるサービス

保険給付の対象となるサービスは，在宅サービスと施設サービスに大別される．在宅サービスについては，要介護者および要支援者と認定された者が利用でき，その要介護度に応じて保険給付される額が決定される(利用者が給付額内で利用するサービスを選択)．施設サービスについては，要介護者と認定された者を給付対象とし，特別養護老人ホーム，老人保健施設，療養型病床群(老人性痴呆疾患療養病棟や介護力強化病院も含む)などの3類型の施設が給付対象施設であり，各施設類型ごとに要介護度に応じた給付額が設定される．

#### （1）在宅サービス

##### ⅰ）要介護者に対する給付

###### （ⅰ）居宅介護サービス費

市町村は，要介護者が指定居宅サービス事業者(都道府県知事が指定した)が提供する指定居宅サービスを受けたとき，居宅介護サービス費を支給する．
居宅サービスの種類
①訪問介護(ホームヘルパーが家庭を訪問して介護や家事の援助を行う)
②訪問入浴介護(家庭を訪問し，浴槽を提供して行われる入浴の介護を行う)
③訪問看護(看護婦などが家庭を訪問して看護を行う)
④訪問リハビリテーション(理学療法士や作業療法士などが，家庭を訪問してリハビリテーションを行う)
⑤通所介護(デイサービスセンターなどにおいて，入浴，食事の提供，機能訓練などを行う)
⑥通所リハビリテーション(理学療法士や作業療法士などが施設においてリハビリテーションを行う)

⑦福祉用具貸与(車椅子やベッドなどの福祉用具の貸与を行う)
⑧居宅療養管理指導(医師,歯科医師,薬剤師などが家庭を訪問して療養上の管理や指導を行う)
⑨短期入所生活介護(介護を必要とする者を福祉施設に短期あずかる)
⑩短期入所療養介護(介護を必要とする者を医療施設に短期あずかる)
⑪痴呆対応型共同生活介護(痴呆のため介護を必要とする者が10人程度で共同生活を営む住居で介護を行う)
⑫特定施設入所者生活介護(有料老人ホームなどにおいて提供される介護なども介護保険の対象とする)

(ⅱ) **特例居宅介護サービス費**

市町村は,以下の場合に特例居宅介護サービス費を支給する.
①要介護認定の申請前に緊急その他のやむ得ない理由により指定居宅サービスを受けた場合
②指定居宅サービス以外の居宅サービスまたはこれに相当するサービス(基準該当居宅サービス)を受けた場合
③指定居宅サービスおよび基準該当居宅サービスの確保が困難である離島その他の地域でこれらに相当するサービスを受けた場合
④上記①～③の組み合わせなど

(ⅲ) **居宅介護福祉用具費**

市町村は,入浴または排泄の用に供する福祉用具その他の厚生大臣が定める福祉用具(特定福祉用具)を購入したとき,居宅介護福祉用具購入費を支給する.

(ⅳ) **居宅介護住宅改修費**

市町村は,手すりの取りつけ,その他の厚生大臣が定める種類の住宅改修を行ったときに,居宅介護住宅改修費を支給する.

(ⅴ) **居宅介護サービス計画費**

市町村は,指定居宅介護支援事業者(都道府県知事により)による指定居宅介護支援(居宅サービス計画の策定,事業者との利用調整など)を受けたとき,居宅介護サービス計画費を支給する.

(ⅵ) **特例居宅介護サービス計画費**

市町村は,以下の場合に特例居宅介護サービス計画費を支給する.
①指定居宅介護支援以外の居宅介護支援またはこれに相当するサービス(基準該当居宅介護支援)を受けた場合
②指定居宅介護支援および基準該当居宅支援の確保が困難である離島,その他の地域でこれらに相当するサービスを受けた場合

ⅱ) **要支援者に対する給付(予防給付)**

要介護者に対する給付と同様に,要支援者に対する給付対象となるサービスの種類と内容が定められている.

## VI. 社会経済的問題への援助

（ⅰ）居宅支援サービス費
市町村は，指定居宅サービス事業者から指定居宅サービス（上記の居宅サービスから⑪痴呆対応型共同生活介護を除外）を受けたとき，居宅支援サービス費を支給する．
（ⅱ）特例居宅支援サービス費（特例居宅介護サービス費と同様）
（ⅲ）居宅支援福祉用具購入費（居宅介護福祉用具費と同様）
（ⅳ）居宅支援住宅改修費（居宅介護住宅改修費と同様）
（ⅴ）居宅支援サービス計画費（居宅介護サービス計画費と同様）
（ⅵ）特例居宅支援サービス計画費（特例居宅介護サービス計画費と同様）

（2）施設サービス（要介護者に対する給付）
ⅰ）施設介護サービス費
市町村は，以下の指定施設サービス等を受けたときに，施設介護サービス費を支給する．
（ⅰ）指定介護福祉施設サービス
都道府県知事が指定する介護老人福祉施設（特別養護老人ホーム）に入所し，施設サービス（指定介護福祉施設サービス）を受ける場合
（ⅱ）介護保健施設サービス
介護老人保健施設（都道府県知事の許可した）に入所し，施設サービス（介護保健施設サービス）を受ける場合
（ⅲ）指定介護療養施設サービス
都道府県知事が指定する介護療養型医療施設（療養型病床群等を有する病院または診療所）に入院し，施設サービス（指定介護療養施設サービス）を受ける場合
ⅱ）特例施設介護サービス費
市町村は，要介護認定の申請前に緊急その他やむを得ない理由により，指定施設サービスなどを受けた場合に，特例施設介護サービス費を支給する．

5）利用者負担
在宅サービスについては，サービスの利用機会に応じて利用者がその費用の１割を自己負担とする．ただし，居宅介護サービス計画および特例居宅介護サービス計画の利用には自己負担はない（居宅支援サービス計画と特例居宅支援サービス計画も同様）．施設サービスについては，食費および日常生活費を自己負担としている．

［砂子田　篤］

# VII

# 脳卒中の障害構造

# 1 障害の階層モデル

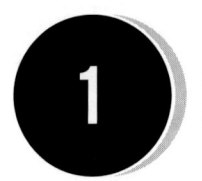

## 1）医学モデルと障害モデル

　リハビリテーション医療は，急性期医療のように病理と症候から診断がつけば治療方針が立てられ，病気の予後が予測できるというものではない．脳卒中患者の多くは後遺障害をもって生活してゆく．そこでは生活活動を遂行するのに必要な心身能力を保持し，加えて物理的・社会的な生活環境のなかでそれぞれの役割を果たし，質の高い生活を送ることが望まれる．リハビリテーション医療は急性期の医療から始まって，患者のこうした生活領域までをカバーしなければならない．近年，高齢化社会の進展とともにリハビリテーションは医療施設から地域医療へと領域を広げることが期待され，これに伴い老人医療・老年学との境界も必然的に重なり合うようになっている．リハビリテーション医学は社会医学である．

　リハビリテーション医療の特徴と高齢化社会の到来とに対応して，近代の「医学モデル」を拡張し，疾病の諸帰結までも射程にいれた「障害モデル」がリハビリテーション医療のモデルとして広く用いられている．世界保健機関(WHO)の国際障害分類(ICIDH)によれば，従来の医学モデルは疾病概念を

　　病因(etiology)→病理(pathology)→発現(manifestation)

という一連の因果系列で理解する．脳卒中をはじめとする中枢神経系の疾病をこのモデルでみるとき，中枢神経系の病理は患者の症状と徴候（症候）として発現する．疾病ごとにこれを記載して集大成したのが神経症候学である．この因果系列を逆にたどって，発現している症候をみれば，その特定の組合せから病理や病因が推論され，疾病の診断がつけられる．診断は疾病の治療方針を教え，その予後の予測をも可能にするとされる．医学モデルでは，疾病をあたかも病者個人とは関係のないものであるかのように扱う．因果関係の解明に基づく近代自然科学の一員に仲間入りする際，医学が採用したパラダイムが医学モデルであった．

　これに対して1980年，世界保健機関は「疾病の諸帰結」を捉える概念枠として「障害モデル」を提唱した．障害モデルは次の一連の系列で示される．

　　疾病または変調(disease or disorder)：機能障害(impairment)→能力低下(disability)→社会的不利(handicap)

　ここで機能障害，能力低下，社会的不利の定義は以下のように与えられて

## VII. 脳卒中の障害構造

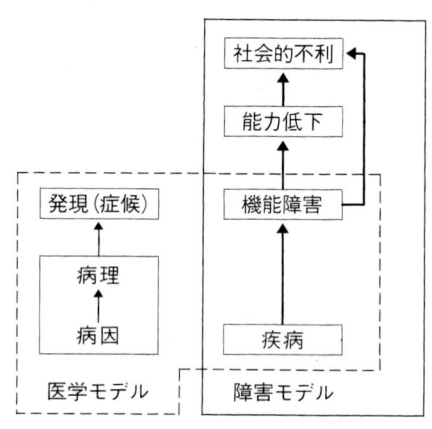

図239 障害の階層モデル

いる．

・機能障害(形態異常を含む)：保健活動に関連して用いられる場合，機能障害とは心理的，生理的，解剖学的な構造または機能の何らかの喪失または異常である．

・能力低下：保健活動に関連して用いられる場合，能力低下とはある活動を，人間にとって正常と考えられる仕方または範囲において行う能力の(機能障害の結果起こった)何らかの制限または欠如である．

・社会的不利：保健活動に関連して用いられる場合，社会的不利とは機能障害あるいは能力低下の結果としてその個人に生じた不利益であって，その個人にとって(年齢，性，社会・文化的諸因子からみて)正常な役割を果たすことを制限あるいは妨げるものである．

以上の障害モデルを医学モデルと対比して示すと図239のようになる．国際障害分類の考えでは，図239に示すように疾病(または変調)と機能障害の関係は医学モデルの病理とその発現に対応する．したがって，障害モデルの特徴は何といっても能力低下と社会的不利を「障害」の中核概念に据えた点にある．リハビリテーション医療にとっては，「能力低下(disability)」がこのモデルの鍵になる概念である．

## 2) 障害モデルとは何か

リハビリテーション医療は患者の診断にとどまらず，機能障害，能力低下そして社会的不利という観点から患者の障害を把握する．言葉のうえではWHOが提唱するこの概念区分はリハビリテーション医療に広く定着しているようにみえる．しかし，これらの概念や概念間の関係はわかりにくい．自然科学を範とした医学モデルとちがい，疾病とその諸帰結の系列は物理的な原因・結果の関係では理解できない．それだけでなく，この障害モデルの概念的枠組み自体が不鮮明のままであることも否定できない．機能障害は器官

# 1. 障害の階層モデル

レベル，能力低下は個体レベル，そして社会的不利は社会関係のレベルで障害を捉えるという程度から理解が進まない．また，機能障害は筋力低下や関節可動域制限，能力低下は実用歩行の獲得やADL自立で評価するというように，概念がその測り方(操作的定義)に短絡して用いられている．この状況では「脳卒中の障害構造」といっても，そもそもデータを分析する際の指針が得られない．

近年，欧米の研究者の間では，障害概念がより明確に理解でき，とりわけ研究の有効な枠組みを提供するものとしてNagiの障害モデルに依拠するものが多い(Nagi 1991；Verbrugge et al. 1994)．このモデルは図240bに概念的に示すように，WHOモデルの能力低下と機能障害の中間に「機能的制約」というカテゴリーを区別する．これは個体レベルでみた行為動作の遂行制限のことであり，操作的には心身の基礎的な動作(行為)課題の成績を実験室的な条件のもとでできるだけ客観的に測定して評価できるものとされる．この機能的制約という障害のレベルが加わった結果，Nagiのモデルの「能力低下」は活動，すなわち日常生活活動(ADL)の困難度を意味するものとして概念が鮮明になる．それとともに，この障害レベルははじめから物理的，社会的な生活環境のなかでの活動の不自由を評価することになる．リハビリテーション医療が病院施設から地域へ，そして地域老人の能力低下にまで領域を広げる必要に直面している現在，Nagiのいう意味での「能力低下」の評価はますます重要性を増している．これはただちに「社会的不利」の評価には解消できない独自の障害のカテゴリーである．

以上のように，障害モデルの概念区分自体がいまだに共通の解釈が得られていない状態である．この事情もあり，現在，国際障害分類も20年ぶりの改訂作業が大詰めを迎えているところである．このような動きも頭に入れながら，脳卒中の障害構造を分析するために，あらかじめ脳卒中における「障害モデル」とは何かを掲げる．

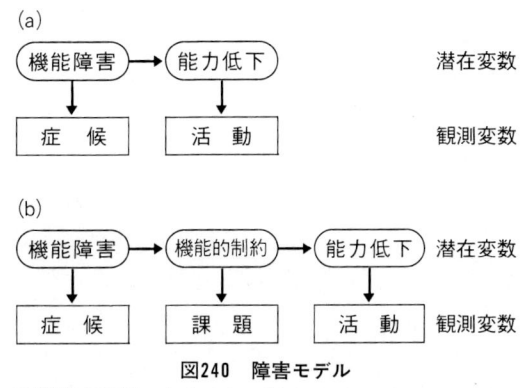

**図240 障害モデル**
国際障害分類によるモデル(a)とNagiによるモデル(b)．

## 3）機能障害―中枢神経系の機能異常

　医学モデルとの対応からみて，障害モデルの「機能障害」を病理の発現，顕在化とみるのは自然である．脳卒中の神経症候はこれに当たる．たとえば，感覚器官という臓器のレベルからみて，臨床的な検査により感覚機能の喪失または異常が検出される．「感覚障害」である．

　神経症候学は中枢神経系の病理に特異的に敏感な所見を抽出したものである．多彩な神経症候から病変部位と診断を特定する．たとえば，脳卒中患者の感覚機能の臨床検査では触，振動，圧，温度，深部感覚など多方面から，また顔面，上肢，下肢に渡ってその程度が調べられる．これらが全体として「何を測っているのか」といえば，中枢神経系の病変部位とその広がりや程度である．このような病理と症候の因果関係を集大成したのが，中枢神経系の神経症候学にほかならない．

　もちろん，障害モデルの定義に従えば，脳卒中の「機能障害」をその病変部位の画像診断や，あるいは骨関節などの特定器官の疾病により評価する立場もありうる．しかし，脳卒中のような中枢神経系の疾病では，その症候学の伝統に従って，まずは患者の神経症候から機能障害を評価するのが定義上も，実際問題としても最も自然なことというべきである．

　脳卒中の神経症候学は病理や疾病のメカニズムを実体として特定はできない．病理は今日の脳の画像診断といえども直接観察するには限度がある．古典的な脳の機能局在論の想定に反して，多彩な症候をもたらす原因は脳の特定部位や単一のメカニズムにあるとは限らない．神経症候学が何を測っているかといえば，それは今のところ中枢神経系のひとつの機能単位，機能地図の存在とその機能の異常である．

　このように，中枢神経系には感覚機能など心身の多様な機能単位があると仮定して，それぞれの異常や喪失を多岐に渡る神経症候学的所見を指標として捉える．機能単位はそれ自体を直接観測できる実体ではなく，今のところ抽象的な構成概念として理解される．これが障害モデルのいう「機能障害」である．中枢神経系の機能単位の多様さに対応して，その機能障害も運動麻痺，感覚障害，運動失調などと多岐に渡り，それぞれが統計的な意味でほぼ独立な現象であると考えられる．すなわち，機能単位もその異常も多次元の構成をとるものであろう．

　これに対して，神経症候学的臨床所見は直接に観察測定しうるものであり，症候学の伝統が信頼できる指標を確立してきた．これら所見を数値化して扱う立場では，これを「観測変数」と呼ぶ．たとえば，下肢の表在感覚障害の有無を１，０で表すなどである．そして多数の観測変数を通じて測定していると仮定する対象も数値化しうるとして，これを「潜在変数」と名づける．さながら「群盲象を撫でる」がごとく，目にみえない中枢神経系の機能単位

の異常(機能障害)を神経学的測定手段により知ろうとするのが，神経症候学の立場である．

　脳卒中の障害構造の分析のために，障害モデルにおける「機能障害」を神経症候を指標として評価する立場で，以上の関係を図240に概念的に示しておく．WHOとNagiのモデルはこの点では同じであるが，図240では臓器レベルの「構造・機能の喪失・異常」の観測値がそのまま「機能障害」だという立場はとらない．潜在変数としての機能障害は多次元からなり，観測変数としての症候も機能障害ごとに多岐に渡るが，図240は簡略化して示している．機能障害が因果的に先であり，その結果(発現)が症候を指標として観測されるものとして，「機能障害」から「症候」に向けて矢印が引いてある．とりあえず統計的には多数の観測変数についての因子分析を想定し，これにより抽出された因子を潜在変数と考えておいてよい．因子のスコアを潜在変数の値とみなして，機能障害などの構成概念も「測る」ことができる(習慣的に潜在変数は楕円で，観測変数は四角でくくって表す)．

## 4) 機能的制約—基礎的な心身能力の障害

　ここでは，神経症候などで測る構成概念として，障害モデルの機能障害を捉えた．機能障害を直接に臓器器官の構造・機能の喪失または異常としては考えない立場である．しかし，これだけでは従来の医学モデルと同様，症候などの検査が関心をもつのはその原因，すなわち中枢神経系の機能障害の特定である．これに対して，障害モデルとリハビリテーション医療が関心を寄せるのはあくまで，「能力低下」をもたらすものとしての「機能障害」であり，その評価である．同じく症候といっても元来の神経症候学とは関心のベクトルが逆である．この事情のために，リハビリテーション医療では「機能障害」の取扱い方に混乱が起こっている．

　実際，脳卒中などの中枢神経障害のリハビリテーション医療では，「機能障害」を評価する手段として神経症候以外に独特の観測変数を用いている．すなわち，身体機能では筋力や関節可動域，バランス機能や呼吸循環器系のフィットネス，運動麻痺にはブルンストローム・ステージなど，また認知機能でも各種のテストバッテリーが活用される．これらは，もはや中枢神経系の機能地図を描く手段ではない．患者に日常生活活動の障害(能力低下)をもたらす心的，身体的な基礎的能力を評価したいのである．

　筋力低下などは，より直接に活動の困難を帰結する要因であり，これに比べれば神経症候や病理は間接的にしか日常生活活動に影響しない．しかも筋力低下などは神経症候のように病理に還元して理解することができない．たとえば，元来ポリオを対象とした初期の筋力テストは，たしかに筋力と残存する運動ニューロンとの対応を仮定していたのであり，この関係は後に病理的な所見により確証をえた．しかし，脳卒中のような上位中枢の障害ともな

## VII. 脳卒中の障害構造

ると，今日のところこのような対応関係を明らかにできる段階にはない．

こうして，リハビリテーション医療では，筋力低下などの検査は神経症候学に属さない独自かつ不可欠な評価手段となっている．従来，これらも症候と同様に脳卒中の「機能障害」の評価尺度とされてきたのだが，またこの点が障害モデルにおける機能障害，さらには機能障害と能力低下の関係を分かりにくくしている原因である．これに対してNagiのモデル（図240 b）では，リハビリテーション医療に独自な筋力低下などにより評価する障害を「機能的制約」として概念的に独立させる．Nagiの障害モデルや「機能的制約」という名称の是非は別としても，ここに障害の独自のレベルを想定することはリハビリテーション医療の実際からみても必要である．

Nagiのモデルが機能的制約という言葉で指し示す障害のレベルは，医学モデルとは異質な「能力モデル」を考えれば理解しやすい．能力とは特定の課題を遂行するために必要と仮定される個人の資源である．能力はもちろん構成概念（潜在変数）であり，知的能力は各種の知能テストで測るものと操作的に定義されている．知能は一次元とは限らず，数学的能力と国語能力は別であるかもしれない．WAISでは言語性IQと動作性IQを分けて算出する．

これにならって「運動能力」も考えられる．運動課題を遂行するに必要な各人の資源である．これまで健常な若者を対象に多数の運動能力テストが施行され，そこから相互に独立な因子として多次元の運動能力が抽出されている．心理学者のFleishmanによれば，筋力，バランス，柔軟性，全身協調性，持久性（スタミナ），そして手指の巧緻性（スキル）を必要とする各種の心理・運動能力が，運動能力の構成因子である．従来の機能障害の尺度，筋力低下などがこれら運動能力の低下に対応することが分かる．

「能力モデル」を参照するなら，リハビリテーション医療に独特な知能低下や筋力低下などは認知・運動「能力」を基礎的な課題遂行テストを手段として測るものと理解できる．能力モデル同様，課題はたとえば1関節の伸展運動から歩行のような多関節に及ぶ動作をみる．運動課題は物的，人的支援なしに患者本人が行うべきものであり，また物理的，社会的環境から影響を受けない条件でできるだけ客観的に測定する．「能力」は客観的に評価できるものであり，患者本人あるいは近親者からの聞き取り調査でなく，パフォーマンスの直接測定が望ましい．

近年，老年学の分野で強調されているように，動作課題の遂行能力の評価は二重の意味で必要である（Nagasaki et al. 1995a, b）．第1に，地域で自立した生活を送っている高齢者まで対象にして，その心身能力の老化を簡便安全に評価することが，高齢化社会でますます重要な課題になっている．第2に，これら心身能力の評価はそれ自体として意味があるのでなく，まして成人病の検査手段ではなく，高齢者の日常生活活動の遂行に影響を与える身体的要因を評価したいのである．この考え方はリハビリテーション医療の

障害モデルの拡張といっていい．

　能力モデルと同様に，ここでテスト課題を用いて測っている「機能的制約」は，症候学の場合のように中枢神経系の特定の機能地図ではなく，心身の「能力」という構成概念である．しかし統計的観点からは，潜在変数（能力）を観測変数（テスト課題のパフォーマンス）で測定することに変わりはない．認知的能力と運動能力が独立性が高いことを考えれば，ここでも「機能的制約」は多次元の構成となろう．このような機能的制約が，一方では「機能障害」の帰結であるとともに，障害モデルでいう「能力低下」に直接的に影響する．これが医学的リハビリテーションの中核になる考え方である．脳卒中の障害構造を統計的に分析するために，以上の関係をNagiのモデルに即して図240bに示す．

## 5）能 力 低 下

　次は障害モデルのいう「能力低下」である．国際障害分類では，これは日常生活における諸活動を遂行する能力の制限である．障害者が自立して質の高い生活を送ることができるよう，リハビリテーション医療が評価と治療の中心におく概念である．

　WHOの能力低下の概念には二通りの意味が含まれる．ひとつは日常生活における活動遂行困難度を多面的に評価するものである．身辺処理を中心とした日常生活活動（標準ADL），家事を中心とした道具的ADL（IADL），さらに仕事や余暇活動の困難度までを含む．いずれも，患者がおかれた社会文化的，物理的環境を前提として，活動の制限をみるのである．

　ADLなどの能力低下は，通常多方面の活動を対象とするテストバッテリーを使って評価する．中枢神経系疾患のリハビリテーション医療の臨床で，標準ADL尺度として使われているバーセル・インデックスなどが例である．おのおのの尺度の信頼性や妥当性，さらに尺度が測ると仮定する構成概念の次元などが現在も研究途上にある．また，従来の医療施設中心に行われてきたリハビリテーション医療が，地域医療・福祉にまで拡張を迫られる情勢に対応して，ADL評価もそれに見合った尺度の開発が急がれている．これに伴い，医療専門家が直接検査する尺度だけでなく，地域在住の障害者や高齢者の聞き取り，アンケート形式の調査尺度も多く用いられるようになっている(Kinugasa et al. 1998)．

　他方，ADLの評価にあたっては，「能力低下」という場合の「能力」の定義にあまりこだわるのは適切でない．たしかに国際障害分類の「能力低下」の概念には活動を遂行するに必要な「能力の評価」という一面も含まれている．しかしこの一面はむしろNagiのモデルを参考にして，「機能的制約」という独自のカテゴリーとして分離して理解したほうがよい．先にリハビリテーション医療に独特な筋力低下などを能力モデルにより解釈したとおりであ

る．これは具体的な心身活動が遂行できる能力を，その構成要素（因子）に還元して評価する立場である．おのおのの要素は環境から切り離された条件設定で，個々の行為・動作を課題として測る．たとえば，標準 ADL の評価項目にある「整髪」，これを運動動作とみれば，上肢の運動能力があってはじめて遂行できる．そうすれば，上肢の筋力や関節可動域あるいはリーチの能力として，より実験室的な条件設定で定量的に評価できる「機能的制約」である．他方，これを身だしなみと社交の観点でみれば，障害者の社会的役割活動の制限として「能力低下」を評価することとなる．

　運動能力については，脳卒中患者や高齢者では若年とちがって多くの能力因子が特異的でなく，少数の「一般能力」とも名付けるべき共通因子に統合されるようになる．このような「一般能力」は，個々の能力因子以上に密接に ADL のレベルに影響する，運動能力の総合指標とみなすことができる．実際，リハビリテーション医療や老年学では，さまざまな運動課題をテストバッテリーにして使用しているが，ここでは運動能力というひとつの連続体が仮定されていることが多い．たとえば，体幹下肢運動年齢検査は運動発達過程を軸として，座る，寝返りをするから始めて歩く，走るから閉眼での片足立ちにいたる動作の可否をスコア化し，その合計点で運動能力を評価する．この総合得点はもはや個々の動作能力の評価ではなく，日常の身体活動ときわめて相関の高い能力の指標である．ADL などとともに，このようなテストバッテリーによる評価も WHO のいう「能力低下」の評価に含まれる．

　本書の脳卒中患者の ADL 評価は基本的 ADL だけでなく，拡大 ADL，そして老研式活動能力指標までを視野にいれている．高齢化社会の到来と社会医療の比重の高まりのなかで，このような概念の拡張はますます重要になるであろうが，今のところ研究がいちばん遅れている分野のひとつである．

## 6）機能障害の帰結としての能力低下

　国際障害分類の障害モデルでは，「能力低下」は「機能障害」の結果であると規定されている．図240a はこの関係を両者の因果的な関係として矢印で示している．因果関係は構成概念間の関係である．機能障害（中枢神経系の機能異常）が心身の機能不全を通じて日常活動に不自由をもたらす．機能障害も能力低下も多次元の概念であり，両者の因果関係も本来的に多次元的な関係になるであろう．

　能力低下は機能障害の帰結といっても両者の因果的距離は遠く，疾病と症候の関係と同一には論じられない．さらに，特別の病理がない（あるいは今日の技術水準では発見できない）場合にも，患者にリハビリテーションを必要とする能力低下が起こることもある．老化による能力低下では，病理を特定できないことを前提にしなければならない．

　そこで，リハビリテーション医療でも老年学でも，動作（行為）の不自由を

より直接的に能力の構成要素を調べて評価している．図240bに示したNagiのモデルにある「機能的制約」である．機能障害と能力低下の関係に比べれば，この機能的制約がより直接的な因果的影響を能力低下に与えるのであり，その関係が図240bでは両者を結ぶ矢印で示されている．

　脳卒中では，機能的制約も中枢神経系の機能異常としての機能障害から因果的影響を受ける．機能障害―機能的制約―能力低下という一連の因果系列として障害モデルを理解するのが，リハビリテーション医療の実際に近いものになろう．

　通常，機能障害，機能的制約および能力低下の因果的関係はそれぞれの観測変数相互の相関から調べられている．たとえばバーセル・インデックスは感覚障害や筋力低下などとどの程度相関があり，後者からどの程度説明できるかといった問題が立てられる．図240で症候，心理運動課題の成績，あるいはADLのレベルという観測変数の間に直接因果の矢印を引いて，障害モデルを分析する考え方である．しかし，能力ひとつをとっても障害は本来的に多変量的な現象であり，実際，多くの課題テストから多数の観測変数を得て患者の能力を評価している．したがって，観測変数間の直接の関係をみるのでは実際問題として相関行列は巨大なものとなり，見通しを失ってしまう．

　機能障害も能力低下もそれ自体直接測定できる実体ではない．しかし，障害モデルは観測変数によって統計的に推定できる連続体の階層構造の存在を仮定している．機能障害などはこの連続体につけた名前(ラベル)である．そして，統計的手法は連続体の潜在変数を「測る」手法を与える．したがって，「機能障害ないし機能的制約の帰結としての能力低下」という障害モデルの中核も，何よりも構成概念間の因果関係として理解し，このような関係として分析する必要がある．それをただちに観測変数間の相関関係に還元するなら，相関行列が爆発する．また相関関係も用いる評価尺度にどこまでも依存するものになり，障害モデルの概念的理解がえられない．

　以下では，図240のモデルに従って脳卒中の障害構造を具体的に示す．

## 2 障害モデルの構成

### 1）脳卒中データベース RES

　脳卒中の障害構造の分析を統計的な手法で進める．脳卒中患者の障害に「構造」といえるようなものがあるとすれば，これは個々の患者を超えて現れ出るものであろうから，特定の患者で直接観察できるものではない．神経症候学が元来そうであったように，多数の患者に関するデータの蓄積の中から障害の構造は抽出される．これが統計的手法の立場である．

　統計的な手法には固有な短所と長所がある．個々の患者の観察は統計的な結論に拘束されないし，いつも何かしら例外を申し立てることができる．一方，統計的な結論は(一定の確率の範囲内で)個々の患者によっては反論しえないものである．それは病的現象を患者とも，その主治医とも関係がないもののごとく扱う．

　病的現象についての統計的分析に意味があるとすれば，信頼のおける「標本」に基づくものでなければならない．ここでは東北大学医学部附属病院鳴子分院で蓄積された脳卒中データベース RES を標本とする．RES は現在，脳卒中の簡易な機能評価と予測のシステムとして市販されているが(RES-4)，もともとは研究用に包括的なデータを蓄積してきたものである(RES1-3)．これらのデータをまとめて研究者が共同利用しているのが RES123 で，脳卒中患者976名のデータを収録している．

　データベース RES には世界保健機関が提唱した障害モデル(国際障害分類モデル)に基づいて，データの収集と分類がなされている．図240b の Nagi のモデルをも考慮して分類すれば，以下のようになる．

- ・疾病，診断：病型，CT による損傷部位，発作回数，昏睡日数など．
- ・機能障害：運動麻痺など神経症候の有無．
- ・機能的制約：筋力低下，関節可動域制限など心身機能．
- ・能力低下：身体的認知的活動と ADL における機能的状態．

　これらに加えて，既往症，合併症の有無，および性，年齢，発症期日，職業，教育歴，家族状況などの個人情報である．機能的制約および能力低下に属するデータは原則入院時から1か月ごとに収録されて，その回復状況が記録されている．

　以下の分析は RES123 から年齢が20歳以上，発症から入院までの期間が12

か月未満，両麻痺でないことを条件に選んだ874人を対象にする．入院から発症までの期間は平均2.6か月，病型はクモ膜下出血51，脳出血362，脳梗塞461である．左片麻痺396，右片麻痺432，麻痺なし46である．ただし，分析モデルごとに使用できる患者数は変動する．

　RESが多くの患者を収録しており，データも包括的だといっても，特定の施設のデータである．用いた評価尺度も他の施設と共通のものばかりではない．そのため，RESに基づく統計的な分析がこれらの事情に多少とも制約されることは否定できない．

　以下の分析では特定の測定手段(尺度)による観測変数の分布や，観測変数間の直接の関係に関心はない．これらの観測変数が測定する対象を構成概念としてモデル化し，そのうえで概念(潜在変数)の構造や関係を明らかにする．ここでの脳卒中の障害構造モデルが普遍性を持ちうるかぎり，それはデータの観測手段には依存しない．たとえば，筋力測定は徒手筋力検査による6段階評価でなく，握力計やサイベックスによる絶対測定でもいい．バーセル・インデックスでなく機能自立尺度(FIM)を使用しているなら，入れ換えてもモデルの構造は変わらない．この点は患者数が増加しても，また他施設の脳卒中患者のデータを標本としても成り立つはずのことである．ただし，RESは入院リハビリテーションのデータなので，道具的ADLなどの社会文化的環境下の活動制限にまでは分析が進められない．

## 2）機能障害―神経症候の構造

　患者の入院時に検査された神経症候20項目の頻度分布を表96に示す．

　症候はすべてあり＝1，なし＝0で採点している．これらのうち，運動失調は協調運動障害と平衡障害である．失禁は尿・便を含む．認知障害は無視・失行・失読・痴呆を含む．また，覚醒障害のうち一部はJCSにより「覚醒している」を覚醒障害なし，その他をありとした．RESではこれ以外に顔面麻痺，顔面感覚障害などを含むが，データに欠測が多いので，ここでは使わない．めまいは患者数がわずかなので省いた．また，既往症と合併症のデータも除外した．

　表96は脳卒中入院時の症候分布であるが，症候は発症からの経過で変化するものがある．RESには入院時の検査データしかないが，これを発症からの期間ごとに並べたのが表97と図241であり，症候の横断的な時間変化を示している．これによれば，痙性麻痺は発症後しばらくしてから出現率が増加し，弛緩性麻痺は逆に時間経過とともに消失する傾向がある．覚醒障害も発症からの時間経過とともに消失する．

　表98にはCTスキャンで同定した脳損傷部位の分布を示す．1人の患者につき複数の損傷部位を記載したデータから求めたものである．大脳皮質のうち前頭葉以外，頭頂葉，側頭葉，後頭葉についてはデータに欠測があるので，

## VII. 脳卒中の障害構造

表96 神経症候の分布（N=874） 頻度（%）

| | なし | あり |
|---|---|---|
| 上肢麻痺 | 59( 6.8) | 815(93.2) |
| 下肢麻痺 | 111(12.7) | 763(87.3) |
| 異常反射 | 159(18.2) | 715(81.8) |
| 腱反射異常 | 74( 8.5) | 800(91.5) |
| 痙性麻痺 | 285(32.6) | 589(67.4) |
| 弛緩性麻痺 | 740(84.7) | 134(15.3) |
| 上肢感覚異常 | 208(23.8) | 666(76.2) |
| 下肢感覚異常 | 256(29.3) | 618(70.7) |
| 深部感覚異常 | 422(48.3) | 452(51.7) |
| 運動失調 | 765(87.5) | 109(12.5) |
| 不随意運動 | 795(91.0) | 79( 9.0) |
| 嚥下障害 | 830(95.0) | 44( 5.0) |
| 構音障害 | 644(73.7) | 230(26.3) |
| 眼振 | 831(95.1) | 43( 4.9) |
| 眼球運動障害 | 840(96.1) | 34( 3.9) |
| 視野障害 | 729(83.5) | 144(16.5)* |
| 失禁 | 757(86.6) | 117(13.4) |
| 認知障害 | 501(57.4) | 372(42.6)* |
| 覚醒障害 | 745(85.2) | 129(14.8) |
| 失語 | 605(69.2) | 269(30.8) |

*N=873

表97 神経症候の発現頻度の変化（%）

| 発症からの期間(月) | 0〜1 | 1〜2 | 2〜3 | 3〜4 | 4〜6 | 6〜12 |
|---|---|---|---|---|---|---|
| 上肢麻痺 | 89.4 | 93.8 | 91.7 | 97.2 | 92.2 | 96.5 |
| 下肢麻痺 | 82.6 | 88.6 | 85.1 | 93.0 | 82.4 | 93.0 |
| 反射異常 | 74.2 | 79.0 | 83.3 | 87.4 | 87.3 | 84.2 |
| 腱反射異常 | 90.9 | 89.0 | 90.5 | 95.8 | 96.1 | 89.5 |
| 痙性麻痺 | 59.1 | 56.6 | 66.7 | 81.1 | 79.4 | 84.2 |
| 弛緩性麻痺 | 19.7 | 22.4 | 12.5 | 10.5 | 6.9 | 7.0 |
| 上肢感覚異常 | 71.2 | 76.1 | 75.0 | 76.9 | 78.4 | 86.0 |
| 下肢感覚異常 | 68.9 | 71.0 | 70.2 | 71.3 | 69.6 | 75.4 |
| 深部感覚異常 | 53.0 | 50.4 | 50.6 | 55.2 | 49.0 | 54.4 |
| 運動失調 | 12.9 | 11.0 | 13.7 | 11.2 | 10.8 | 21.1 |
| 不随意運動 | 7.6 | 9.6 | 8.3 | 8.4 | 10.8 | 10.5 |
| 嚥下障害 | 4.5 | 5.5 | 5.4 | 4.2 | 4.9 | 5.3 |
| 構音障害 | 22.7 | 24.6 | 28.0 | 26.6 | 27.6 | 35.1 |
| 眼振 | 5.3 | 2.6 | 7.7 | 5.6 | 5.9 | 3.5 |
| 眼球運動障害 | 3.8 | 2.2 | 4.2 | 3.5 | 9.8 | 1.8 |
| 認知障害 | 48.1 | 43.8 | 41.1 | 42.7 | 39.2 | 35.0 |
| 覚醒障害 | 25.0 | 18.8 | 12.5 | 13.3 | 3.9 | 1.8 |
| 失禁 | 10.6 | 14.0 | 12.5 | 17.5 | 10.8 | 14.0 |
| 視野障害 | 17.4 | 18.5 | 14.3 | 14.0 | 15.7 | 19.3 |
| 失語 | 26.5 | 32.0 | 32.1 | 35.0 | 31.4 | 19.3 |
| 患者数 | 132 | 272 | 168 | 143 | 102 | 57 |

表98 損傷部位の分布(N=855)

頻度(%)

| | なし | あり |
|---|---|---|
| 前頭葉 | 652(76.3) | 203(23.7) |
| 皮　質 | 576(67.4) | 279(32.6) |
| 内　包 | 450(52.6) | 405(47.4) |
| 基底核 | 479(56.0) | 376(44.0) |
| 視　床 | 667(78.0) | 188(22.0) |
| 脳幹・小脳 | 794(92.9) | 61( 7.1) |

まとめて「皮質」とした．

　脳卒中の症候は普通以下のように分類される．全身状態，意識障害，運動麻痺，筋緊張異常，異常反射，協調運動および平衡障害，不随意運動，感覚障害，知能低下と痴呆，失認と失行，言語障害，排泄（膀胱直腸障害），心因反応．表96に掲げたように，RESは全身状態と心因反応を除いてそれぞれ関連する症候を収録しているが，これらに対する統計的な分析は神経症候学とは別の観点からの症候の分類を示す．

　表99は表96の神経症候（あり＝1，なし＝0）を因子分析した結果である．因子分析は多変量を相関の高いものどうし「因子」と名づける群にくくる手法である．ひとつの因子に高い因子負荷量を持つ変数群は，ひとつの連続体（潜在変数）を測っていると推論されるが，「何を測っているか」は解釈による．脳卒中の神経症候学と対応するなら，表99の結果の解釈は比較的明瞭で，第1因子を「運動麻痺」，第2因子を「感覚障害」，第3因子を「認知障害」，第4因子を「アタキシー」，そして第5因子を「筋緊張」とする．因子数を6にとると第4因子から嚥下障害と構音障害が第6因子として分離する．失語は因子数7までの因子分析で独自の因子として抽出されなかったが，この症候の機能的な重要性に鑑み「失語」因子とした．因子間の相関は第1因子（運動麻痺）と第2因子（感覚障害），第3因子（認知障害）と第5因子（筋緊張）の間で大きい．

　以上を臨床神経症候の分類と比べれば，異常反射は痙性麻痺とともに運動麻痺の因子にくくられる．筋緊張は痙縮と弛緩が異符合の負荷を持ち，発症からの時間経過による出現率が両者で逆の傾向を反映している（図241）．協調運動・平衡障害は不随意運動や眼球運動障害を伴う傾向がある．この因子は失語と共存しない．認知，覚醒障害の因子に失禁が含まれるのは，脳卒中の急性期症候を反映している．この因子が弛緩性麻痺と正の相関を持つのも同じ事情による．

　このように，発症からの期間がまちまちの標本の特性を反映している点を除けば，因子分析による脳卒中の症候の分類は症候学の分類を裏書きしている．症候分類は症候を比較的独立性の高い現象ごとにまとめたものであると

## VII. 脳卒中の障害構造

表99 神経症候の因子分析（主成分分析法，プロマックス回転）

|  | I | II | III | IV | V |
|---|---|---|---|---|---|
| 上肢麻痺 | 0.68 |  |  |  |  |
| 下肢麻痺 | 0.62 |  |  |  |  |
| 異常反射 | 0.58 |  |  |  |  |
| 腱反射異常 | 0.63 |  |  |  |  |
| 痙性麻痺 | 0.42 |  |  |  | −0.59 |
| 弛緩性麻痺 |  |  |  |  | 0.64 |
| 上肢感覚異常 |  | 0.83 |  |  |  |
| 下肢感覚異常 |  | 0.85 |  |  |  |
| 深部感覚異常 |  | 0.60 |  |  |  |
| 運動失調 |  |  |  | 0.49 |  |
| 不随意運動 |  |  |  | 0.28 |  |
| 嚥下障害 |  |  |  | 0.31 |  |
| 構音障害 |  |  |  | 0.31 |  |
| 眼振 |  |  |  | 0.41 |  |
| 眼球運動障害 |  |  |  | 0.36 |  |
| 視野障害 |  |  | 0.32 |  |  |
| 失禁 |  |  | 0.40 |  |  |
| 認知障害 |  |  | 0.69 |  |  |
| 覚醒障害 |  |  | 0.55 |  |  |
| 失語 |  |  |  | −0.30 |  |
| 因子寄与率(%) | 12.3 | 12.1 | 7.1 | 5.0 | 5.7 |

（因子負荷量＞0.26を表示）

**因子間相関**

|  | I | II | III | IV | V |
|---|---|---|---|---|---|
| I |  | 0.42 | 0.02 | −0.14 | −0.15 |
| II |  |  | 0.19 | −0.13 | −0.06 |
| III |  |  |  | −0.15 | −0.37 |
| IV |  |  |  |  | 0.06 |
| V |  |  |  |  |  |

いえよう（長崎　1994）．

　以上の分析は「探索的因子分析」と呼ばれるものである．多岐に渡る観測変数の相関から隠れた（潜在的な）構造を探し出し，それを因子構造として解釈する．同時に，少数の因子の下に観測変数をくくることにより，変数の数を減らす手段ともなる．症候の因子分析から，20の変数は5ないし6の因子の得点（因子スコア）で代表できる．また，因子の独立性が高ければ，20の変数は多次元から構成される現象を観測しているものと考える．

　これに対して「確認的因子分析」ないし「共分散構造分析」と呼ばれる手法は，はじめから観測変数の因子構造を仮定してモデルを組み，モデルがデ

## 2．障害モデルの構成

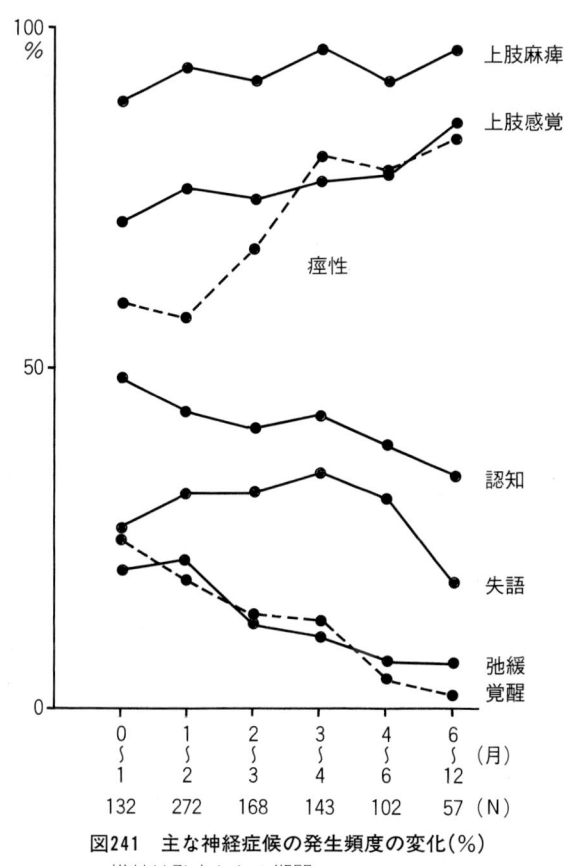

**図241 主な神経症候の発生頻度の変化(%)**
横軸は発症からの期間．

ータにどの程度適合するかを調べる．表99の探索的因子分析の結果を参照して，これを確認的因子分析のモデルに組み直したのが図242である．ここでは，上肢，下肢および深部の感覚障害の有無が（これだけが）「感覚障害」という機能障害の１因子を観測するものと，はじめから仮定する．そのうえで，各観測変数が因子の潜在変数を反映する程度（因子負荷量，因果係数という）を計算する．「認知障害」など，他の因子についても同様である．失語と失禁は観測変数がひとつしかないが，それぞれ単独因子（言語障害と排泄障害）として分離しておく．また，痙性麻痺は「運動麻痺」と「筋緊張」の双方に関わる観測変数とする．簡単のために「アタキシー」に関わる嚥下障害と構音障害は省いた．そして，以上の７因子（潜在変数）は互いに相関するものとして，相関係数を計算する．

このように，構造モデルはモデルの仮定が何よりも優先する．そして，モデルのデータ適合度を GFI (Goodness-of-Fit Index) や AGFI (自由度調整済み GFI) などで評価するのである．図242には計算結果が重ね書きされてい

## VII. 脳卒中の障害構造

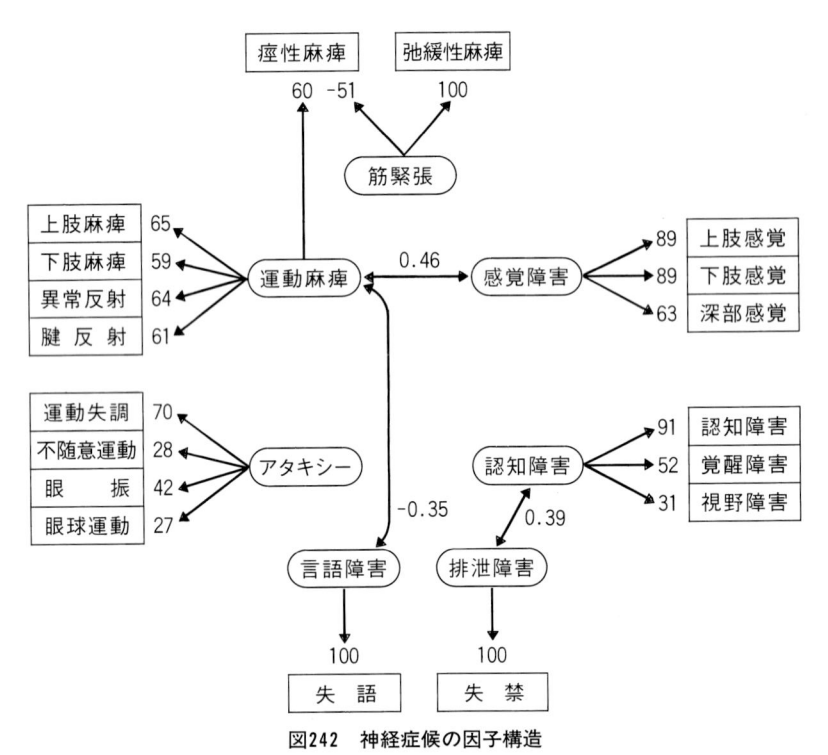

図242 神経症候の因子構造
(共分散構造分析，N=872，GFI=0.96，AGFI=0.93．係数は×100．潜在変数間の相関係数は0.3以上を表示)

るが，GFI＝0.96という結果は，モデルがデータの相関行列を96％説明することを示している．図242のモデルのデータ適合度が満足のいくものであることがわかる．そのうえで結果をみると，たとえば「感覚障害」を3つの観測変数がそろって測定しているのが分かる．他も同様だが，「アタキシー」の測定変数として不随意運動と眼球運動は関連が少ないので，これら抜きにモデルを組んでもいい，などがわかる．また，図242には潜在変数間の相関係数が0.3以上のものだけ表示しているが，「認知障害」と「排泄障害」，「運動麻痺」と「感覚障害」の間に正の相関がある．「運動麻痺」と「言語障害」は負に相関しており，失語を伴わない運動麻痺があることを表している．いずれも表100の探索的因子分析の因子間相関と同様の結果である．痙性麻痺は「運動麻痺」の正の指標であり，同時に，弛緩性麻痺＝「筋緊張」の負の観測変数になっている．

共分散構造分析では，このようにはじめから因子構造を仮定するから，探索的因子分析のように解釈に迷うことがありえない．表99の因子分析は因子負荷量が高い(0.26以上)ものだけを載せているが，実際には各因子にすべての観測変数が多少とも負荷をもっていて，解釈のためにそれを無視しなければならない．ところが図242では，たとえば，「感覚障害」に3変数以外は寄

## 2．障害モデルの構成

与しないものと決めてかかるのである．以下，本章では主として共分散構造分析モデルを用いて障害の概念間の関係を調べるので，分析結果の読み方を図242に即してやや詳しく説明した（以下の共分散構造分析の例では，データは麻痺側と性を統制した観測変数の偏相関行列を用いる）．

表99や図242で「運動麻痺」などとラベルをつけた因子は何を意味しているだろうか．これらはそれぞれの症候群を発現させた脳の機能単位の不全を表している．障害モデルがいう「機能障害」の多次元構造が表99ないし図242に他ならない．これら機能障害を直接に観察することはできないが，神経症候が病理変化の発現であることを考えれば，それぞれの因子は脳卒中患者の特定の脳損傷部位におおまかに対応しているはずである．

表100に症候と損傷部位の相関を示す．症候の因子がほぼ独立であることを考慮して，正準相関分析の手法を使った．表100で第1正準変量どうしの相関が一番高く，以下，第2，第3の順に相関が低下する．また，第1～第5の正準変量どうしは無相関である．表100には結果の相関係数が0.3以上のものを記入してあるが，第1正準変量は脳幹・小脳損傷と相関が高く，これは「アタキシー」因子に相当する変量と相関することがわかる．同時に，脳幹・小脳損傷は皮質（前頭葉を含む）損傷を伴わず（負の相関），これは認知障害と失語が「アタキシー」と共存しないことに対応する．

次に，表100の第2正準変量は主として皮質損傷であり，これに認知障害と失語が相関する．第3変量は視床病変で，これは感覚障害に対応する．第4変量は内包と大脳基底核損傷で，結果は主として麻痺をもたらす．最後に，第5正準変量は主として前頭葉病変の結果，認知障害，失禁そして異常反射がみられている．以上の5変量で $R^2$ は0.58で，症候を脳損傷部位で説明するにはあまり高い寄与率ではないが，脳卒中における中枢の機能異常はおおまかに，特定の損傷部位を中心に引き起こされていることが示唆される．障害モデルでいえば，脳卒中という疾病が機能障害をもたらすという因果系列の出発点が表100に例示されている．

## VII. 脳卒中の障害構造

表100 神経症候と脳損傷部位との相関（正準相関分析，N＝852，$R^2$＝0.58，Wilks' Lambda＝0.411，F＝6.61，df＝120，$p<0.0001$．相関係数0.3以上を100倍して表示）

| 正準変量 | 1 | 2 | 3 | 4 | 5 |
|---|---|---|---|---|---|
| 損傷部位 | | | | | |
| 前頭葉 | −30 | 47 | | | 73 |
| 皮質 | −46 | 87 | | | |
| 内包 | | | | 73 | 32 |
| 大脳基底核 | | | | 66 | |
| 視床 | | | 93 | | |
| 脳幹・小脳 | 91 | 37 | | | |
| 症候 | | | | | |
| 上肢運動麻痺 | | | | 58 | |
| 下肢運動麻痺 | | | | 44 | |
| 異常反射 | | | | 58 | 42 |
| 腱反射異常 | | | | 60 | |
| 痙性麻痺 | | | | 45 | |
| 弛緩性麻痺 | | | | | |
| 上肢感覚障害 | | | 63 | | |
| 下肢感覚障害 | | | 57 | 32 | |
| 深部感覚障害 | | | 76 | | |
| 運動失調 | 73 | | 31 | | |
| 不随意運動 | | | | −35 | |
| 嚥下障害 | 32 | | | | |
| 構音障害 | 34 | | | | |
| 眼振 | 47 | | | | |
| 眼球運動障害 | 56 | | | | |
| 認知障害 | −31 | 58 | | | 34 |
| 覚醒障害 | | | | | |
| 視野障害 | | | | | |
| 失禁 | | | | | 62 |
| 失語 | −40 | 48 | | | |

### 3）機能的制約―能力モデル

RES は Fleishman の運動能力因子にほぼ対応して以下のデータを持っている．

- 筋力：徒手筋力検査(MMT)24変数(0-5段階評価)，および左右の握力，ピンチ力，サイベックスによる膝伸展および屈曲トルク
- 柔軟性：関節可動域(ROM)26変数(0-4段階評価)
- バランス：バランス反応(四つばい位，膝立ち位，立位．0-3段階評価)
- 全身協調性：床からの立ち上がり時間，および10m距離歩行時間

## 2．障害モデルの構成

　・持久性：%肺活量および1秒率
　また，手指の運動能力として，
　・上肢粗大運動：左右各4変数(0-4段階評価)
　・つかみ：左右各1変数(0-4段階評価)
　・ペグボード：左右各1変数(個数)
　さらに，
　・知能としてWAISの言語性IQと動作性IQ．

　はじめに，筋力から持久性にいたる運動能力の構造をみる．RES123の片麻痺患者から「麻痺なし」のケースを除いて患側，健側を区別し，MMTとROMをそれぞれ上肢と下肢の関節ごとに得点を合計して上肢筋力，下肢筋力，上肢関節可動域，下肢関節可動域とする．共分散構造分析により，これら運動能力変数の構造的関係を図243に示す．

　一般の運動能力モデルと同様，使用した観測変数はそれぞれ図243のように患側・健側の「筋力」，関節の「柔軟性」，「バランス」，および「持久性」という潜在変数を測定するものとする．「筋力」などの「能力因子」が存在し，それをMMTなどの手段で測定する．そして，能力因子は共通してより一般的な「運動能力」(「一般因子」)の要素を構成するというのが，図243のモデルの仮定である(ただし，要素的な能力因子を考える立場から，「全身協調性」

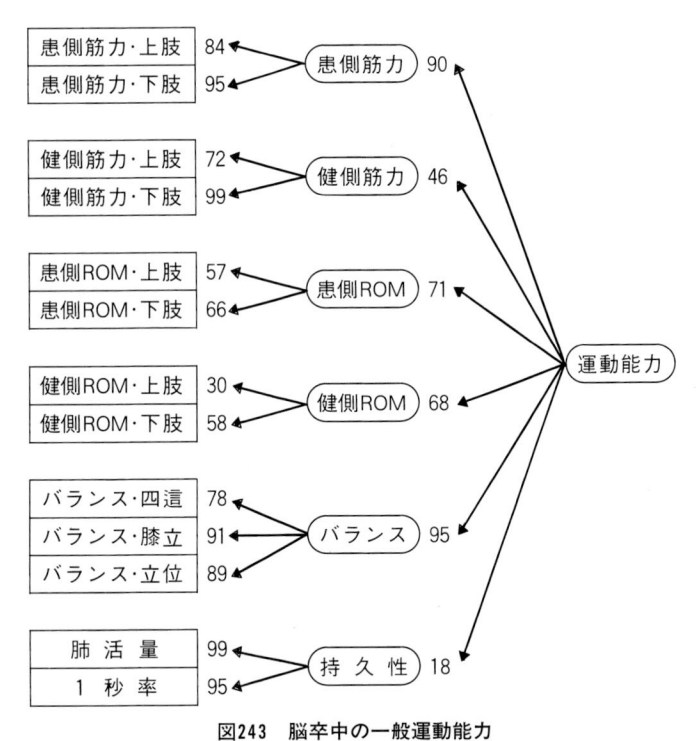

図243　脳卒中の一般運動能力
(N＝370，GFI＝0.92，AGFI＝0.87．係数は×100)

## VII. 脳卒中の障害構造

はモデルから省いた)．共分散構造分析についてはすでに図242で説明したが，図243のモデルは能力因子と一般運動能力が2次の階層構造をなしている点が異なる．

さて，図243には分析の結果得られた因果係数が書かれている．これによると，肺活量などで測った持久性を除いて，各能力因子は一般的な「運動能力」とも解釈すべき2次の因子から共通の因果的影響を受けている．たとえば，患側筋力の因子負荷量が0.9とは，この因子が2次の「運動能力」により81％説明されることを意味する．そればかりか，健側の筋力低下と関節可動域制限も，患側に比べれば小さいとはいえ，無視できない影響を共通因子から受けている．脳卒中患者の要素的な運動能力は相互に独立ではなく，それぞれ一般運動能力の低下を反映するものであることがわかる．持久性の一般因子に対する負荷量が低いのは肺活量という尺度に問題があるかもしれない．けれども，最近の研究では高齢者や障害者の場合，呼吸循環器系フィットネスは図243のような一般運動能力にはくくれない独自の因子であり，しかしADLを規制する因子としては重要度が低いと評価されている(Nagasaki et al. 1995a)．

一方，観測変数には測定対象である各潜在変数からの因果係数が記されている．一部を除いていずれも高い値でありモデルの仮定を裏書きしている．たとえば，患側上肢，下肢のMMTは両方とも「患側筋力」という潜在変数を測定している．したがって，図243で使用した観測変数の内的整合性は高く(クロンバッハのアルファ係数＝0.85)，これら観測変数はいずれもひとつの連続体(「象」というもの)をさまざまな側面から測っている(「象を撫でている」)のであり，この「象」というものを仮に脳卒中患者の一般「運動能力」と名づけるのである．筋力低下などの障害が重度の患者では，当然図243の構造に従って運動能力の全般的な低下が著しいとみなせる．

元来，健常な若者を対象として確立された運動能力モデルでは，能力の構成因子の独立性が高いとされる(運動能力の特異性)．たとえば，筋力のある者がスタミナ(持久性)にも優れているとはかぎらない．したがって，要素的な運動能力に対する「一般運動能力」の寄与は無視できる．ところが，地域で生活する高齢者では全般的な運動能力の低下の影響で因子間の相関が高くなり，これらに共通な「基礎的運動能力」あるいは「体力」の寄与が重要な役割を果たす．ただし，高齢者では「柔軟性」は特異性が高く，また日常の活動レベルに対する影響力は無視してもかまわない(Nagasaki et al. 1995a, b)．これに比べて脳卒中患者の運動障害では当然「柔軟性」も含め，いわゆる健側の機能も巻き込んで基礎的な運動能力が全般的に低下する傾向にあるといえる．

図243の結果を図240bの「障害モデル」と対応させてみるなら，「機能的制約」(ここでは運動能力の低下)が6つの下位レベルから構成されており，こ

2．障害モデルの構成

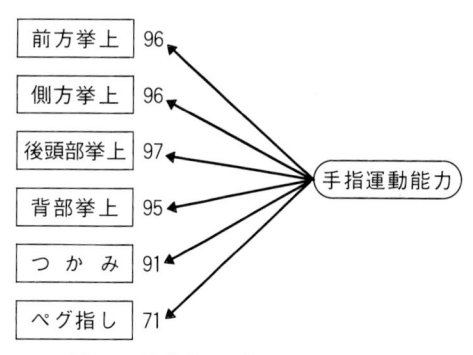

**図244　脳卒中の手指運動能力**(患側)
(N＝451, GFI＝0.97, AGFI＝0.90. 係数は×100)

れらがそろって1次元の「運動能力」の低下をもたらしていることになる．後者の「運動能力」は別途，独自の組みテストにより測定する能力と事実上同じであることが，やがて明らかになる．

　図244は手指の運動能力についての同様なモデルである．上肢の前方，側方，後方への挙上運動やボールをつかむ，さらにペグ差しのような視覚運動協調動作が，いずれも共通に，脳卒中患者の「手指運動能力」の低下を測定している．実は，これらの要素的運動はRESの「脳卒中上肢機能検査」を構成する組みテストの項目になっており，図244はこの検査の信頼性(内的整合性)を保証するものとなっている．実際，項目テストのアルファ係数は0.97と高い．

　WAISなどを用いて測定する知能についても同様の構造が考えられる．リハビリテーション医療では神経症候とともに筋力低下や知能低下などを独自に評価するが，これらは以上のように基礎的な動作や行為を遂行できる「能力」の評価とみなすことができる．そして脳卒中ではこれらの能力要素は相互の相関が高く，少数の(後述するように心身2つの)「一般能力因子」に統括される．たとえば，筋力や関節可動域などの一連のテストは，この一般的運動能力低下を測定する課題である．そしてこの一般因子の評価はもはや個々の機能制限の評価とはいえず，日常生活活動を強く制約する変数を意味することとなる．すなわち「上肢機能検査」のように，基礎的な動作課題あるいは認知課題のテストを組み合わせて組みテストを構成し，これを「能力低下」(WHOの定義する)の評価尺度とする根拠がここにある．ここで評価する「能力低下」は，脳卒中患者が社会的環境の中で活動を遂行するに必要な条件を評価するものとなる．

### 4）機能障害と機能的制約の関係

　医学的リハビリテーションの原点に帰るなら，脳卒中患者の機能的制約は疾病に伴う機能障害(症候)の帰結である．すなわち，機能障害と機能的制約の因果関係を見積もることができるはずである．図245は運動能力を簡略化し

## VII. 脳卒中の障害構造

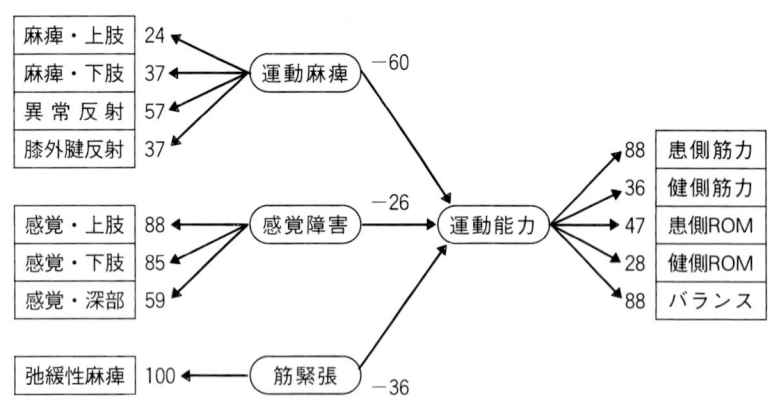

**図245 脳卒中の機能障害（神経症候）と運動能力の関係**
(N=445, GFI=0.94, AGFI=0.91, 運動能力のR²=0.56, 係数は×100)

て上下肢の筋力，関節可動域の合計，およびバランス反応の合計点で測るものとし，これが運動麻痺，感覚障害，および筋緊張異常(弛緩性麻痺)により低下を生ずる有り様を示している．脳卒中による中枢神経系の機能単位の不全(それは症候として発現している)が，患者の運動能力の低下をもたらし，それが筋力やバランスの低下として要素的に評価されるのである．「運動麻痺」などの機能障害から機能的制約への因果係数が負のインパクトの大きさであり，これらの2乗の和($R^2=0.56$)が機能障害から機能的制約(運動能力)が決定される度合いである．

以上は図240bの障害モデルに基づいて，機能障害と機能的制約という構成概念，それぞれの測定変数の間の構造的な関係を脳卒中患者のデータに即して具体化した例である．

### 5）機能的制約の帰結としての能力低下(ADL)

RESは「能力低下」を評価する尺度として次のテストバッテリーの成績を納めている．体幹下肢運動年齢検査(MOA)，上肢機能検査(MFT)，ミニメンタル・ステート(MMT)，およびADL尺度として病棟ADLや社会成熟度検査(SMS)，バーセル・インデックス(BI)など(病棟ADL以外は患者数が限られる)である．リハビリテーション医療チームにとって，これらが入院治療中の脳卒中患者の機能的状態を評価する共通の尺度であり，予後予測もこれにより与えられる．

能力低下の評価はリハビリテーション医療施設ごとにまちまちの尺度が用いられており，とりわけデータの互換性に欠ける分野である．それゆえ，脳卒中患者の能力低下の実体ではなく，できるだけ尺度の特異性に依存しない形で，障害モデルのなかでのその位置と構造を浮かび上がらせる必要がある．運動年齢検査，上肢機能検査およびミニメンタル・ステート(あるいはHDS

2. 障害モデルの構成

-R)が測定する心身の能力(低下)が,機能的制約(運動能力,知能の低下)の課題テストと高い相関関係にあるのは詳述するまでもない.ADL尺度はより具体的に日常生活活動のレベルを評価するものだが,Nagiのモデルでいえば,この活動の不自由は心身行為の「機能的制約」によりもたらされるものである.図246は,病棟ADL(移動,整容,食事,更衣,排泄,および入浴動作を4段階で評価したものの合計点)と社会成熟度検査粗点合計で,日常生活行動の制約のレベルを測ると仮定している.そのうえで,これが運動能力低下の「帰結」だと考えるのが図246のモデルである.ここで運動能力は図245と同様に筋力と関節可動域は上肢と下肢の得点を合計し,他にバランス反応の合計点を用いた.これらが測定する運動能力の低下は,因果係数0.83($R^2$=0.69)でADLの低下をもたらしていることがわかる.これは体幹下肢運動年齢検査の成績とADL尺度の得点の相関をとるのと,実質的に同じことである.このモデルに認知的能力の低下を加えるなら,ADLはさらに高い確率で決定されるだろう(次節参照).

以上で,図240bの障害モデルを具体的な例として構成し,脳卒中患者のデータによりモデルの妥当性を評価することができた.

次に,能力低下(ADL)に対して機能障害(症候)と機能的制約(運動能力)はそれぞれどのように影響するだろうか.図247では病棟ADLが筋力低下などの機能的制約のそれぞれから直接の因果的影響を受けると仮定している.また,運動麻痺などの機能障害は直接に,あるいは筋力低下などを通じて間接的にADLに影響するとする.患側筋力などは図245,246と同様に測定値の合計とし,機能障害は運動麻痺など症候因子ごとに因子スコアを合計して用い,このモデルをパス解析で解いたのが図247である.なお,外的変数として,患者の年齢と発症から入院までの期間を統制した.

図247はパス係数が0.2以上の関係だけを矢印でつないで示している.これによれば,運動麻痺などの症候は患側筋力に負の直接的影響を与え,患側筋力低下を通じて間接に関節可動域やバランスを低下させることがわかる.このように,症候が示唆する中枢の機能異常は筋力やバランス機能を低下させ,

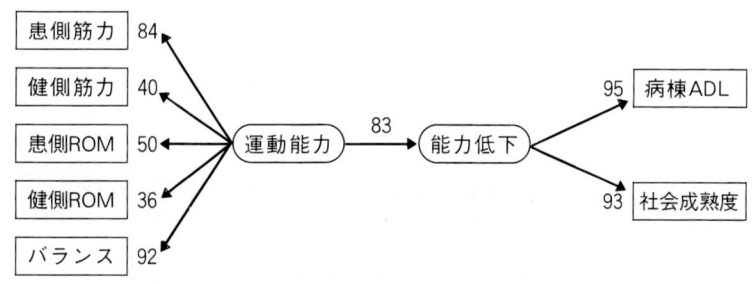

**図246 脳卒中の運動能力とADLの関係**
(N=354, GFI=0.96, AGFI=0.90,「能力低下」の$R^2$=0.69.係数は×100)

465

## VII. 脳卒中の障害構造

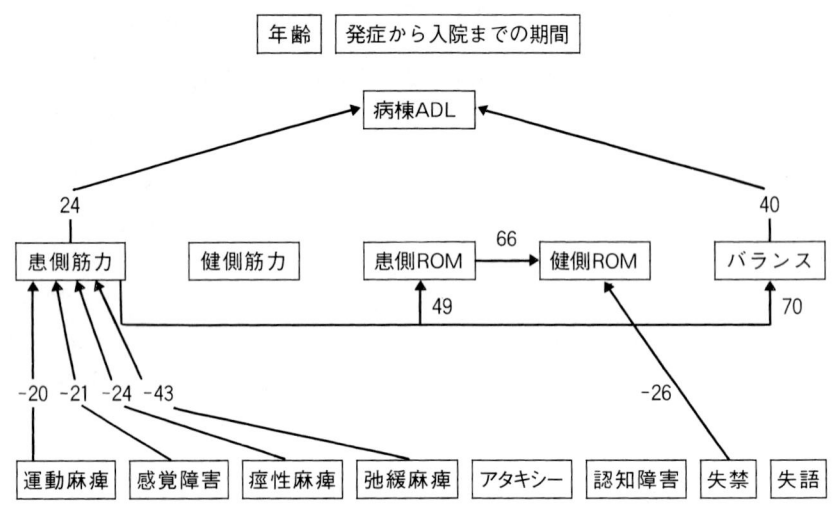

**図247** 病棟 ADL に対する機能障害（神経症候）と機能制限（運動能力）の影響
（パス解析，N＝424，R²＝0.65，パス係数0.2以上を表示，×100）

　これを通じて間接的に病棟 ADL を制約するといえる．しかし，ADL に対する症候の直接的な影響は無視できることを，図247の結果は示唆している（有意な直接の因果関係は，認知障害から－0.16，失禁から－0.13だけ）．これに対して，病棟 ADL は直接に患側筋力やバランスなどの運動能力によって決定される．図247のモデルで ADL の決定係数 $R^2$ は0.65であり，これは図246の結果と基本的に同じである．

　図247の ADL は日常生活に不可欠な活動の困難度を評価するものであって，筋力の直接測定に類する項目は含まないことに注意されたい．かかる日常生活活動のレベルを制約するものとして，筋力などの運動能力の低下が大きなインパクトを持っている．これらリハビリテーション医療に独自な評価を欠くならば，神経症候を中心とした機能障害から直接 ADL（「能力低下」）を説明するには限度がある．実際，図247から筋力などを除くと，ADL の症候からの決定係数は0.44と低下する．ADL の評価のためには，機能的制約に比べて，症候からの距離は遠いのである．国際障害分類のモデルを拡張して，Nagi のモデル，機能障害－機能的制約－能力低下を用いる理由もここにある．

# 3. 脳卒中の障害構造と機能回復過程

## 1）構造モデルの構築

　　国際障害分類の障害モデルを脳卒中に適用するとき，「機能障害」と「能力低下」という概念の性格，ならびにこれら概念と観測変数の関係はどのようなものか，Nagiのモデルをも参照しながら前節までに詳述した．次にこれらを合体して，「脳卒中の障害構造」を全体として明らかにする(長崎　1996).

　　ここでふたたび障害モデルの原点，すなわち「疾病とその諸帰結」という立場に帰り，脳卒中の神経症候が示唆する脳の機能単位の不全を「機能障害」として定義する．これに対して「能力低下」は，機能障害の結果もたらされた患者個人の活動遂行能力の低下である．リハビリテーション医療では筋力低下や関節可動域など特有の評価を行うが，これらは基礎的な動作能力(Nagiモデルの「機能的制約」)の観測変数として，すでに性格づけた．脳卒中の入院リハビリテーション用のデータベースRESでは，「能力低下」の尺度として動作課題からなるテストバッテリーの総合得点を用いているが，これらはとりわけ個々の動作遂行能力との相関が高い尺度である．この点を考慮して，ここでは「機能的制約」のレベルはあらわには扱わない．

　　こうして，RESを用いた障害の階層構造モデルを図248のように構築する．機能障害は運動麻痺，感覚障害，筋緊張，認知障害およびコミュニケーション障害の5つの次元からなるものとした．脳卒中の神経症候20項目は5因子からなるが(表99)，モデルでは「アタキシー」にかかわる6項目は省いた．これは見かけ上「能力低下」に対してプラスに効くからである．また，同じ理由で「筋緊張」は筋弛緩だけとし，痙性麻痺は省いた．さらに，失語を独自の因子として扱う．ここでいう因子はそれぞれに属する症候をまとめたものではなく，逆に症候を発現させるような中枢の機能異常であることに注意する．

　　一方，「能力低下」は2次元からなり，「能力低下1」はミニメンタル・ステートおよびADL尺度で測定される認知的能力と考える．「能力低下2」は運動能力であり，上下肢の運動機能(体幹下肢運動年齢，上肢機能スコア)とADLにより測定する．ここでADLは，病棟での起居移動，食事，更衣，整容，排泄，入浴の6動作を，全介助，部分介助，要監視，独立の4段階(1～4点)で評定したものの合計点(6～24)を用いる．

467

## VII. 脳卒中の障害構造

図248 脳卒中のモデル

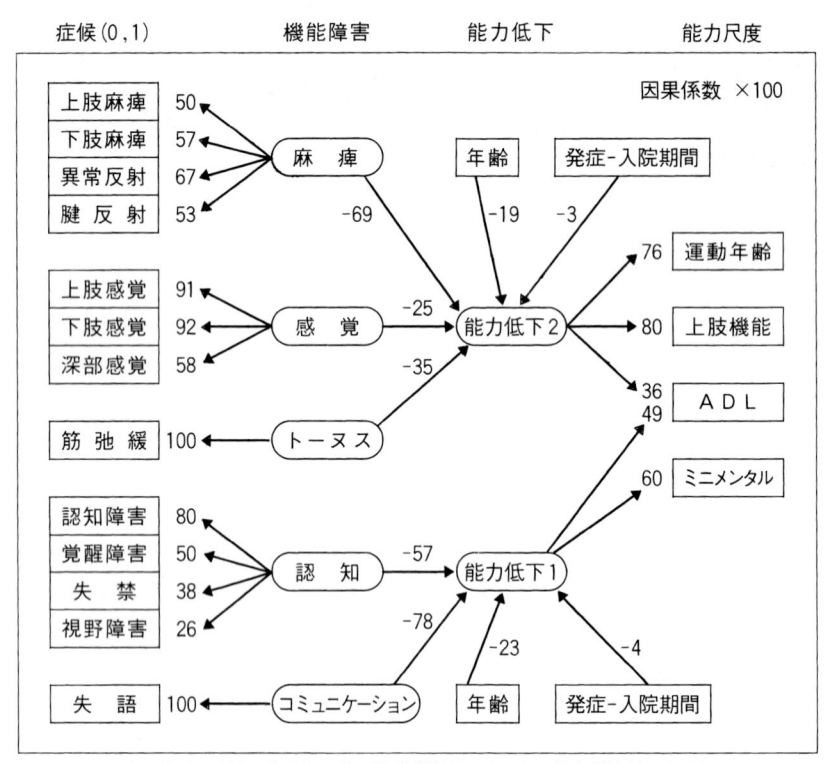

N=366, GFI=0.85, R²：能力低下1=0.99, 能力低下2=0.73

次に機能障害(5次元)の帰結として能力低下(2次元)が図234のように決定されると仮定した．すなわち，認知的能力の低下は認知とコミュニケーションにかかわる機能障害により，また運動能力の低下は運動麻痺，感覚障害，筋緊張異常(弛緩性麻痺)から帰結するものとして，各々の因果係数を求める（因果係数の2乗を加えたものが，能力低下1，2それぞれの決定係数R²である）．さらに，年齢と発症から入院までの期間は独自に能力低下1，2に影響する．機能障害の各因子はすでに分析したようにほぼ独立であり，能力低下1，2もほとんど独立と仮定していることに注意されたい．

## 2) 脳卒中患者の入院時の障害構造

分析対象はモデルにかかわるすべてのデータが入院時，入院後1，2および3か月にかけてそろっている片麻痺患者366名(男242，女124)である．病型はクモ膜下出血19，脳出血175，脳梗塞172名．年齢は平均58.6歳(21～84歳)，発症から入院までの期間は平均2.56か月(0～11.1か月)である．

対象患者の入院時データにつき，共分散構造分析の手法でモデルを解いて得られた各因果係数(×100)が図248に重ね書きされている．観測変数の誤差，

観測変数間に仮定した共分散(下肢麻痺と上肢麻痺ならびに下肢感覚障害の間,運動年齢とADLの間),および潜在変数の誤差は図に示すのを省略した.

モデルのGFIは0.85であり観測変数の相関係数の85％をこのモデルで説明できる.また,仮定した能力低下1,2の決定係数はおのおの0.99, 0.73であり,2次元の能力低下モデルはデータをよく説明している.

能力低下1は認知障害から32％(0.57の2乗),コミュニケーション障害から61％,年齢から5％説明される.他方,能力低下2は麻痺から48％,感覚障害から6％,筋緊張(弛緩)から12％,年齢から4％説明される.このように,能力低下に対する機能障害の各次元からの影響力を,相対的に評価することができる.能力低下1と2の相関係数は0.2程度である.このモデルは能力低下を神経症候が示唆する機能障害により説明するものだが,能力低下を運動能力と認知能力からなる2次元の構成としたために,図247に比べて説明力が高くなっていることに注意する.

図248に示した結果は本章のはじめに掲げた障害モデルの概念図(図240a)を,脳卒中患者の障害につき具体的に確証したものに他ならない.

## 3) 脳卒中の障害モデルの妥当性

われわれの以前の研究(中村・他 1991)では,脳卒中患者に対する4種の機能的状態の尺度(上下肢の運動機能,ADL,認知機能)の成績は,互いに独立な2次元の「障害指数1,2」にまで縮約できるとした.これは患者の神経症候と最もよく相関するように機能尺度の組合せを決めた結果であった.個々の患者の障害指数は,その1～3か月後の予測値とともに2次元のグラフに表示され,脳卒中リハビリテーション治療の臨床で活用されてきた.

これに対して,モデルと統計的分析手法をより洗練して,「障害指数」に相当する能力低下の2次元モデルとしたのが図248である.「障害指数」の場合と同様,図248のモデルから「能力低下1,2」のスコアを計算して,これを各患者の能力低下の指標とすることができる.ただし,これは対象患者と使用した尺度の種類に依存するから,実用上一般に用いることはできない.むしろ,脳卒中の障害構造の特性を機能障害と能力低下という構成概念間の因果関係として示すところに,モデルの一般的な意義がある.また,図248の構造は,神経症候と個人情報を用いて能力低下の予後を予測するRESの実用的なシステムが,脳卒中の障害構造の特性に根拠を持つことを保証している.

## 4) 機能回復に伴う障害構造の変化

図248のモデルを同一患者につき入院後1,2,3か月のデータをもとに解けば,脳卒中の障害構造が入院治療の経過とともにどう変化するかを調べることができる.神経症候は入院時のデータのまま,能力低下尺度による評価は各月のデータを用いる.表101に能力低下4尺度の成績の変化を示す.

## VII. 脳卒中の障害構造

　モデルのデータ適合度は各月とも GFI で0.84であり，モデルで仮定した障害の構造は，入院リハビリテーション3か月を通じて保たれていたとみることができる．しかし，能力低下に対する機能障害，年齢ならびに発症から入院までの期間の影響力は，機能回復に伴い一貫した変化を示した．
　図249に各機能障害からの因果係数の変化を能力低下1，2の別に示す．能力低下の決定係数($r^2$)の変化も重ね書きした．能力低下1，2に共通して，使用した変数によるモデルの説明力($r^2$)が入院後一貫して低下する．すなわち，神経症候を観測変数とした機能障害が能力低下にもたらす中枢神経系のイン

表101　脳卒中患者(N＝366)の機能回復(平均値と標準偏差)

| 入院期間 | 体幹下肢運動年齢<br>(0～72) | 上肢機能スコア<br>(0～100) | 病棟ADL<br>(6～24) | ミニメンタル<br>(0～30) |
|---|---|---|---|---|
| 入院時 | 24.5(17.3) | 26.5(29.7) | 16.6(5.2) | 18.0(8.4) |
| 1か月後 | 31.6(18.2) | 34.3(32.3) | 19.5(4.2) | 19.8(8.0) |
| 2か月後 | 34.9(18.4) | 38.4(32.9) | 20.6(3.8) | 20.8(7.9) |
| 3か月後 | 37.0(18.6) | 40.5(33.3) | 21.2(3.5) | 21.1(7.7) |

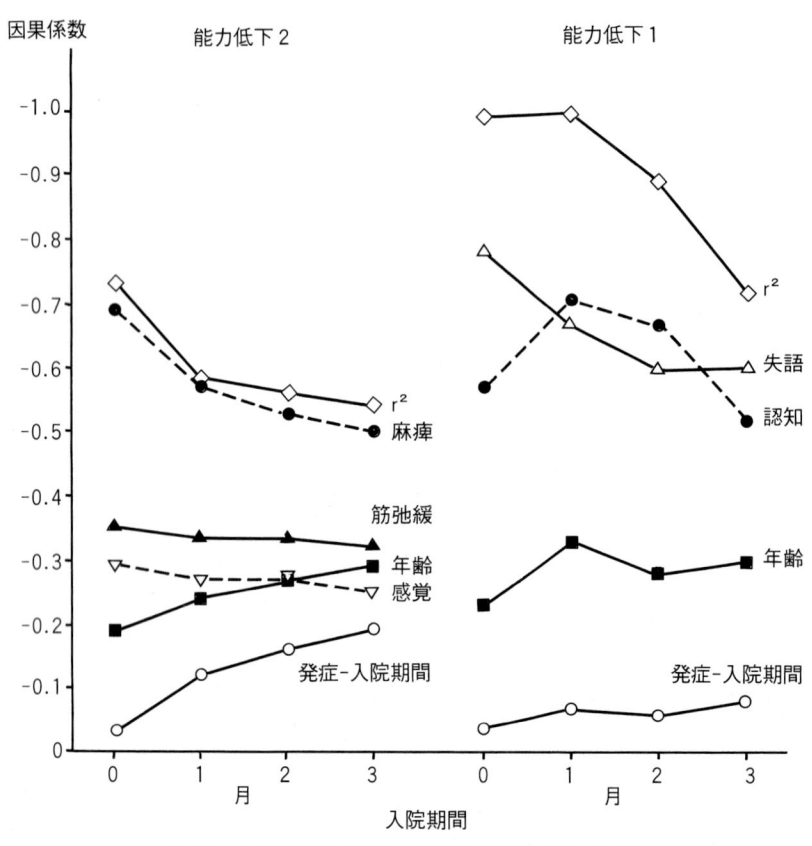

図249　能力低下に対する機能障害の因果係数の変化

パクトが，機能回復とともに低下する．さらに，このモデルが使用していない観測変数（筋力低下など「機能的制約」に関わる変数，そしてたとえば教育歴，家族関係，病前社会適応能力などの個人情報）の能力低下に対する影響力が，時間とともに増大すると推測することもできる．

能力低下1については，コミュニケーション障害（失語）のインパクトがADLなどの回復に伴い低下する．認知障害のインパクトは初期に増加する．失禁を分離したモデルでは，失禁の影響力は漸増する．したがって，図249の認知障害の経時変化は失禁以外の機能障害の特徴を示している．能力低下2に対しては，運動麻痺などの機能障害のインパクトは低下する．これに対して，年齢と，発症から入院までの期間の影響力は，入院期間とともに一貫して増強する．

このように，図248で確立した脳卒中の障害構造モデルを同一患者群につき入院後1～3か月にわたって解き，機能障害の能力低下に対する「帰結」の大きさの変化を見積もることができる．図249の決定係数（$r^2$），あるいは各機能障害からの因果係数の大きさは，対象患者群と使用した観測変数の特性に依存するだろう．けれども，入院治療による機能回復に沿ったそれらの変化の様子は，一般的に成り立つと予想できる．すなわち，

①脳卒中患者の神経症候を機能障害とした障害モデルでは，機能障害による能力低下の説明力は入院後一貫して低下する．神経症候は脳の病理的変化の発現であり，この意味で，能力低下に対する脳卒中という疾病の直接的なインパクトが低下していくとみることができる．

②とりわけ，運動麻痺と失語という脳卒中の2大機能障害が，時間経過とともに能力低下に対するそのインパクトを低下させていく．ただし，失行・失認や覚醒低下などの認知障害の影響は後期にまで残る．

③これに対して，患者の年齢や入院の遅れが機能回復を遅らせる影響は，後々まで残る．ことに高齢脳卒中患者の機能回復は，疾病の軽重に関係なく，不利であることが明らかである．

脳卒中患者の機能回復に伴う障害構造の変化は，各機能尺度の成績を従属変数，神経症候などを独立変数とする重回帰分析でも推測することができる．結果は上記の結論を裏書きするものである．

RESでは脳卒中患者の神経症候は入院時しかデータ化していないが，神経症候の頻度分布は発症からの経過で特徴的に変化する（表98, 図241）．そこで，入院時のRESデータを発症からの期間でグループ分けして，各グループに図248のモデルを適用することができる．これは入院治療による機能回復を無視して，神経症候も機能も発症後の時間経過とともに「自然に」変化すると仮定するモデルである．この分析によると，各機能障害の能力低下に対するインパクトは，発症後の経過に沿って図249のような一貫した変化を示さなかった．図249の結果は脳卒中患者の機能の単なる「自然回復」の特徴を示すの

## VII. 脳卒中の障害構造

でなく，入院リハビリテーション治療を前提とするものと考えなければならない．

［長崎　浩］

# 文 献

Astrup J, Siesjo BK, Symon L : Thresholds in cerebral ischemia-the ischemic penumbra. Stroke 12 : 723-725, 1981.

Athelstan GT : Vocational assessment. In : FJ Kottke, JF Lehmann (eds) : Krusen's Handbook of Physical Medicine and Rehabilitation. 4th ed, Saunders, Philadelphia, 1990.

Barnett HJM, Mohr JP, Stein BM, et al (eds) : Stroke. Churchill Livingstone, Edinburgh, 1992.

Benson DF, Blumer D (eds) : Psychiatric Aspects of Neurologic Disease. Grune & Stratton, New York, 1975.

Benson DF, Ardila A : Aphasia : A Clinical Perspective. Oxford Univ Press, New York, 1996.

Bernstain EF, Browse NL : The CHAT classification of stroke. Ann Surg 209 : 242-248, 1989.

Boller F : Strokes and behavior : disorders of higher cortical functions following cerebral disease. Stroke 12 : 532-534, 1981.

Bove AA, Lowenthal DT (eds) : Exercise Medicine. Academic Press, New York, 1983.

Brunnstrom S : Movement Therapy in Hemiplegia ; A Neurophysiological Approach. Harper & Row, New York, 1970.

Cambier J, Graveleau P : Thalamic syndromes. In JAM Frederiks (ed) : Handbook of Clinical Neurology, vol. 1, Elsevier, Amsterdam, 1985.

Cohen H (ed) : The Complete Book of Exercises. Arrow Books, London, 1982.

Coster W : Development. in Thromby CA (ed) : Occupational Thrapy for Physical Dysfunction. 4th ed, Williams and Wilkins, Baltimore, 1995

Cushman LA, Scherer MJ (eds.) : Psychological Assessment in Medical Rehabilitation. American Psychological Association, Washington DC, 1995.

Daniels L, Worthingham C : Muscle Testing ; Techniques of Manual Examination. 3rd ed, Saunders, Philadelphia, 1972.

Darley FL, Aronson AE, Brown JR : Motor Speech Disorders. W.B. Saunders, Philadelphia, 1975.

Davis GA, Wilcox JM : Adult Aphasia Rehabilitation. College-Hill Press, San Diego, 1985.

DeLisa JA., Martin GM, Currie DM : Rehabilitation medicine : past, present, and future. in JA DeLisa (ed) : Rehabilitation Medicine. Principles and Practice, Lippincott, Philadelphia, 1988.

Duffy JR : Motor speech disorders : Substrates, differential diagnosis, and management. Mosby, St. Louis, 1995.

Dutton R : Rehabilitation frame of reference. in HL Hopkins, HD Smith (eds) : Willard and Spackman's Occupational Therapy. 8th ed, Lippincot, Philadelphia, 1993.

Easton JD, Hauser SL, Martin JB : Cerebrovascular diseases. in AS Fausi, E Braunwald, KJ Isselbacher, et al (eds) : Harrison's Principles of Internal Medicine, 14th ed, McGraw-Hill, New York, 1998.

Evans RL, Halar EM, Smith KM : Cognitive therapy to achieve personal goals : results of telephone group counseling with disabled adults. Arch Phys Med Rehabil 66 : 693-696, 1985.

Fisher M (ed) : Stroke Therapy. Butterworth-Heinemann, Boston, 1995.

Folstein MF, Folstein SE, McHugh PR : "Mini-Mental State" ; a practical method for grading the cognitive state of patients for the clinician. J Psychiatr Res 12 : 189-198, 1975.

Goldberger ME : Motor recovery after lesions. TINS 3 : 288-291, 1980.

Granger CV, Seltzer GB, Fishbein CF : Primary Care of the Functionally Disabled. Assessment

# 文 献

and Management, Lippincott, Philaderphia, 1987.

Hachinski V : Classification of stroke for clinical trials. Stroke 21 (Supple II) : S27-29, 1990.

Hecaen H, Albert ML : Human Neuropsychology. Wiley, New York, 1978.

Helm-Estabrooks N, Albert ML : Manual of Aphasia Therapy. Pro-ed : Austin, TX, 1991.

Hopkins HL, Smith HD (eds) : Willard and Spackman's Occupational Therapy. 5th ed, Lippincott, Philadelphia, 1978.

Hosokawa T, Yamada Y, Isagoda A, et al. : Psychometric equivalence of the Hasegawa Dementia Scale-Revised with the Mini-Mental State Examination in stroke patients. Percept Motor Skills 79 : 664-666, 1994.

Hux K, Benkelman DR, Garrett KL : Augmentative and alternative communication for persons with aphasia. in R Chapey (ed) : Language Intervention Strategies in Adult Aphasia. 3rd ed, Williams & Wilkins, Baltimore, 1994.

Johnson MK, Zuck FN, Wingate K : The motor age test ; measurement of motor handicaps in children with neuromuscular disorders such as cerebral palsy. J Bone Joint Surg 33-A : 698-707, 1951.

Kast FE, Rosenzweig JE : Organization Management. 4th ed, McGraw-Hill, New York, 1985.

Katz S, Ford AB, Moskowitz RM et al : Studies of illness in the aged ; the index of ADL ; a standard measure of biological and psychological function. JAMA 185 : 914-919, 1963.

Kinugasa T, Nagasaki H : Reliability and validity of the Motor Fitness Scale for older adults in the community. Aging Clin Exp Res 10 : 295-302, 1998.

Kirshner B, Guyatt G : A methodological framework for assessing health indices. J Chron Dis 38 : 27-36, 1985.

Kistler JP, Ropper AH, Martin JB : Cerebrovascular diseases. in KJ Isselbacher, E Braunwald, JD Wilson et al. (eds) : Harrison's Principles of Internal Medicine, 13th ed, McGraw-Hill, New York, 1994.

Kutner B : Rehabilitation : whose goals? whose priorities? Arch Phys Med Rehabil 52 : 284-287, 1971.

Lawton EB : Activities of Daily Living for Physical Rehabilitation, McGraw-Hill, New York, 1963.

Lawton MP : The impact of the environment on aging and behavior. in JE Birren, KW Schaie (eds) : Handbook of the Psychology of the Aging. Van Nostrand Reinhold, New York, 1977.

Lawton MP, Brody EM : Assessment of older people ; self-maintaining and instrumental activities of daily living. Gerontologist 9 : 179-186, 1969.

Levy LL : Theory base. in HL Hopkins, HD Smith (eds) : Willard and Spackman's Occupatinal Therapy. 8th ed, Lippincott, Philadelphia, 1993.

Liversedge LA : Involuntary movements. in Vinken PJ, Bruyn GW (eds) : Handbook of Clinical Neurology. vol. 1, North-Holland, Amsterdam, 1969.

Logemann JA : Management of dysphagia poststroke. in : R Chapey (ed) : Language Intervention Strategies in Adult Aphasia. Williams & Wilkins, Baltimore, 1994.

Mahoney FI, Barthel DW : Functional evaluation ; the Barthel index. Maryland State Med J 14 : 91-65, 1965.

Massie JL : Essentials of Management. 3rd ed, Prentice-Hall, New Jersey, 1979.

McFie J : Assessment of Organic Intellectual Impairment. Academic Press, London, 1975.

Miller BF, Keane CB : Encyclopedia and Dictionary of Medicine, Nursing, and Allied Health. 4th ed, W. B. Saunders, Philadelphia, 1987.

Moskowitz E, McCann CB : Classification of disability in the chronically ill and aging. J Chron Dis 5 : 342-346, 1957.

# 文　献

Nagi SZ : Some conceptual issues in disability and rehabilitation. In MD Sussaman (ed) : Sociology and Rehabilitation. American Sociological Association. Washington DC, 1965.

Nagi SZ : Disability concepts revised : implications for prevention. in : AM Pope, AR Tarlov (eds), Disability in America : Toward a National Agenda for Prevention. National Academy Press, Washington DC, 1991.

Nagao T, Sadoshima S, Ibayashi S, et al : Increase in extracranial atherosclerotic carotid lesions in patients with brain ischemia in Japan ; an angiographic study. Stroke 25 : 766-770, 1995.

Nagasaki H, Itoh H, Furuna T : A physical fitness model of older adults. Aging Clin Exp Res 7 : 392-387, 1995a.

Nagasaki H, Itoh H, Furuna T : The structure underlying physical performance measures for older adults in the community. Aging Clin Exp Res 8 : 451-459, 1995b.

Nakamura R, Hosokawa T, Tsuji I : Relationship of muscle strength for knee extension to walking capacity in patients with spastic hemiparesis. Tohoku J Exp Med 145 : 335-340, 1985.

Nakamura R, Handa T, Watanabe S et al : Walking cycle after a stroke. Tohoku J Exp Med 154 : 241-244, 1988a.

Nakamura R, Hosokawa T, Yamada Y, et al : Application of computer-assisted gait training (CAGT) program for hemiplegic stroke patients ; a preliminary report. Tohoku J Exp Med 156 : 101-107, 1988b.

Nakamura R, Watanabe S, Handa T et al : The relationship between walking speed and muscle strength for knee extension in hemiparetic stroke patients ; a follow-up study. Tohoku J Exp Med 154 : 111-113, 1988c.

Nakamura R, Nagasaki H, Hosokawa T : Assessment and prediction of the functional state of stroke in early rehabilitation. in JS Chopra, K Jagannathan, IMS Sawney (eds) : Advances in Neurology. Elsevier, Amsterdam, 1990.

Nakamura R, Moriyama S, Yamada Y, et al : Recovery of impaired motor function of the upper extremity after stroke. Tohoku J Exp Med, 168 : 11-20, 1992a.

Nakamura R, Suzuki K, Yamada Y, et al : Computer-assisted gait training (CAGT) of hemiparetic patients ; whose recovery is most predictable? Tohoku J Exp Med 166 : 345-353, 1992b.

National Institute of Neurological Disorders and Stroke : Classification of cerebrovascular diseases III. Stroke 21 : 637-676, 1990.

Nudo RJ, Wise BM, SiFuentes F, et al : Neural substrates for the effects of rehabilitative training on motor recovery after ischemic infarct. Science 272 : 1791-1794, 1996.

Partridge CJ, Johnston M, Edwards S : Recovery from physical disability after stroke ; normal patterns as a basis for evaluation. Lancet i : 373-375, 1987.

Perry J : Rehabilitation of the neurologically disabled patient ; principles, practice, and scientific basis. J Neurosurg 58 : 199-816, 1983.

Pope AM, Tarlov AR. : Disability in America : Toward a National Agenda for Prevention. National Academy Press, Washington,DC, 1991.

Robertson SE, Brown RI (eds) : Rehabilitation Counseling : Approaches in the Field of Disability. Chapman & Hall, London, 1992.

Roth EJ : Heart disease in patients with stroke : incidence, impact, and implications for rehabilitation part 1 : classification and prevalence. Arch Phys Med Rehabil 74 : 752-760, 1993.

Sivens AA : Rehabilitation for swallowing impairment. in FJ Kottke, JF LEhmann (eds) : Krusen's Handbook of Physical Medicine and Rehabilitation. 4th ed, Saunders, Philadelphia, 1990.

Szalai A : The Use of Time—Daily Activities of Urban and Suburban Population in Twelve

# 文　献

　　　　Countries. Moutonn, Hague, 1972.
Teasdale G, Jennett B : Assessment of coma and impaired consciousness. Lancet 2 : 81-84, 1974.
Twitchell TE : The restoration of moter function following hemiplegia in man. Brain 74 : 443-480, 1951.
Verbrugge LM, Jette AM : The disablement process. Soc Sci Med 38 : 1-14, 1994.
Wade DT, Hewer RL : Functional abilities after stroke ; measurement, natural history and prognosis. J Neurol Neurosurg Psychiat 50 : 177-182, 1987.
Walshe FMR : On certain tonic postural reflexes in hemiplegia, with special reference to the socalled "associated movements". Brain 46 : 1-37, 1923.
Wasserman K, McIlroy MB : Detecting the threshold of anaerobic metabolism. Am J Cardiol 14 : 844-852, 1964.
Witte OW, Buchkrmer-Uatzmann I, Schiene K, et al : Lesion-induced network plasticity in remote brain area. TINS 20 : 348, 1997.
World Health Organization : Disability Prevention and Rehabilitation, World Health Organization, Geneva, 1981.
Zigler E, Glick M : A Developmental Approach to Adult Psychopathology. John Wiley & Sons, New York, 1986.
Zimmerman IL, Woo-Sam JM : Clinical Interpretation of the Wechsler Adult Intelligence Scale. Grune & Stratton, New York, 1973.
WAB失語症検査（日本語版）作製委員会：WAB失語症検査（日本語版）．医学書院，東京，1986．
朝倉哲彦，植村研一，河村　満：失語症全国実態調査報告．失語症研究　15：83-96，1995．
荒木五郎：脳卒中の診療をめぐる諸問題．岩倉博光，岩谷　力，土肥信之編：臨床リハビリテーション・脳卒中Ｉ―脳卒中のみかた．第1版，医歯薬出版，1990．
安保雅博，宮野佐年：リハ訓練室emergencyとその対応―救急管理体制．臨床リハ　4：1011-1015，1995．
飯沼宏之：伝導障害．日野原重明，阿部正和，稲垣義明・他（編）：今日の治療指針．1997年度版，医学書院，1997．
医学のあゆみ編集委員会（編）：各科に役立つ救急処置処方マニュアル．医歯薬出版，1993．
池田康夫：抗血栓療法総論．池田康夫（編）：血栓症治療ハンドブック．メデイカルレビュー社，1993．
砂子田篤：在宅脳卒中患者の機能的状態の予測について―医学的リハビリテーション終了後の追跡研究―．東北医誌　106：152-161，1993．
砂子田篤，中村隆一：脳卒中患者の退院先に関わる家族状況．総合リハ　21：57-61，1993．
砂子田篤：脳卒中患者のケースワーク．総合リハ　23：709-712，1995．
石井雅之，椿原彰夫：間欠的および持続的経管栄養．臨床リハ　8：703-7007，1999．
石坂郁代：失語症の言語治療再考．上智大学言語障害研究センター紀要　1：45-52，1996．
石原健造：脳卒中リハビリテーションにおける合併症のマネージメント―糖尿病，高脂血症．総合リハ　21：1033-1038，1993．
居石克夫：序論．居石克夫，恒吉正澄編：病理学．第6版，医学書院，1995．
伊東　元，橋詰　謙，斎藤　宏・他：大腿四頭筋機能と歩行能力の関係．リハ医学　21：255-257，1984．
伊藤利之：通所リハビリテーション（地域リハビリテーションセンター）．日医会誌臨時増刊　112(11)：242-247，1994．
伊藤裕之，加藤孝邦：摂食・嚥下障害への耳鼻咽喉科的アプローチ．臨床リハ　6：647-652，1997．
稲永　隆，松岡博昭：高血圧症患者にみられる合併症とその管理．臨床リハ　3：467-472，1994．
井林雪郎，荒川修治，北山次郎：脳血管障害と高血圧管理：慢性期血圧管理．脳卒中　19：445-451，1997．

# 文　　献

植田耕一郎：摂食・嚥下障害への歯科的アプローチ．臨床リハ　6：653-659，1997．
上田　敏：老年者の合併症としての骨折—特に脳卒中の合併症としての大腿骨頸部骨折について．災害医学　12：243-249，1969．
上村佳央，上林純一：血栓性静脈炎，深部静脈血栓症．池田康夫(編)：血栓症治療ハンドブック．メデイカルレビュー社，1993．
内山真一郎：脳血栓症およびTIA，心原性脳塞栓症．池田康夫(編)：血栓症治療ハンドブック．メディカルレビュー社，1993．
卜部貴夫：頚動脈狭窄の診断と対策．Medical Practice 12：605-611，1996．
遠藤てる：片手で料理を作る．協同医書，1998．
大井静雄：脳血管障害Ⅱ．脳神経疾患　診断・治療学—その標準と最近の動向．メジカルビュー社，1990．
大川弥生，上田　敏：脳卒中片麻痺患者の廃用性筋萎縮に関する研究—「健側」の筋力低下—．リハ医学　25：143-147，1988．
大川弥生，木村伸也，上田　敏：脳卒中患者の早期ADL自立・早期社会復帰を目指す積極的リハビリテーション・プログラム．総合リハ　18：945-953，1990．
大川弥生：廃用性筋萎縮．総合リハ　19：775-780，1991．
大川弥生，太田喜久夫：脳卒中における廃用性骨萎縮．総合リハ　19：1135-1137，1991．
大熊るり，藤島一郎：重度の摂食・嚥下障害に対する対策．総合リハ　25：1185-1190，1997．
太田富雄，和賀志郎，半田　肇・他：意識障害の新しい分類法試案，数量的表現(Ⅲ群3段階方式)の可能性について．脳神経外科2：623-627，1974．
太田富雄(編)：脳神経外科学．改訂7版，金芳堂，1996．
大友英一：脳梗塞再発予防に対するイブジラスト(ケタス)の効果—他施設におけるOpen Trial．薬理と治療　23：2331-2349，1995．
大山健二，佐直信彦：嚥下障害の外科的対応．臨床リハ　5：750-753，1996．
岡田　靖，佐渡島省三：2治療的アプローチを知る上でのischemic penumbraの概念．特集：虚血性脳血管障害．Part 2　病態生理の臨床的意義．Mebio　8：46-51，1991．
奥川幸子：障害者の心理・社会的問題と社会資源の効果的な活用．上田　敏・横田　碧(編集企画)：リハビリテーションと看護(看護Mook No. 15)．金原出版，1985．
奥川幸子：ソーシャルワーク．松村　秩・大山好子(責任編集)：リハビリテーションナーシングマニュアル．学習研究社，1987．
奥川幸子：社会サービスの活用と利用の仕方．日医会誌臨時増刊　118：76-103，1997．
小倉志祥：倫理学概論．以文社，1972．
小田嶋奈津，石合純夫，小寺　実・他：脳血管障害による片麻痺患者の下肢筋群のCT所見．臨床神経　26：827-836，1986．
落合芙美子：リハビリテーション看護とは何か．総合リハ　19：861-866，1991．
落合芙美子：リハビリテーション看護婦(士)．総合リハ　27：325-328，1999．
笠貫　宏：抗不整脈薬の使い方．ドクターサロン　42：441-446，1998．
梶原敏男：脳卒中急性期のアプローチ—訓練室のリハプログラム．臨床リハ　1：26-33，1992．
柏木あさ子，柏木敏宏：失語症患者の仮名の訓練について—漢字を利用した試み—．音声言語医学　19：193-202，1978．
加藤伸司，下垣　光，小野寺敦志・他：改訂版長谷川式簡易知能評価スケール(HDS-R)の作成．老年精神医学雑誌2：1339-1347，1991．
金子　翼，生田宗博：簡易上肢機能検査の試作．理・作療法　8：197-204，1974．
金谷節子，吉村文江，佐藤アキ子・他：摂食・嚥下障害への栄養科的アプローチ．臨床リハ　6：660-666，1997．
川喜田愛郎：医療と医学の発生．村上陽一郎(編)：知の革命史6．医学思想と人間．朝倉書店，1979．

# 文献

川平和美，田中信行：脳卒中リハビリテーションにおける合併症のマネージメント―高血圧症．総合リハ　21：1021-1025，1993．

木之瀬隆：買い物と屋外動作．OTジャーナル　26：787-790，1992．

杏沢尚之：脳卒中―最新の臨床．医歯薬出版，1989．

窪田俊夫，花田　実，山口恒弘・他：脳卒中片麻痺の歩行能力維持プログラムについて．総合リハ　10：833-838，1982．

窪田俊夫，山口恒弘，指宿忠昭・他：踏台昇降テストによる片麻痺の全身持久性の評価．総合リハ　13：289-294，1985．

源田朋夫，伊東春樹：運動負荷時の呼吸循環応答とその評価．総合リハ　23：189-196，1995．

厚生省社会福祉法規研究会：介護保険法平成11年版．新日本法規，1998．

厚生省社会福祉法規研究会監修：社会福祉六法（平成10年版）．新日本法規，1998．

厚生統計協会編集：国民の福祉の動向（厚生の指標・臨時増刊）．厚生統計協会，1997．

厚生省老人保健福祉局監修：高齢者保健福祉実務事典．第一法規，1998．

厚生省老人保健福祉局介護保険制度施行準備室監修：介護保険関係法令実務便覧．第一法規，1998．

国民衛生の動向・厚生の指標，43：123-135，1996．

小坂健二，中村隆一，藤田正明・他：小脳性運動失調症患者に対する拡大ADL尺度の適応．リハ医学　32：59-62，1995．

小谷野亘，柴田　博，中里克治・他：地域老人における活動能力の測定．日公衛誌　34：109-114，1987．

小林祥泰：リスクファクター．瑞　和男，上出延治（編）：脳卒中臨床マニュアル．シュプリンガー・フェアラーク，1998．

近藤克則：急性期リハビリテーションの安全管理．総合リハ　23：1051-10-57，1995．

近藤克則，太田　正：脳卒中早期リハビリテーション患者の下肢筋断面積の経時的変化―廃用性筋萎縮と回復経過―．リハ医学　34：129-133，1997．

紺野加奈江：運動性発話障害．伊藤元信（編）：成人のコミュニケーション障害．大修館書店，1998．

才藤栄一，千野直一：脳血管障害による嚥下障害のリハビリテーション．総合リハ　19：611-615，1991

才藤栄一，水野雅康，小口和代・他：摂食・嚥下リハビリテーション・アップデート．臨床リハ6：635-639，1997．

佐々木英忠，山口智，中川琢磨・他：高齢者の誤嚥性肺炎とその対策．臨床リハ　4：762-765，1995．

佐直信彦，砂子田篤：日常動作（ADL）の訓練．Medicina　13：31-33，1976．

佐直信彦，杉山　尚：脳卒中リハビリテーションの効果．総合リハ　5：15-22，1977．

佐直信彦：脳卒中入院患者の生活時間構造に関する研究．リハ医学　17：133-155，1980．

佐直信彦：高齢者の役割をめぐって，第10回リハビリテーション交流セミナー'86，1986

佐直信彦，中村隆一：神経・筋疾患のリハビリテーション．平井俊策（編）：神経・筋疾患ハンドブック．メヂカルフレンド社，1986b．

佐直信彦：移動能力障害を伴う在宅患者の日常生活活動．総合リハ　17：427-433，1989．

佐直信彦，中村隆一，細川　徹：在宅脳卒中患者の生活活動と歩行機能の関連．リハ医学　28：541-547，1991．

佐直信彦，長岡正範，関　和則・他：拡大ADL尺度からみたスモン患者の特徴．厚生省特定疾患スモン調査研究班，平成5年度研究報告：351-356，1994．

佐直信彦，盛合徳夫，亀山順一・他：拡大ADL尺度による在宅脊髄損傷患者の評価．労働福祉事業団医学研究結果報告集（リハビリテーション関係）．6：131-137，1996a．

佐直信彦，盛合徳夫，亀山順一・他：在宅脳卒中患者の機能評価と予後予測（第2報）．リハ医学　33：770，1996b．

# 文献

佐直信彦：脳卒中患者の機能低下．臨床リハ　7：820-823，1998．
佐藤徳太郎，樋渡正夫，上月正博：リハに関連する内科的疾患の評価．別冊臨床リハ，111-125，1996．
佐藤久夫：WHO 国際障害分類(ICIDH)改定試案の動向．総合リハ　26：1195-1197，1998．
佐山一郎：在宅脳卒中患者の実態と機能的状態の経年変化．総合リハ　26：1127-1134，1998．
柴田貞雄：麻痺性構音障害．笹沼澄子(編)：言語障害．リハビリテーション医学全書11．医歯薬出版，東京，1975．
品川不二郎，小林重雄，藤田和弘・他(共訳編著)：日本版 WAIS-R 成人知能検査法．日本文化科学社，1990．
篠原幸人：意識障害．東儀英夫(編)：図説　神経診断症候マニュアル．医学書院，1996．
島村宗夫：中村隆一(編)：運動の神経機能とその障害．医歯薬出版，1975．
清水治樹，清原　裕，藤島正敏：脳卒中の疫学．瑞　和男，上出延治(編)：脳卒中臨床マニュアル．シュプリンガー・フェアラーク，1998．
下川正見，古泉秀夫(編)：飲食物・嗜好品と医薬品の相互作用．第 2 版，薬業時報社，1995．
社会保障制度研究会編集：社会保障実務ガイド．中央法規，1998．
城生佰太郎：現代日本語の音韻．大野　晋，柴田　武(編)：音韻．岩波講座日本語 5．岩波書店，1977．
鈴木二郎，堀　重昭，桜井芳明・他：我が国脳神経外科における動脈瘤．日本医事新報　2407：11-17，1972．
鈴木　勉，物井寿子，福迫陽子：失語症患者に対する仮名文字訓練法の開発－漢字一文字で表記する単音節語をキーワードとし，その意味想起にヒントを用いる方法－．音声言語医学　31：159-171，1990．
砂原茂一：リハビリテーション．岩波新書，1980．
関　和則，中村隆一：脳卒中患者の下肢電気刺激による皮質覚醒応答と機能的利得との関連．リハ医学27：277-285，1990．
園田　茂，岡島康友，椿原彰夫・他：体幹前後屈運動負荷法による脳卒中片麻痺患者の持久力測定．リハ医学　26：93-96，1989．
園田　茂，椿原彰夫，田尻寿子・他：FIM を用いた脳血管障害患者の身体機能評価．リハ医学　29：217-222，1992．
高田京子：独居脳卒中者のための自立生活訓練．PT ジャーナル　26：21-26，1992．
高橋三郎，花田耕一，藤縄　昭(訳)：DSM-Ⅲ-R 精神障害の分類と診断の手引き．医学書院，1988．
田川皓一，藤井清孝：脳卒中治療学．西村書店，1996．
武田　倬：糖尿病患者のトータルケア．臨床リハ　3：192-197，1993．
田中宏太佳，緒方　甫，蜂賀賀研二・他：健常中高年者の日常生活の活動性と下肢筋力・筋横断面積－脳卒中片麻痺患者の廃用性筋萎縮予防に関する研究．リハ医学　27：459-463，1990．
棚橋紀夫：脳梗塞急性期治療の update．後藤文男，高倉公明，木下真男・他(編)：Annual Review 神経，中外医学社，1998．
田辺美樹子：発症後10年を経過した在宅ケースへの支援．日本作業療法士協会(編)：作業療法事例集，共同医書出版，1998．
谷崎義生：脳卒中の診断と治療－くも膜下出血，脳出血，脳梗塞の外科治療．脳卒中最前線．第 2 版，医歯薬出版，1996．
谷崎義生，五城成之，鳥養省三・他：脳卒中の診断と治療－急性期になにをすべきか．福井圀彦，藤田　勉，宮坂元麿(編)：脳卒中最前線．第 2 版，医歯薬出版，1996．
千野直一，村上　信，木村彰男・他：脳卒中患者の QOL－日米両国の比較．総合リハ　15：1079-1084，1987．
千野直一(監訳)：FIM；医学的リハビリテーションのための統一データーセット利用の手引．原著第 3 版，慶應義塾大学医学部リハビリテーション科，1991．
塚本芳久：急性期嚥下障害へのアプローチ．臨床リハ　4：721-724，1995．

## 文　献

土田昌一：リハ訓練室 emergency とその対応―脳卒中の emergency．臨床リハ　4：1016-1022，1995．

土屋弘吉，今田　拓，大川嗣雄(編)：日常生活活動(動作)．医歯薬出版，1992．

寺崎修司，山口武典：凝固・線溶・血小板機能，心疾患と脳卒中．臨床リハ　2：198-203，1993．

道免和久：脳卒中における予後予測．臨床リハ　7：347-356，1998．

土肥　豊：片麻痺における心疾患の合併症と治療上のリスク．理・作療法5：483-441，1971．

豊倉　穣：脳卒中急性期のアプローチ―ベッドサイドのリハプログラム．臨床リハ　1：18-25，1992．

鳥養省三：脳卒中の診断と治療―急性期にとくに注意すべき合併症は．福井圀彦，藤田　勉，宮坂元麿(編)：脳卒中最前線．第2版，医歯薬出版，1996．

長崎　浩：脳卒中患者の障害構造―神経症候の構造―．厚生省長寿科学総合研究，平成5年度研究報告6：79-84，1994．

長崎　浩：脳卒中患者の神経症候の経時変化．厚生省長寿科学総合研究，平成6年度研究報告6：78-82，1995．

長崎　浩：脳卒中患者の障害構造と機能回復過程．厚生省長寿科学総合研究，平成7年度研究報告7：65-71，1996．

長野　敬：機械論的生体観の意義と限界．村上陽一郎(編)：知の革命史6．医学思想と人間，朝倉書店，1979．

中村　昭：脳卒中リハビリテーションにおける合併症のマネージメント―心疾患．総合リハ　21：1027-1031，1993．

中村　昭：リハ訓練室 emergency とその対応―心疾患の emergency．臨床リハ　4：1031-1036，1995．

中村隆一(編)：中枢神経疾患の理学療法．医歯薬出版，1977．

中村隆一(編)：中枢神経疾患の作業療法．医歯薬出版，1983．

中村隆一(編)：脳卒中のリハビリテーション．永井書店，大阪，1986．

中村隆一(編)：RES-4(SR-1000)，酒井医療株式会社，1995．

中村隆一(編)：入門リハビリテーション概論．第3版，医歯薬出版，1999．

中村隆一，細川　徹：運動学習8．プログラム学習2．理・作療法22：523-527，1988．

中村隆一，長崎　浩，細川　徹(編)：脳卒中の機能回復と予後予測．医歯薬出版，東京，1991．

中村隆一，砂子田篤：高齢者の特性と環境整備．隅谷三喜男(監修)：長寿社会総合講座第6巻高齢者の住環境，第一法規，1994．

中村隆一(監修)：入門リハビリテーション医学．第2版，医歯薬出版，1998．

中村隆一，長崎　浩，細川　徹(編)：脳卒中の機能評価と予後予測．第2版，医歯薬出版，1997．

中村隆一，斎藤　宏：基礎運動学．第5版．医歯薬出版，2000．

中谷速男，五味昭彦，竹内靖夫：ペースメーカー装着患者の管理のポイント．月刊ナーシング　15：30-31，1995．

日本失語症学会(編)：標準失語症検査マニュアル．新興医学出版社，1997．

日本循環器学会・運動に関する診療基準委員会(委員長：村山正博)：運動負荷試験に関する診療基準．Jap Circulation J 55 (Suppl II)：379-385, 1991.

日本整形外科学会，日本リハビリテーション医学会：関節可動域表示ならびに測定法(平成7年4月改正)．リハ医学　32：207-217，1995．

日本リハビリテーション医学会評価基準委員会：ADL評価について．リハ医学　13：315，1976．

沼野藤江：脳卒中患者における高脂血症治療の意義―脳卒中リハでの再発と心血管事故の予防．臨床リハ　2：191-197，1993．

沼野藤江：脳卒中の血圧管理―脳卒中の診断と治療．脳卒中最前線．第2版，医歯薬出版，1996．

野村みどり編：バリア・フリーの生活環境論．第2版，医歯薬出版　1997．

# 文　　献

芳賀　博：健康度の測定．柴田　博（編）：老人保健活動の展開．医学書院，1992．
蜂須賀研二，奈良総一郎，緒方　甫：脳卒中片麻痺の筋萎縮．リハ医学　35：496-501，1998．
林　泰史：廃用性骨萎縮．総合リハ　19：781-785，1991．
原　行弘：脳卒中患者の上肢運動負荷―片側上肢エルゴメーターを用いた体力測定および体力と握力との関係―．リハ医学　33：24-32，1996．
ビーチャム，TL，マクローフ LB：宗像恒次，山崎久美子（監訳）：医療倫理学―医師の倫理的責任―．医歯薬出版，1992．
ビーチャム，TL，チルドレス JF：永安幸正，立木教夫（監訳）：生命倫理学．第3版，成文堂，1997．
平井俊策：日本と米国における分類ならびに診断基準の比較．Geriatric Medicine 32：385-391，1994．
平井俊策：脳梗塞後遺症の薬物治療指針．ヴァンメデイカル社，1998．
平山恵造：神経症候学．文光堂，1979．
福迫陽子，物井寿子，辰巳　格・他：麻痺性（運動障害性）構音障害と話ことばの特徴―聴覚印象による評価―．音声言語医学　24：149-164，1983．
福迫陽子，伊藤元信，笹沼澄子：言語治療マニュアル．医歯薬出版，東京，1984．
福島　裕：けいれんの治療―薬物療法．Clinical Neuroscience　12：94-97，1994．
福田道隆，近藤和泉，岩田　学・他：排泄障害に対する訓練．総合リハ　20：1004-1008，1992．
藤島一郎：脳卒中の摂食・嚥下障害．医歯薬出版，東京，1993a．
藤島一郎，宮本恒彦，堺　常雄：くも膜下出血．臨床リハ　2：204-207，1993b．
藤島一郎，大熊るり，小島千枝子：摂食嚥下障害のリハ的アプローチ―特に脳血管障害を中心とした対応．臨床リハ　6：640-646，1997．
藤田郁代：失語症の構文処理障害に対する治療計画．失語症研究　16：214-220，1996．
藤谷順子，才藤栄一，植田耕一郎・他：脳血管障害にみられる嚥下障害．臨床リハ　4：713-720，1995．
ブルクシャイア RH（笹沼澄子監訳）：神経疾患によるコミュニケーション障害入門．協同医書出版，和文，1992．
ヘンダーソンV（湯槇ます，小玉香津子訳）：看護の基本となるもの．日本看護協会出版社，1973．
星　文子：家事技能訓練とその効果．総合リハ　22：549-555，1994．
細川　徹：ADL 尺度の再検討；IADL との統合．リハ医学　31：326-333，1994a．
細川　徹，坪野吉孝，辻　一郎・他：拡大 ADL 尺度による機能的状態の評価；(1)地域高齢者．リハ医学　31：399-408，1994b．
細川　徹，佐直信彦，中村隆一・他：拡大 ADL 尺度による機能的状態の評価；(2)在宅脳卒中患者．リハ医学　31：475-482，1994c．
間嶋　満：障害者の体力評価．総合リハ　17：791-796，1989．
間嶋　満，財満達也，藤谷順子：心疾患を合併した脳卒中患者の運動処方．臨床リハ　2：181--186，1993．
間嶋　満，近藤　徹，江口　清・他：脳卒中患者における AT レベルでの全身持久力訓練の効果―若年群と老年群における検討―．リハ医学　35：485-490，1998．
松尾博司：人工ペースメーカーの適応と実施．今日の治療指針．1997年度版，医学書院，1997．
松田美穂　相良二朗：家屋の出入り自立の意義とその指導．OT ジャーナル　28：21-26，1994．
松村明編：大辞林．第2版，三省堂，1995．
峰松一夫，山口武典：脳血管障害と高血圧管理：脳梗塞急性期．脳卒中　19：441-444，1997．
峰松一夫：脳血管障害の定義と分類，矢崎義雄（監修）：脳血管障害の成因．現代医療社，1998．
三宅宏之（編）：医療薬日本医薬品集．薬業時報社，1996．
武藤正樹：クリティカルパスの基本的知識の理解．基礎からわかるクリティカルパス作成，活用ガイドc，日総研出版，1998．

## 文　献

宗像恒次，山崎久美子：医療倫理学－医師の倫理的責任－．医歯薬出版，1992．
村上　泰：輪状咽頭節切断術・単純咽頭全摘術．JOHNS　8：1785-1792，1992．
森　英二：脳卒中片麻痺患者の基本動作に関する運動生理学的研究．リハ医学　34：49-59，1966．
森田稲子，森山早苗，蔵本文子・他：筋活動パターンからみた脳卒中上肢機能の回復．作業療法　11：371-378，1992．
森田稲子，森山早苗，中村隆一・他：脳卒中上肢機能訓練―MFSと作業種目との関連―．作業療法　14(suppl)：178，1995．
森山早苗，森田稲子，蔵本文子・他：脳卒中上肢機能回復の経時的変化．作業療法　9：11-18，1990a．
森山早苗，森田稲子，蔵本文子・他：脳卒中上肢機能の回復―MFSの経時的変化―．作業療法　9：11-18，1990b．
森山早苗，森田稲子，蔵本文子・他：脳卒中片麻痺の機能的作業療法の一試法－MFS標準回復プロフィールを利用したプログラム－．作業療法　9：104-109，1990c．
森山早苗，森田稲子，蔵本文子・他：MFT-2のスケログラム分析．作業療法　10(suppl2)：108，1991．
森山早苗，中村隆一：脳卒中片麻痺の上肢；麻痺側上肢の機能訓練．総合リハ　22：1033-1039，1994．
山口　明：在宅障害者の地域におけるQOL．総合リハ　15：1090-1096，1987．
山田真晴，波出石　弘，安井信行・他：脳卒中に合併する肺塞栓症．脳卒中　19：60-65，1997．
労働省職業安定局監修：障害者雇用ガイド(1996年版)．日本障害者雇用促進協会，1996．
輪田順一，上田一雄，尾前照雄：脳梗塞例の長期予後と再発作―久山町18年間の追跡調査―．脳卒中　5：124-130，1983．
綿森淑子，竹内愛子，福迫陽子：実用コミュニケーション能力検査．医歯薬出版，1990．

# 索引

## 和文索引

### ■ア■
アセスメント　182
アテトーゼ　90
アテローム血栓性脳梗塞　130
アテローム性動脈硬化症　33
安定狭心症　146

### ■イ■
意志決定(チーム・アプローチ)　165
意識障害　69,123
意識不鮮明　70
意識変容　70
異所性骨化　68
異常行動　114
維持的リハビリテーション　159,409
胃瘻造設　366
衣類の繕い　336
医学モデル　10,443
医師　166,177
医療ソーシャルワーカー　168,177
医療関連職種　166
医療倫理　5
一過性脳虚血発作　35
一次的障害　20
一次予防　19
一般能力　450
陰性徴候　69
韻律検査　238

### ■ウ■
ウェルニッケ・マン肢位　74
ウェルニッケ失語　105
内田クレペリン精神検査　229,236
運動パターン　263
運動パターンの治療　263
　片膝立ち位から立位へ　271
　下肢の随意運動パターン　274
　座位から四つばい位へ　268
　座位から膝立ち位へ　270
　座位バランス　268
　上肢の随意運動パターン　273

　高ばい位から立位へ　270
　寝返り　266
　背臥位から片肘立ち位へ　267
　膝立ち位から片膝立ち位へ　271
　歩行　272
　四つばい位から高ばい位へ　269
　四つばい位バランス　269
　立位バランス　272
運動失調　83
運動性構音障害　119,239,341,342
　治療テクニック　344
運動性失語　104
運動年齢　163,204
運動年齢検査(体幹・下肢)　204
運動負荷試験　188
運動負荷試験の終点　193
運動麻痺　72
運動麻痺性構音障害　120

### ■エ■
絵カード　353
嚥下機能改善術　366
嚥下訓練　360
　間接的訓練　361
　直接的訓練　361
嚥下訓練食　361,365
嚥下障害　121,360
延髄症候群　40,41

### ■オ■
温情主義　6
音響失認　108

### ■カ■
カッツ・インデックス　213
カルボーネンの式　195
踵-膝試験　85
下肢装具　280
仮名文字の想起　356
仮名文字の操作　357
家事　332
課題遂行　308
課題選択　287

過程評価　181
過眠　70
介護福祉士　168
介護保険　411
　要介護認定の流れ　412
介護保険制度　21
介護保険法　437
　予防給付　439
　要介護者　438
　要支援者　439
階層構造モデル　467
解放現象　69
回内-回外反復運動検査　85
回復性虚血性神経脱落症候　35
回復的リハビリテーション　159
改訂版長谷川式簡易知能評価スケール　229,231
絵画欲求不満テスト　229
買物(日用品の)　337
外出(交通機関の利用)　337
拡大日常生活活動　214
確認的因子分析　456
角膜反射　80
楽観的目標　172
活動状況調査　223
活動状況調査表　222
活動調査　219
完成脳卒中　35
完全麻痺　72
感覚過敏　91
感覚検査　92
感覚障害　90
感覚性失語　105
感覚鈍麻　91
換気機能障害　152
監督(チーム・アプローチ)　166
看護婦　167,177
管理(リハビリテーション過程)　169
簡易上肢機能検査　209
観測変数　445
観念運動失行　110
観念失行　110
間隔尺度　184

483

# 索引

間欠経管法　366
間代　79
関節可動域　195
関節可動域(参考可動域)　199
関節可動域訓練　251,291

## ■キ

危険因子　13,18,399
　環境要因　14
　行動要因　14
　生物学的要因　14
　ライフスタイル　14
基準関連妥当性　185
基本的生活時間　219
基本日常生活活動　213
期外収縮　149
機能解離　51
機能回復モデル　52
機能訓練　409,433
機能指向的アプローチ　15
機能障害　12,444,452,463
機能障害の帰結　450
機能診　178
機能的自立度評価法　216
機能的状態　16,406
機能的制約　445,447,452,460,463
帰結評価　181
記憶　118
記憶障害　112
起居・移動　331
起居・移動動作　206,275
　いざり　277
　階段昇降　281
　起座　276
　車椅子からベッドへ　277
　車椅子操作　279
　杖歩行　280
　寝返り　276
　床からの立ち上がり　279
起居動作　265
起立性低血圧　97,193
起立負荷試験　186
偽性神経根型感覚障害　95
義肢装具士　168
逆行性健忘　112,119
急性期の緊急降圧療法指標　127
急性期の血圧管理　126
急性期の呼吸管理　125
急性期の全身管理　123
急性期の補液　129
急性錯乱状態　70
急性水頭症　134
居宅サービス　22,408

居宅生活支援事業　410
虚血性ペナンブラ　34
虚血性心疾患　140,146
虚血性脳血管障害　129
共同運動パターン　262
共分散構造分析　456
協調運動障害　83
協調運動障害性構音障害　121
橋下部症候群　41
橋上部症候群　41,42
橋中部症候群　41,42
狭心症　146
狭心症治療薬　148
筋トーヌス　74
筋緊張　74
筋緊張低下　76
筋力　200

## ■ク

くも膜下出血　48,133
クリティカルパス　174
クリニカルパス　175
グループ作業　323
クローヌス　79
屈筋共同運動　76

## ■ケ

けいれん　90
けいれん発作　65,123
けいれん発作重積状態の治療　124
ケース・カンファレンス　176
ゲルストマン症候群　109
痙縮　75
痙性麻痺　73
腱反射　77
傾眠　70
経口血糖降下薬　153
経口摂取　361
経口摂取開始基準　361
経鼻経管栄養　365
計画(チーム・アプローチ)　166
計画(リハビリテーション過程)　169
計画立案　173
血栓溶解療法　130
健康管理　406
健忘症　112
健忘症候群　112
肩関節亜脱臼　68
肩手症候群　68,97
見当識　118
顕在性不安検査　229
現実的目標　172
言語音産生機構　343

言語機能　238
言語治療　340
　効果　340
　進め方　342
　流れ　340
言語聴覚士　167,177
言語領域　102

## ■コ

コース立方体組合せテスト　229
コールド・パス　252
コミュニケーション(チーム・アプローチ)　166
コミュニケーションノート　354
コミュニケーションボード　352
コミュニケーション態度　352
コンピュータ断層撮影　53
呼吸・循環器系機能　186
呼吸機能検査　186
後下小脳動脈　39
後大脳動脈　41
誤用症候群　68
誤嚥　361
誤嚥防止術　367
交感性失行　110
交互反復運動障害　85
交叉性失語　106
交代性半身感覚障害　95
口腔ネラトン法　366
口舌顔面失行　110
工程管理技法　175
抗凝固療法　130,132,137
抗血小板療法　130,138
抗不整脈薬　150
拘束性換気障害　188
肛門反射　82
更衣　328
構音の交互運動検査　238
構音検査　238
構音障害　119
構成概念妥当性　185
構成失行　110
構造評価　181
行為分類　219
高ナトリウム血症　62
高血圧性脳内出血　136
高血糖　144
高脂血症　154
高次脳機能障害　101
高齢者保健福祉サービス　160
合併症　400
国際障害分類　443
国際障害分類(試案)　12

# 索　引

腰椎穿刺　58
昏睡　70
昏迷　70
昏蒙　70

■サ■

サインランゲージ　347
サスペンジョンスリング　296,299
サンディング　291,298
座位持久性訓練の中止基準　193
再発　399
再評価（リハビリテーション過程）　169
最終目標　171
最大酸素摂取量　190
最大歩行速度回復予測　284
在宅ケア　408
在宅サービス　22
在宅医療　408
在宅介護支援センター　431
作業検査法　228
作業場面　289
作業療法プログラム　313
作業療法士　167,177
作話　112
錯感覚　91
三次予防　19

■シ■

10m距離最大歩行速度　206
ジグソーパズル　308
ジャクソンてんかん　90
ショートステイ　426,430
四肢の運動パターン　264
指示　178
指示箋　178
支持的作業療法　320
施設サービス　22
弛緩性麻痺　73
肢節運動失行　110
肢体不自由者更生施設　159,427
視覚性失認　107
視覚性物体失認　115
視空間失認　108,115
嗜眠　70
磁気共鳴画像　54
自覚的運動強度　195
自己評価式抑うつ性尺度　230,237
自転車エルゴメータ負荷試験　189
自動反応　265
自律モデル　6
自律神経障害　97
自立生活運動　3

失音楽　108
失語　101,341,348
　予後の因子　342
失語の治療
　MIT　349
　PACE　350
　仮名文字の訓練　349
　機能再編成法　349
　グループ訓練　350
　構文訓練　349
　刺激法　348
　遮断除去法　348
　代替手段　350
　脱抑制法　349
　認知神経心理学的アプローチ　349
　プログラム学習法　348
失語検査・言語発達検査一覧　242
失語症検査　238
失行　109
失制御性構音障害　121
失読失書　106
失認　107
失名辞失語　105
質問紙法　228
社会的生活時間　219
社会的不利　12,444
社会福祉士　168
尺度構成　183
手指失認　116
手段-目標分析　170
手段的日常生活活動　214
集団療法　374
重度身体障害者更生援護施設　427
重度身体障害者授産施設　427
出血性梗塞　45
術後水頭症の治療　134
純粋語聾　106
純粋失読　44,107
順序尺度　184
処方　178
処方箋　178
小児の後天性失語症　106
小窩　44
小窩性梗塞　33,34
消化管出血　141
障害　11
障害モデル　12,443
障害基礎年金　435
障害厚生年金　436
障害者　11
障害者職業能力開発校　428
障害者福祉サービス　22
障害受容　371

上肢エルゴメータ負荷試験　189
上肢の動作　294
上肢機能検査　209
上室性期外収縮　149
上小脳動脈　40
状態・特性不安検査　229,237
職業前訓練　338,358
職業前評価　338
色彩失認　108
触覚性失認　108
食事　325
伸筋共同運動　76
信頼性　184
心筋梗塞　149
心原性脳塞栓症　45,132
心室性期外収縮　149
心電図変化　64
心不全　145
心理カウンセリング　371
心理検査　228
心理社会的退行　405
心理的支持　320
振戦　89
深部静脈血栓　142
深部静脈血栓症　144
神経因性膀胱　98
神経心理学的症候　101
診断　16
身体失認　108,116
身体障害者　11,425
身体障害者授産施設　159,427
身体障害(者)療護施設　160,427
身辺処理　325
進行性脳卒中　35
人格検査　228
仁恵モデル　6

■ス■

スケーターボード　294
スタッフ組織　165
ストレス潰瘍　141
スプリント　293
頭蓋内出血　47
錐体路徴候　72

■セ■

セルフケア　325
制御　175
制御（チーム・アプローチ）　166
制御（リハビリテーション過程）　169
性格検査　228
成人用心理検査一覧　229
整容　326

485

# 索引

正常圧水頭症 140
生活時間構造 219,405
生活時間調査 219,406
生活福祉資金 428,431
生存率 399
生体力学的アプローチ 161
摂食・嚥下訓練 361
摂食機能療法 360
摂食障害 121
洗濯 336
潜在変数 445
線溶療法 130
前下小脳動脈 41
前向性健忘 112,118
前大脳動脈 38
前頭葉症候群 114
前脈絡叢動脈 39
全失語 104

■ソ■
組織構造(チーム・アプローチ) 165
掃除 336
早期けいれん 65,123
相貌失認 108
側性化 102
即時記憶 118
測定 169,181
足底皮膚反射 81
続発性合併症 60
卒中 29

■タ■
他動的関節可動域訓練 253
　足関節 261
　肩関節 254
　股関節 258
　前腕(回内・回外) 256
　手関節と手指 257
　膝関節 260
　肘関節 255
他法優先の原則 423
多発脳梗塞性痴呆 113
妥当性 185
体幹可動域測定 198
体幹前後屈試験 189
体操用棒 303
対人関係技能 323
耐糖能 65,66
退院前訪問指導 370,408
探索的因子分析 456
短期記憶 118
短期的目標 171
短期入所事業 426,430

■チ■
知覚運動技能 288,294
地域リハビリテーション 408
痴呆 113
遅延聴覚フィードバック 355
治療 16
治療的作業課題 289
治療用遊具 302
蓄尿障害 99
着衣失行 110
中間目標 171
中心静脈栄養 366
中枢性顔面神経麻痺 73
中大脳動脈 37
聴覚性失認 108
調理 332
超音波ドップラー血流計 56
超皮質性運動性失語 104
超皮質性感覚性失語 105
長期目標 171
長期予後 406
直腸膀胱障害 97

■ツ■
椎骨脳底動脈 39
通所リハビリテーション 409

■テ■
手の動作 299
手口感覚症候群 95
低ナトリウム血症 62
低血圧症 140
低体温療法 135
伝導性失語 105
電解質異常 143

■ト■
徒手筋力検査 200
努力性呼気曲線 188
努力性肺活量 188
投影法 228
糖尿病 66,152
陶芸 306
動作の連合 288,304
同時動作 288
道具的日常生活活動 214
銅板細工 304
特定疾病 412
特別養護老人ホーム 431

■ナ■
内容妥当性 185

内頸動脈 36
軟口蓋反射 80

■ニ■
二次的合併症 140
二次的障害 20
二次予防 19
日常生活活動 212,307,449
日常生活用具 410,427,429
日本版レーヴン色彩マトリックス検
　査 229
入浴 330
尿失禁 98,143
尿路感染症 143
認知技能 288,308
認知行動療法 371

■ヌ■
塗り絵 309

■ネ■
ネットワーク表示 174
年金制度 434

■ノ■
ノーマライゼーション 3
能力モデル 448,460
能力障害 12
能力低下 12,444,449,452
脳血管障害 29
　分類 30
脳血管性痴呆 44
脳血管造影 56
脳血管攣縮の予防・治療 134
脳血栓症 33
脳梗塞 32
脳出血 135
脳卒中 29
脳卒中データベース 452
脳卒中の障害モデル 468
脳卒中の障害構造モデル 467
脳卒中患者の関節可動域 198
脳卒中上肢機能検査 211
脳卒中上肢機能検査記録用紙 210
脳卒中進行期 35
脳底動脈 40
脳動静脈奇形 50
脳動脈瘤 49
脳内出血 47
脳波 57
脳浮腫 33
　治療 131
脳梁失行 110

## 索引

### ■ハ

バーセル・インデックス　215
パズルボックス　309
パス解析　466
パターナリズム　6
バビンスキー徴候(反射)　82
パラタルリフト　347
パラフィン浴　252
バランス反応　86
バランス反応検査　202
バリスム　90
バレー徴候　72
破裂脳動脈瘤の重症度判定基準　133
廃用症候群　68,145
廃用性筋萎縮　403
廃用性筋力低下　403
廃用性骨萎縮　404
排出障害　99
排尿障害　97,143
排便障害　100,141
排泄　329
背臥位から立位になる動作パターン　207
肺気量　187
肺塞栓症　142
肺疾患　152
発語失行　106
発症前社会適応状態　421
発声発語器官の運動訓練　343
発声発語器官の検査　238
発達原理　162
発達的アプローチ　161
　機織り　306
　話し言葉　240
　話し言葉の異常　103
　話し言葉の訓練　345
　　共鳴　346
　　呼吸　345
　　構音　346
　　発声　346
判別　182
半昏睡　70
半身感覚鈍麻　95
反射　76
晩期けいれん　65,123

### ■ヒ

ピア・カウンセリング　374
ビデオ嚥下造影　360
ビンスワンガー病　47
悲観的目標　172
比肺活量　188

比率尺度　184
皮質下性失語　105
皮質脊髄路障害　72
皮質抑制解放現象　114
皮膚反射　80
非流暢性失語　104
標準失語症検査　241,243
標準日常生活活動　213
評価　181,183
評価(リハビリテーション過程)　169
病的反射　82
病理指向的アプローチ　15

### ■フ

フィットネス　190,405
プライマリ・ヘルスケア　21
ブルンストロームの運動回復段階　73,202
ブローカ失語　104
プログラム　173
プログラム評価　170
プロソディ検査　238
不安　373
不安定狭心症　148
不随意運動　88
不整脈　140,149
不全麻痺　72
舞踏病　90
腹壁皮膚反射　80
物体失認　107
文章完成テスト　229

### ■ヘ

ペグボード　301
ベルクロ付ブロック　300
ベンダー・ゲシュタルト・テスト　230
ベントン視覚記銘検査　230
併存的妥当性　186
平衡障害　86
閉塞性換気障害　188
変形性骨関節症　67

### ■ホ

ホームヘルプサービス事業　426,429
ポジショニング　248
　車椅子座位　251
　側臥位　249
　長座位　250
　背臥位　248
　腹臥位　250
ホット・パック　252
ホフマン徴候　82
ボルグ指数　195

保健婦　167
歩行失行　111
補助栄養法　365
膀胱直腸障害　97
訪問リハビリテーション　409
訪問指導　434
棒体操　293
発作　29
発作性心房細動　151

### ■マ

麻痺性構音障害　120
末梢動脈塞栓症　144
慢性期の血圧管理　137
慢性疾患　18
　自然経過　19
慢性疾患モデル　19

### ■ミ

ミニ・メンタル・ステート　229,233
ミネソタ多面人格目録　229

### ■ム

夢幻状態　70
無危害原理　6
無酸素性作業閾値　190
無視　108,115

### ■メ

名義尺度　183

### ■モ

もうろう状態　70
モーズレイ性格検査　229
文字カード　353
木工　305,312
木版画　311
目標(種類)　171
目標(設定)　170
目標の階層構造　172

### ■ヤ

矢線図　174
矢田部ギルフォード性格検査　235
役割行動　402
役割遂行調査　226

### ■ユ

指-耳試験　84
指-鼻試験　84

### ■ヨ

予測　183

# 索引

予測的妥当性　186
予防的リハビリテーション　159
要素的動作（上肢の）　294
陽性徴候　69
養護老人ホーム　431
腰痛　67
抑制拡散　51

## ラ

ライフスタイル　406
ライン組織　165
ラクナ　44
ラクナ梗塞　33,34
ランゲージパル　354

## リ

リハビリテーション　3
　概念　3
　定義　3
　理念　3
リハビリテーション過程　169
リハビリテーション看護　167,368
リハビリテーション治療の展開　375
　ゴール設定　376
　治療計画　377
　情報収集　376
　脳卒中機能回復予測システム　378
　評価　376
リハビリテーション的アプローチ　161
ルリア神経心理学的検査法　230
理学療法士　166,177
離断症候群　102
流暢性失語　104
臨床心理士　167,177

## レ

連合運動　76
連合反応　76

## ロ

ロールシャッハ・テスト　229,236
ロンベルク徴候　86
老研式活動能力指標　217
老人保健施設　432
　在宅サービス　433
　入所サービス　432
老人保健法　21

## ワ

ワレンベルク症候群　39
輸入れ　292

# 英文索引

## A

ABS 適応行動尺度　230,237
ADL（activities of daily living）　212
apoplexy　29
articulation disorders　119
assessment　182
associated movements　76
associated reactions　76

## B

biomechanical approach　161

## C

CAGT プログラム　281
　重複歩距離　283
　歩行率　283
　立位保持　282
CBT　371
CBT カウンセリング　372
cerebrovascular accident　29
chronic disease model　19
complete stroke　35
concurrent validity　186
construct validity　185
content validity　185
crinical path　175
criterion-related validity　185
critical path　174
CT スキャン　53
CVA　29

## D

developmental approach　161
disability　12
disablement model　12
discrimination　182
dysarthria　119

## E

EADL　214,218
early seisure　65
evaluation　183

## F

FIM　216
fluent aphasia　104
functional status　16

## G

GCS　70
GHQ 精神健康調査表　230
Glasgow Coma Scale　70

## H

handicap　12
HDS-R　229,231

## I

IADL　214,449
IADL 尺度　217
ICIDH　12,443
ICIDH-2　14
IL (independent living)　3
impairment　12

## J

Japan Coma Scale (JCS)　70

## K

Killip の分類　147

## L

late seizure　65

## M

magnetic resonance imaging　54
MAS　229
MFS　211
MFS と作業種目　318
MFS の予測　316
MFS 回復プロフィール　313
MFT　211
MFT スコア　211
Mini-Mental State (MMS)-Narugo Edition　232
MMPI　229

# 索引

MMS (NE) 233
MMSE 229, 233
MMT 200
MOA 204
motor age 204
motor speech disorders 119
MRI 54
MR 血管造影 55
MWS 206, 285

## N

Nagi のモデル 12, 445
negative sign 69
non-fluent aphasia 104
NYHA の心機能分類 147

## P

P-F スタディ 229
paralysis 72
paresis 72
peer counseling 374

PET 56
positive sign 69
positron emission tomography 56
prediction 183
predictive validity 186
primary disability 20
primary health care 21
progressive stroke 35
PULSES 216

## R

rehabilitation approach 161
RES 378, 452
RES-4 変数 379
RES-4 予測式 380
RIND 35
ROM 195

## S

SCT 229
SDS 230, 237

secondary disability 20
single photon emission CT 56
SLTA 241, 243
SPECT 56
SPREAD 20
STAI 229, 237
stroke 29
stroke-in-evolution 35

## T

team approach 165
TIA 35

## W

WAB 失語症検査 241
WAIS-R 成人知能検査 229, 234

## Y

YG 性格検査 229, 235

*489*

## 監修者略歴

中 村 隆 一（なかむら りゅういち）

昭和35年　東京大学医学部医学科卒業
昭和40年　東京大学大学院生物系第3臨床修了（医博）
昭和47年　東京都神経科学総合研究所リハビリテーション研究室
昭和54年　東北大学教授　医学部附属温泉医学研究施設長
昭和55年　東北大学医学部附属病院鳴子分院長
昭和57年　東北大学医学部附属リハビリテーション医学研究施設長
平成 5 年　東北大学名誉教授　国立身体障害者リハビリテーションセンター病院長
平成 9 年　国立身体障害者リハビリテーションセンター更生訓練所長
平成11年　国立身体障害者リハビリテーションセンター総長

主な著書等

著書：リハビリテーションにおける筋電図．医歯薬出版（昭和48年）
　　　病気と障害，そして健康．海鳴社（昭和58年）
共著：基礎運動学．5版，医歯薬出版（平成12年）
　　　臨床運動学．2版，医歯薬出版（平成 2 年）
編者：運動の神経機構とその障害．医歯薬出版（昭和50年）
　　　中枢神経疾患の理学療法．医歯薬出版（昭和52年）
　　　運動の解析─基礎と臨床応用─．医歯薬出版（昭和55年）
　　　中枢神経疾患の作業療法．医歯薬出版（昭和58年）
　　　脳卒中の機能評価と予後予測．医歯薬出版（平成 3 年）
　　　入門リハビリテーション医学．2版，医歯薬出版（平成10年）
　　　入門リハビリテーション概論．3版，医歯薬出版（平成11年）
監訳：ML アイセン（編）：神経内科リハビリテーションにおける装具学．医歯薬出版（平成 7 年）
　　　GP プリガターノ，DL シャクター（編）：脳損傷後の欠損についての意識性─臨床的・理論的論点─．医歯薬出版（平成 8 年）
　　　JK イングリス：人間生物学─解剖学と生理学の理解のために─．三輪書店（平成10年）

---

**新訂第2版**
**脳卒中のリハビリテーション**　ISBN4-8159-1586-5 C3047

---

昭和61年 3 月30日　初版発行　　　　　　　　　　　　　〈検印省略〉
平成12年 6 月20日　新訂第 2 版第 1 刷発行
平成15年 1 月 5 日　新訂第 2 版第 2 刷発行

　　監　修　——— 中　村　隆　一
　　発行人　——— 松　浦　三　男
　　印刷所　——— 日本写真印刷株式会社

　　発行所　——— 株式会社　永　井　書　店

〒553-0003 大阪市福島区福島 8 丁目21番15号
電話（06）6452—1881（代表）/Fax（06）6452—1882
東京店
〒101-0062 東京都千代田区神田駿河台 2 — 4
（明治書房ビル）
電話（03）3291—9717/Fax（03）3291—9710

---

Printed in Japan　　　　　　　　　　　　　　Ⓒ NAKAMURA Ryuichi, 1986, 2000

・本書の複製権・翻訳権・上映権・譲渡権・公衆送信権（送信可能化権を含む）は株式会社永井書店が保有します．
・JCLS　＜（株）日本著作出版権管理システム委託出版物＞
　本書の無断複写は著作権法上での例外を除き禁じられています．複写される場合には，その都度事前に（株）日本著作出版権管理システム（電話 03-3817-5670，FAX 03-3815-8199）の許諾を得て下さい．